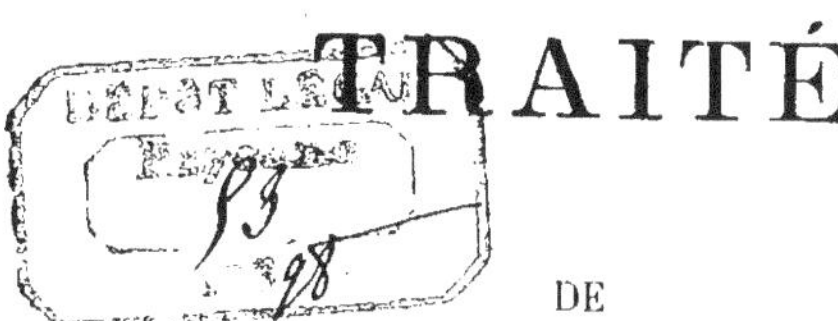

TRAITÉ

DE

MICROBIOLOGIE

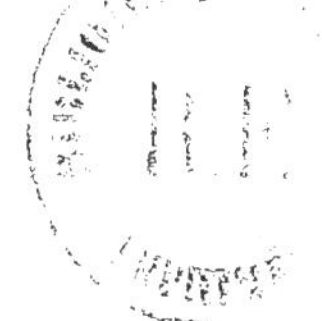

PAR

E. DUCLAUX

Membre de l'Institut
Directeur de l'Institut Pasteur
Professeur à la Sorbonne et à l'Institut agronomique

TOME PREMIER

MICROBIOLOGIE GÉNÉRALE

PARIS

MASSON ET Cie, ÉDITEURS
LIBRAIRES DE L'ACADÉMIE DE MÉDECINE
120, Boulevard St-Germain

1898

TRAITÉ

DE

MICROBIOLOGIE

TRAITÉ

DE

MICROBIOLOGIE

PAR

E. DUCLAUX

Membre de l'Institut

Directeur de l'Institut Pasteur

Professeur à la Sorbonne et à l'Institut agronomique

TOME PREMIER

MICROBIOLOGIE GÉNÉRALE

PARIS

MASSON ET Cie, ÉDITEURS

LIBRAIRES DE L'ACADÉMIE DE MÉDECINE

120, Boulevard St-Germain

1898

PRÉFACE

Un traité de microbiologie doit-il être un *compendium*, un résumé analytique de tous les travaux publiés sur la matière, et se borner à signaler les faits observés, sans prendre parti entre eux quand ils sont discordants? Doit-il, au contraire, chercher à les relier par un lien provisoire qu'on appelle une théorie, et en tenter la synthèse? Les deux opinions peuvent être mises en balance, ayant chacune ses avantages et ses inconvénients. Par goût, par souci de professeur, j'ai adopté la seconde, et je voudrais montrer que malgré sa jeunesse et sa croissance rapide, la microbiologie est déjà une science constituée, où tout se relie et s'enchaîne.

Cette détermination avait une conséquence devant laquelle je n'ai pas reculé : elle m'interdisait toute collaboration. Il faut de l'unité dans une œuvre pareille, et un traité rédigé par plusieurs savants en manque d'autant plus que ces savants sont plus compétents et plus maîtres de leurs idées : en unissant leurs efforts, ils peuvent donner rapidement, de l'état actuel de la science, un tableau très vivant, mais nécessairement un peu confus. Je serai obligé d'y mettre plus de temps, mais tout le tableau sera de la même main.

Je crois que cet exposé méthodique est possible. La microbiologie progresse vite, mais harmoniquement. C'est un arbre à croissance rapide, qui peut bien changer, d'année en année, de port et de physionomie, mais qui garde ses racines, son tronc, ses maîtresses branches, auxquelles la sève arrive toujours par les mêmes voies. Un exposé dogmatique doit mettre en lumière ce qu'il y a de permanent dans les sources profondes de l'être, et de stable dans les diverses manifestations de sa vie. Je m'y étais essayé, il y a dix ans, dans un *Traité de microbiologie*, aujourd'hui épuisé. En le recommençant sur d'autres dimensions, je ne vois pas que j'aie à en changer beaucoup le plan et les divisions principales.

Je serai seulement obligé de lui donner beaucoup plus d'ampleur. Je commence par un traité de microbie générale. Le tome second comprendra l'étude des diastases, des toxines et des virus. Puis viendront la fermentation alcoolique et les autres fermentations. J'espère pouvoir publier un volume chaque année. Quelque soin que je prenne à les tenir tous au courant de la science, il est clair que l'ouvrage sera à peine terminé qu'il faudra le recommencer. Mais c'est un soin que je compte bien laisser à d'autres.

A vrai dire, je crois que personne n'y songera. Si la microbiologie continue à marcher du pas qu'elle a pris, il sera bientôt aussi impossible à un seul savant d'en faire le bilan complet, qu'il le serait, en ce moment, à un physicien ou à un chimiste, d'écrire un traité de physique et de chimie à la hauteur de nos connaissances actuelles. Chacune des grandes divisions de ces sciences peut occuper la vie d'un homme, et quand on songe que la microbiologie se rattache par l'étude des diastases à une des régions les plus inconnues de la chimie, par celle des matières albuminoïdes à l'une des plus difficiles, par l'étude microbienne du sol, de l'air et des eaux à l'hygiène générale, par l'étude des ferments à toute la physiologie, par celle des virus et des venins à toute la médecine, on conclura que le jour est proche où un microbiologiste devra être tant de choses à la fois qu'il ne le pourra plus, et qu'il devra choisir.

Mais pourquoi, me dira-t-on peut-être, ne pas prendre tout de suite ce parti et ne pas donner vous-même cet exemple ? C'est qu'il n'y a à la Sorbonne qu'une seule chaire de chimie biologique, et que celui qui a l'honneur de l'occuper doit passer en revue, dans ses cours, l'ensemble de la science.

Cette révision doit se faire à grands traits ; elle implique par là une méthode d'exposition qui mette en évidence les grandes lignes, en supprimant les redites et les détails inutiles. Les lecteurs de ce livre s'apercevront, je l'espère, qu'il a été parlé avant d'être écrit. Et voilà qui explique la genèse de cet ouvrage, et en indique en même temps le caractère. C'est un cours de Sorbonne dans lequel le souci du lecteur a succédé au souci de l'auditeur.

Paris, Novembre 1897.

TRAITÉ DE MICROBIOLOGIE

CHAPITRE I

ACTIONS DE FERMENTATION

1. Historique. — Les phénomènes de fermentation sont aussi anciens que le monde, et ont dû être observés par les premiers hommes qui ont préparé du jus de certains fruits sucrés, par exemple, celui du raisin. L'espèce de bouillonnement qui s'y produit spontanément, le soulèvement que subit la masse entière, la production continue de petites bulles gazeuses qui viennent crever à la surface, leur ont rappelé l'état d'un liquide placé sur le feu. Il est curieux de voir cette analogie entre l'ébullition et la fermentation alcoolique se traduire dans les langues les plus anciennes. Le nom hébreu du vin (*yine*) vient d'un verbe qui signifie faire effervescence, se soulever, bouillir, et il doit avoir des racines profondes dans les âges, car il a donné le nom du vin à presque tous les peuples de l'Occident. De son côté, le mot fermentation, plus récent, vient de *fervere*, bouillir. Le nom allemand de la levûre, *hefe*, vient de *heben*, s'élever, et les mots gallolatins, de *levûre* et de *leaven*, expriment les mêmes relations.

Le changement de goût qui se produit dans le liquide fermenté n'a pas dû paraître moins surprenant que la fermentation elle-même, et les noms de Noé, d'Osiris, de Bacchus, témoignent de la reconnaissance des populations pour ceux qui leur ont donné les boissons alcooliques. La fabrication de la bière, sans doute postérieure à celle du vin, parce qu'elle exige davantage l'intervention de l'homme, était cependant connue, dès la plus haute antiquité, chez les Égyptiens, les Espagnols et les Gaulois.

Quant au pain, il a fallu sans doute encore plus longtemps pour apprendre comment on pouvait l'obtenir avec le grain du blé, si difficile à digérer à l'état brut. La mouture, la cuisson, ont dû constituer des découvertes successives, et il semble que la mise en levain n'ait été connue qu'après. Abraham sert du pain sans levain aux deux anges qui lui apparurent dans la vallée de Mambré, et ce n'est guère que du temps de Moïse qu'on voit paraître le pain fermenté, qui a été et devait être, dès l'origine, considéré comme impur.

Pendant de longs siècles, on en est resté à ces notions simples. La pratique se perfectionnait peu à peu ; on apprenait à conserver le vin en y mélangeant de la résine ou des essences ; on le couvrait d'huile à sa surface pour en empêcher l'acétification. Caton connaissait et pratiquait le soufrage des tonneaux. On améliorait en même temps la fabrication du pain. Celui qu'on mangeait dans la Gaule jouissait, par exemple, de la réputation d'être léger et facile à digérer, parce qu'on le faisait lever au moyen de levûre de bière, au lieu de levain ou de farine aigrie. Mais l'étude des phénomènes théoriques de la fermentation a sommeillé jusqu'à la fin du seizième siècle.

Elle a résisté, en effet, au réveil des études chimiques produit au onzième siècle sous l'influence des écrivains arabes, qui, ayant conservé le dépôt des traditions scientifiques des Grecs, le rendirent à l'Occident lorsqu'il s'y fut rétabli un peu de calme. L'alchimie, naissante alors, avait emprunté à l'art sacré du premier millénaire ses mots et ses problèmes, et se proposait un but trop élevé pour s'occuper de phénomènes vulgaires comme la fabrication du pain ou du vin. Elle leur avait pourtant emprunté une comparaison, et dans les écrits de Geber, d'Avicenne et de leurs successeurs, la pierre philosophale était assimilée à un ferment. Pourquoi ? « Parce que le ferment ou levain est ce qui ramène à sa nature, et couleur, et saveur, les choses à quoi on le mêle... Si on met comme levain un mauvais corps dans un bon, le bon ne deviendra pas mauvais ; si on met un corps bon dans un mauvais, le mauvais deviendra bon. » C'était ce que devait faire la *poudre de transmutation*, objet de l'ambition des alchimistes, et qui, ajoutée à un métal vil, devait le transformer en un métal noble. De là cette assimilation qui nous paraît aujourd'hui si singulière.

Jusqu'au seizième siècle, on ne trouve rien de nouveau sur ces questions. Elles se posent pourtant peu à peu, et on essaie une classification des phénomènes, ce qui est le premier pas dans leur étude. Pendant que certains alchimistes confondent ensemble la digestion, la putréfaction et la fermentation, d'autres, comme Libavius, les distinguent. Mais tout cela se fait sans raisons solides.

Ce n'est pas qu'il soit difficile de trouver, dans les écrits publiés à cette époque, des phrases où l'on peut voir, avec un peu de bonne volonté, comme l'aurore et quelquefois l'énoncé de découvertes récentes. Mais il ne faut jamais oublier, en lisant ces vieux auteurs, le monde où ils vivaient et les conditions dans lesquelles ils écrivaient. Le moyen âge a échappé à la loi générale qui semble avoir gouverné presque tous les peuples s'ouvrant à l'intelligence, et qui veut que chez eux l'imagination et la poésie précèdent le raisonnement et la philosophie. Les circonstances ont fait qu'il n'a eu, pour se façonner l'esprit, que les creuses spéculations de la théologie scolastique, empruntée aux Grecs d'Orient, ou la métaphysique d'Aristote, que les Arabes d'Afrique et d'Espagne lui avaient transmise après avoir encore renchéri sur ses subtilités, dignes de l'intelligence d'un Grec, mais un peu déplacées dans un monde encore barbare.

Même dans les sciences qu'ils avaient cultivées avec le plus d'ardeur et de succès, la géométrie, l'astronomie et surtout la médecine, les Arabes avaient introduit cet esprit de spéculation raffinée, ce goût de la dialectique et de la controverse qui les distingue encore. Or ils ont été, directement ou indirectement, par leurs Écoles d'Espagne ou par leurs écrits, les éducateurs de tous les hommes marquants des XIIe, XIIIe, et XIVe siècles, et, par eux, ceux du moyen âge tout entier. Aussi ne faut-il pas s'étonner de la place que tient la *dissertation* dans tous les livres de science écrits à cette époque. Elle est le vêtement naturel du fait. Pour Raymond Lulle, l'eau-de-vie n'est pas l'eau-de-vie, c'est une quintessence, celle du vin, et elle avait place dans l'énumération des quintessences abstraites, ce qui était d'autant plus flatteur qu'elle se trouvait, dans la liste, à côté de certains attributs de la divinité. Quand on a l'esprit tourné de cette façon, on n'est pas fait pour être homme de laboratoire, et les alchimistes avaient beau souffler dans leurs fourneaux, ils n'en restaient pas moins des hommes de cabinet. Leurs livres sont remplis de formules vagues, entrecoupées de spéculations et de discussions sans objet et sans fin. Qu'il y soit entré parfois des parcelles de vérité, je ne voudrais pas le nier. En disputant le vrai avec du faux, le faux avec le vrai, il est impossible de ne pas tomber quelquefois juste. Mais qu'importe, si on ne sait pas où est l'erreur et où la vérité.

En résumé, à raison du mode général d'éducation des savants au moyen âge, le mot a souvent chez eux précédé l'idée, et l'idée a presque toujours, dans les sciences, précédé le fait. Le mot n'a aucune valeur par lui-même ; une idée, tant qu'elle reste une vue de l'esprit, est toujours en balance avec une idée contraire ; seul, le fait est probant et entraine la conviction. Or, des faits, les alchimistes n'en ont guère trouvé sur la question de la fermentation. Les définitions qu'ils en donnent ne sont que des paraphrases obscures et prétentieuses des phénomènes que l'on peut observer dans la fabrication du vin ou dans celle du pain. Ils font allusion tantôt au dégagement de gaz (*exaltatio*), tantôt à ce fait que le pain fermenté peut, à son tour, servir de levain (*immutatio*), et comme ils ne savent rien ni sur la nature de la substance qui fermente, ni sur celle des produits (sauf pour l'alcool, connu depuis bien longtemps), il leur est difficile de sortir des généralités sans portée.

C'est à Paracelse (1493-1541) qu'il faut rapporter l'honneur d'avoir provoqué des études sérieuses, en montrant la vanité du peu que l'on savait. Bien qu'il ait apporté par lui-même peu de faits nouveaux, ses allures militantes, son grand esprit, son dédain pour les connaissances de tradition et les spéculations philosophiques introduites dans la science, devaient exercer une action puissante sur ses contemporains. A l'attrait des études en elles-mêmes, il ajoutait l'appât d'un intérêt immédiat. Pour lui, l'homme est un composé chimique ; les maladies ont pour cause une altération quelconque de ce composé ; les fièvres putrides, par exemple, sont dues à des substances excrémentitielles qui, au lieu d'être rejetées, sont retenues dans l'économie. De là l'utilité de rechercher les médicaments chimiques qui peuvent combattre efficacement ces maladies.

2. XVIIe siècle. — Aussi le dix-septième siècle ouvre-t-il l'ère des découvertes. Van Helmont distingue, pour la première fois, l'acide carbonique des autres gaz, et, voyant qu'il s'en dégage dans la fermentation des vins, que c'est lui qui les rend pétillants et mousseux, qu'il s'en dégage aussi dans la digestion, la putréfaction, l'action des acides sur les carbonates, il est conduit à assimiler tous ces phénomènes. Dans son enthousiasme de chercheur heureux, il pousse même son idée jusqu'à l'exagération, en prétendant que toute modification dans l'organisme, y compris la génération, provient d'un ferment.

Cette idée d'une corrélation entre la fermentation et les phénomènes normaux et pathologiques de l'être vivant a plus ou moins préoccupé tous ceux qui ont écrit sur ces matières. On la retrouve sous une forme nette chez un contemporain de Van Helmont, expérimentateur habile comme lui, mais plus original et plus fécond, R. Boyle, qui, dans un *Essai sur la partie pathologique de la physique,* écrit la phrase remarquable qui suit : « Je dis de nouveau que je ne prétends pas que la chimie vulgaire peut permettre à un médecin d'expliquer tout ou partie des phénomènes pathologiques, mais que la vraie chimie peut lui servir à comprendre quelques-uns d'entre eux, que l'on ne peut guère expliquer sérieusement sans elle, et j'ajoute que celui qui comprendra entièrement la nature des ferments et des fermentations sera probablement, bien plus que celui qui l'ignore, en mesure de se rendre compte d'une manière satisfaisante de divers phénomènes présentés par plusieurs maladies (les fièvres aussi bien que les autres), phénomènes qui ne seront probablement jamais bien compris sans une connaissance intime de la doctrine des fermentations. »

Nous verrons bientôt combien l'avenir a justifié les prédictions de Robert Boyle. Passons rapidement sur Kunckel (1630-1702), qui prétend que les maux d'estomac ont pour cause des impuretés qui fermentent, en s'appuyant sur ce que les acides et les plantes amères qui arrêtent la fermentation servent aussi à guérir les maladies de l'estomac, et arrivons au savant qui a le mieux résumé les connaissances et les idées de son époque sur les fermentations. Becher (1628-1685) avait étudié ce sujet plus qu'aucun de ses contemporains. « J'ai passé, dit-il, quelques années dans la pratique des fermentations, de façon à bien tout voir, et ce n'est pas d'après Angelo Sala et d'autres compilateurs que j'écris. »

De fait, il a sur l'ensemble et les détails du phénomène des idées assez justes et bien coordonnées. Pour lui, « l'effervescence se produit seulement chez les minéraux, la fermentation chez les végétaux, la putréfaction chez les animaux. Celle-ci est une combustion, détruisant toute l'énergie et la cohésion des mixtes, et n'en laissant que le sec et la terre. Elle peut commencer quelquefois chez les êtres vivants, par exemple, dans la gangrène, le sphacèle, le scorbut, les fièvres putrides, la peste. Elle reconnaît deux causes, l'une primaire, l'autre secondaire. La cause primaire est le manque ou l'arrêt total d'esprit vital dans le sang. Le manque rend le sang épais et lent et produit les maladies, l'arrêt total est la putréfaction. La cause secondaire est l'influence de l'air ambiant et des corpuscules y contenus qui peuvent alors agir sur les parties du corps privées de l'esprit vital, qui les défendait autrefois contre leurs atteintes. »

Y a-t-il bien longtemps que les livres de médecine ne parlaient pas en meilleur style ? Voyons maintenant ce que dit Becher des fermentations :

« La fermentation est un acte dans lequel le mixte tout entier ou quelques-unes de ses parties semblables se raréfient, et en s'unissant donnent un nouveau mixte capable de servir à d'autres usages. Les végétaux ne se putréfient qu'après avoir fermenté ; mais, chez les animaux, il peut y avoir des fermentations sans putréfaction, par exemple, dans le sang. On distingue deux espèces de fermentations : la fermentation propre et l'acétification. La première est particulière aux moûts sucrés. Les décoctions de certaines plantes, comme l'orge germée, peuvent aussi l'éprouver, mais après avoir subi une opération qui y développe le principe sucré. Elle a pour cause cathartique le ferment. Trop d'alcool l'arrête, en précipitant le ferment ou bien les parties les plus lourdes fermentifiantes. Elle est aussi empêchée par la chaleur, et du moût évaporé, puis étendu d'eau de façon à être ramené à son état primitif, fermente beaucoup plus mal que le moût normal. Enfin, la raréfaction subie par les constituants du mixte provient de la chaleur interne du ferment, car on voit toutes les petites bulles gazeuses qui se dégagent provenir de celui-ci. »

Cette dernière remarque, interprétée avec nos idées actuelles, peut revêtir un sens très-profond, mais à la condition d'y ajouter ce que Becher n'y a jamais mis, car il veut dire simplement que les bulles de gaz proviennent du ferment, comme les bulles de vapeur, dans un liquide en ébullition, proviennent du point le plus chauffé du vase. Cependant l'observation n'en est pas moins juste, et fait reconnaître un homme qui a regardé de près les fermentations. Pourquoi Stahl, son élève, qui l'admirait tant, qui a donné une édition de ses œuvres, ne l'a-t-il pas imité ? Sa haute intelligence et son esprit fécond et généralisateur eussent fait rapidement avancer la science sur ce point important, s'il eût consenti à l'étudier.

Malheureusement, Stahl était un théoricien. Il avait médité sur un fait important, c'était que le charbon, corps combustible, pouvait, lorsqu'on le chauffait avec une terre (un oxyde métallique), transmettre à cette terre la propriété de brûler, tout en la perdant lui-même, et sur ce fait très général il avait bâti une théorie plus générale encore, et qui a longtemps eu cours, mais si peu solide qu'il a suffi, pour la renverser, d'une expérience bien faite, celle de Lavoisier. Moins solide encore était sa théorie de la fermentation, où il introduisit, en les appuyant de sa grande autorité, des idées professées avant lui par Willis. Pour Stahl, « tout corps amené à l'état de putréfaction transmet très facilement cet état à un autre corps exempt encore de corruption. C'est ainsi qu'un pareil corps, entraîné déjà dans un mouvement intérieur, peut entraîner, avec la plus grande facilité, dans un semblable mouvement intérieur, un autre corps encore en repos, mais disposé par nature à un pareil mouvement... Il y a deux périodes dans la fermentation. Dans la première, les différentes molécules de la matière fermentescible s'agitent doucement, et des parties plus ou moins atténuées s'unissent ensemble. Dans la seconde, les parties se séparent du mixte en vertu du mouvement qui les anime, et les parties analogues se réunissent à l'exclusion des autres ».

« Le ferment n'intervient que pour communiquer son mouvement aux parties analogues de la liqueur fermentescible ». Son action est donc, dirions-nous aujourd'hui, purement dynamique. Hâtons-nous de nous rappeler pourtant qu'il ne faut pas interpréter les théories anciennes avec nos idées modernes. L'idée de Stahl tire son origine profonde de deux sortes de faits, de la fabrication du pain et de celle du vin, la première correspondant à la période initiale de la fermentation, pendant laquelle l'agitation est faible, et où les parties analogues au ferment deviennent ferment à leur tour ; la seconde, caractérisée au contraire par le mouvement violent d'ébullition que communique au liquide le gaz, l'esprit qui s'en dégage. Généralisez ces deux phénomènes, et vous avez la définition de Stahl, et aussi celle de ses prédécesseurs. Si cette notion a fini par prendre chez Stahl une forme plus précise, c'est que les théories atomiques de Descartes avaient pénétré en chimie, et qu'antérieurement à Stahl cette science était déjà encombrée d'explications où les atomes pointus de certains corps et les parties pliantes de certains autres jouaient constamment un rôle. Pour en prendre un exemple dans le sujet qui nous occupe, voici ce qu'écrivait Lefèvre dans son traité de chimie, trente ans avant Stahl (1669) : « La fermentation est un mouvement de l'acide et de l'urineux ou alcali, qui combattent ensemble et donnent du mouvement aux particules qui composent le mixte ». Quinze ans après Lefèvre, Lémery donnait à son tour la définition suivante : « La fermentation est une ébullition causée par des esprits qui, cherchant issue pour sortir de quelques corps, et rencontrant des parties terrestres et grossières qui s'opposent à leur passage, font gonfler et raréfier la matière jusqu'à ce qu'ils soient détachés. Or, dans ce détachement, les esprits divisent, subtilisent et séparent les principes, de sorte qu'ils rendent la matière d'une autre nature qu'elle était auparavant. »

Il nous est impossible de voir dans la théorie de Stahl autre chose que ce qui se trouvait renfermé dans les définitions de Lefèvre et de Lemery, et probablement des autres chimistes de l'époque. On a dit que cette théorie était philosophique et séduisante : nous ne discuterons pas la question de savoir si elle mérite ces deux qualifications. Le propre d'une théorie n'est pas d'être philosophique ou séduisante, elle n'a même pas besoin d'être vraie au sens absolu du mot, il lui suffit d'être féconde. Or la théorie de Stahl ne l'a pas été.

3. XVIIIe siècle. — Le progrès dans la question est venu du dehors, et a eu pour origine les faits nouveaux observés dans l'étude des gaz par des savants contemporains de Stahl. Moitrel d'Élément (1719) apprend à rendre les gaz visibles en les faisant passer au travers de l'eau, Hales (1677-1761) enseigne à les manipuler en les faisant circuler au travers de tubes en verre ou en métal. Black enfin (1728-1799) les étudie dans leur nature, et les distingue les uns des autres. Il isole, en particulier, l'acide carbonique, en reconnait les propriétés, et découvre, ce que n'avait pu faire Van Helmont, qu'il est l'unique produit de la fermentation alcoolique, de la combustion du charbon, de l'action des acides sur les alcalis carbonatés. De là, chez lui, l'idée, tant de fois émise, de rapprocher ces divers phénomènes. Un contemporain de Black, Macbride, fait un pas de plus, et remarquant que la combustion du carbone, la dissolution des terres calcaires par les acides, ont pour caractère commun de détruire la cohésion des solides, et de donner un dégagement d'acide carbonique, il est conduit à attribuer à la présence de ce gaz la cohésion des animaux et des végétaux. La putréfaction les désagrège en les privant d'air fixe, et Macbride base sur cette remarque inexacte toute une série de considérations, très goûtées en leur temps, sur les fièvres putrides et infectieuses.

Mais en somme, à la suite des travaux de Black, la question des fermentations était bien avancée. On savait que le sucre disparaissait, on savait qu'il se formait de l'alcool et de l'acide carbonique. On avait donc en main les éléments principaux de la connaissance du phénomène : il fallait seulement les coordonner et établir leurs relations mutuelles : ce fut l'œuvre de Lavoisier.

4. Lavoisier. — Il lui suffit pour cela d'appliquer à l'étude de la fermentation l'idée féconde qui lui avait servi à renouveler la face de la chimie, l'idée d'employer la balance. Il est assez curieux que ce soit dans son mémoire sur la fermentation alcoolique, c'est-à dire à propos d'une opération dans laquelle, comme nous le verrons plus tard, la vérification complète de son principe est presque impossible à réaliser, qu'il le développe le plus complaisamment, et en affirme le plus fermement la vérité. C'est, en effet, dans ce mémoire, que se trouvent ces fameuses propositions. « Rien ne se perd, rien ne se crée, ni dans les opérations de l'art, ni dans celles de la nature, et l'on peut poser ce principe que, dans toute opération, il y a une égale quantité de matière avant et après l'opération, que la qualité et la quantité des principes est la même, et qu'il n'y a que des changements, des modifications. »

Comme conclusion, il pèse un flacon rempli d'eau dans laquelle il avait ajouté un poids donné de sucre et un peu de levûre de bière ; il mesure, par la perte de poids subie par le vase, l'acide carbonique dégagé pendant la fermentation ; il sépare ensuite l'alcool formé par distillation, le pèse, et trouve enfin que la somme des poids de l'alcool et de l'acide carbonique donne à très-peu près le poids du sucre primitif. Le sucre se dédouble donc simplement en alcool et en acide carbonique.

Mais il y a plus que cela dans l'expérience de Lavoisier. La relation pondérale qui existe entre le sucre d'un côté, l'alcool et l'acide carbonique de l'autre, doit se vérifier aussi individuellement pour chacun des éléments de ces corps. Le carbone du sucre doit par exemple se retrouver tout entier dans celui de l'alcool et celui de l'acide carbonique. De même pour l'hydrogène et l'oxygène. Il suffit donc de connaître la composition du sucre, de l'alcool et de l'acide carbonique pour dresser le bilan détaillé de la réaction, que Lavoisier résume en ces termes limpides : « Les effets de la fermentation vineuse se réduisent donc à séparer en deux portions le sucre qui est un oxyde, à oxygéner l'une aux dépens de l'autre pour former de l'acide carbonique, à désoxygéner l'autre aux dépens de la première pour en former une substance combustible qui est l'alcool, de sorte que, s'il était possible de recombiner ces deux substances, l'alcool et l'acide carbonique, on reformerait du sucre. »

Nous voilà en apparence arrivés sur un terrain vraiment scientifique, et il semble que la question va marcher à grands pas. Mais cette question ne ressemble pas aux autres. Tout a été incertain et pénible pour elle, depuis ses débuts jusqu'à aujourd'hui ; même elle offre cet exemple, qui n'est pas rare, mais est toujours curieux, que l'erreur a servi à ses progrès autant que la vérité.

Les conclusions de Lavoisier sont en effet exactes ; mais son travail ne l'est pas. Faute de bons procédés d'analyse, il s'était trompé sur la composition du sucre mis en œuvre, sur celle de l'alcool produit, et si, malgré ces erreurs qui auraient pu tout vicier, il est arrivé à une conclusion juste dans ses traits généraux, c'est par suite d'une compensation tout à fait fortuite d'erreurs, les unes en plus, les autres en moins. Hasard heureux ! peut-on dire, hasard providentiel, et qui a eu des conséquences utiles et durables !

Utiles, car Lavoisier avait si bien éclairé en apparence le mystère de la fermentation, il l'avait ramené à une formule si simple, que l'idée de cette simplicité n'est plus sortie de l'esprit des savants. On l'a bien vu quand Gay-Lussac et Thénard, après avoir perfectionné les procédés de l'analyse organique, eurent déterminé la composition exacte du sucre candi. Il était bien facile de se convaincre alors qu'il ne restait plus rien debout des conclusions de Lavoisier, et qu'il fallait ou recommencer le travail, ou réviser les conclusions. Gay-Lussac, lui, est tellement convaincu de la vérité de l'interprétation de Lavoisier qu'il se contente de chercher si la formule du sucre, telle qu'il vient de la trouver par ses procédés perfectionnés, s'accommodait d'une dislocation, d'un dédoublement en alcool et en acide carbonique. C'était admettre comme exacte la conclusion, devenue caduque, de Lavoisier. Mais l'épreuve réussit à très peu près. Dans la conviction que Lavoisier avait tout à fait raison, Gay-Lussac n'hésite même pas à donner ce qu'on appelle vulgairement un *coup de pouce*, et à modifier de 2 à 3 0/0 les nombres que lui avait fournis l'expérience, pour les faire entrer dans le cadre hypothétique tracé par Lavoisier. Spectacle singulier, du degré de confiance et de sécurité de conscience auquel peut conduire une idée préconçue ! Spectacle étrange, de voir Gay-Lussac continuer sur ce point, mais heureusement seulement sur ce point, la tradition de ces alchimistes du moyen âge, qui consentaient bien à consulter l'expérience, mais qui l'interrogeaient partialement, et ne l'écoutaient que quand elle répondait suivant leurs désirs !

Ainsi, partie d'une expérience inexacte, appuyée sur les chiffres volontairement faussés d'une analyse, l'idée de Lavoisier n'en faisait pas moins son chemin, à cause de sa simplicité. Elle rencontra naturellement encore plus de créance, quand Dumas et Boullay firent observer, en 1828, que l'on faisait disparaître toute incorrection dans l'interprétation de Gay-Lussac, en admettant que le sucre candi s'assimile les éléments d'une molécule d'eau avant d'être saisi par la fermentation alcoolique. On peut donc écrire, en toute sécurité et en toute sincérité, l'équation suivante :

$$C^{12}H^{22}O^{11} + H^2O = 4C^2H^6O + 4CO^2$$

Cette interprétation rétablissait tout, la vérité de l'idée de Lavoisier, la correction des calculs de Gay-Lussac ; elle n'avait qu'une chose contre elle, c'est qu'elle était entièrement une œuvre de calcul : elle n'avait aucune base que l'expérience évidemment peu précise de Lavoisier qui, du reste, ne cadrait plus avec elle, et elle n'avait été l'objet d'aucune vérification nouvelle.

Quelqu'un qui aurait voulu, vers 1850, se faire une idée du degré de créance que méritait cette équation, acceptée partout, de la fermentation alcoolique, aurait donc eu le droit d'être tout à fait sceptique à son sujet, surtout s'il s'était demandé pourquoi tous les chimistes qui s'étaient occupés de la question passaient obstinément sous silence cette levure que Lavoisier avait été obligé d'ajouter pour faire fermenter son sucre, et sans laquelle il est impossible d'obtenir une fermentation. Pourquoi cette levure, si nécessaire à l'expérience, disparaissait-elle de l'interprétation qu'on en faisait et de l'équation qui la résumait?

5. Cagniard-Latour, Schwann, Helmholtz. — On connaissait cette levure, depuis une très lointaine antiquité, comme une espèce d'écume superficielle ou de dépôt de fond des cuves de brasserie, écume ou dépôt en qui résidait une force occulte. Elle se multipliait quand on l'introduisait dans un moût sucré qu'elle faisait fermenter : il s'en formait en apparence spontanément quand on n'en mettait pas, et Thénard avait montré, en 1803, que tous les jus sucrés qui entraient d'eux-mêmes en fermentation, donnaient un dépôt ayant l'aspect extérieur et les propriétés de la levure de bière.

Cette levure semblait donc nécessaire à la fermentation. Gay-Lussac avait montré qu'il fallait autre chose. Il avait fait arriver au sommet d'une éprouvette remplie de mercure quelques grappillons de raisin, en avait lavé plusieurs fois la surface avec du gaz hydrogène, de façon à chasser les dernières traces d'air adhérentes aux pellicules, puis les avait écrasés contre le sommet de l'éprouvette, à l'aide d'une tige de fer recourbée, introduite sous le mercure. Aucune fermentation ne se produisit, ce qui pouvait paraître assez surprenant, vu la facilité et la rapidité avec laquelle la fermentation se déclare d'ordinaire d'elle-même dans la vendange. Quand il fut bien démontré qu'il ne se produisait rien, Gay-Lussac fit arriver au contact des raisins écrasés quelques bulles d'oxygène, et vit la fermentation commencer très peu de temps après. D'où il conclut que l'oxygène était nécessaire pour mettre en train une fermentation, quel que fût par ailleurs le rôle de la levure.

L'expérience est exacte, bien qu'elle ne réussisse pas toujours : Gay-Lussac l'avait essayée deux fois, et ne l'avait réussie qu'une. Cela eût pu le faire réfléchir au sujet de la justesse de sa conclusion, mais il était écrit que, dans cette question, la suggestion jouerait un grand rôle. L'oxygène était alors dans sa période de gloire : en lui ouvrant le domaine des fermentations, Gay-Lussac n'était pas seulement d'accord avec le sentiment général, il expliquait du même coup les procédés de conserve d'Appert qui, en chauffant ses boîtes et ses flacons, se montrait préoccupé d'en chasser l'oxygène, et n'en laissait en effet pas, ainsi que l'expérience le montrait. Gay-Lussac expliquait aussi la pratique si ancienne du mûtage des tonneaux ou de la vendange. Aussi son interprétation est entrée dans les esprits, y est restée, et a exercé, même sur la science de nos jours, une influence incontestable.

Jusqu'ici la question est restée sur le domaine de la chimie. La levure, quel que fut son rôle, était depuis Fabroni (1799), assimilée au gluten, et il ne vient pas à l'esprit de Thénard de l'envisager comme autre chose qu'un composé chimique. Quant à l'intervention de l'oxygène, elle est aussi considérée par Gay-Lussac comme purement chimique. C'est à ce moment qu'apparaît dans la science une idée nouvelle, fondée sur une observation déjà ancienne, faite une première fois en 1680 par Leuwenhoeck, puis par Desmazières en 1825, et renouvelée en 1835, à peu près simultanément, en Allemagne par Kutzing et Schwann, en France par Cagniard-Latour. En soumettant la levure à un examen microscopique, tous ces observateurs avaient vu qu'elle consistait en globules ovoïdes ou sphériques, d'aspect organisé (fig. 1), que Cagniard-Latour eut le mérite de considérer nettement comme des êtres vivants, « susceptibles de se reproduire par bourgeonnement, et n'agissant probablement sur le sucre que par quelque effet de leur végétation et de leur vie. »

Ce n'était encore qu'une phrase, l'interprétation juste d'une observation microscopique, le premier bénéfice de l'introduction du microscope dans cette étude. Schwann avait apporté des arguments et des expériences. Il avait d'abord montré que, contrairement à ce qu'avait dit Gay-Lussac, l'oxygène ne suffisait pas à mettre en train une fermentation. En faisant arriver sur un moût sucré et bouilli de l'air chauffé, le sucre restait intact, et il ne se produisait pas de levure. L'oxygène de l'air n'avait pourtant pas été touché. Ce qui manquait, c'était *quelque chose* contenu dans l'air et que la chaleur détruisait. Schwann dit nettement que ce quel-

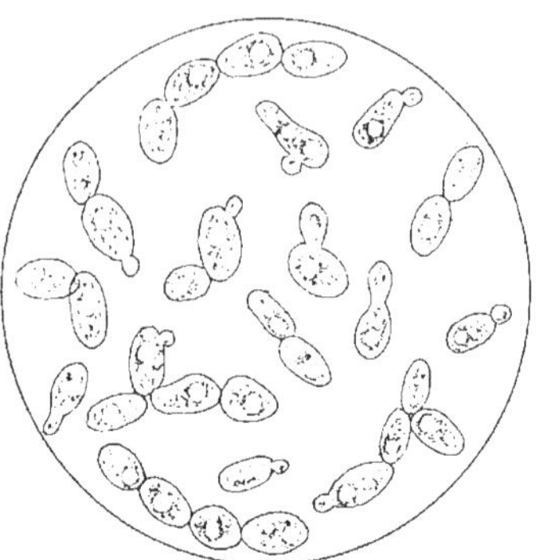

Fig. 1. — G = 400.

que chose est un germe. Il dit même que c'est un germe végétal, en se basant sur ce qu'il l'a trouvé sensible à l'action de l'arsenic, comme beaucoup de végétaux, et non à celle de la noix vomique, qui tue tant d'animaux. Il retrouve la levure dans le dépôt des boissons fermentées ; il s'assure que la fermentation ne commence que lorsqu'il y a de la levure présente, s'arrête quand la levure cesse de se multiplier ; il reconnaît l'existence d'une liaison très étroite entre la reproduction de la levure et la fermentation ; il exprime, en terminant, l'opinion que le végétal se nourrit de sucre, et rejette sous forme d'alcool tout ce qu'il ne peut employer.

Ce sont là presque textuellement nos idées actuelles, auxquelles nous sommes si bien pliés que nous nous demandons comment les contemporains de Schwann ont pu ne pas écouter sa voix. La raison est bien simple : ils avaient leurs préjugés comme nous avons sûrement les nôtres. Ils aimaient aussi peu que nous les idées nouvelles ; ils leur demandaient, avant de les accepter, de faire leurs preuves, et c'est malheureusement ce que celles de Schwann ne faisaient pas, au moins avec la netteté voulue. Le mémoire très court, où elles étaient exposées, était donné comme une communication préliminaire, que ne suivit aucune publication plus détaillée. Les expériences, recommencées, ne réussissaient pas toujours, surtout lorsqu'au lieu d'opérer sur des moûts sucrés, on se servait d'infusions organiques. Or, comment séparer dans leurs causes et dans leurs origines des phénomènes aussi évidemment analogues que la fermentation et la putréfaction ? L'opinion restait donc un peu hésitante, et la meilleure preuve que les esprits n'étaient pas ébranlés, est un intéressant travail de Helmholtz, publié en 1843, la première œuvre de l'illustre physicien.

Helmholtz répète avec succès l'expérience de Schwann, et se demande quel est dans l'air ce *quelque chose* que la chaleur tue ou rend inerte. Ce ne peut être, dit-il, qu'une exhalaison putride, sortie d'une masse en fermentation, et capable, en vertu d'une puissance inconnue, de provoquer une fermentation nouvelle : ou bien, c'est un germe vivant. Dans ce dernier cas, le germe est insoluble dans l'eau. L'exhalaison putride est au contraire soluble, et par conséquent diffusible. Prenons donc deux vases séparés par une membrane ; dans l'un, mettons un liquide en fermentation ou en putréfaction, dans l'autre un liquide de même nature, mais intact, et voyons ce qui va se passer. Si la fermentation ne traverse pas la membrane, c'est qu'elle sera produite par des êtres vivants. Si elle la traverse, il faudra accuser autre chose.

Or l'expérience réussit toujours avec les liquides en fermentation alcoolique, rarement ou jamais avec la macération de viande. Je veux dire que la présence de la membrane empêche la fermentation alcoolique de passer d'un liquide à l'autre, mais n'arrête pas la cause, quelle qu'elle soit, de la putréfaction, et de là Helmholtz conclut qu'il y a deux modes de transformation de la matière organique, l'un qui se fait avec le concours des êtres microscopiques, et l'autre sans eux.

6. **Liebig.** — Voilà donc à quoi aboutissait le premier effort de la théorie vitaliste pour se dresser en face de la théorie purement chimique de la fermentation. Cagniard-Latour, Schwann, Helmholtz étaient pourtant des précurseurs, mais ils n'étaient pas écoutés. L'incertitude de leurs expériences et de leurs arguments y était pour quelque chose. Il y avait un obstacle plus grand, c'était l'état général des esprits. La chimie venait de faire de si

belles choses qu'elle s'était crue et qu'on l'avait crue capable de plus encore. Elle travaillait de son mieux à tout expliquer, tout, jusqu'aux phénomènes les plus mystérieux de la vie, par le simple jeu des forces physiques et chimiques, et voilà que dans un coin reculé et mal connu de la science, elle voyait reparaître, sous forme de cause animée, ces forces vivantes qu'elle expulsait peu à peu du domaine de la physiologie. Cela lui paraissait un recul. « En quoi, disait Liebig avec une apparence de justesse, l'explication d'une fermentation vous paraîtra-t-elle plus claire quand vous y aurez introduit un être vivant ? Si encore il y en avait partout ! Mais vous voyez vous-même qu'il n'y en a pas dans les putréfactions. Admettons avec Helmholtz, si vous le voulez, bien que cela paraisse fort extraordinaire, que la viande et le sucre se détruisent par des voies différentes. Mais le sucre peut subir des fermentations variées, très voisines de la fermentation alcoolique, et même l'accompagnant fréquemment : la fermentation lactique, butyrique, etc. Trouvez-vous dans ces fermentations rien qui ressemble à de la levure ? Ne se comportent-elles pas absolument comme des macérations de viande ? Votre explication boîte et rencontre des obstacles à chaque pas ? Pour moi, au contraire, ces transformations présentent un caractère commun, c'est de s'accomplir toutes en présence d'une matière organique en voie de décomposition. On met en train une fermentation lactique, butyrique, au moyen de vieux fromage, de viande pourrie. Pour la fermentation alcoolique, Colin a montré, en 1828, qu'on pouvait la provoquer au moyen d'une foule de substances organiques azotées, différentes de la levure de bière, à la condition qu'elles soient en voie de décomposition. Ce sont ces matières mortes qui sont le *ferment*. Je n'oublie pas du reste les expériences de Thénard, sur la production quasi constante de la levure dans les jus en fermentation ; je n'oublie pas davantage les conclusions de Cagniard-Latour, Schwann, confirmées par Quevenne, Turpin, Mitscherlich. Mais cette levure ne m'embarrasse pas : elle rentre, au contraire, dans mon système. Si vous admettez qu'elle vit, vous admettez aussi qu'elle meurt. Or, c'est en mourant qu'elle agit, par suite de la décomposition qu'elle subit à ce moment, et, de cela, Thénard va nous fournir la preuve.

Ce savant avait vu, en effet, qu'en mettant 20 parties de levure au contact de 100 parties de sucre candi en dissolution dans l'eau, on obtenait une fermentation rapide et régulière, après laquelle la levure restante, réunie sur un filtre, ne pesait plus que 13 gr. 3. Mis au contact d'une quantité nouvelle et égale de sucre, ce résidu donnait une fermentation, plus lente que la première, après laquelle il se réduisait à 10 grammes, et était devenu incapable de provoquer une fermentation nouvelle. Quoi de plus propre à démontrer que la levure se détruisait et s'usait en agissant? La théorie de Liebig se défendait donc bien de ce côté. Quant à la multiplication indéniable de la levure dans la cuve du brasseur, dans la fabrication des vins, surtout des vins blancs, Liebig, qui avait beaucoup d'imagination, avait une explication toute prête. Tous les liquides fermentescibles contiennent ce qu'il appelait du *gluten*, ce que nous appellerions aujourd'hui des matières albuminoïdes. Au contact de l'air, ce gluten s'oxyde et se précipite sous forme de levure : c'est l'explication de l'expérience de Gay-Lussac. En conséquence, à mesure qu'une partie de la levure se détruit en agissant, une autre se reforme : s'il s'en forme plus qu'il ne s'en détruit, c'est le cas de la cuve du brasseur : s'il s'en détruit plus qu'il ne s'en forme, c'est le cas des expériences de Thénard dont nous parlions tout à l'heure.

Quant à l'explication profonde du phénomène, Liebig n'avait eu qu'à reprendre les idées de Willis et de Stahl, sur le mouvement intérieur d'une masse en fermentation, en attribuant au ferment la propriété motrice. « La levure de bière, et en général toutes les matières animales et végétales en putréfaction reportent sur d'autres corps l'état de décomposition dans lequel elles se trouvent elles-mêmes. Le mouvement qui, par la perturbation d'équilibre, s'imprime à leurs propres éléments, se communique également aux éléments des corps qui se trouvent en contact avec elles ». Par exemple, le sucre est un composé stable vis-à-vis d'un grand nombre d'influences extérieures, l'air, la lumière, même la chaleur : c'est au contraire un édifice instable vis-à-vis des mouvements moléculaires des substances organiques en décomposition : il se disloque facilement, sous leur action, en alcool et en acide carbonique.

Ainsi la théorie de Liebig, sans nier ni accepter formellement l'organisation du globule de levure, se bornait à dénier son rôle vital dans le fermentation, et rassemblait ainsi tous les phénomènes de fermentation dans une formule unique. De tous côtés, elle faisait bonne contenance, et comme elle était défendue avec verve et talent, elle avait fini par triompher. Professée dans tous les livres, acceptée comme vraie dans tous les travaux publiés sur la fermentation, elle était devenue presque un dogme, c'est-à-dire ce qu'il y a dans la science de plus difficile à renverser. On s'attaque à des faits en démontrant qu'ils sont inexacts, à des expériences en contestant leurs conclusions ; que faire contre une doctrine en quelque sorte philosophique, reposant surtout sur l'argumentation, une argumentation si copieuse qu'on pouvait en démolir certains points sans que le reste faiblît, et qui se résumait dans cette conception à demi mystique du mouvement communiqué ?

7. Pasteur. La fermentation lactique. — C'est ici que nous rencontrons Pasteur, qu'il est curieux de suivre dès son entrée dans cette partie de la science, parce que la marche qu'il adopte pour renverser les idées et la théorie de Liebig est celle qui, sans changements aucuns que ceux qui sont nécessités par la nature des obstacles, le conduira à bouleverser de fond en comble l'antique médecine, et à lancer la pathologie dans les voies nouvelles qu'elle parcourt aujourd'hui.

Ce qui rendait la théorie de Liebig inféconde, c'est qu'elle répudiait, en principe, la notion de spécificité. Sans doute elle admettait bien que la fermentation alcoolique était corrélative de la présence de la levure de bière, mais cette même levure était capable, en se décomposant, de produire d'autres fermentations. Elle n'était donc pas un ferment spécifique. Où trouver non plus quoi que ce soit de spécifique dans la fermentation lactique, la fermentation butyrique, qu'on mettait en train à l'aide de bouillon aigri, de vieux fromage, et qui semblaient dans la pratique passer insensiblement de l'une à l'autre, si bien qu'on n'était jamais sûr, quand on en mettait une en train, de savoir à quel degré elle s'arrêterait, si on n'aurait que de l'acide lactique, ou que de l'acide butyrique, ou un mélange à proportions variables des deux. Dans ces fermentations, il n'y avait en outre rien qui ressemblât à la levure. Elles étaient donc bien plus accusées dans le sens de la théorie de Liebig, bien plus typiques que la fermentation alcoolique, et c'est par elles que débute Pasteur dans son attaque.

Son mémoire sur la fermentation lactique, publié en 1858, n'a que quinze pages, mais il contient le germe de tout ce qui a suivi, car on y trouve :

1° La démonstration de l'existence d'un ferment lactique, différant par sa forme de la levure de bière (2, fig. 2), mais se comportant comme elle, capable, lorsqu'il est porté artificiellement dans

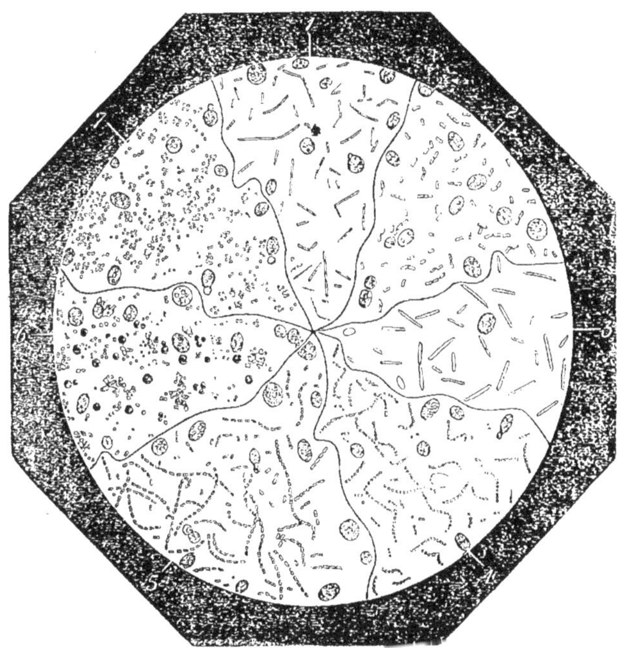

Fig. 2. — Microbes divers du vin et de la bière : en 1, bacille des vins tournés ; en 2, ferment lactique ; en 3, ferment butyrique ; en 4, coccus du vin gras ; en 5, mycoderme du vinaigre ; en 6, dépôt amorphe ; en 7, sarcine ; sur toute la surface du champ sont disséminés des globules de levure, G = 400.

un milieu convenable, de s'y multiplier et d'y produire la même transformation que dans le liquide dont il est sorti ;

2° La démonstration de la spécificité de ce ferment, qui ne donne que de l'acide lactique et pas d'acide butyrique ;

3° L'idée que cette spécificité est liée à la pureté du ferment, et celle-ci aux conditions du milieu qui lui est offert. « La pureté d'un ferment, son homogénéité, son développement libre, sans aucune entrave, à l'aide d'une nourriture très bien appropriée à sa nature individuelle, voilà l'une des conditions essentielles des bonnes fermentations » ;

4° La démonstration de l'influence considérable de certaines conditions en apparence insignifiantes : par exemple l'état d'acidité ou de neutralité du liquide. La levure préfère les milieux légèrement acides, le ferment lactique les milieux sucrés neutres et maintenus neutres, malgré la production d'acide lactique, par du carbonate de chaux ;

5° L'emploi des antiseptiques pour favoriser une fermentation au détriment d'une autre. « L'huile essentielle de jus d'oignon s'oppose complètement à la formation de la levure de bière ; elle paraît nuire également aux infusoires. Elle peut arrêter le développement de ces êtres sans influencer notablement celui de la levure lactique ».

Ce travail introduisait donc dans la science l'idée du ferment spécifique, de la disproportion entre le poids du ferment et le poids des matériaux transformés, de la concurrence vitale entre deux êtres qui envahissent à la fois un même milieu, et qui aboutit à l'élimination de celui qui s'y trouve le moins bien. On peut dire qu'il est capital dans la science.

8. La fermentation alcoolique. — Mais gagnée seulement de ce côté, la victoire n'eut pas été complète. Il fallait aboutir à la fermentation alcoolique, et, pour cela, l'étude faite sur la fermentation lactique ouvrait un chemin auquel personne n'avait encore songé.

Quand il s'agissait de mettre en train une fermentation lactique, Liebig, avec la pensée que la matière organique était le ferment, et qu'il fallait pour cela qu'elle fût dans un état convenable de décomposition, était conduit à en ajouter beaucoup, pour qu'il y en ait au moins un peu dans cet *état convenable*, qu'on ne définissait pas. Pasteur, au contraire, pour lequel cette matière organique était seulement la nourriture du ferment, était conduit à en donner peu, puisque le ferment, tout en restant très actif, n'augmentait pas beaucoup de poids, et à la donner sous forme liquide, sous forme de bouillon. Et ses fermentations n'en marchaient que mieux. C'était déjà un grand point, à cause du rôle que Liebig faisait jouer à cette matière organique. Mais il eut été encore meilleur de pouvoir la supprimer complètement. C'est à quoi on arrivait presque avec la fermentation lactique, qui peut prospérer, au moins pendant quelques jours, même lorsqu'on n'a mis en présence que du sucre, de l'eau et du carbonate de chaux destiné à maintenir la liqueur neutre. Si on pouvait faire la même chose avec la fermentation alcoolique ! Si on pouvait avoir de l'alcool et un dégagement d'acide carbonique en mettant dans un flacon, comme Lavoisier, du sucre et de l'eau, et, non plus comme Lavoisier, une masse de levure, ce dont triomphait Liebig, mais une trace de levure, ce qu'il en faut seulement pour servir de semence, dans la conception nouvelle qui commençait à s'imposer !

Comme la levure se multiplie plus que le ferment lactique, et a un squelette minéral, on pouvait lui en fournir les éléments, connus et inconnus, en dissolvant au préalable, dans le liquide, les cendres minérales d'un certain poids de levure. Il fallait en outre des sels ammoniacaux pour fournir l'azote. Quant aux éléments carbone, hydrogène et oxygène, ils devaient tous provenir du sucre ou de l'eau,

Dès son premier mémoire sur la fermentation alcoolique (1859), Pasteur donne l'exemple d'une fermentation accomplie dans ces conditions. Plus tard, dans son étude sur la bière (1876), il revient sur cette expérience et la perfectionne. En somme il réussit à provoquer la fermentation complète d'un liquide sucré où il n'a introduit que des matières minérales et une trace de levure, où il n'y a aucune trace de la matière organique voulue par la théorie de Liebig ; et cette levure, au lieu de se détruire, de se décomposer comme le veut cette théorie, bourgeonne, se développe, et augmente de poids de telle sorte qu'on en retrouve à la fin vingt ou trente fois plus qu'on en a semé.

La fermentation alcoolique est donc, comme la fermentation lactique, un acte vital.

9. La putréfaction. — Mais on peut faire un pas de plus, et montrer que la putréfaction obéit aux mêmes lois. La chose semble plus difficile au premier abord, car l'idée de putréfaction s'accompagne, dans l'esprit, de l'idée de matières organiques en décomposition, c'est-à-dire de ces substances dont il s'agit de démontrer l'inutilité pour la production du phénomène ; mais nous allons arriver par un détour à la même conclusion que plus haut.

Recommençons l'expérience que nous venons de faire, en remplaçant seulement le sucre candi par du lactate de chaux, et au lieu d'ensemencer le liquide avec de la levure de bière, ajoutons y quelques gouttes de liquide emprunté à une fermentation butyrique en activité. Des phénomènes analogues à ceux de la fermentation alcoolique vont se produire, et il se dégage un gaz, qui, au lieu d'être de l'acide carbonique pur, est un mélange de ce gaz et de gaz hydrogène. Ce mélange est très peu odorant, à cause de l'absence presque complète du gaz hydrogène sulfuré. Le liquide, examiné au microscope, se montre peuplé de bâtonnets très-agiles, et à mouvements onduleux (3, fig. 2), quelquefois coudés et mobiles sur leur articulations, ce qui témoigne qu'ils se reproduisent par segmentation dans leur longueur, par scissiparité. Ces êtres présentent même ce caractère curieux qu'ils craignent l'oxygène de l'air et souffrent à son contact, tandis qu'ils prospèrent dans un liquide chargé d'hydrogène ou d'acide carbonique. Et voilà découvert le premier exemple d'une vie anaérobie. Ces êtres sont en outre le ferment, car on ne trouve qu'eux dans le liquide. Quant tout sera terminé, nous aurons obtenu un poids sensible de ces bâtonnets, de ces vibrions, dont tous les matériaux auront été empruntés au lactate de chaux et aux sels en dissolution, tandis que le reste du lactate de chaux sera devenu du butyrate de chaux, c'est-à-dire une des substances qui se forment par la putréfaction des matières animales complexes.

Remplaçons maintenant le lactate de chaux par l'albumine pure, la fibrine, ou une matière azotée analogue, et ajoutons un peu de carbonate de chaux destiné à maintenir la neutralité de la liqueur, puis quelques gouttes d'un liquide organique en putréfaction, par exemple, de bouillon de viande : nous verrons se multiplier dans la liqueur des vibrions analogues à ceux que nous avons vus à l'œuvre tout à l'heure. La fibrine solide, l'albumine coagulée ou en dissolution disparaîtront peu à peu, en donnant des produits pareils à ceux que l'on rencontre dans la putréfaction des matières animales. En même temps, à raison du soufre et du phosphore que renferment les substances sur lesquelles on opère, les gaz qui se dégageront commenceront à montrer l'odeur propre de la putréfaction des matières animales complexes. Mais dans tous les cas ce sera le même phénomène, et toujours les transformations subies par les matières, simples ou complexes, que l'on aura soumises à la putréfaction, seront corrélatives du développement dans l'intérieur du liquide d'un ou de plusieurs ferments spécifiques. Ce n'est pas parce qu'elles se putréfient qu'elles sont ferments, c'est parce qu'elles contiennent des ferments qu'elles se putréfient.

10. La fabrication du vinaigre. — Ce n'est pas seulement à propos des fermentations et des putréfactions que la théorie de Liebig se montrait inexacte. Liebig l'avait étendue aux phénomènes d'oxydation des matières organiques au contact de l'air, dont le plus connu était la fabrication du vinaigre. Il lui semblait d'autant plus naturel d'envisager l'acétification de l'alcool comme un phénomène purement chimique, qu'on savait la réaliser chimiquement, depuis Döbereiner, par l'action du noir de platine, corps très poreux et très divisé. Si on réussit à fabriquer du vinaigre par le procédé allemand, qui consiste à faire couler lentement des liquides alcoolisés sur des copeaux de hêtre, c'est, disait-il, que ces copeaux sont, par nature, poreux et oxydants. Si on réussit, à Orléans, à acétifier des vins par un autre procédé, en les laissant exposés à l'air dans des tonneaux où ils se recouvrent d'une sorte de couche glaireuse, c'est que les éléments de cette couche, facile à disloquer, sont fins, poreux, et aussi oxydants que les copeaux ou le noir de platine.

On reconnaît dans cette doctrine le même défaut de spécificité qu'à propos des fermentations. Beaucoup de matières, une minérale, le noir de platine, l'autre végétale, les copeaux, l'autre azotée et animale, *la fleur du vinaigre*, étaient revêtues de la même fonction. En face de cette interprétation, Pasteur plaçait celle-ci : je ne m'occupe pas du noir de platine, qui est en dehors de mon domaine, mais à Orléans comme en Allemagne, et dans toutes les vinaigreries, il n'y a en action qu'un être vivant, le *mycoderme du vinaigre*, petit bacille étranglé en son milieu (5, fig. 2), différant par sa forme et ses dimensions des ferments alcoolique, lactique, butyrique, mais qui, comme eux, n'agit que parce qu'il est vivant, et en l'absence duquel il n'y a pas d'acétification.

11. Discussion avec Liebig. — Cette constatation n'était pas faite pour plaire à Liebig, battu sur son propre terrain, et sur une question d'où l'analogie profonde entre les résultats industriels et ceux que fournit le noir de platine semblait écarter toute action physiologique. Un vieil athlète comme lui ne pouvait pas se rendre sans combat, et il riposta par deux Mémoires, dans lesquels il élargit le débat, et revient sur la question de la fermentation alcoolique pour y trouver des lumières sur la physiologie de la cellule. Nous ne le suivrons pas dans tous ses développements, qui sont parfois des digressions. Nous ne lui demanderons que ce qu'il a à répondre à la nouvelle doctrine sur les fermentations.

Sur ce point, sa situation devenait de plus en plus embarrassante. Déjà, lorsqu'il avait pour la première fois développé sa théorie, il avait dû admettre que la levure était un être vivant, qui se reformait et se détruisait constamment; c'étaient précisément, disait-il, les produits de sa destruction qui faisaient fermenter le sucre. Ce point-là était devenu difficile à maintenir et à soutenir depuis que Pasteur avait montré que la fermentation est un phénomène intra-cellulaire. Il est curieux de voir comment Liebig se tire de la difficulté. Il s'avise que la vie s'accompagne à chaque instant, dans chaque cellule, d'un double mouvement de décomposition et de reconstitution, et, naturellement, c'est au premier qu'il recourt de préférence. Il admet donc le phénomène physiologique, mais il n'en considère qu'une partie, et encore sous le côté chimique, en s'efforçant « de ramener l'acte chimique de la décomposition du sucre à une formule simple et commune à tous les phénomènes analogues. »

La tentative est hardie : « J'admets, dit Liebig, que la levure consiste en cellules végétales qui naissent et se multiplient dans un liquide renfermant du sucre et une matière albuminoïde. La levure est nécessaire pour former, dans ses tissus, entre la matière albuminoïde et le sucre, une combinaison particulière instable » seule capable de subir une dislocation. Quand la levure cesse de croitre, « le lien qui unit les parties constitutives de son contenu cellulaire se dénoue, et c'est par le mouvement qui s'y produit que les cellules de la levure déterminent un dérangement ou une séparation des éléments *du sucre ou d'autres molécules organiques.* » Ainsi Liebig disait en substance à Pasteur : Vous vous arrêtez à l'expression : *acte vital*, c'est que vous n'y regardez pas d'assez près. Pour moi, je le dédouble et j'en fais deux. Dans le premier acte, la levure se combine à la molécule de sucre. Dans le second, qui est l'acte de dénouement, le sucre se sépare de la combinaison, mais en se disloquant, en se coupant en deux morceaux qui sont l'alcool et l'acide carbonique ; en quoi nous avons tous deux raison, vous dans le premier acte, et moi dans le second.

Le tour du raisonnement est habile, et l'échafaudage d'hypothèses établi par Liebig fait honneur à son esprit de dialectique. Mais sous ce vêtement nouveau, sa théorie n'avait pas perdu son vice originel, celui-là même qui l'avait condamnée à piétiner sur place. Tandis que la théorie de Pasteur affirmait la spécificité de l'action de fermentation, incarnait cette notion dans celle d'un être vivant qu'elle apprenait à cultiver et à transporter de milieu en milieu, celle de Liebig niait encore en 1869 cette spécificité féconde, puisqu'elle admettait, comme nous venons de le voir dans le passage que j'ai intentionnellement souligné, que la levure peut séparer « les éléments du sucre ou d'autres molécules organiques »

Voilà pourquoi la science des fermentations a marché avec Pasteur, tandis qu'elle était restée stationnaire avec Liebig, et voilà aussi pourquoi aucune glose ne pouvait combler le vide existant entre les deux conceptions résumées par ces mots : phénomène vital, et mouvement communiqué.

Ceci bien établi, Liebig avait certainement raison de dire que le mot *phénomène vital*, masquait un mécanisme qu'il s'agissait de découvrir. Lorsqu'on songe qu'un gramme de levure peut, en y mettant le temps, il est vrai, faire fermenter 200 grammes de sucre, on ne s'explique pas bien que tout ce sucre ait fait à un moment quelconque partie des matériaux de la levure, soit entré dans la constitution de la cellule, et en ait été éliminé à l'état d'excrétions ou de sécrétions. Cela impliquerait des mutations intérieures d'une activité dont il n'y a guère d'exemples, et la levure n'est pas le ferment pour lequel la disproportion entre le poids de la matière fermentée et le poids des cellules actives est le plus considérable. Une portion du sucre sert d'une façon non douteuse à créer de nouvelles cellules, et à maintenir les anciennes en bon état : elle est certainement un *aliment*. On en retrouve l'équivalent dans l'augmentation de poids de la levure, dans l'acide carbonique que dégage sa respiration. Tout l'acide carbonique que l'on recueille dans une fermentation est-il du gaz respiratoire, et l'alcool une sorte d'excrétion, rejetée parce qu'elle est inutile ou même nuisible au fonctionnement des tissus ?

12. Diastase alcoolique. — Des préoccupations extérieures à notre sujet avaient conduit Cl. Bernard à répondre à la question précédente par l'hypothèse d'une diastase alcoolique, analogue à la diastase qui transforme le sucre en sucre interverti. On sait que certaines levures intervertissent le saccharose avant de le faire fermenter. Mitscherlich avait montré que ces levures pouvaient laisser exsuder dans le liquide ambiant la substance qui leur donne cette propriété, et M. Berthelot avait fait voir qu'on peut la séparer de ce liquide en le précipitant par l'alcool. Cl. Bernard admettait de même qu'il existait une substance pouvant, à l'intérieur de la cellule vivante, transformer le sucre en alcool et en acide carbonique. A vrai dire, cette hypothèse avait été émise avant lui, mais il a le premier cherché à la vérifier. Il n'y a pas réussi : c'est en 1897 seulement que Buchner l'a découverte. Elle n'exsude pas naturellement du globule, comme la diastase dont nous venons de parler. Il faut rompre la paroi cellulaire pour l'obtenir. Mise en contact avec une solution concentrée de sucre, elle le dédouble avec production d'acide carbonique et formation d'alcool. Cette transformation est productrice de chaleur, exothermique, et dès lors, sans entrer encore dans le détail, nous voyons que le problème posé plus haut se simplifie. La levure peut être rapprochée des autres cellules végétales, dont elle ne diffère qu'en ce qu'elle ne fabrique pas elle-même l'aliment dont elle a besoin. Il lui faut du sucre tout fait, dont elle emploie une partie très petite à la construction de ses tissus. L'autre partie, la plus considérable, est détruite par un mécanisme qui permet d'en utiliser en partie la chaleur disponible, sans qu'il y ait combustion par l'oxygène de l'air. C'est la chaleur due à cette combustion intérieure, anaérobie, que la levure utilise en partie pour ses besoins vitaux, pour élever la température de son milieu nutritif, de sorte que sa vie est de ce fait indépendante des trois grandes sources de vie que nous sommes habitués à rencontrer autour de nous, la lumière, la chaleur et l'oxygène.

Ceci nous donne le droit de considérer dans la levure deux choses, le végétal et le ferment. La cellule végétale se comporte comme elle le fait d'ordinaire. Elle se développe, prolifère, et meurt : elle utilise pour cela une ou plusieurs matières alimentaires toutes faites, qui s'élèvent d'abord au niveau organique nécessaire pour faire partie de son protoplasma ou de ses enveloppes cellulaires, puis qui se dégradent et disparaissent pour être remplacées par d'autres. Dans ce travail de mutation des tissus, toutes les cellules vivantes, animales et végétales, se ressemblent beaucoup. Les protoplasmas seuls sont vraiment différenciés. Mais le point de départ et le point d'aboutissement des mutations protoplasmiques sont à peu près partout les mêmes. Liebig a trouvé de la leucine dans la levure épuisée, et j'en ai retrouvé dans la levure normale. J'ai signalé, chez divers ferments, de la tyrosine, et surtout de l'urée, qui est la forme principale d'élimination de l'azote des tissus animaux. On trouve de même des acides lactique, acétique, propionique, butyrique dans les produits vitaux d'un très grand nombre de cellules diverses, parce que ces acides sont des marches stables du grand escalier que descend la matière organique en se dégradant et en marchant vers son terme définitif, l'acide carbonique. Bref, les fonctions de la vie cellulaire se ressemblent beaucoup chez les diverses cellules.

Mais, à côté de cette fonction cellulaire, les ferments en ont une autre, c'est de sécréter dans leur protoplasma et de répandre quelquefois à l'extérieur une diastase douée de propriétés particulières, très actives et spécifiques. C'est ainsi qu'il existe beaucoup de formes cellulaires analogues à la levure par leurs dimensions et leur mode de bourgeonnement, mais ne sécrétant pas de diastase alcoolique, et par là, incapables d'être ferments. Ce sont des serpents sans venin. A l'action cellulaire vient donc s'ajouter, chez les cellules ferments, une autre action qui en est dans une certaine mesure indépendante. Pendant que la levure croit et se multiplie en consommant du sucre, une autre portion du même sucre pénètre à l'intérieur de la cellule, y subit sa transformation au contact de la diastase, avec une vitesse qui dépend de la quantité de diastase, de son degré d'activité et du temps. Puis l'alcool quitte la cellule et se répand dans le liquide ambiant. Voilà la conception générale qu'on peut se faire aujourd'hui de la cellule ferment. Il est bien entendu quelle reste un peu schématique, que l'alcool, par exemple, n'est pas nécessairement toujours le produit d'une action de diastase, qu'il y a des cas où il peut résulter d'une action cellulaire et être mis au même rang que l'acide acétique, l'acide lactique dont nous parlions plus haut. De même, l'acide lactique n'est sûrement pas toujours un produit cellulaire, et peut résulter aussi d'une action de diastase. Mais il n'en est pas moins vrai que nous avons le droit de séparer dans notre étude, comme fonctionnant suivant des lois différentes, la cellule et la diastase qu'elle produit. Pour revenir à la comparaison de plus haut, l'étude du serpent dépend de l'histoire naturelle, celle du venin de la physiologie et de la chimie.

Nous venons de suivre presque jusqu'à leur terme les développements dus à l'introduction de la spécificité dans l'étude des actions cellulaires. Nous allons voir comment cette même notion allait pouvoir féconder la physiologie et la pathologie.

BIBLIOGRAPHIE

LIBAVIUS. Commentarii alchymiæ, 1594.

VAN HELMONT. Ortus medicinæ, id est initia physicæ inaudita. Amsterdam, 1652.

SYLVIUS (Franz de la Boë). Disputatio de alimentorum fermentatione in ventriculo. Amsterdam, 1659 et 1663.

BECHER. Physica subterranea, 1669.

LEFÈVRE. Traité de chimie, 1669.

LEUVENHOECK. Arcana naturæ detecta. Delft, 1680.

THOMAS WILLIS. Diatribæ duæ : 1° de fermentatione, sive de motu intestino particularum in quovis corpore ; 2° de febribus, sive de motu earumdem in corpore animalium. Amsterdam, 1682.

LEMERY. Traité de chimie, 1684.

STAHL. Zymotechnia fundamentalis, 1697.

MACBRIDE. Experimental essays, 1764.

LAVOISIER. Traité de chimie. Paris, 1789.

THÉNARD. Mémoire sur la fermentation vineuse. *Ann. de Ch.*, t. XLVI, 1803.

COLIN. Mémoire sur la fermentation vineuse. *Ann. de Ch. et de Phys.*, 2e S., t. XXVIII, 1825.

DUMAS et BOULLAY. *Ann. de Ch. et de Phys.*, t. XXVII, 1828.

CAGNIARD-LATOUR. Mémoire sur la fermentation vineuse. *Ann. de Ch. et de Phys.*, 2e S., t. XXVIII, 1828.

SCHWANN. Vorl. Mittheil. betr. Versuche über die Weingährung und Faulniss. *Ann. der Physik u. Ch.* t. XLI, 1837, et *Pogg. Ann.*, t. XLI.

HELMHOLTZ. Uber das Wesen der Faulniss und Gährung. *Archiv. f. Anat.*, t. V,

LIEBIG. Sur les phénomènes de fermentation et de putréfaction. *Ann. de Ch. et Phys.*, t. LXI, 1839.
PASTEUR. Mémoire sur la fermentation lactique. *Ann. de Ch. et de Phys.*, t. XLVIII, 1857.
PASTEUR. Mémoire sur la fermentation alcoolique. *Id.* t. LVIII, 3 S. 1860.
LIEBIG. Sur la fermentation et sur la source de la force musculaire. *Id.*, t. XXIII, 4e S., 1871.
PASTEUR. Etudes sur la bière. Paris, 1876.
BUCHNER. Fermentation alcoolique sans globules de levure. *Ber. d. d. chem. Gesellschaft*, t. XXX, 1897.

CHAPITRE II

DÉVELOPPEMENT PHYSIOLOGIQUE ET PATHOLOGIQUE DE LA THÉORIE DE PASTEUR

Nous avons vu que l'analogie entre les maladies et les phénomènes de fermentation a été reconnue depuis longtemps, mais c'était une analogie grossière, qui disparaissait parfois quand on voulait la serrer de près, et qui subissait le contrecoup des théories régnantes, soit en pathologie, soit dans l'étude des fermentations.

13. Conception de la vie. — Tant par exemple, qu'on a considéré la vie comme quelque chose de superposé à l'ensemble des organes, comme une force commandant à son gré le mouvement des rouages, et assurant leur bon ou mauvais fonctionnement, la maladie se présentait comme un trouble dans l'exercice de cette force qu'on appelait *force vitale*, et comme c'est une des faiblesses de notre intelligence de matérialiser plus ou moins nos conceptions, la maladie devenait une sorte de lutte, de conflit entre cette force vitale et un principe morbide, la lutte entre le bien et le mal, entre Ormuzd et Ahriman. C'est la période métaphysique.

Un premier progrès a été de faire de la vie non un attribut d'ensemble, mais un attribut de détail. En créant l'anatomie des tissus, Bichat a fait entrer dans la science l'idée de la vie des tissus et des organes, ce qui conduisait à admettre que ces organes pouvaient être *individuellement* atteints. On sait qu'il distinguait la maladie et la mort par le cœur, par le poumon et par le cerveau. Puis Schwann est arrivé, qui nous a appris à localiser la vie dans les cellules, dont le fonctionnement physiologique, normal lorsque les conditions physiques et chimiques du milieu sont favorables, change et devient pathologique au moindre trouble survenu à l'extérieur.

Poussant plus avant cette idée, Virchow faisait de la pathologie cellulaire un corollaire naturel de la physiologie cellulaire. Pour lui, toute modification morbide n'était qu'un phénomène physiologique normal, déplacé dans l'espace ou dans le temps, se produisant sur un organe qui ne devait pas le subir, ou à un moment où il était anormal. Le secret de la maladie était donc dans l'anatomie des tissus qui, sous cette impulsion puissante, multipliait ses découvertes.

En même temps que la pathologie était ainsi rattachée à la physiologie, celle-ci subissait une autre évolution. Du moment que les propriétés physiologiques d'une cellule dépendent des conditions physiques et chimiques de son milieu ; pourquoi ne pourraient-elles pas elles-mêmes résulter de phénomènes physiques et chimiques ? On réussit bien à imiter une action nerveuse par le courant d'une pile ! Pourquoi ne réaliserait-on pas de même les autres ? Telle est l'idée poursuivie par une pléiade de savants illustres, Helmholtz, Du Bois Reymond, Ludwig, Brucke, qui visaient ouvertement à réagir contre l'ancienne conception de la *force vitale*, et à expliquer tous les phénomènes physiologiques de l'être vivant par des forces de l'ordre physico-chimique : nous retrouvons là l'idée que nous avons vu poursuivre par Liebig dans l'étude des fermentations.

Il faut remarquer que, dans ces conceptions nouvelles, l'antique idée du conflit avait disparu. La physiologie et la pathologie avaient même source et ne pouvaient se contrarier. On peut remarquer aussi que les doctrines de la pathologie cellulaire, pas plus que celles de Liebig sur les fermentations, n'impliquaient aucune spécificité. Du moment qu'un déplacement, dans l'espace et dans le temps, des forces physiologiques normales, suffisait à créer des maladies, rien n'avertissait à l'avance du lieu ou de l'époque de ce déplacement, et ne permettait de se mettre en garde contre lui. Cette conception ne comportait donc ni hygiène ni prophylaxie : on était vis-à-vis de la maladie comme nous sommes en ce moment vis-à-vis des bourrasques, qu'il faut se résigner à subir, puisqu'on ne sait comment les éviter.

14. Maladies virulentes. — Il y avait pourtant des faits qui ne cadraient pas avec cette conception. Je ne parle pas seulement des virus, des transmissions de maladies par inoculation qu'on connaissait dans la variole, dans la vaccine. Ces maladies rentraient d'autant plus facilement dans le cadre tracé par Virchow que le liquide d'inoculation semblait ne rien apporter avec lui, et ne paraissait pouvoir produire, au point où il pénétrait dans l'organisme, qu'une modification de milieu, capable de réveiller autour de lui les énergies dormantes des cellules. En dehors de ces maladies dont l'agent de contagion n'était pas connu, il y en avait d'autres, la gale, le favus, l'herpès tonsurant, le muguet, où la loupe et le microscope avaient permis de retrouver des parasites, toujours les mêmes, dans lesquels il fallait bien voir la cause prochaine de la maladie. Mais pour les savants que j'ai énumérés plus haut, et pour leur école, ces maladies étaient des exceptions négligeables; elles ne pesaient rien au regard des grandes maladies humaines, la variole, la fièvre typhoïde, la tuberculose, la syphilis, dans lesquelles on ne trouvait aucun parasite.

A ceux qui se seraient entêtés dans leur opinion, et auraient fait remarquer que dans le charbon, dans la diphtérie, dans la scarlatine, dans la fièvre récurrente, on avait trouvé tout récemment des parasites dans les tissus, les doctrines régnantes répondaient presque dédaigneusement que c'était rétrograder que de réintroduire des actions vitales dans des phénomènes d'où la science avait réussi à les chasser, et que partout où on les rencontrait, ces formes parasitaires n'avaient rien à faire avec le processus morbide et étaient un *épiphénomène*.

15. Cl. Bernard. — A ces doctrines trop absolues, Cl. Bernard avait opposé une première digue, en montrant que la cellule n'était pas tout, et que les conditions de son milieu ambiant avaient une influence prépondérante sur son état de santé ou de maladie. C'était réintroduire, par une porte encore un peu étroite, cette idée de conflit qui avait disparu de la science; c'était en même temps réintroduire aussi, toujours dans une certaine mesure, l'idée de spécificité, s'il était démontré, comme le faisaient les expériences de Bernard, que tout virus, tout poison était le virus ou le poison de certaines cellules et les attaquait toujours de la même façon.

L'oxyde de carbone chasse par exemple l'oxygène du sang et

forme avec l'hémoglobine une combinaison stable. Dès lors, les cellules que baigne ce sang perdent leurs propriétés et la mort survient. Pour citer un exemple plus délicat et plus frappant, le nerf moteur touché par un sang renfermant du curare cesse de pouvoir remplir ses fonctions. L'animal curarisé reste absolument inerte, et l'état dans lequel il se présente est une des meilleures preuves que l'on puisse citer contre l'unité de la vie telle que l'entendaient les anciens physiologistes. On ne peut dire, en effet, s'il est alors mort ou vivant, à envisager les choses en masse. Il est mort, car, abandonné à lui-même, il ne fait aucun mouvement et entre bientôt en décomposition. Il est vivant pourtant, car, si on pratique sur lui la respiration artificielle assez longtemps pour produire l'élimination par combustion de la substance toxique, il peut revenir à lui. Cette contradiction s'efface, si on transporte la vie au point où elle réside réellement, dans les cellules des tissus. On constate, en effet, que toutes les cellules, sauf celles du nerf moteur, ont gardé leurs propriétés fonctionnelles, que celles du nerf moteur lui-même ont conservé intactes leurs propriétés physiologiques et électrotoniques ; seul, le milieu est impur, et en le purifiant on rend au nerf ses fonctions engourdies.

Des désordres de même nature peuvent accompagner ou suivre la pénétration, en un point des tissus, d'un parasite microscopique ou autre, qui entre en conflit direct avec les cellules de la partie atteinte. De ce côté, les idées de Bernard étaient plus compréhensives que celles de l'Ecole Allemande, et pour montrer combien les vues qu'il avait au sujet de ces causes morbides sont justes et d'accord avec les idées actuelles, il suffira de reproduire une page très remarquable sur la façon, nouvelle alors, dont il envisageait la maladie :

« La gale est une affection dont la cause réelle est aujourd'hui bien déterminée, et la découverte de sa cause est une conquête de la science moderne. Avant d'en être arrivé là, on avait pourtant observé et décrit la gale. On connaissait son évolution et on avait constaté sa transmissibilité d'un individu à un autre. Mais relativement à sa cause, alors inconnue, on faisait les hypothèses les plus diverses. On imaginait un vice herpétique donnant naissance à la maladie cutanée, à l'altération des humeurs. On supposait des métastases de ce virus ou de ces humeurs viciées sur divers organes. En un mot, on créait de toutes pièces une entité morbide, à laquelle on rattachait tous les phénomènes observés. Quant au traitement de la gale, il était et devait être absolument empirique, puisqu'il s'adressait à une cause imaginaire et inconnue. On avait été conduit tout naturellement à employer diverses pommades comme moyen topique. On soutenait qu'elles agissaient plus ou moins efficacement les unes que les autres, mais sans pouvoir s'en rendre compte. Chacun, médecin ou non, préconisait sa pommade comme la meilleure. Je me souviens d'avoir connu, dans la campagne que j'habitais étant enfant, des paysans qui avaient le secret de composer des pommades soi-disant merveilleuses contre la gale.

« On pouvait alors faire de la statistique sur la guérison de la gale, soutenir que tel traitement ou tel médicament topique guérissait un nombre de malades, sur cent, plus considérable que tel autre. Enfin, on raisonnait dans ce temps-là sur la gale comme nous raisonnons encore maintenant sur les maladies dont nous ne connaissons pas expérimentalement la cause.

« Mais quand la cause vraie de la gale a été découverte, on a reconnu qu'elle résidait dans un *acarus*, qui élisait domicile sous l'épiderme humain, y creusait ses terriers, y vivait, y pullulait et causait par sa présence l'irritation de la couche épidermique de la peau, et tous les symptômes extérieurs de la gale. On a étudié les mœurs de cet *acarus*, ses habitudes, sa manière de vivre, et on a expérimenté les agents capables de lui donner la mort. Après ces études, tout s'est expliqué clairement, et on est devenu maître de la maladie en se rendant maître de sa cause. Depuis ce temps, il n'y a plus d'hypothèse à faire sur la cause occulte de la gale, il n'y a plus de statistique à dresser sur la valeur comparative de ses traitements empiriques. Quand l'*acarus* est bien attaqué et bien détruit, la maladie disparaît à coup sûr. Aussi les galeux qui entrent aujourd'hui à l'hôpital Saint-Louis, pour s'y faire traiter, sortent tous guéris, et au lieu qu'il soit nécessaire de les traiter pendant des semaines, ils sont débarrassés en quelques heures de leur maladie. Il n'y a plus d'exception, parce qu'il n'y a plus d'inconnue dans cette maladie. La cause en est trouvée, le traitement est rationnel et certain. On ne s'adresse plus à un être de raison, à un virus, à un vice humoral imaginaire ; on agit sur une chose que l'on touche, sur un *acarus* que l'on voit. Nous pouvons donc dire que la gale est une maladie expérimentalement connue.

« Toutefois on est arrivé à la connaissance expérimentale de la gale, sans avoir eu besoin de vivisections ni d'expériences physiologiques proprement dites. Il a fallu seulement recourir à des procédés d'observation plus délicats, et se servir du microscope. De sorte qu'on pourrait se fonder sur ce cas particulier, pour dire que l'observation peut résoudre les problèmes de la médecine, sans le secours de l'expérimentation.

« Sans doute, si toutes les maladies avaient des causes parasitaires extérieures faciles à découvrir, comme cela s'est fait pour la gale, l'observation suffirait ; mais la plupart des causes morbides résident, au contraire, à l'intérieur du corps, dans nos éléments anatomiques, qui sont eux-mêmes des espèces d'animalcules placés en dehors de nos moyens d'observation simple. Par conséquent il faut employer, pour arriver jusqu'à eux, des moyens expérimentaux.... » Et Cl. Bernard continue en conseillant la physiologie comme moyen d'investigation pathologique. La science est revenue dans les voies qu'il avait ouvertes, car nous en sommes plus que jamais à l'étude des poisons cellulaires, mais elle a fait pour cela un détour qu'il n'a jamais vu de bon œil, elle a passé par les microbes.

16. Virus et microbes. — Cl. Bernard n'en dit pas un mot et semble ignorer leur existence dans les lignes qui précèdent Pourtant, au moment où il les a écrites, la bactéridie charbonneuse avait été découverte, et Davaine plaidait avec talent en faveur de son action pathogène. De plus Cl. Bernard connaissait les maladies virulentes, qui ne sont sûrement pas des maladies à toxines, ou du moins qui en diffèrent en ce que le poison morbide se produit dans l'organisme atteint. Elles se rapprochaient au contraire beaucoup, si Davaine avait raison, de ce que nous appelons maintenant les maladies microbiennes, et de fait, nous avons tellement rapproché, sans les confondre pourtant, ces deux genres de maladies, que nous donnons couramment, aujourd'hui, sans cesser de nous entendre, le nom de virus à la bactéridie charbonneuse. Mais, il y a 20 ans, le domaine des virus et celui des parasites restaient séparés. M. Chauveau, qui avait fait des premiers une étude soigneuse et féconde, définissait les maladies virulentes comme des maladies contagieuses qui n'ont pas le parasitisme pour cause ou pour agent de transmission.

Et cette distinction non seulement semblait fondée, mais imprimait à la recherche une direction déterminée. Un virus n'était cultivable que dans l'organisme d'un animal approprié. Il pouvait y entrer par diverses voies et y produire des manifestations variables suivant la porte d'entrée ; mais il ne changeait pas pour cela de nature, et son *entité*, son unité fondamentale au milieu des formes différentes de la maladie qu'il communiquait, était le fondement de la doctrine. Sans doute on avait observé des variations de puissance, de virulence, quand un virus passait d'une espèce sur une autre, mais il y en avait aussi, et de bien plus grandes, sur la même espèce ; les épidémies de variole étaient plus ou moins bénignes ; la variole inoculée était d'ordinaire moins dangereuse que celle qui avait servi à l'inoculation. Toutes ces variations dans la gravité de la maladie ou de l'épidémie semblaient inaccessibles à l'expérience, et on les mettait sur le compte des circonstances extérieures, du froid, de la chaleur, des conditions météorologiques. Voilà à quoi on en était réduit par l'impossibilité de connaître le virus autrement qu'en transit chez un être vivant.

En résumé, la notion du virus introduisait dans certains cas, au sujet de la cause morbide, cette spécificité qui était absente ailleurs, en médecine. Mais cette cause se dérobait à l'étude dans les profondeurs de l'être vivant. Le virus restait quelque chose d'assez mystérieux, et quand on voulait percer le secret de sa puissance, on trouvait qu'elle ne se manifestait qu'avec l'aide et l'appui de celles de l'organisme, de sorte que sa force était aussi une force organique, et qu'à ce titre, il rentrait dans le cadre nosologique tracé par la pathologie cellulaire.

On devine quelle importance avait, au milieu de cet état de choses, la substitution d'un microbe au virus. Sitôt que le virus devient un parasite, la question change de face : on peut cultiver ce parasite en dehors de l'organisme, étudier ses mœurs, ses propriétés, comme Cl. Bernard conseillait de le faire pour l'acarus de la gale, rapprocher son rôle physiologique de son rôle pathologique, c'est-à-dire chercher quel retentissement ont ses fonctions normales sur les fonctions normales de l'animal qu'il envahit. Et si Cl. Bernard, avec son génie intuitif, avait regardé plus complaisamment de ce côté, peut-être eût-il prévu que ces parasites ferments, qui ne restaient pas, comme le parasite de la gale, confinés à la surface de la peau, qui pénétraient dans tous les tissus, y entraient par là même en conflit intime avec les cellules normales, pouvaient attaquer celles-ci ou celles-là, et étaient dès lors capables de produire, chez un être vivant, des dissections tout aussi fines que celles dont il avait lui-même donné l'exemple avec ses poisons. Qu'aurait-il dit s'il avait vécu assez longtemps pour voir que ces bacilles ont aussi leurs toxines, et qu'à ces toxines nous savons aujourd'hui opposer des antitoxines, c'est-à-dire rendre dans un organisme vivant certaines cellules inattaquables à certains poisons auxquelles par nature, et de naissance, elles sont sensibles? Sur ce terrain Cl. Bernard et Pasteur se redonnent la main, et ce que nous avons à voir maintenant, c'est comment s'est fait le détour qui les a un instant séparés.

17. Maladies des vers à soie. — Dès qu'il a été bien démontré que les fermentations sont dues à des êtres vivants, la disproportion entre le poids de la matière fermentée et le poids du ferment a été manifeste. Nous verrons bientôt le coup de fouet que cette notion a donnés aux travaux de Davaine. Elle suffisait pour que Pasteur pût parler des maladies du vin et de la bière, c'est-à-dire des changements de composition dus à des développements cellulaires si minimes qu'ils avaient passé inaperçus. C'est cette étude dont les résultats sont résumés pour ainsi dire dans la fig. 2, donnée plus haut.

La même notion avait suffi aussi pour encourager Pasteur à commencer une étude sur la maladie des vers à soie, d'où étaient sorties quelques conclusions fort importantes. La maladie de la *pébrine* ou des *corpuscules* lui avait montré l'existence d'un parasite pur, se développant presque indifféremment dans tous les tissus sans réagir sur les cellules qu'il y rencontrait, en les refoulant seulement et en prenant leur place. La forme des organes d'un animal atteint par la maladie des corpuscules persiste, mais toute ratatinée. La fonction persiste aussi, mais très réduite, si bien que, lorsque l'animal meurt, son corps tout entier est une bouillie de corpuscules (fig. 3).

Par ce côté, cette maladie s'éloignait beaucoup des maladies humaines, mais elle s'en rapprochait d'un autre côté : elle était épidémique, contagieuse et héréditaire, et, dans ces trois modes de transmission, c'était le corpuscule ou son germe qui était l'agent exclusif du phénomène. Il n'y avait pas de *miasme* dans ce cas, pas de *génie épidémique*, de *milieu délétère*, de *pays infecté*; toutes ces expressions étaient faites pour parler à l'oreille sans

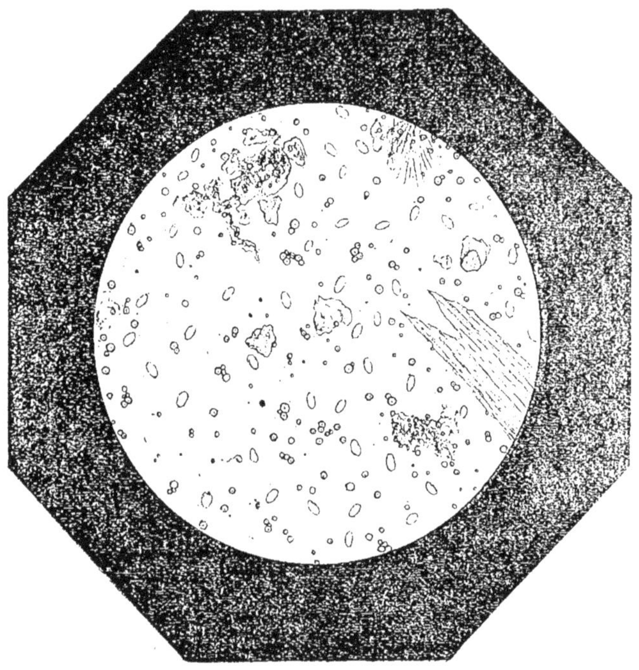

Fig. 3. — Aspect au microscope d'une goutte de la bouillie obtenue en écrasant dans un mortier, avec un peu d'eau, un papillon corpusculeux. On y voit à côté d'un fragment d'une plumule de l'aile, des débris amorphes, des nodules ronds d'urates, pour ainsi dire perdus au milieu d'une quantité innombrable de globules ovales qui sont les *corpuscules* parasites G = 400.

rien dire à l'esprit. Il n'y avait qu'un être microscopique sans cesse en transit, passant d'un ver malade à un ver sain, de celui-ci dans le papillon, de ce dernier dans la graine, dormant dans cette graine pendant son sommeil de l'hiver pour se réveiller avec elle au printemps, et infecter le jeune ver dès sa naissance. Bref, la maladie était due à un germe qu'il suffisait de dompter pour dompter le fléau, et la ressemblance entre cette maladie parasitaire et les maladies virulentes était d'autant plus frappante que quelquefois, sous une forme de reproduction autre que celle qui est représentée dans la figure 3, le germe de la maladie des corpuscules pouvait apparaître, avec la mauvaise technique et les mauvais microscopes qu'on avait alors, comme ressemblant à une de ces granulations virulentes dont M. Chauveau avait montré le rôle actif dans toutes les inoculations de virus.

Malheureusement ce corpuscule n'était pas cultivable en dehors de l'organisme : comme on l'a vu depuis, il n'appartenait pas au même monde que les microbes étudiés à ce moment. C'était une espèce du genre des *Coccidies*, que nous ne connaissons, comme les virus, qu'en transit par des êtres vivants. Mais à force de recherches, Pasteur avait fini par distinguer de la maladie des corpuscules une autre maladie plus nettement microbienne, la *flacherie* ou maladie *morts-flats*. Celle-ci ressemblait au choléra. Elle avait pour siège le canal intestinal, amenait des troubles digestifs, et pouvait tuer un animal en pleine vigueur, en lui laissant de telles apparences de santé qu'il fallait le toucher pour s'assurer qu'il était mort. C'était donc en quelque sorte une maladie toxique, par ses symptômes et par la rapidité de son évolution; elle était très différente, en tout cas, de cette maladie chronique, de cette maladie d'épuisement qu'était la pébrine.

Or, la flacherie était liée au développement de microbes anormaux dans le canal intestinal. Chez un ver qui digère bien, ce canal fonctionne avec une telle puissance et assèche avec une telle rapidité les résidus épuisés de la feuille consommée, qu'il ne laisse place à aucun développement microbien sensible. Mais si la feuille de mûrier contient déjà des microbes au moment de son ingestion, si elle est fermentée et échauffée, si, étant fraîche, le ver la digère mal par suite de circonstances extérieures, d'un excès de chaleur, d'un défaut d'hygiène dans l'éducation ou dans la magnanerie, le canal intestinal est envahi par les ferments, se comporte vis-à-vis d'eux comme un vase inerte, et la maladie se développe.

Comme le germe n'en manque jamais, attendu que c'est un germe banal, existant dans le sol, dans les poussières de l'air, dans les eaux, la maladie peut prendre brusquement un caractère épidémique, si les circonstances extérieures s'y prêtent, et sévir sur toute une région. Pour les mêmes raisons, elle peut sembler parfois spontanée, en ce sens qu'elle peut éclater, sans cause apparente, dans des éducations qui ont très bien marché jusque-là. Tel encore le choléra. Mais ces apparences ne doivent pas tromper. La maladie est encore une maladie dont la cause est animée. La seule différence de cette cause avec celle de la maladie des corpuscules est qu'ici le germe est banal et répandu partout.

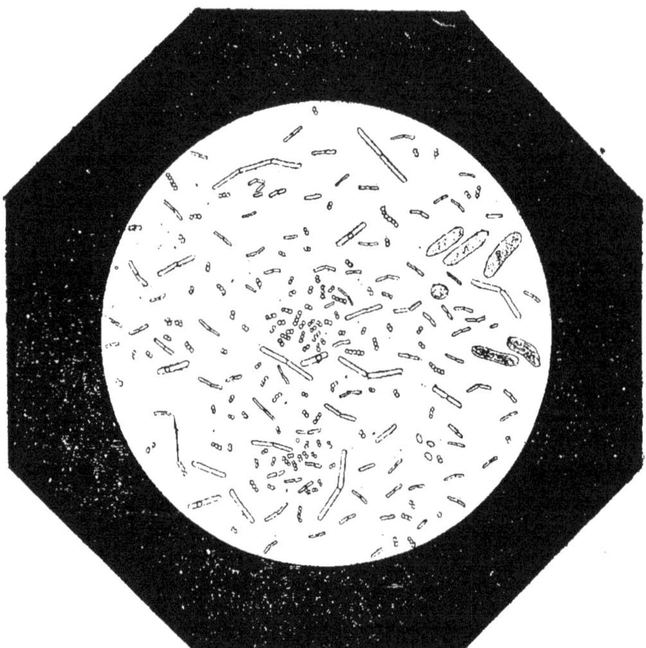

Fig. 4. — Ferments divers de la flacherie des vers à soie. G = 400.

Le seul côté défectueux de cette étude sur la maladie des morts-flats, c'est que Pasteur n'a pas réussi a en spécifier le germe. Il semble en effet qu'il y en ait plusieurs. Lorsqu'on fait une macération de feuilles de mûrier, on y voit apparaître un certain nombre d'espèces microscopiques, des bacilles, des globules accouplés ou en chaînes (fig. 4), qu'il suffit de transporter sur de la feuille fraîche pour rendre celle-ci dangereuse pour l'animal qu'on en nourrit, et qui se retrouvent dans son canal intestinal. Il peut donc y avoir infection par les voies digestives. Mais le danger n'existe pas toujours, ni pour tous les vers soumis à l'épreuve. Il y a de ces variations que Pasteur apprit à connaître plus tard, et a introduites dans la science sous le nom de variations de virulence. Bref, cette étude avait été pour lui une excellente entrée en matière, mais n'avait pu être poussée à bout, parce que le microbe qui produisait la maladie, bien que facile à cultiver en dehors de l'organisme, était banal, mal défini, et, autant qu'on pouvait le voir ou le croire alors, trop variable dans ses propriétés.

18. La bactéridie charbonneuse. — Déjà à ce moment avait pris place dans la science une bactérie qui, comme agent pathogène, avait tout ce qui manquait aux agents de la flacherie, était spécifique et non banale, pouvait se cultiver en dehors et en dedans de l'organisme, et échappait naturellement à ces variations de virulence que nous venons de relever, car elle se comporte de même vis-à-vis de tous les moutons d'un troupeau, et ne tient compte ni des variations individuelles de résistance, ni des changements dans les conditions extérieures. Mais ces propriétés merveilleuses pour l'étude, qui font qu'encore aujourd'hui la bactéridie charbonneuse est le type des bactéries pathogènes, personne ne les lui connaissait, et il est intéressant de voir comment elles ont été découvertes.

L'histoire de cette bactéridie date de 1850. C'est en cette année que Rayer, étudiant à Chartres le charbon des bêtes à cornes, avec l'aide de Davaine, l'a vue dans le sang des animaux morts sous forme de petits bâtonnets (fig. 5, à droite), mais sans en comprendre l'importance. En 1855, Pollender l'a revue, a signalé, comme Rayer, l'état agglutiné des globules rouges dans le sang charbonneux, et le nombre considérable de globules blancs qu'on y observe. Il a en outre constaté, par des réactions sous le microscope, que les petits bâtonnets qu'on rencontrait dans ce sang n'étaient pas des filaments de fibrine, mais se comportaient au contraire comme des végétaux. Ce qui fait le principal intérêt de sa communication à leur sujet, c'est qu'il se demande ce qu'ils signifient. Sont-ils la matière infectieuse elle-même ? Sont-ils seulement les véhicules de cette matière ? Ou n'ont-ils aucun rapport avec elle ? Nous dirions aujourd'hui : Sont-ils l'agent contagieux, le convoyeur de cet agent, ou faut-il le chercher en dehors d'eux ? Telle est la question que Pollender se pose, avec beaucoup de perspicacité, et qu'il a fallu 30 ans pour résoudre.

C'est Delafond qui l'a fait avancer. Il distingue bien, le premier, la bactéridie du charbon des bactéries banales de la putré-

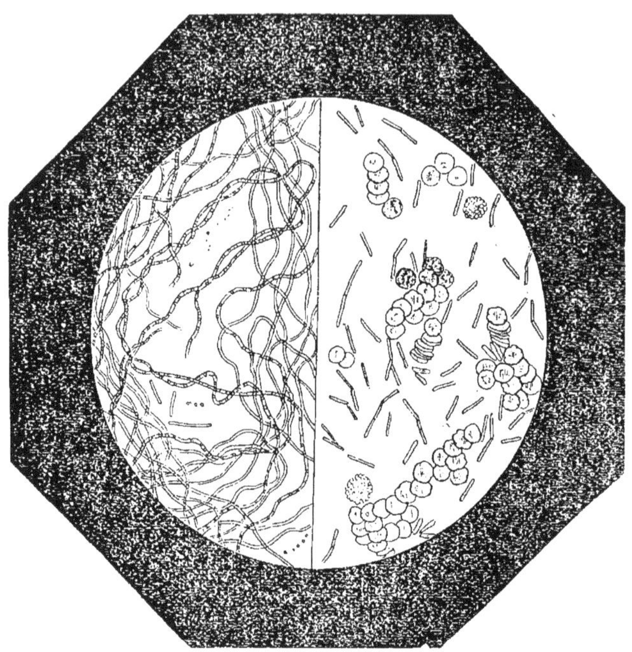

Fig. 5. — Bactéridie du charbon
en cultures artificielles. | dans le sang d'un animal.

faction, et remarque que celle-là disparaît à mesure que les autres se développent. Il va plus loin : il cherche à prouver la nature vivante et végétale des bactéridies charbonneuses en les soumettant à des essais de culture. Il expose du sang charbonneux dans des vases ouverts à l'air libre et à une température convenable. Quatre à cinq jours après, les baguettes courtes que contenait ce sang avaient augmenté du double ou du triple de leur longueur, du quadruple ou du quintuple en 8 à 10 jours. Cela démontrait bien que les bacilles étaient vivants. Delafond essaie même de pousser la végétation à bout pour la voir arriver, dit-il, à la *spore* ou à la *graine* Ces mots *spore* et *graine* n'avaient pas évidemment pour lui le sens précis qu'ils ont acquis depuis, mais ils font honneur à sa perspicacité, et il est curieux de les voir paraître à propos des bactéridies, dans un mémoire de 1860.

Toutes ces notions, qui nous paraissent si simples aujourd'hui, ne rencontraient pas alors grande créance. On accordait bien que la maladie était inoculable, mais la variole, la clavelée l'étaient aussi, et sans aucune intervention de bactéries ou d'êtres vivants. L'être microscopique qu'on trouvait en plus dans le charbon était, disait-on, un épiphénomène, et dès lors peu importait qu'on réussît ou non à le cultiver en dehors de l'organisme, puisqu'il n'était pas la cause de la maladie. Il en accompagnait parfois le virus, ou le suivait, mais n'était pas le virus lui-même. Comment comprendre en effet qu'un être aussi petit pût avoir raison d'un organisme puissant comme celui du bœuf? Chose singulière, on admettait bien cette disproportion pour la variole, la vaccine, la clavelée, parce que là, le virus n'apportait pas de forces propres, empruntait celles qu'il mettait en œuvre aux forces de l'organisme, qui étaient faussées ou déviées. C'était alors en quelque sorte l'organisme tout entier qui travaillait contre lui même, au lieu de travailler pour lui ; c'était quelque chose d'analogue à une machine qui emploie sa vitesse acquise, lorsqu'elle est dérangée, à broyer et à détruire ses organes. Mais qu'il fût au pouvoir d'un être microscopique indépendant, arrivant de l'extérieur et travaillant avec ses propres forces, de déranger un organisme aussi bien équilibré que celui d'un animal supérieur, c'est à quoi les savants eux-mêmes faisaient de la résistance.

19. Davaine. — C'est l'honneur de Davaine d'avoir vu, sur ce point, plus loin que les hommes de sa génération. Les découvertes de Pasteur sur les ferments, en particulier une note de 1861 sur le ferment butyrique (**9**), où se trouvait décrit et investi d'un rôle très actif un microbe ressemblant beaucoup à la bactéridie découverte avec Rayer en 1850, avaient fait disparaître ses scrupules au sujet de la disproportion entre la cause et l'effet, que nous signalions plus haut. Il s'était donc remis à l'œuvre, et avait commencé par démontrer la coexistence constante de la bactéridie et du charbon. Il y était arrivé par une longue série d'observations faites, tant sur des cas de pustule maligne, qui est la forme la plus fréquente du charbon de l'homme, que sur des animaux morts du charbon soit naturellement, soit après inoculation. Cette coexistence avait été contestée. Brauell, Signol, Leplat et Jaillard, Bouley et Sanson avaient publié des observations ou des expériences dans lesquelles le charbon semblait présent et la bactéridie absente. Mais Davaine avait répondu en montrant, ou bien que ces savants avaient méconnu la bactéridie, ou bien qu'ils avaient appelé charbon ce qui n'en était pas.

Cette relation de concomitance, Davaine s'était ensuite efforcé de la transformer en relation de cause à effet, en montrant que le sang charbonneux ne pouvait transmettre la maladie, par inoculation, que pendant la période assez courte où il contient des bactéridies. Elles y apparaissent quelques heures avant la mort, et en disparaissent après, quand le sang se putréfie. Ce n'est que pendant cette période que le sang est inoculable. De même, lorsqu'on dépouille le sang des bactéridies qu'il peut contenir, soit en le faisant passer au travers d'un filtre en terre poreuse, soit en profitant des propriétés filtrantes physiologiques de la cloison placentaire, on constate que ce sang privé de bactéridies n'est plus infectieux.

Tous ces arguments n'avaient pas la même valeur, mais l'argumentation était si abondante, et par endroits si nette, que Davaine eût eu gain de cause s'il avait réussi à expliquer, dans sa conception, l'étiologie de la maladie. Malheureusement, sa bactéridie mourait vite quand elle avait quitté l'animal vivant : il ne pouvait donc expliquer pourquoi la maladie se réveille chaque année au printemps ou à l'été, après s'être endormie tout l'hiver, dans certains pâturages On ne comprenait pas davantage comment elle passait du sol sur l'animal.

20. Koch. Découverte de la spore charbonneuse. — Une partie de ces difficultés disparut à la suite d'un travail remarquable de Koch, appuyé sur la découverte de la spore de la bactéridie charbonneuse. Cette spore se forme dans certaines conditions qui se réalisent fréquemment quand on enterre le cadavre d'un animal mort du charbon, et, une fois formée, elle peut résister plus que le bâtonnet, supporter une longue dessiccation, se retrouver prête, au commencement d'une année nouvelle, à contagionner un animal qui vient fouler le sol qui la contient. Elle l'envahit d'ordinaire en pénétrant avec les aliments dans ses voies digestives, et c'est pour cela que les cas de charbon intestinal ont cette fréquence que Davaine ne pouvait expliquer. Toutes ces notions nettes, précises, venaient de ce que Koch avait fait ce à quoi Davaine n'avait nullement songé, était revenu aux essais de culture de Delafond, avait enfin traité la bactéridie comme un parasite cultivable en dehors de l'organisme.

A la suite de ce travail, la question était bien avancée, mais tous les doutes n'avaient pas disparu. L'esprit des masses est timide, hésite devant les voies nouvelles, et ne s'y engage que lorsqu'il est impossible de faire autrement. Pour les médecins, et même les savants, la question à résoudre était toujours celle-ci : l'agent essentiel du charbon est-il la bactéridie, ou un virus qui accompagne cette bactéridie ?

Examinés à ce point de vue, les résultats de Davaine et même ceux de Koch laissaient encore place à l'hésitation et au doute. Quand on inocule, comme le faisait Davaine, du sang charbonneux, on inocule, en même temps que la bactéridie, tous les éléments qui l'accompagnent dans le sang, et parmi ceux-ci, il peut y avoir une substance de la nature des virus, se développant en même temps que la bactéridie dans l'animal inoculé, et passant inaperçue, parce qu'on ne distingue pas, au microscope, les virus des granulations organiques. La bactéridie, qu'on voit et qu'on distingue, semble alors se développer seule et être l'agent exclusif de la maladie, alors qu'elle n'est peut-être, comme on dit dans l'Ecole, qu'un épiphénomène.

Les expériences de filtration naturelle du sang au travers du placenta, ou de filtration artificielle au travers d'une cloison poreuse, que Davaine présentait comme arguments en faveur du rôle exclusif de la bactéridie, démontraient seulement que ce rôle actif n'était pas dévolu à des éléments solubles. Or, on savait, depuis Chauveau, que les virus sont des corpuscules solides et figurés qui peuvent très bien ne pas traverser le placenta ou des diaphragmes de plâtre, et qui, restant à la surface du filtre avec la bactéridie, sont inoculés en même temps qu'elle.

Koch avait fait des expériences plus probantes dans cet ordre d'idées. Il avait ensemencé dans une goutte de sérum une gouttelette de sang ou une parcelle de tissu charbonneux, et avait laissé la culture se faire. Puis, de cette première culture, il avait pris une semence pour une goutte nouvelle, et avait fait ainsi huit cultures successives, dont la dernière avait pu rendre charbonneux un animal sain. Mais là encore il y avait place pour un doute. Il n'était pas sûr que ce ne fût pas le virus apporté par le sang dans la première goutte qui, transporté et dilué dans la seconde, dans la troisième, etc., ait encore été assez abondant dans la dernière pour produire l'effet attribué à la bactéridie. Les expériences de Chauveau venaient de montrer que les virus pouvaient subir des dilutions notables, allant jusqu'au cent-cinquantième pour la vaccine, jusqu'au cinq-centième pour la morve, qu'on rangeait alors, comme nous l'avons dit, à côté de la variole et du cowpox. Pour éliminer l'influence de la dilution, ces cultures de Koch n'avaient été ni assez nombreuses, ni faites dans des volumes assez grands de liquide.

Toutes ces objections peuvent aujourd'hui nous paraître des subtilités. Il est certain que si quelqu'un nous apportait maintenant, pour une maladie quelconque, le faisceau de preuves qu'avaient fourni Davaine et Koch pour la maladie charbonneuse, personne n'élèverait le moindre doute sur leur signification. Mais pourquoi ? C'est que les idées des savants et du public sont aujourd'hui orientées de ce côté, et que nous sommes convertis. Comme tous les néophytes, nous avons même de la peine à comprendre notre ancienne foi, et à ne pas traiter de rénégats ceux qui la professent encore. Or c'est Pasteur qui a été notre apôtre.

Cette orientation définitive des esprits et des efforts était d'autant plus urgente que, depuis dix ans, la science se débattait contre les difficultés et les obscurités du sujet, et multipliait ses travaux et ses découvertes sans voir la lumière jaillir d'aucun côté. Les idées de Pasteur sur la fermentation n'avaient pas eu seulement un retentissement sur l'étude du charbon ; la préoccupation du rôle des microbes en pathologie était générale. Klebs en avait trouvé en 1865 dans la néphrite purulente ; Rindfleisch en 1866 dans la pyémie ; von Recklinghausen et Waldeyer en 1865 dans les abcès métastatiques. Klebs, en 1872, avait montré comment ils pouvaient, en partant d'une blessure, pénétrer par les interstices du tissu conjonctif dans les lymphatiques ou dans les veines et, de là, aller peupler les abcès ou les thrombus des vaisseaux. Puis était venue la découverte des bactéries dans l'érysipèle, la pourriture d'hôpital, la fièvre puerpérale, la diphtérie et d'autres maladies.

Mais, sur tous ces points, les doutes étaient encore plus légitimes qu'à propos du charbon, et loin de se corroborer les unes les autres, ces diverses découvertes en arrivaient presque à se contrarier. Au lieu d'apporter de l'ordre, elles semblaient apporter la confusion. C'est ainsi que, contrairement à la logique apparente des choses, on trouvait dans des pus de même nature et de même provenance des microbes très variés, et, en revanche, des formes presque impossibles à différencier dans des maladies très distinctes, comme la variole, la diphtérie et le choléra. D'une manière générale, les microbes découverts dans les maladies se ressemblaient beaucoup : il n'y avait guère à avoir une physionomie reconnaissable que la bactéridie charbonneuse, à cause de ses dimensions et de sa présence dans le sang, et le spirille de la fièvre récurrente, découvert en 1873 par Obermeier, qui passait aussi dans le sang au moment du summum de l'accès fébrile, et que sa forme spiroïde mettait à part. Tous les autres microbes se ressemblaient comme formes, dimensions, propriétés, et c'était là un argument dont ne manquaient pas de se prévaloir ceux qui résistaient à la contagion des idées nouvelles.

Enfin, ce qui achevait de jeter le trouble dans les esprits, c'est qu'on ne trouvait pas de bactéries dans des maladies de nature évidemment contagieuse. Après avoir opposé les virus aux microbes, on demandait maintenant : pourquoi n'y a-t-il pas de microbes dans toutes les maladies virulentes ? Toutefois cette question venait de recevoir un commencement de réponse : un simple perfectionnement de technique avait montré des microbes là où on soupçonnait leur existence, mais où on ne les voyait pas.

Leur découverte était facile dans le charbon, où ils passent dans le sang, même avant la mort. Il est plus difficile, même pour le charbon, de les suivre dans les organes. On n'avait pour cela que des méthodes assez imparfaites : le traitement du tissu par la potasse, comme le conseillait Davaine, ou par l'acide acétique, comme le faisait von Recklinghausen. On ne saurait être trop reconnaissant à C. Weigert de l'immense service qu'il a rendu en 1875, en enseignant à colorer les bactéries par les couleurs basiques d'aniline, et à les rendre ainsi visibles dans les tissus. Deux ans après, Koch faisait faire un nouveau progrès à la technique en enseignant à regarder au microscope les images de structure, qui n'apparaissent que dans une lumière douce et un éclairage ménagé, et les images de coloration, qu'il faut regarder sur un fond largement lumineux.

On voit, par ce court exposé, que la science était mûre, qu'elle était en outre outillée pour de nouvelles découvertes. Que lui manquait-il ? La foi, la conviction qu'elle ne se leurrait pas en entrant dans ces voies nouvelles, et qu'il y avait vraiment des maladies microbiennes. C'est cette démonstration qu'a donnée Pasteur.

21. Pasteur. — A la question : est-ce un virus ? est-ce un microbe ? Pasteur était heureusement en meilleure situation que qui que ce fût pour répondre en 1877. De ses *Etudes sur la bière*, qu'il venait de terminer, de ses luttes avec ses contradicteurs, il sortait outillé, avec une technique toute faite, avec la connaissance et le maniement des espèces microbiennes. Il pouvait, pour résoudre tous les problèmes, ne puiser que dans son propre fonds, ce qui est une excellente condition de succès.

D'anciennes expériences lui avaient appris que le sang d'un animal sain, pris tel qu'il circule dans les veines, et exposé à l'air privé de germes, ne se putréfie pas aux plus hautes températures de l'atmosphère, et ne donne naissance à aucun organisme. Il lui parut donc probable, car il ne savait rien alors des essais de culture de Delafond et de Koch, que le sang d'un animal charbonneux, ensemencé dans un milieu convenable, le peuplerait seulement de bacilles charbonneux, qu'il pourrait ensuite conserver indéfiniment purs dans des cultures successives, comme il savait le faire pour la levure et les autres ferments.

L'expérience montra qu'il en est ainsi, et que cette bactéridie se multiplie abondamment dans l'urine rendue neutre ou un peu alcaline. Dès lors, le problème était résolu. Qu'on fasse en effet une série de cultures de cette bactéridie en prélevant à chaque fois une goutte de la culture précédente pour l'ensemencer, par exemple, dans 50 c. c. d'urine nouvelle. La dilution est d'un millième après la première culture, d'un millionnième après la seconde, d'un milliardième après la troisième, etc. Au bout d'une dizaine de cultures, elle tombe à un chiffre tel que la goutte de sang primitive, celle qui a fourni la première semence, a été pour ainsi dire noyée dans un océan. Tout ce qu'elle apportait avec elle et à quoi on pourrait être tenté d'attribuer un rôle dans la production du charbon, globules rouges, globules blancs, granulations de quelque forme et de quelque nature que ce soit, ou bien se sont détruites en changeant de milieu, ou bien se sont disséminées dans cet océan et y sont devenues introuvables. Seule, la bactéridie a échappé à la dilution, parce qu'elle se multipliait dans chacune des cultures. Or, une goutte de la dernière culture tue aussi sûrement un lapin ou un cobaye que le ferait une goutte de sang charbonneux. C'est donc à la bactéridie qu'appartient la virulence Voilà une première conclusion solidement établie, échappant à l'objection qu'on pouvait faire à la conclusion correspondante de Koch, parce que Pasteur, à ce moment, savait faire sûrement une série indéfinie de cultures successives, tandis que Koch ne le savait encore pas. Voilà l'avantage de la technique.

Ce premier pas fait, nous pouvons nous demander comment agit la bactéridie. Sécrète-t-elle un poison soluble qui se répandrait autour d'elle dans le liquide, comme il se répandrait sans doute dans les tissus d'un animal envahi pour le rendre malade et pour le tuer ? Non, car le liquide de culture, filtré sur un diaphragme poreux, et inoculé en telle quantité qu'on voudra à un lapin, le rend à peine malade. Cette fois, c'était l'expérience de Davaine, mais faite dans des conditions probantes, parce qu'on opérait non sur un liquide complexe comme le sang, mais sur une culture artificielle de bactéridies, où il n'y avait qu'elles et du liquide.

Enfin, il reste l'hypothèse que la bactéridie fabriquerait elle-même un virus sous forme de granulations figurées, qu'elle répandrait dans le liquide ou dans les tissus, et qui seul serait actif. Cette hypothèse accepte la bactéridie : elle n'a pour objet que de rapprocher les microbes des virus, tandis que le courant actuel est au contraire de rapprocher les virus des microbes. Mais n'importe ! A cette objection, Pasteur et Joubert ont répondu qu'on ne voit rien qui rappelle les granulations virulentes dans un liquide de culture de la bactéridie, examiné aux plus forts grossissements. Il n'y a que des filaments bien contourés (fig. 5, p.42), flottant au milieu d'un liquide parfaitement limpide. On a le droit de trouver cette réponse insuffisante. On ne voit rien non plus dans la sérosité citrine de quelques pustules de clavelée, et on sait pourtant qu'elle est virulente. Il pourrait se faire, en toute rigueur, qu'il existe un virus, dans le sens qu'on attribuait autrefois à ce mot, produit par la bactéridie et l'accompagnant dans toutes ses cultures. Mais l'essentiel est qu'il ne se reproduit pas en dehors d'elle et que, par conséquent, quel que soit le mécanisme de son action, la bactéridie est la cause unique de la maladie charbonneuse.

Voilà la démonstration que donnait avec une netteté et une concision merveilleuses la première note de MM. Pasteur et Joubert sur le charbon. C'était le commencement d'une ère nouvelle, dont nous n'avons pas, dans ce livre, à raconter les événements. Il nous suffira d'en indiquer les tendances.

Au moment de cette démonstration si claire apportée par MM. Pasteur et Joubert, Cl. Bernard aurait eu le droit de penser que la science sortait des voies qu'il avait indiquées pour l'étude des maladies, dans la page magistrale que nous avons reproduite plus haut. Le microbe intervenait en tant que microbe, et par toute sa physiologie. C'était le conflit entre diverses espèces de cellules, chacune apportant ses qualités propres, et agissant avec tous ses moyens.

Une des forces de Pasteur à ce moment à été précisément de se représenter la maladie comme une lutte pour les besoins, une lutte pour l'existence entre les cellules de l'animal atteint et celles de son parasite, et de croire que la cause pathologique ainsi survenue de l'extérieur avait un fonctionnement simple et en quelque sorte irrésistible. Pour se débarrasser de la maladie, il fallait se débarrasser du parasite. C'était ce que Pasteur avait fait pour le corpuscule de la pébrine. C'était ce qu'on avait fait avant lui pour le champignon de la muscardine et le sarcopte de la gale.

Cette conception un peu simpliste des maladies microbiennes était chez Pasteur en parfait accord avec ce qu'il savait alors des microbes. Il croyait que les espèces bactériennes avaient des formes à peu près constantes et des propriétés immuables. Transportées de milieu en milieu, elles devaient faire subir à leur matière alimentaire une transformation univoque, qui permettait de les reconnaître bien plus sûrement que leur aspect au microscope. Transportées de même sur un être vivant, elles devaient amener une maladie univoque aussi, comme celle des corpuscules chez le ver à soie, toujours la même lorsque les voies de pénétration étaient les mêmes, et qui devenait par là une sorte d'entité morbide : ceci nous ramenait, sur le terrain expérimental, aux plus anciennes conceptions de la médecine. Les études sur la flacherie avaient à peine modifié ce point de vue : elles avaient montré seulement que le microbe, pour agir, avait besoin parfois d'être aidé par les circonstances extérieures. Mais une fermentation alcoolique pouvait aussi être aidée ou contrariée par l'action de la chaleur sans changer de nature.

Ces idées poussaient Pasteur à chercher sans cesse autour de lui de nouveaux exemples de liaison entre une maladie et un microbe, et c'est ainsi qu'il découvrit l'infection septique, qu'on avait si longtemps confondue avec l'infection charbonneuse, et qui apportait le premier exemple d'un être tout à fait anaérobie se développant dans l'organisme ; c'est ainsi encore qu'il découvrit le microbe du furoncle, de l'ostéomyélite, et d'un certain nombre de maladies. A peine découverts, ces microbes étaient étudiés dans leur physiologie, dans leurs conditions de nutrition, car l'ambition de Pasteur n'était pas seulement de montrer toujours dans la même maladie l'existence du même microbe, mais aussi de rattacher les symptômes de chacune de ces maladies aux propriétés physiologiques, supposées immuables, du microbe qui la produisait.

22. Variations de virulence et vaccination. — Cette étude, qui exigeait des cultures successives à l'état de pureté, son laboratoire était à ce moment à peu près le seul à savoir la faire, et cela lui donnait une avance dont il profitait. C'est dans cette série de recherches qu'il lui arriva d'apercevoir pour la première fois, sur le vibrion septique, ce qui a pris depuis tant d'importance sous le nom de variations de virulence. Contrairement à tout ce qu'il avait admis jusque là, le même microbe, cultivé dans le même milieu, n'avait pas toujours les mêmes propriétés lorsqu'on l'inoculait à un animal, et on pouvait, en faisant varier le milieu de culture, le rendre tantôt plus dangereux, tantôt plus inoffensif.

A cette première découverte vient s'en ajouter bientôt une autre. L'animal lui même peut être rendu différent de ce qu'il était. Une première culture, dans ses tissus, d'un microbe qui le rend malade, mais qui ne le tue pas, le rend indemne vis-à-vis de l'inoculation nouvelle du même microbe, ou lui permet de supporter l'inoculation d'un microbe plus virulent. C'est la *vaccination*, et il y a un certain nombre de maladies microbiennes, le charbon, le choléra des poules, qui ressemblent aux maladies virulentes en ce qu'elles ne récidivent pas sur le même individu.

Or, le charbon et le choléra des poules ont cette grande supériorité sur la vaccine et la variole, qu'on *voit* leurs microbes, qu'on peut les cultiver, étudier leurs propriétés à leurs divers états de virulence, et mettre en conflit leurs puissances différentes avec les sensibilités, les réceptivités différentes d'animaux inégalement vaccinés. Du côté de l'animal, comme du côté du microbe, il y avait donc tout un clavier de touches dont on était maître ; et l'idée qui prédominait dans cette étude n'était plus la notion de lutte brutale dont nous parlions tout à l'heure, où on ne peut intervenir qu'en écrasant un des adversaires en présence, mais d'une lutte ménagée, délicate, qu'on peut essayer de diriger en augmentant ou diminuant les forces des partis en présence. En intervenant avant, par la vaccination de l'animal ou l'atténuation du microbe, on faisait scientifiquement de l'hygiène préventive. En intervenant pendant, on faisait de la thérapeutique scientifique.

23. Immunité. — Ce n'est pas tout, car on pouvait en outre se poser une question qui, jusque-là, avait été hors de portée. Un animal vacciné est devenu indemne vis-à-vis de la bactérie vaccinante. Il a l'*immunité*. D'où lui vient-elle ? D'autres animaux ont, vis-à-vis de telle ou telle maladie, une immunité naturelle. D'où leur vient-elle ? L'homme est le seul animal pouvant contracter la syphilis D'où tient-il ce fâcheux privilège ?

Telles étaient les questions qui devenaient accessibles à l'expérience. Pasteur, qui était chimiste, leur chercha tout naturellement une explication chimique. Un milieu de culture qui a nourri une première fois un microbe ne le laisse plus pousser à nouveau, quand on l'y réensemence après filtration ou stérilisation. Il est *vacciné* contre lui. Voilà, pensait Pasteur, une image grossière, mais souvent suffisante, de l'état d'un animal vacciné. Soit que la première culture dont il a été le siège l'ait dépouillé d'un de ses éléments utiles, soit qu'elle y ait déposé un élément nuisible à une seconde culture, soit que ces deux causes de stérilité fonctionnent à la fois, il est protégé contre un développement nouveau, et c'est à des causes chimiques qu'est due son *immunité.*

Cette explication peut suffire, à la rigueur, pour expliquer l'immunité qui suit de près la maladie vaccinatrice, mais elle n'explique pas la durée et la persistance parfois très longue de cette immunité. Une maladie bénigne comme la vaccine peut conférer, contre la variole, une protection qui dure des années. Comment comprendre que, dans cette longue période, l'élément utile enlevé par la première culture n'ait pas été restitué par la nourriture, ou que l'élément fâcheux ajouté ne se soit pas éliminé par les excrétions et sécrétions. Pour expliquer un effet qui dure, il faut une cause qui dure, et, dans un organisme vivant, il n'y a que la cellule qui dure, non pas par sa matière, qui change, mais par ses propriétés.

L'immunité doit donc être une question cellulaire, et c'est précisément cette conclusion que M. Metchnikoff a confirmée en établissant sa théorie des phagocytes, dans laquelle la principale pièce de résistance de l'organisme est la propriété que possèdent naturellement ou que peuvent prendre quelques-unes de ses cellules, de préférence les leucocytes, d'englober, de digérer et de détruire ainsi les microbes qui ont pénétré naturellement ou par effraction dans les tissus. Chez les animaux possédant l'immunité naturelle, les leucocytes, attirés vers les parasites par un sens particulier analogue à l'odorat, et qu'on appelle la *chimiotaxie*, se dirigent vers eux, grâce à leur mobilité propre, se les incorporent, et sécrètent des sucs digestifs qui les font disparaître. Chez les animaux qui ont une immunité acquise, cette faculté est développée chez les leucocytes par la maladie vaccinale, pendant laquelle il y a une lutte qui exalte peut-être les propriétés de puissance et de résistance des cellules en présence, et qui, lorsque l'animal guérit à la suite de la victoire de ses leucocytes, laisse ceux-ci plus aguerris pour une nouvelle lutte.

On voit que l'explication de l'immunité, fournie par la théorie des phagocytes, avait d'abord semblé sortir du terrain de la chimie pour entrer sur celui des propriétés de la cellule ; mais elle redevenait une question chimique, avec la chimiotaxie et les sécrétions cellulaires. Elle l'est devenue de plus en plus à mesure qu'on a vu apparaître, en étudiant la réaction réciproque et très délicate des cellules normales ou vaccinées de l'organisme sur les cellules virulentes ou atténuées du parasite, des substances analogues à ce que nous avons appelé plus haut les diastases alcooliques, et qui portent le nom de toxines et de venins, substances capables d'agir en dehors du microbe qui les a produites, dont quelques-unes quittent même aussi difficilement le corps du microbe que le fait la diastase alcoolique de la levure, mais qui n'en jouent pas moins, dans le processus morbide, un rôle prédominant. Et voilà le point sur lequel les poisons microbiens de Pasteur venaient rejoindre les poisons chimiques de Cl. Bernard.

Cette apparition de la chimie toutes les fois qu'on creuse un problème de physiologie n'a pas de quoi surprendre. Car la chimie est au fond de tout, et on ne peut lui échapper. C'est la notion à laquelle je voulais en venir en terminant cet exposé historique de l'évolution de la microbiologie, qui sert en quelque sorte de préface à un traité de chimie microbiologique. Cet exposé nous a montré en outre les différentes faces du problème et a fait apparaître en leur rang les différents éléments qu'il faut envisager dans sa solution. On voit que le protoplasma cellulaire a des propriétés générales qu'il faut bien connaître, sécrète des diastases variées ayant aussi chacune son histoire générale, et qui doit être faite à part, aboutit enfin, dans une même espèce de cellules, à des produits différents qui entrent dans la définition de la cellule et servent à caractériser son espèce. Tel est le cadre que nous avons maintenant à remplir.

BIBLIOGRAPHIE

RAYER. *Comptes rendus de la Soc. de biologie*, 1850, p. 141.

POLLENDER. Études microscopiques et microchimiques du sang de rate. *Vierteljahrschr. f. gericht. Medizin*, t. XIII, 1855.

BRAUELL. Du sang de rate. *Virchow's Archiv.*, t. XI, p. 132 et t. IV, p. 432, 1857.

DELAFOND. Commun. à la Soc. de médec. vétérinaire. *Recueil de méd. vétér.*, 1860, p. 735.

DAVAINE. Recherches sur les infusoires du sang dans la maladie connue sous le nom de sang de rate. *Comptes-rendus*, t. LVII, 1863 ; t. XLIX, 1864, et *Mémoires de la Soc. de Biologie*, t. V, 1864.

BOLLINGER. Sur la pathologie du sang de rate. Munich, 1872.

DAVAINE. Action de la chaleur sur le virus charbonneux. *Comptes rendus*, sept. 1873.

DAVAINE. Action des substances antiseptiques sur le virus charbonneux. *Comptes rendus*, oct. 1875.

KOCH. Biologie du sang de rate, *Beiträge z. Biol. d. Bacillen*, 1876.

PASTEUR et JOUBERT. Étude sur la maladie charbonneuse. *Comptes rendus*, avril 1877.

PASTEUR, CHAMBERLAND et ROUX. Sur l'étiologie du charbon. *Comptes rendus*, juillet 1880.

PASTEUR. Etiologie et prophylaxie du charbon. *Comptes rendus*, novembre 1880.

PASTEUR. Etudes sur la maladie des vers à soie. Paris, 1870.

METCHNIKOFF. Etudes sur l'immunité. *Annales de l'Institut Pasteur, passim depuis l'origine.*

CHAPITRE III

MORPHOLOGIE ET STRUCTURE DES MICROBES

24. Définition des microbes. — Les êtres qu'étudie cet ouvrage sont des êtres dénués de chlorophylle et de tout autre pigment protoplasmique, incapables par là d'utiliser le rayonnement solaire pour créer de la matière organique au moyen de l'acide carbonique et de l'eau, ayant par conséquent besoin, pour vivre et se développer, d'aliments tout faits dont ils ramènent une partie à l'état d'eau et d'acide carbonique, pour pouvoir trouver, dans la chaleur qui résulte de cette destruction, l'équivalent de ce que les végétaux colorés trouvent dans la chaleur solaire.

La nature nous présente un grand nombre de végétaux variés pouvant entrer dans ce cadre, où on pourrait introduire certaines orchidées, des monotropées, des orobanches, et d'autres végétaux parasites, qui s'implantent sur les tissus d'un autre végétal et vivent à ses dépens. Cette nécessité d'un aliment tout fait transforme, en effet, facilement en parasites les cellules végétales qui font l'objet de ce livre. Mais on réserve d'ordinaire le nom de microbes à des êtres monocellulaires, dont les individus sont visibles seulement au microscope, et dont les plus grands ont la dimension de ces plantules microscopiques que nous connaissons sous le nom de *moisissures*.

Dire que ces êtres sont monocellulaires n'est pas dire que leurs cellules ne peuvent pas se grouper de façon à former des masses plus ou moins volumineuses, parfois visibles à l'œil nu. C'est dire seulement que chacune des cellules de cette masse est à elle seule le végétal complet, et peut donner une cellule nouvelle, absolument identique à elle-même, si on la met isolément dans des conditions favorables de milieu et de nutrition.

Les formes que revêtent ces cellules sont très variables, et sans en arriver encore à une classification, pour laquelle la science n'est pas mûre, nous pouvons au moins donner quelques *définitions de mots*, qui nous permettront de nous entendre.

SCHIZOMYCÈTES.

Nous donnerons le nom général de *Schizomycètes* aux cellules qui, parmi leurs moyens de multiplication, ont le suivant : la cellule s'allonge, puis se coupe par une cloison transversale, perpendiculaire à la direction de l'allongement.

25. Coccus. — Quand cette cellule a la forme d'une boule, elle prend le nom de *coccus*. Pour se multiplier, ce coccus s'allonge donc, puis se coupe en deux ; puis chacun des individus

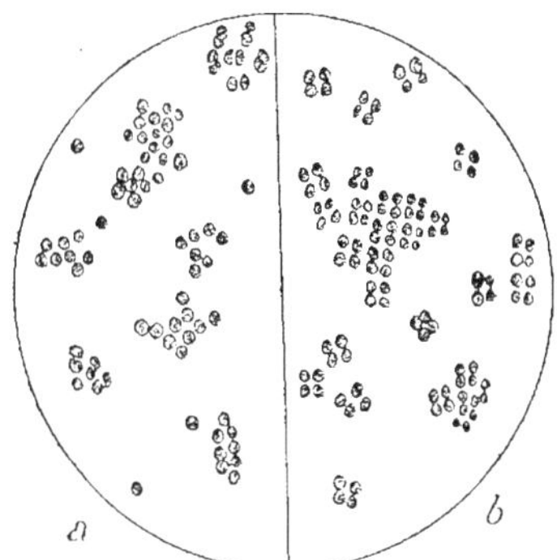

Fig. 6. — *a*. Micrococcus pyogenes. *b*. Méristes du micrococcus tétragenus. G. = 500.

ainsi formés recommence. Si la direction de ce second allongement est la même que celle du premier, on a 4 coccus en chaîne qui peut devenir très longue (fig. 7 et 9), c'est un *streptocoque ;* si elle est perpendiculaire, on a 4 coccus en carré, c'est alors une *mériste* ou une *mérismopœdie* (fig. 6, *b*). Si dans la mériste un nouvel allongement des 4 coccus formés se fait dans un plan perpendiculaire au plan des deux premiers, on a une *sarcine* (fig. 8. *b*) formée de 8 coccus arrangés en ballot cubique.

Les éléments des chaînes de streptocoques, des carrés de méristes, ou des cubes de sarcines peuvent naturellement se dissocier, puisqu'ils sont indépendants, et devenir méconnaissables. Il n'y a à cela aucun obstacle, puisque ce sont eux qui sont les individus vivants. Ces individus isolés, lorsqu'ils sont remis dans des conditions favorables, reproduisent d'ailleurs avec beaucoup de persistance la forme originaire, et redeviennent des streptocoques, des mérismopœdies ou des sarcines. A côté d'eux

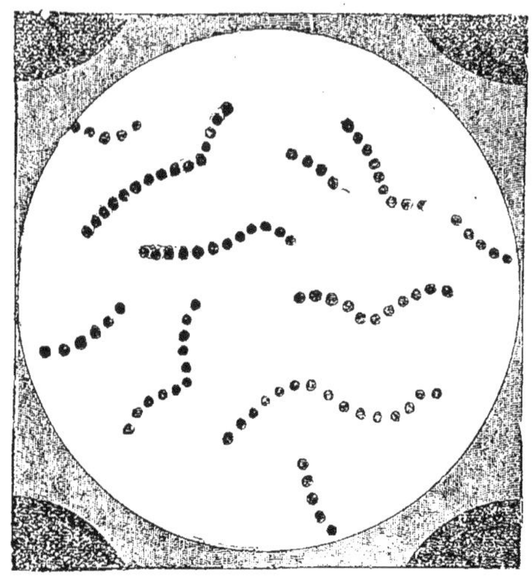

Fig. 7. Streptocoque. G. = 1500.

d'autres coccus, de nature différente, se rangent plus volontiers en amas irréguliers, rappelant la disposition des grains de rai-

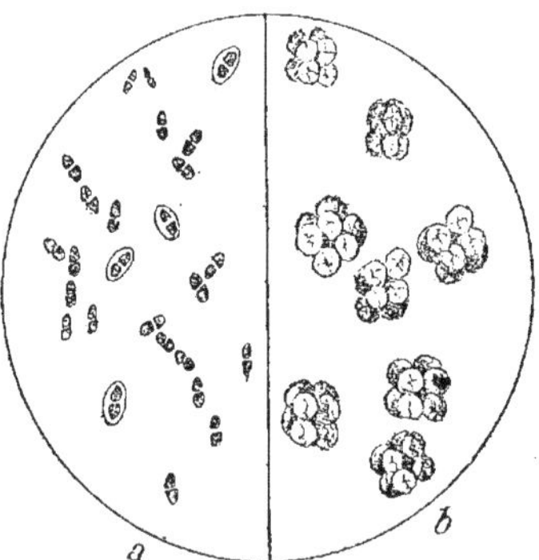

Fig. 8. — *a*. Diplocoque de la pneumonie, *b*. Sarcina aurantiaca. G. = 1000.

sin sur une grappe. D'où le nom de *staphylococcus* ou de *staphylocoques*. D'autres enfin, au lieu de donner des chaînes, restent plus volontiers groupés par deux, ce sont les *diplocoques* (fig. 8, *a*). Toutes ces dispositions des cellules, de même que les noms qui servent à les désigner, n'ont qu'un caractère contingent, mais dans une étude aussi difficile, il ne faut faire fi d'aucun caractère.

La forme en boule n'est pas non plus caractéristique du coccus. Souvent elle est un peu allongée, parfois en forme de lancette (fig. 8, *a*) (diplocoque de la pneumonie). Dans le diplocoque de la gonorrhée ou gonocoque, la surface de contact des deux coccus est rectiligne, comme s'ils étaient écrasés l'un contre l'autre. Il arrive aussi que dans une chaîne un peu longue, tous les éléments n'ont pas la même grosseur. Enfin les coccus d'une chaîne allongée peuvent, par places, au lieu de se développer dans la longueur, se développer dans la largeur, et former une sorte de chaîne de méristes (fig. 9). Toutes ces irrégularités seraient trou-

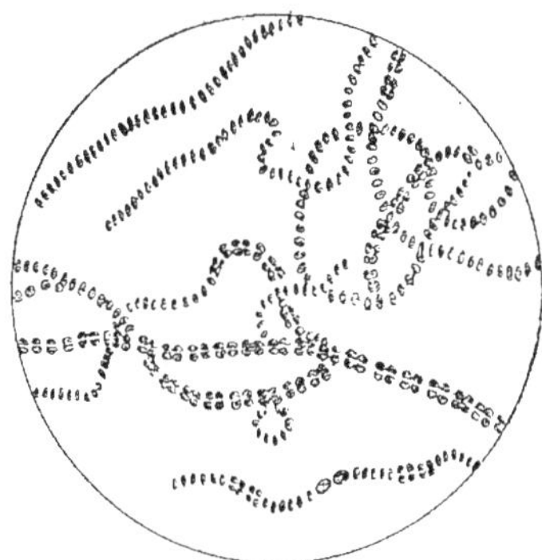

Fig. 9. — Streptococcus pyogenes d'après Crookshank. On voit que la forme *streptocoque* et la forme *mériste* coexistent dans le même filament. G = 1000.

blantes si nous faisions une véritable classification ; mais nous ne faisons qu'un classement provisoire, dans lequel nous les négligeons.

26. Bacilles. — Quand la forme normale de la cellule est sensiblement plus longue que large, nous dirons que nous avons affaire à un *bacille*, mot qu'on remplace quelquefois par le mot de *bactérie*, surtout quand on veut désigner un tout petit bacille. Le bacille est un cylindre tantôt régulier, tantôt un peu dilaté par places, en son milieu, ou au voisinage des extrémités. Il est d'ordinaire terminé par 2 calottes rondes ou même hémisphériques ; cependant on en trouve d'effilés ; d'autres, surtout dans les chaînes de bacilles, sont coupés presque droit à leurs extrémités (bacille charbonneux).

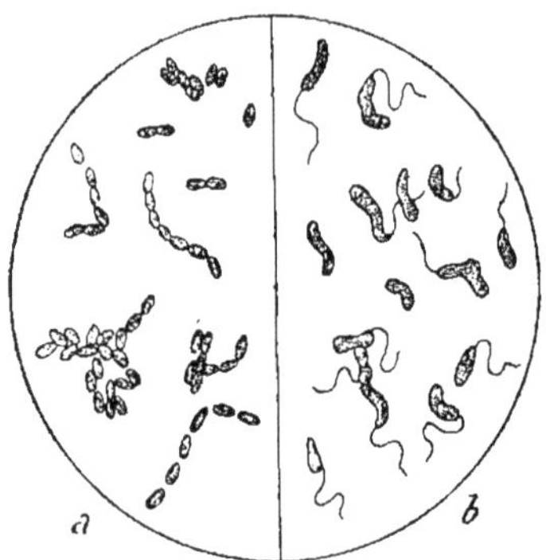

Fig. 10. — *a* bacilles de la peste. — *b* vibrions du choléra. G = 1000.

Le bacille s'allonge dans le sens de sa longueur, et non seulement par ses extrémités, mais en tous ses points. Puis quand la

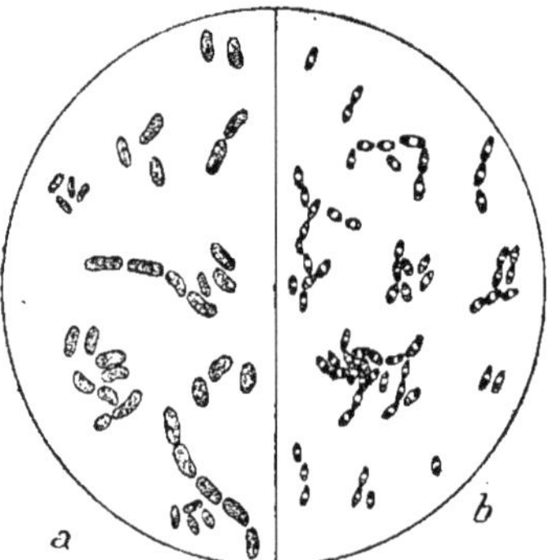

Fig. 11. — *a* bacillus coli communis. — *b* microbe du choléra des poules. G. = 1000.

longueur dépasse une certaine quantité, assez constante lorsque les conditions extérieures sont constantes, le bacille se segmente par une cloison perpendiculaire à sa longueur et placée en son milieu. Un même individu, dans un liquide nutritif, est donc de longueur très variable. Il ne conserve guère, comme élément à peu près constant, que sa largeur, qui peut varier, d'une espèce à l'autre, dans des limites très larges. L'un des plus fins bacilles connus, celui de l'influenza, n'a guère que 0,2μ de diamètre. Le plus grand des bacilles pathogènes, le bacille charbonneux, a environ 1μ. Le plus gros des bacilles connus, étudié par Frenzel, a 4μ de largeur. C'est un peu plus que la moitié de la largeur d'un globule sanguin chez l'homme.

Les figures **10**, **11** et **12**, faites au même grossissement de 1000, donnent une idée des dimensions relatives de quelques bacilles connus.

Cette forme cylindrique allongée ne saurait avoir la rigidité

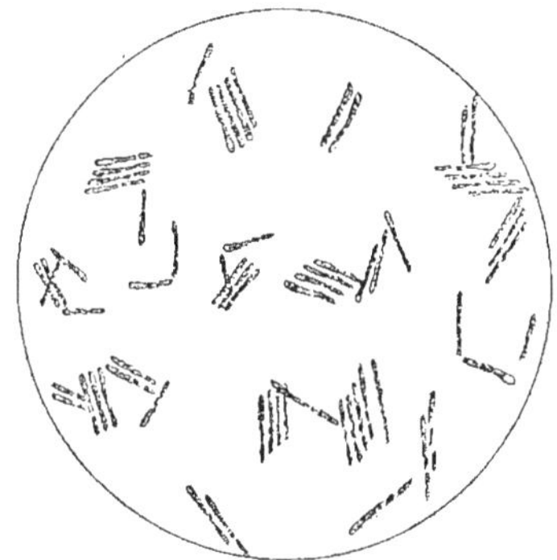

Fig. 12. — Bacille de la diphtérie. G. = 1000.

que peut présenter une forme en coccus. Il y a, en effet, beaucoup de ces bacilles qui sont flexibles, et reviennent à leur forme rectiligne quand ils sont en liberté. D'autres, au contraire, ont normalement des formes courbes, en virgule (bacille du choléra ou komma-bacille), en fragments de spires ou même en spires complètes régulières (*spirilles*) ou irrégulières (*spirochètes*). Il est probable que ce rassemblement des bacilles et des spirilles dans un même groupe est tout à fait artificiel. Mais c'est le seul possible en ce moment, dans l'ignorance où nous sommes des propriétés des spirilles.

Pour certaines espèces de bacilles, l'allongement n'a pas lieu seulement dans le sens de l'axe, ils peuvent aussi se couper longitudinalement dans le sens de l'axe (Metchnikoff), ou bien pousser des bourgeons latéraux qui s'allongent et donnent des formes dichotomiques et parfois même rameuses. (Bactérie des légumineuses (fig. 13), *oïdium lactis*) ce sont ces formes en T ou en Y qu'on désigne du terme impropre de *streptobacilles*, qui veut dire bacilles tordus, et qu'on ferait mieux d'appeler bacilles en fourche. Chez les Oosporées, les filaments rameux de-

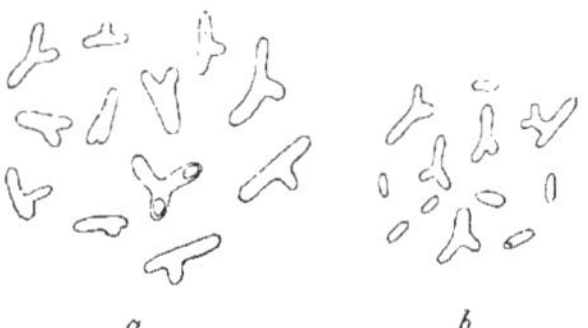

Fig. 13. — Bactérie des légumineuses (Pois).

viennent très longs, et leur dichotomisation fréquente fait ressembler ces êtres aux mycéliums des champignons que nous allons maintenant étudier.

HYPHOMYCÈTES.

27. **Hyphes.** — Tous les hyphomycètes présentent, à côté des formes particulières de reproduction qui servent à les classer, une forme commune, par *hyphes*. L'hyphe est un filament analogue à un bacille, mais doué normalement de la faculté de donner des bourgeons latéraux qui s'allongent à leur tour sur toute leur longueur, mais de préférence aux extrémités. Cette dichotomisation incessante donne naissance à un enchevêtrement de filaments dont l'ensemble porte le nom de *mycélium* (5, fig. 14).

Ce mycélium reste d'ordinaire enfoncé dans le liquide ou le milieu nutritif, et a d'autant plus l'apparence d'un système radiculaire que la plante à laquelle il appartient élève d'ordinaire, au-dessus de ce milieu, des organes aériens qui sont des organes de fructification, et portent de véritables fruits que nous apprendrons plus tard à connaître sous le nom de *spores*. Bornons-nous pour le moment aux hyphes. Les fils qui les composent sont tantôt cloisonnés et formés par conséquent d'une série de cellules bout à bout, tantôt, au contraire, sans cloisons sur de très grandes longueurs. On ne peut, par conséquent, plus parler de leur forme qui peut être variée à l'infini. Mais ce qui est essentiel, c'est que chacun des éléments de ce mycélium, transporté dans un milieu nutritif, peut, en réparant au besoin ses extrémités

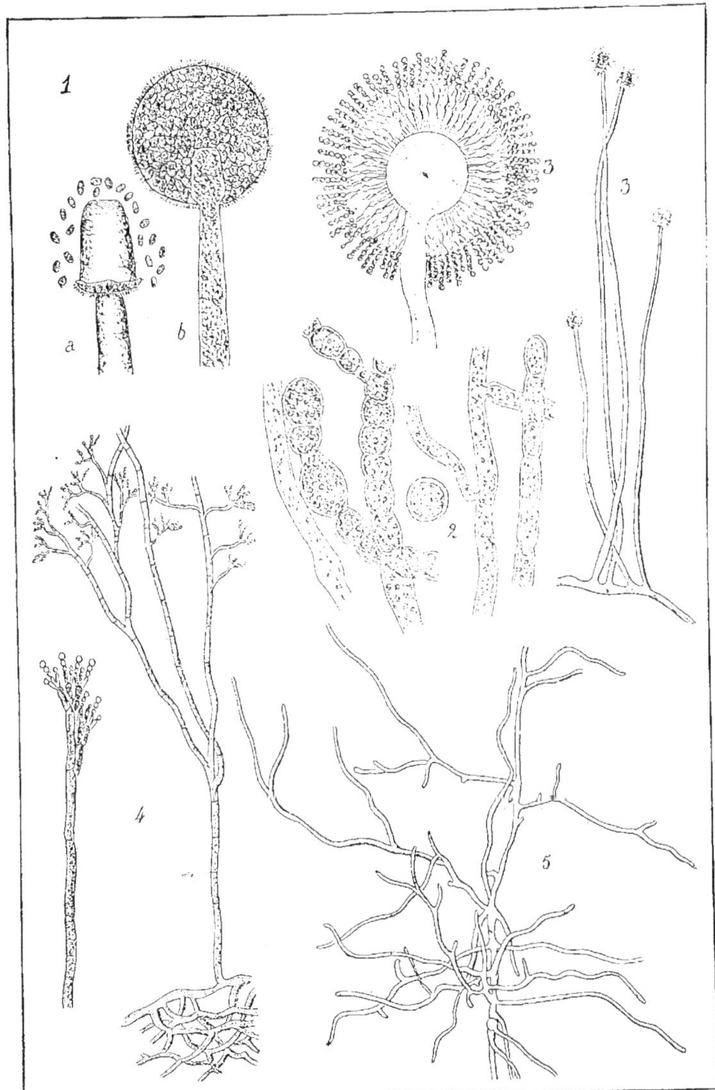

Fig. 14. — 1. Sporange de mucor, plein en *b*, vidé en *a*, avec spores éparses; 2. Mycelium de mucor passant à l'état de spores conidiennes; 3. Filaments sporifères d'*aspergillus* et capitule grossi; 4. Rameau fertile d'un *penicillium*; 5. Mycelium en voie de croissance.

rompues, se remettre à pousser, et régénérer un mycélium semblable à celui dont il provient. Par là il ressemble aux bacilles.

La ressemblance peut aller d'un autre côté. Dans certaines conditions, chez certaines espèces d'hyphomycètes, par exemple chez les mucorées, les cloisonnements transversaux se multiplient dans l'hyphe, et la divisent ainsi en une file de cellules qui, d'abord cylindriques, s'arrondissent peu à peu, en grossissant, se séparent peu à peu sur leurs surfaces de contact (2, fig. 13), et finissent par donner des cellules rondes ou oblongues dites *conidies mycéliennes*. Chacune de ces conidies peut régénérer le végétal entier, et, rapportée dans un nouveau milieu, s'y allonge à nouveau en filaments mycéliens. Sous cette forme la ressemblance d'aspect est très grande entre les conidies mycéliennes d'un mucor et les cellules de la levure. Comme il y a en outre une ressemblance de propriétés, car les conidies du mucor sont aussi des ferments alcooliques, on comprend que Bail, qui a le premier étudié ces phénomènes, s'y soit trompé, et ait cru à une transformation du mucor en levure. C'est Pasteur qui a montré que, malgré ces ressemblances, chacune des plantes conservait son individualité, et que, transportées par exemple dans du moût de raisin, les conidies du mucor donnaient un mycélium en leur qualité d'hyphomycètes, tandis que les globules de levure redonnaient de la levure en leur qualité de blastomycètes.

BLASTOMYCÈTES.

28. Levures. — Ici, le mode de mutiplication n'est plus le même que précédemment, ce n'est plus une cellule qui s'allonge sur toutes les points ; c'est une cellule qui bourgeonne. En un point du globule de levure on voit naître une petite grosseur qui semble revêtue d'une pellicule plus fine que celle du reste du globule (fig. 1, p. 14). Puis ce petit bourgeon grossit de plus en plus jusqu'à ce qu'il ait atteint ou à peu près les dimensions du globule mère. A ce moment, les deux globules se séparent ou restent unis ; mais ils recommencent de suite à proliférer tous deux, si les circontances sont favorables. Quand ils restent unis, il se forme des groupes irréguliers de cellules, toutes filles d'une même cellule initiale, qu'on distingue parfois dans le groupe, à ses contours plus épais et à son aspect plus granuleux. C'est ce qu'on

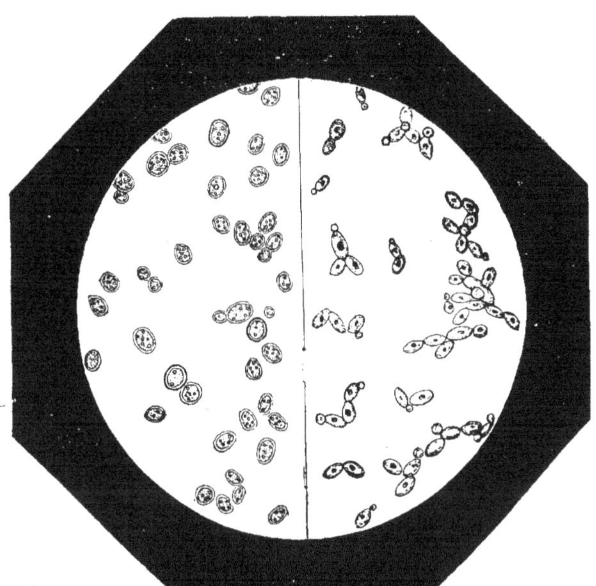

Fig. 15. — Levure de bière haute. G. = 400.
Vieille | Rajeunie

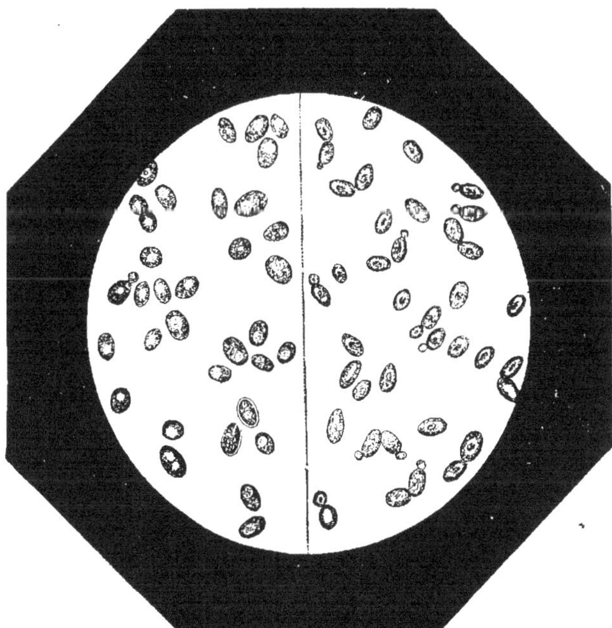

Fig. 16. — Levure de bière basse. G. = 400.
Vieille | Rajeunie

voit souvent dans les levures *hautes*, celles qui donnent d'ordinaire les bières anglaises. Dans les levures dites *basses*, au contraire, celles qui donnent les bières à fermentation basse, comme les bières allemandes et autrichiennes, les globules se séparent avant de proliférer, de sorte qu'il n'y a jamais dans le liquide que des globules isolés ou par paires.

29. Mycodermes. — Les blastomycètes comprennent non seulement des levures, mais beaucoup d'autres cellules qui ressemblent beaucoup aux levures, tout en ayant des fonctions tout

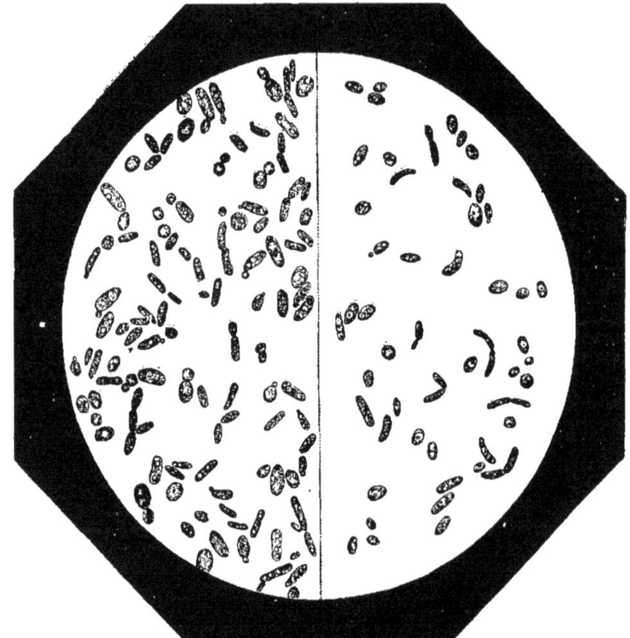

Fig. 17. — Mycoderme du vin. G. = 400.
Vivant submergé | Vivant à la surface

à fait différentes, par exemple le *mycoderme du vin* ou *fleur du vin* (fig. 17), qui consomme l'alcool d'un vin, au lieu de le produire, comme les levures. Nous retrouverions ici les mêmes inégalités de forme et de dimensions que plus haut, entre les divers membres du groupe. Nous trouverions de même des transitions soit avec les hyphomycètes, soit avec les schizomycètes. Ainsi, il existe une levure allongée, le *Saccharomyces Pastorianus*, dont certains éléments ont la forme d'un bâtonnet, ou qui peuvent se ramifier de façon à rappeler l'aspect d'un mycélium un peu irrégulier. Nous avons de même vu que des bacilles pouvaient donner des bourgeons latéraux dont l'allongement se fait de la même manière que dans la levure. C'est que toutes nos classifications sont artificielles, tandis que la nature ne l'est pas, par définition. Elle ne connaît pas les compartiments : c'est nous qui les créons, parce qu'ils nous sont utiles. Mais il faut bien se garder de les prendre au sérieux : cela les rendrait nuisibles.

Pour être logiques, il faudrait rapprocher des êtres qui précèdent ceux qui appartiennent au monde des infusoires, les monades, les kolpodes, les paramécies etc, qui ont aussi besoin d'aliments tout faits, qu'ils détruisent après se les être incorporés. Rien, sous ce point de vue, ne les distingue des bacilles et des vibrions. Ils sont mobiles, mais beaucoup de bacilles le sont aussi et par le même moyen, au moyen de cils vibratiles plus ou moins longs. Contrairement à ce qui arrive pour les bacilles, l'étude morphologique de ces animalcules des infusions est plus avancée que leur étude physiologique. Tout ce qu'on sait, c'est qu'ils se placent, au point de vue de leur activité nutritive, entre les animaux et ceux que nous étudions sous le nom de microbes. Je ne les vise ici que pour pouvoir à l'occasion faire bénéficier ces derniers des notions fournies par l'étude anatomique des autres.

30. Vitesse de reproduction des microbes. — Les divers modes de multiplication que nous venons de décrire, par allongement chez les Hyphomycètes, par allongement et scissiparité chez les Schizomycètes, par bourgeonnement chez les Blastomycètes, n'exigent d'ordinaire qu'un temps très court, lorsque les conditions les plus favorables de milieu et de température sont réalisées. Le degré de complication organique de l'espèce entre faiblement en ligne de compte : c'est ce qu'il est facile de montrer par quelques exemples.

31. Kolpodes. — J'ai eu la curiosité de suivre de l'œil sous le microscope la reproduction par scissiparité d'un kolpode, gros infusoire de 1/20 de millimètre de longueur environ, muni d'une bouche, d'un cœur, de cils vibratiles sur toute sa surface, d'une structure intérieure évidemment très compliquée. Quand il doit se reproduire, ce kolpode, qui est de forme allongée, devient globuleux. Ses organes intérieurs semblent se fondre en une masse granuleuse homogène ; seul, le cœur, ou la vésicule contractile qu'il porte à son arrière, reste visible et continue à battre d'un mouvement rhythmique et assez rapide. L'infusoire tout entier roule en même temps lentement sur lui-même. Au bout d'une heure, on voit se produire une segmentation qui partage la boule en deux moitiés. Le cœur est resté dans l'une d'elles. Au bout de deux heures, chacune des moitiés a sa vésicule contractile. L'infusoire tourne toujours lentement sur lui-même, son aspect granuleux n'a pas changé. On voit se prononcer de plus en plus une segmentation perpendiculaire à la première, et il se forme ainsi quatre animaux qui s'organisent peu à peu, prennent chacun un cœur, des cils à leur surface, subissent un commencement d'organisation intérieure. Lorsqu'ils sont devenus assez forts, ils se mettent à rouler les uns sur les autres. comme pour vaincre une sorte d'adhérence glutineuse, et finissent par se séparer, sans qu'on puisse voir de trace d'une enveloppe commune. Quatre heures leur suffisent pour toutes ces transformations. Ces infusoires ont un autre mode de reproduction ; mais en admettant qu'ils soient bornés à celui que nous venons de décrire, un seul être en aurait produit 4096 au bout de 24 heures, et au bout de 48 heures, plus de seize millions.

32. Monades. — MM. Dallinger et Drysdale ont décrit sous le nom de *monade calycine* une monade ayant la forme d'un cornet plein (fig. 18), aplati latéralement, terminé d'un côté par une petite pointe effilée, de l'autre par une surface presque plane sur laquelle un petit mamelon porte quatre petites proéminences munies chacune d'un cil vibratile, nommé *flagelle*. Dans le tissu sarcodique de la monade, on distingue une masse nucléolaire et deux cavités, pourvues chacune d'une cloison médiane, et que leurs contractions rythmiques permettent d'assimiler à un cœur. L'organisation de cet animalcule, qui ne mesure que 25 à 30 μ, est donc très compliquée.

Il peut cependant se couper en deux individus en tout semblables à lui même. Pour cela, il commence par s'arrondir à sa partie postérieure. Puis la masse sarcodique, devenue molle et diffluente, pousse des prolongements dans divers sens. Le corps nucléolaire s'agrandit beaucoup, et semble s'entourer d'une auréole. On voit ensuite le mamelon qui porte les flagelles se diviser, et une sorte de mouvement interne de la masse sarcodique en pousser les deux moitiés dans deux sens opposés, marqués par les deux petites flèches de la figure 18, de façon

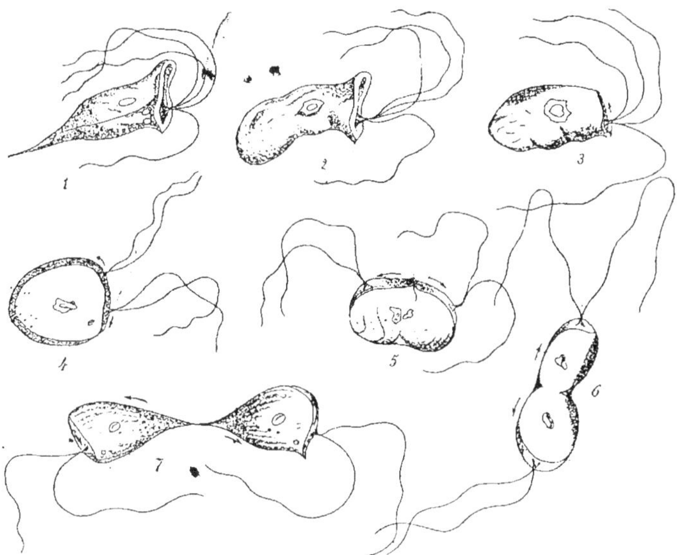

Fig. 18. — Reproduction de la monade calycine, d'après Ballinger et Drysdale.

que l'intervalle entre les deux paires de flagelles augmente de plus en plus. En même temps le nucléus commence à se diviser. On voit bientôt un sillon de division se manifester aussi du côté opposé aux flagelles, et il y a alors comme deux infusoires ayant chacun un nucléus et faisant effort dans deux sens opposés, de sorte qu'ils finissent par ne plus être attachés l'un à l'autre que par un ligament unissant leurs parties effilées. Les cœurs, qui avaient disparu au commencement du travail, font à ce moment leur réapparition, et les infusoires, devenus complets, finissent par se séparer complètement. Le temps employé à l'opération peut aller jusqu'à 50 minutes, mais il y a des espèces où il est plus rapide.

Tout n'est pourtant pas encore terminé. Les deux monades résultant de la division n'ont encore que deux cils. Pour se compléter, elles s'arrêtent, fixent sur un obstacle, le fond du vase par exemple, les extrémités libres de leurs flagelles, et leur impriment un mouvement vibratoire très rapide sur toute leur longueur. Les deux extrémités du filament se fendent au bout de quelques instants, et la coupure s'avance peu à peu jusqu'à leur base. Le tout ne demande que cent trente secondes à partir du moment où la monade a fixé les extrémités de ses cils.

33. Bacilles. — Pour les bacilles, nous demanderons un exemple à un travail très soigné de Marshall Ward, qui porte sur un bacille de l'eau, bien connu sous les noms de *Bacillus ramosus* ou de *Wurzelbacillus*. Ce sont des filaments formant des chaînes parfois très longues, et ayant environ 1,75 μ de largeur. M. Marshall Ward l'a fait pousser sous le microscope, et a mesuré son allongement au moyen d'une échelle divisée.

Il a d'abord mesuré l'allongement d'un article terminal dont la longueur à l'origine des mesures était de 25 μ 5. Voici les longueurs successives et les accroissements. On a mis, à la dernière ligne du tableau, les *périodes de doublement*, c'est-à-dire les temps que le bacille aurait mis à doubler sa longueur primitive, s'il avait continué à pousser avec la vitesse trouvée pour l'intervalle considéré.

Temps	Longueur en μ.	Accroissement	Doublement
0 min.	25,5	»	»
7 »	27,3	1,8	100 min.
12 »	29,0	1,8	84 »
17 »	30,9	1,8	70 »
22 »	32,7	1,8	70 »
26,30″	34,6	1,9	60 »
31 »	38,7	3,6	30 »

On voit que le temps du doublement diminue à mesure que la longueur de l'article augmente, mais diminue plus vite que la longueur n'augmente. Dans ce court intervalle de temps, les conditions n'avaient pourtant pas dû changer beaucoup. D'ailleurs ce fait est général, et on peut y démêler la superposition des deux influences suivantes.

Un article jeune et nouvellement formé a une évolution plus

lente à l'origine. Puis sa vitesse d'allongement croît : puis commence pour lui une période de déclin pendant laquelle sa vitesse d'allongement décroît et devient nulle : voilà la première influence. La seconde est celle-ci : les articles d'une chaîne croissent tous à la fois, chacun en raison de son âge et de sa longueur, et l'accroissement total est la somme de ces accroissements individuels, qui peuvent être très inégaux d'un bout à l'autre de la chaîne.

On peut trouver un exemple de ce fait dans la même expérience de M. Marshall Ward. L'article dont nous venons d'étudier la croissance faisait partie d'une chaîne formée d'au moins 40 articles, et dont la longueur totale était de 600 μ. M. Ward a mesuré l'allongement d'une longueur de 210 μ, dont faisait partie l'article terminal étudié ci-dessus. En 7 minutes, cette chaîne s'était allongée de 40 μ, et à ce taux, n'aurait mis que 36 minutes à doubler de longueur. M. Marshall Ward a trouvé des nombres encore plus faibles en portant la température à un degré plus favorable, et a observé un filament qui a passé de 139 μ à 198 μ de longueur en 5 minutes, de sorte qu'il aurait doublé en onze minutes.

Prenons comme moyenne le chiffre de 35 minutes, qui a été souvent observé : on voit qu'en 12 heures, il y aurait 4.000.000 de bacilles produits par un seul, et si celui-ci avait seulement un centième de millimètre de long, il aurait atteint une longueur de 40 mètres. On comprend donc qu'il peuple rapidement le liquide de culture, et aussi qu'il arrive bientôt à y être gêné, soit par son développement lui-même, soit par le manque de nourriture. Les cultures de M. Marshall Ward se faisaient dans des gouttelettes de un millimètre cube environ, où les premiers filaments étaient fort à l'aise. Mais, à la fin, le volume total des filaments était d'environ 100.000.000 de μ cubiques, soit le dixième environ du volume total de la goutte.

34. Vibrions du choléra. — On peut opérer à rebours de ce que nous venons de faire, et déduire la période de doublement, ou l'intervalle de deux générations, en mesurant la proportion dans laquelle augmentent les bacilles introduits dans une culture. Cette méthode est plus facile que l'autre, mais suppose réalisées des conditions théoriques dont la pratique se tient d'ordinaire assez loin, ainsi que nous allons le voir.

Soit a le nombre de microbes ensemencés dans un certain volume de bouillon nutritif, nombre qu'on peut déterminer approximativement, au moyen d'une des méthodes de numération des microbes que nous décrirons bientôt. Soit b le nombre des microbes qu'on trouve de même dans ce bouillon après un certain temps T de culture. Supposons que les n générations qui se sont succédé dans cet intervalle se soient faites par bipartition constante et de même durée chez tous les individus présents, sans distinction aucune entre les jeunes et les vieux. La première génération a donc donné un nombre d'individus représenté par $2a$, la seconde par $4a = a2^2$,... la n^e génération aura abouti de même à un nombre $a2^n$. On a donc :

$$b = a2^n$$

d'où on tire facilement la valeur de n

$$n = \frac{\log b - \log a}{\log 2}$$

Si maintenant on appelle t la durée moyenne d'une génération, il est clair que

$$t = \frac{T}{n} = \frac{\log 2 T}{\log b - \log a}$$

expression dans laquelle T, a et b sont connus.

MM. Buchner, Longard et Riedlin ont appliqué cette formule à l'étude du vibrion cholérique, cultivé à 37° dans un bouillon de viande, de peptone, et de sucre ; ils ont trouvé, pour l'intervalle moyen entre deux générations, des durées comprises entre 19 et 40 minutes. Il faut ne pas laisser l'expérience durer assez longtemps pour que les bacilles soient gênés dans leur multiplication par leur nombre, ou par les produits d'excrétion qu'ils évacuent dans la culture. Nous étudierons bientôt cette face de la question. Remarquons pour le moment que le chiffre moyen trouvé est du même ordre que ceux qui ont été relevés depuis par M. Marshall Ward.

35. Levures. — C'est Pasteur qui a appliqué le premier à l'étude de l'accroissement de la levure le procédé d'observation directe au microscope dans des conditions favorables au développement. En cherchant ce que devenaient deux globules de levure de vendange, dans du jus de raisin à la température, assez basse, de 13°, il a vu qu'en deux heures, il y en avait huit. Ici $n = 3$ et $t = \frac{120}{3} = 40$ minutes : c'est encore un chiffre de même ordre que ceux qui précèdent. A ce compte un globule de levure en donnerait 10 millions en vingt-quatre heures, pesant environ 2 milligrammes, si rien ne gênait leur développement. Dans la pratique, la reproduction est plus lente, mais se fait encore avec une vitesse prodigieuse. « En choisissant les conditions de température et de milieu, d'état et de nature de la levure, il m'est arrivé quelquefois, dit M. Pasteur, de voir le fond d'un vase se recouvrir d'un dépôt blanc de cellules de levure dans l'intervalle de cinq à six heures seulement, après qu'on eut semé une quantité de levure si petite qu'elle ne modifiait pour ainsi dire pas la transparence du liquide contenu dans le vase, après agitation de la masse. »

36. Reproduction par spores. — Les modes de reproduction que nous venons d'étudier sont ceux des microbes en plein mouvement de nutrition. Quand les conditions extérieures deviennent défavorables, soit que la température baisse, ou que l'humidité manque, ou que la nourriture fasse défaut, beaucoup de ces êtres savent traverser cette période difficile en prenant une nouvelle forme, celle de *spores*, qui est au bacille ou à la levure ce que la graine est au végétal. Cette assimilation est encore plus nette chez les Hyphomycètes, où du mycélium immergé partent des filaments aériens chargés de spores ; la végétation mycélienne aboutit naturellement à ce terme, qui fait partie de son cycle général de développement. Il est probable qu'il en est de même pour les bacilles et les levures, dont les articles les plus vieux aboutissent aussi à la spore, même dans les milieux les plus favorables, mais sont masqués par le développement exubérant de l'être, tant que les circonstances restent bonnes pour la multiplication par scissiparité ou par bourgeonnement.

37. Hyphomycètes. — Les Hyphomycètes ont plusieurs formes de reproduction qui sont décrites dans les traités de Botanique. Nous ne parlerons ici que de celles qui nous intéressent, et uniquement chez les espèces microscopiques que nous aurons à étudier dans ce traité de microbiologie. Ce sont les *Aspergillus*, les *Penicilliums* et les *Mucors*.

Chez l'*Aspergillus*, chacun des filaments sporifères aériens, en général formé d'une cellule unique, se renfle en sphère à son sommet (3, fig. 14), et cette sphère se hérisse de petites protubérances en forme de bouteille, étroitement serrées les unes contre les autres et qui lui font une sorte de coiffe : ces protubérances servent parfois à leur tour de support à de nouvelles protubérances plus petites, rangées au nombre de 3 ou de 4 autour de l'extrémité du goulot de la bouteille. Ces dernières, ou les premières quand il n'y a qu'elles, ou les deux indifféremment, portent le nom de *stérigmates*. L'extrémité du stérigmate s'arrondit, s'étrangle ensuite de façon à prendre de plus en plus la forme d'une petite sphère qui s'isole, prend un aspect chagriné à sa surface, se colore ou se charge de petits piquants. C'est alors la spore, qui reste attachée au stérigmate. Au dessous d'elle il s'en forme une autre par le même mécanisme, de sorte que chaque stérigmate se trouve bientôt chargé d'une file de spores dont les plus vieilles occupent l'extrémité libre. L'ensemble de ces files forme une aigrette sphérique concentrique au renflement de l'extrémité du filament. La moindre agitation de l'air au voisinage disperse ces pinceaux de spores, absolument comme cela a lieu pour le fruit du pissenlit.

Dans les *Penicilliums*, le filament aérien (1, fig. 14) est d'ordinaire rameux et cloisonné. A l'extrémité souvent dichotomisée des rameaux, on trouve trois ou quatre protubérances analogues à celles des *aspergillus*, mais ici appelées *basides*. Le mode de formation de la spore est du reste le même que chez *l'aspergillus*.

Dans ces deux espèces, qui appartiennent au groupe des *Basidiosporés*, la formation des spores résulte donc d'une segmentation de la baside ou du stérigmate. Elle est dite *exogène*. Dans un autre groupe, celui des *Ascosporés*, les spores ont une origine toute différente. Elles se forment et se développent, en plus ou moins grand nombre, aux dépens du protoplasma de la cellule terminale d'un filament sporifère. Elles sont donc *endogènes*. La cellule qui les produit porte le nom d'*asque* ou *sporange*, et se détruit quand elle a mûri et vidé son contenu.

Chez les *mucors*, par exemple, l'extrémité du filament fertile *b* (1, fig. 14) se renfle en sphère, se remplit de protoplasma, et s'isole du reste du filament par une cloison transversale qui devient une sorte de placenta. A mesure que la sphère terminale continue à grossir, cette cloison se développe en forme de voûte à l'intérieur du sporange, et c'est entre cette cloison voûtée et la paroi externe que le protoplasma se condense en masses, dont chacune se munit d'une enveloppe et devient une spore. Ces spores sont un peu fripées et déformées par leur pression mutuelle dans le sporange mûr. Mais si le sporange se mouille, les spores se gonflent et font éclater le sac fermé qui les contient. On voit en *a* (1, fig. 14) des spores éparpillées par suite de la rupture de la poche qui les contenait, et dont il ne reste plus qu'une petite collerette, adhérente au filament sporifère.

En outre de ces spores asexuées, les Hyphomycètes ont des formes de reproduction sexuée sur lesquelles nous n'insisterons pas. Je me borne à faire remarquer que ce mode de multiplication est à peine plus lent que ceux que nous connaissons chez les bacilles. On peut amener, comme nous le verrons, en trois jours, une culture *d'aspergillus* à fructification. En admettant qu'une touffe sphérique de spores à l'extrémité d'un filament ait 1 millimètre de diamètre, à savoir un demi-millimètre pour le renflement et les stérigmates, et un demi-millimètre d'épaisseur pour la couche de spores, le volume total de ces spores est de 1 millimètre cube environ, et comme chaque spore occupe un cube d'environ 6 μ de côté, on trouve qu'il y en a environ cinq millions par bouquet. Or, rien ne nous assure qu'une spore ne donne qu'un seul filament sporifère.

38. Schizomycètes. — On ne connaît pas encore de spores dans le groupe des micrococcus. Elles sont en revanche fréquentes dans le monde des bacilles, où elles ont été décrites pour la première fois par Perty ; c'est Pasteur qui a le premier indiqué leur véritable nature, de formes de résistance aux agents extérieurs. Nous allons pouvoir étudier leur mode de germination et de formation dans le *bacillus ramosus*, en profitant, comme nous l'avons fait plus haut, du beau travail de M. Marshall Ward.

Chez ce bacille, la spore est un petit corpuscule ovale, à contours noirs et fermes, ayant environ 2 μ de longueur sur 1,5 μ de large. Lorsqu'on la met en suspension dans une goutte de liquide nutritif, maintenu à l'obscurité à une température de 15 à 20°, on la voit, au bout d'une ou deux heures, se gonfler et atteindre 2,5 μ de longueur et 2 μ de large. En même temps, son contenu, qui avait jusque-là la réfringence des matières grasses, devient plus hyalin, et la membrane enveloppante s'amincit par une sorte de gélification de sa couche extérieure, de sorte que la spore semble entourée d'une sorte d'auréole (fig. 19).

Après encore une ou deux heures, on voit que l'une des extrémités de l'enveloppe a livré passage à une petite masse pâle, hyaline, de protoplasma, qui forme hernie au dehors, et est entourée d'une membrane extrêmement ténue. Puis se dessine un bacille qui s'allonge dans la direction de l'axe de la spore. En quatre ou cinq heures, à partir du commencement de la germination, il a pris une longueur double de celle de la spore : trois ou quatre heures plus tard, une longueur quadruple ; à ce moment, la segmentation commence. La figure ci-jointe indique du

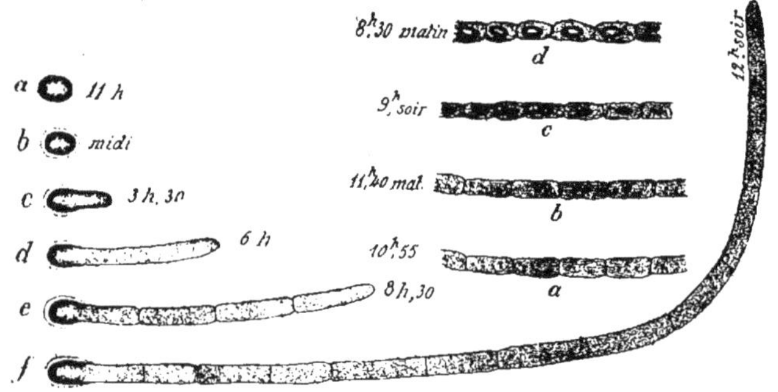

Fig. 19. — Germination de la spore, chez le Bacillus ramosus, et retour à la spore.

reste suffisamment la liaison entre la succession des heures et la succession des formes.

Quarante-sept heures environ après le moment où on avait dessiné la spore *a*, on a commencé à voir les premiers symptômes de la formation des spores dans les bacilles qui peuplaient la goutte de bouillon. Les articles avaient à peu près cessé de s'allonger et de se diviser. On voit alors apparaître dans chacun des articles un ou plusieurs granules brillants, d'aspect huileux, qui ne sont pourtant pas des corps gras, attendu qu'ils se colorent facilement par les couleurs d'aniline. Ces granules grossissent et confluent lorsqu'ils sont plusieurs dans chaque article : ils finissent par former une masse, plus brillante que le reste du protoplasma, et qui s'entoure d'une fine membrane, laquelle devient plus en plus épaisse. Si bien que cinquante-sept heures après l'ensemencement de la spore *a*, on retrouvait dans les filaments des chapelets de spores mûres. La sporulation avait duré une dizaine d'heures environ, de **10** h. 55 du soir à **8** h. **30** du matin, comme l'indique la succession des figures de *a* en *b*, à droite de la figure **19** ; il y a des cas où elle est beaucoup plus courte.

Dans le *bacillus ramosus*, les spores occupent d'ordinaire l'axe et le milieu du filament. Il y a des cas où elles se forment de préférence aux extrémités. Parfois le bacille se renfle à leur niveau et prend alors soit la forme d'un clou quand la spore est

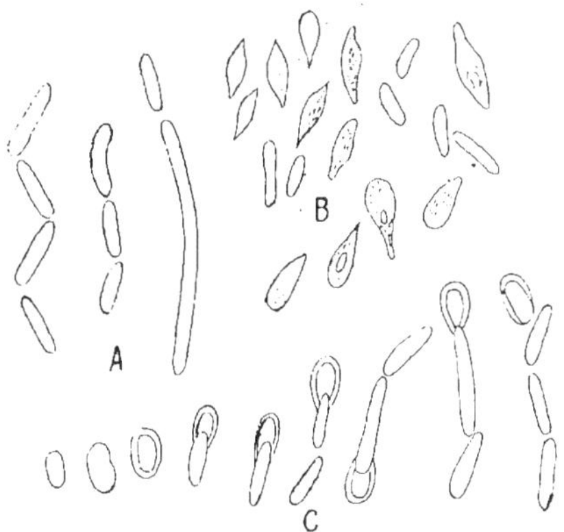

Fig. 20. — Clostridium butyricum. A. formes jeunes. — B. Formes vieilles. C. Éclosion de la spore.

terminale, soit celle d'un fuseau quand elle est centrale (*clostridium*). Parfois la spore est plus large que le filament (bacille du tétanos), parfois sensiblement plus mince. Enfin il peut y avoir plus d'une spore par filament, d'après A. Koch.

Le mode de germination et de déhiscence de la spore est variable. Nous venons de voir un mode de déhiscence unipolaire. Parfois il est bipolaire, et le bacille sort par les deux extrémités, de sorte que l'enveloppe de la spore ressemble pendant quelque temps à un rond de serviette. Il y a aussi des exemples de développement équatorial (*bacillus subtilis*, fig. 21). La spore s'allonge, s'amincit le long de l'équateur de l'ovale qu'elle forme, et par là fait saillie la petite hernie qui s'allonge en bâtonnet. L'enveloppe de la spore finit dans tous les cas par tomber à l'état de débris amorphe, ou même par se résorber par dissolution dans le même milieu où le bacille prospère. Les deux enveloppes du bacille et de la spore ne sont pas, en

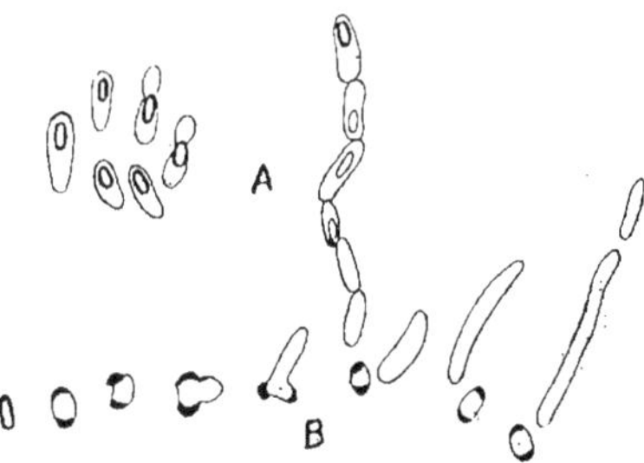

Fig. 21. — Bacillus subtilis. A. Formes jeunes et formes sporulées. B. Eclosion de la spore.

effet, de la même nature, et ne se teignent pas avec les mêmes matières colorantes. C'est cette différence qui est mise en jeu en sens inverse, au moment où la spore endogène, formée à l'intérieur du bacille, devient libre, par dissolution et résorption de l'enveloppe du bacille dans un milieu où l'enveloppe de la spore reste intacte.

39. Levures. — La première observation des spores dans le monde des levures est due à J. de Seynes. Elle n'a pourtant pas porté sur une levure proprement dite, mais sur un mycoderme. C'est encore quand on fait au microbe des conditions d'existence difficiles que la spore apparaît. On peut pour cela soit laisser vieillir la levure dans son milieu de culture, soit l'affamer en la transportant, en pleine végétation, ou sur un bloc de plâtre humide, ou sur une bande de papier ou une plaque de porcelaine dont l'autre extrémité plonge dans l'eau, ou sur des tranches stérilisées de végétaux qui ne contiennent pas de sucre nutritif pour la levure.

Dans ces conditions, et au bout de temps variables avec ces conditions elles-mêmes, et avec la variété de levure étudiée, on voit que le protoplasma cellulaire, d'abord assez différencié, devient homogène, puis se condense en petits amas globulaires en nombre variable, qui généralement ne dépasse pas 4, mais qui peut atteindre 8 dans le *saccharomyces octosporus*. Ces amas se différencient de plus en plus du reste du protoplasma, et finissent par former autant de spores, qui n'ont pas des contours

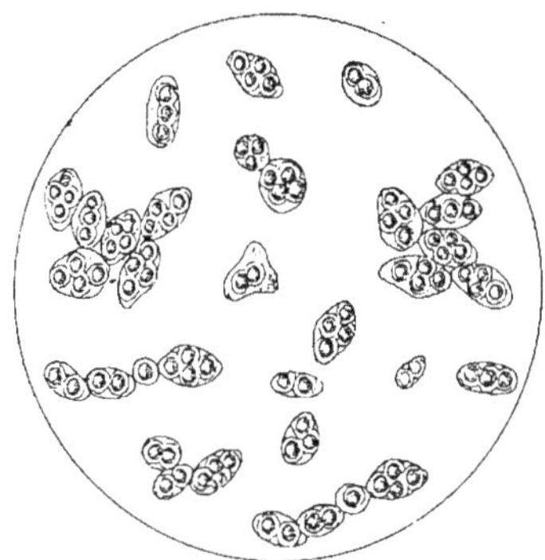

Fig. 22. — Levure de la fig. 1, avec spores. G = 400.

aussi réfringents que dans le monde des bacilles, mais n'en sont pas moins devenues des cellules indépendantes. Reess, constatant cette formation des spores dans une membrane, les avait appelées des *ascospores*, et avait rangé les levures parmi les Ascosporées.

La mise en liberté de ces spores et leur retour à la levure se fait suivant des formes variables dont Hansen a distingué trois. Dans une levure de bière qu'il appelle *S. cerevisiæ* 1, les spores sont serrées les unes contre les autres, et il se forme entre elles une sorte de cloison demi-solide, de sorte que le globule de levure est divisé en loges dont la spore sort en s'effilant par une ouverture que laisse libre la paroi incomplète de la loge. Ce globule vidé laisse très facilement voir ces cellules, puis disparaît. Dans le *S. Ludwigii*, deux spores d'une même cellule poussent chacune son prolongement herniaire, et les fusionnent ensuite. C'est le filament résultant de cette fusion qui donne ensuite naissance aux vraies levures, qui se distinguent par leurs contours fins de leur organe producteur, épaissi sur toute la portion qui correspond aux contours des spores. Enfin, dans le *S. anomalus*, il se forme dans chaque cellule de deux à quatre spores ayant la forme d'un chapeau à bords très étroits. Quand la spore est isolée par rupture et résorption de la paroi du globule, chacun des petits chapeaux bourgeonne par sa partie bombée, et donne naissance à un bouquet de globules de levure.

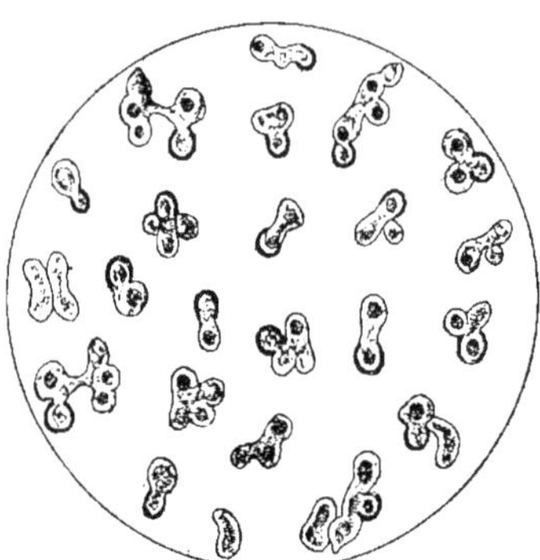

Fig. 23. — Germination des spores de la figure 22. G. = 400.

Tous ces modes de reproduction, et leur degré de puissance, sont des conquêtes récentes de la science. Ils nous permettent de nous expliquer la rapidité avec laquelle est envahie une infusion où on laisse arriver quelques germes. Mais ce peuplement rapide et varié des liquides organiques a été pendant longtemps un mystère dont on a cherché des explications diverses. Parmi celles-ci, celle qui a joué le plus grand rôle dans la science était l'hypothèse des générations spontanées. Bien que ce procès soit momentanément vidé aujourd'hui, il importe de le viser dans cet exposé méthodique, parce que, en dehors des enseignements que nous apportera son étude, c'est aux discussions auxquelles il a donné lieu que nous devons nos méthodes actuelles et toute notre technique bactériologique.

BIBLIOGRAPHIE

EHRENBERG. Die Infusionsthierchen, Leipzig. 1838.
DUJARDIN. Histoire naturelle des infusoires. Paris 1841.
DAVAINE. Article « Bactéries » du Dict. encyclop. des sciences médicales. Paris 1868.
HOFFMANN. Mémoire sur les bactéries, *Ann. des Sc. nat. Bot.* 5° S., t. XI, 1869.

NAEGELI. Die niederen Pilze, Munich 1879 — Untersuch, ueber niedere Pilze, Munich 1892.
SACHS. Lehrbuch d. Botanik. Leipzig 1874.
COHN. *Beiträge z. Biol. d. Pflanzen* 1875, 1877, 1879.
ZOPF. Die Spaltpilze. Breslau 1884.
DE BARY. Vergleichende Morphologie und Biologie der Pilze. Leipzig 1884 — Vorlesungen ub. Bacteeien 1885. traduit par Wasserzug. Paris 1886.
HUEPPE. Die Methoden der Bakterienforschung, 3e éd. 1886.
FLUGGE. Die Microorganismen. Leipzig 1886.
BAUMGARTEN. Lehrbuch der pathol. Mykologie. Brunswick 1890.
PERTY. Zur Kentniss d. kleinster Lebensformen 1852. p. 181.
PASTEUR. Etudes sur la maladie des vers à soie. Paris 1870 p. 168. 228, 256.
MARSHALL WARD. On the biology *of bacillus ramosus. Proced. of the Royal Society* t. 58 1895.
DALLINGER et DRYSDALE. *Monthly microscop. journal* t. IX, X, XI, XII et XIII.
BUCHNER, LONGARD *et* RIEDLIN, *Centralbl. f. Bact. t.* II.

CHAPITRE IV

GÉNÉRATION SPONTANÉE

40. Historique. — Le rôle important que nous avons été amenés à attribuer aux infiniment petits nous oblige à nous renseigner exactement sur leur origine. Prennent-ils naissance spontanément au sein de la matière morte, par une métamorphose régressive, par une transformation naturelle des matériaux organiques, ou bien dérivent-ils nécessairement d'un être semblable à eux, venu de l'extérieur, et se reproduisant suivant les lois ordinaires ? Peuvent-ils, oui ou non, provenir de quelque autre chose que de la génération normale ? Voilà la question que nous avons à nous poser.

A cette question, l'antiquité tout entière a répondu par l'affirmative, et, d'après elle, c'est ainsi que se formaient tous les animaux dont elle ne connaissait pas ou n'avait pu prendre sur le fait les parents. Un des plus grands hommes qu'ait produit l'humanité, Aristote, attribue à la fermentation du limon des fleuves la formation des anguilles, et celle des chenilles à la putréfaction de la terre ou des plantes sous l'action de la rosée. La fable d'Aristée, où Virgile raconte la naissance d'un essaim d'abeilles au milieu des entrailles d'un taureau mort, est connue de tout le monde, et n'est que l'expression des croyances de tous les naturalistes de l'époque. L'idée était d'ailleurs ancienne, car le livre des Juges, de la Bible, fait naître des abeilles des dépouilles d'un lion mort.

Au moyen âge et jusqu'à la Renaissance, ces idées ou des idées analogues ont régné sans conteste, et il n'a pas fallu moins que l'esprit de libre examen qui s'empara au XVIIe siècle de la philosophie et des sciences pour faire révoquer en doute des opinions si vieilles et si bien accréditées.

C'est surtout à l'Académie del Cimento, à Florence, qu'il faut rapporter l'honneur d'avoir mis sur le tapis, à cette époque, la question des générations spontanées; l'un des membres de cette académie, le médecin Redi, fit à ce sujet, en 1638, des expériences du plus haut intérêt. On croyait, par exemple, que la viande en putréfaction donnait spontanément naissance à ces vers que tout le monde connaît. Redi montra que ces vers provenaient d'œufs déposés par les mouches qui, guidées par un sûr instinct, et attirées par l'odeur de la viande, venaient y pondre, pour que la jeune larve se trouvât dès sa naissance dans un milieu propre à son développement. Ce qui le prouve, c'est qu'il suffit de conserver la viande dans un vase recouvert d'un morceau de gaze, qui empêche l'accès des mouches, pour qu'il ne s'y engendre jamais de vers. Des expériences analogues, faites par Vallisnieri sur les insectes qu'on rencontre quelquefois à l'intérieur des fruits, par Swammerdam sur la génération des abeilles et d'autres insectes, vinrent ébranler la doctrine des générations spontanées sur les points où elle se croyait le mieux établie, et les esprits s'en détachaient peu à peu, lorsque, vers la fin du XVIIe siècle, la découverte du microscope vint tout remettre en question.

41. Ère du microscope. — En examinant au microscope de l'eau pluviale qui était restée exposée à l'air, Leuwenhoeck (1678) y découvrit une multitude d'êtres animés, d'une petitesse extrême, qui n'y existaient pas au moment où il avait recueilli le liquide. Ces êtres sont bien plus nombreux et bien plus divers quand on abandonne à elle-même, et au libre contact de l'air, une infusion organique quelconque, par exemple une décoction filtrée de viande, de levure, de foin. On voit bientôt le liquide, primitivement limpide, se troubler dans toute sa masse, puis se recouvrir à sa surface d'une couche gélatineuse, que le microscope montre formée d'une myriade d'êtres divers.

Nous avons fait plus haut une sorte de classement systématique des espèces nombreuses auxquelles ils appartiennent, et on a vu quelle variété de formes, de dimensions, de modes de reproduction on y rencontre. Il semble qu'on soit là dans un monde absolument différent de celui au milieu duquel nous vivons.

C'est dans ce monde si étrange d'infiniment petits que s'implanta la doctrine des générations spontanées, en 1745, à la suite d'expériences faites par un observateur habile, nommé Needham. Elle y est restée confinée depuis. Elle a abandonné toute prétention sur la génération des êtres plus élevés en organisation, mais le domaine du microscope est le sien. C'est elle, à l'en croire, qui rassemble à nouveau ces atomes organiques que la mort et la macération ont séparés, et qui les anime d'une vie nouvelle. En réalité il n'y a pas de mort. Lorsqu'un animal périt, la vie de l'ensemble disparaît, mais non pas la vie des éléments, de ses dernières molécules. A peine mises en liberté par la décomposition, elles reprennent chacune une vie indépendante, donnent naissance aux monades, aux vibrions, ou bien vont s'agréger à des ensembles déjà formés qui les attirent, et produisent ainsi de plus gros infusoires. Aussi, dit Buffon, l'un des soutiens de cette doctrine, aussi doit-on rencontrer toutes les nuances imaginables dans cette chaîne d'êtres qui descend de l'animal le mieux organisé à la molécule simplement organique.

Ceci est de la philosophie, revenons à l'expérience. Needham avait employé dans son travail un mode d'investigation destiné à jouer un rôle important dans les controverses sur la question. Il avait introduit les substances putréfiables dans des flacons qu'il avait bien bouchés, et qu'il avait chauffés ensuite à l'ébullition en les recouvrant en entier de cendres chaudes. S'il y avait eu des germes dans leur intérieur, la chaleur devait les avoir tués ; et si, dans les vases ainsi traités, on trouvait des êtres vivants, ils ne pouvaient être que le produit de la génération spontanée.

Ces expériences, acceptées pendant longtemps sans conteste, rencontrèrent en 1765 un critique redoutable dans l'abbé Spallanzani, qui, en les répétant avec la seule précaution de chauffer les vases clos plus longtemps que ne l'avait fait Needham, y supprimait toute production d'infusoires. Donc, concluait-il, Needham ne chauffait pas assez, et comme c'était à lui de faire la preuve de sa théorie, le seul fait sur lequel il pouvait s'appuyer étant démontré inexact, sa théorie disparaissait d'elle-même.

Point du tout, répondait Needham, avec beaucoup de courtoisie du reste. Si vos infusions restent stériles, c'est que vous chauffez trop : vous altérez ainsi l'air de vos vases, ou bien vous anéantissez la force végétative de vos liqueurs. La première de ces objections était acceptable, bien qu'elle manquât de force et de précision à une époque où la composition de l'air était encore inconnue. Mais que dire de la seconde? La force végétative des liqueurs ne rappelait-elle pas invinciblement la vertu dormitive de l'opium, ridiculisée cent ans auparavant par Molière? Elle a pourtant fait fortune, et il est remarquable que dans la discussion sur cette question, s'il s'est toujours trouvé des esprits qui, comme Spallanzani, se sont efforcés de ne jamais aller au delà de l'expérience, il y en a toujours eu aussi qui, comme Needham, n'ont jamais hésité, en un besoin pressant, à recourir à la force végétative, à la vertu génésique des infusions, ou à d'autres entités non moins chimériques.

Quoi qu'il en soit, le débat soulevé resta sans conclusion positive, chacun des adversaires montrant bien que l'autre avait tort, mais ne prouvant pas que lui-même avait raison. Gay-Lussac plus tard, en étudiant les conserves d'Appert, qui ne sont autre chose que l'application à l'économie domestique des résultats de Spallanzani, trouva que l'air des boîtes ne renfermait plus d'oxygène. Ce fait semblait donner gain de cause à Needham; mais nous avons vu (5), à propos de la fermentation, que les résultats de Gay-Lussac furent infirmés par les expériences de Schultze et de Schwann. Celles-ci étaient même plus probantes et réussissaient mieux à propos de la putréfaction que de la fermentation. Du bouillon de viande restait absolument intact dans un ballon où on l'avait fait bouillir et où, après refroidissement, on maintenait un courant d'air continu, à la seule condition que cet air eût d'abord été calciné en passant au travers d'un tube chauffé au rouge. L'objection de Needham, relative à l'impureté de l'air, n'avait donc aucune valeur. Restait la force végétative. Celle de l'infusion n'avait pas été atteinte, l'ébullition ayant été de courte durée, mais rien ne prouvait que l'air n'eût pas la sienne et ne l'eût perdue par la chaleur rouge qu'il avait subie. Schultze prouva en 1837 qu'on pouvait remplacer la calcination de l'air par son passage au travers de l'acide sulfurique et de la potasse. C'étaient encore, au dire des partisans de cette force hypothétique, des réactifs bien énergiques, et qui pouvaient la contrarier. Mais Schröder et Dusch obtinrent les mêmes résultats que Schwann, en employant de l'air simplement filtré sur de la ouate de coton. Il ne pouvait plus être question, après cette expérience, d'attribuer à l'air une force végétative quelconque.

Toutefois, la difficulté était toujours la même qu'à l'époque de Spallanzani. Quel était ce principe que le feu détruisait, que le coton arrêtait, et qui donnait à l'air la propriété de porter la fécondité dans les infusions? On avait bien une tendance à croire que l'air n'agissait que par les germes qu'il tenait en suspension, mais personne ne l'avait démontré. Les expériences de Schwann, de Schultze, de Schröder et Dusch, ne réussissaient d'ailleurs ni toujours ni pour tous les liquides employés, et tant qu'il y avait une expérience restée douteuse, un ballon devenu fécond malgré les précautions prises, la génération spontanée avait le droit de s'emparer de ce résultat et d'en réclamer le bénéfice.

41. Pasteur. — Les choses en étaient là, quand, à la suite d'un travail de M. Pouchet, de Rouen, et d'une discussion soulevée par ce travail à l'Académie des sciences de Paris, M. Pasteur fut amené à s'occuper de la question. On peut dire qu'il n'a laissé sans réponse aucune des difficultés qu'avaient rencontrées les expérimentateurs qui l'avaient précédé. Sa démonstration a roulé sur les trois points suivants :

1° La filtration de l'air sur le coton le débarrasse d'un grand nombre de corpuscules qui y existaient en suspension, et parmi lesquels on en trouve de tout semblables aux spores de moisissures et aux œufs de microzoaires.

2° Toutes les infusions organiques, convenablement chauffées, restent intactes lorsqu'on les met en présence de l'air calciné; mais si, après avoir constaté leur stérilité, on y introduit une bourre de coton chargée de poussières puisées dans l'air, elles se comportent comme si elles avaient été librement exposées à l'air ambiant. Leur faculté génésique, leur vertu germinative n'était donc pas détruite.

3° Enfin, l'inaptitude de l'air filtré sur le coton à féconder les infusions n'est en rien liée au coton ou aux changements cachés que l'air éprouverait par sa filtration au travers de cette substance, car on peut la supprimer complètement, à la condition d'arrêter par un autre dispositif la rentrée des éléments solides de l'air. Elle ne tient pas davantage à ce que la liqueur sur laquelle on opère a subi l'ébullition, car on obtient les mêmes résultats en supprimant l'ébullition, à la condition d'opérer sur des liquides absolument privés de germes.

Voilà, en bref, les propositions principales de la thèse soutenue par Pasteur : voyons maintenant comment il les démontre :

1° A l'aide d'un aspirateur convenable, on fait passer un courant d'air emprunté à l'atmosphère dans un tube où on a disposé une petite bourre de coton-poudre. Celle-ci se salit peu à peu en arrêtant dans l'air les corpuscules qui y sont contenus. Quand elle est devenue un peu noire, on l'introduit dans l'éther. Tout ce qui est coton-poudre se dissout et laisse en suspension les parcelles solides retenues, qui tombent peu à peu au fond du vase. On les recueille et on les examine au microscope. On y trouve toujours (fig. 24), au milieu de fragments de suie empruntés à

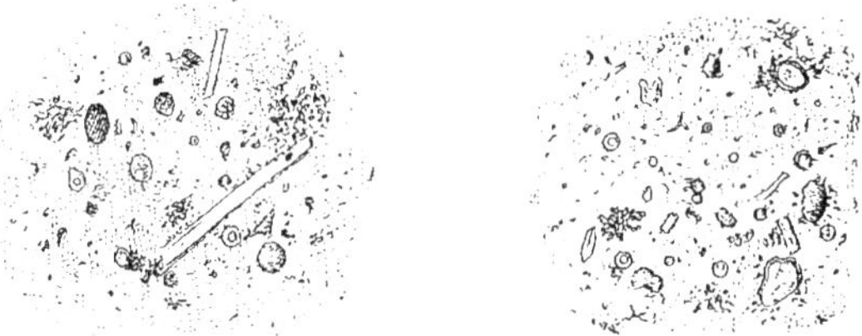

Fig. 24. — Corpuscules puisés dans l'air.

nos cheminées, de globules d'amidon, de débris d'étoffes ou de plantes, une grande quantité de corpuscules si semblables de forme et d'aspect aux spores des végétations cryptogamiques, que le micrographe le plus exercé ne pourrait les en distinguer.

Ces corpuscules sont-ils vivants ? Rien n'est plus facile que de le prouver. On peut, par exemple, comme je l'ai fait, les semer sous le microscope dans un liquide nutritif convenable, et, en les suivant de l'œil, on les voit germer, pousser une ou plusieurs branches qui se ramifient ensuite indéfiniment. Le mycélium de la fig. 14 est précisément une partie d'un de ces développements. Mais il faut faire un pas de plus et montrer que c'est à eux, et seulement à eux, qu'est due la fécondité des infusions. Voici le moyen employé pour cela par Pasteur.

2° Un ballon B (fig. 25), renfermant une infusion quelconque, est relié par son col effilé avec un tube métallique placé dans un fourneau F et chauffé au rouge. En portant l'infusion à l'ébullition, on chasse en même temps l'air du ballon, et on tue les germes pouvant exister sur ses parois ou dans l'infusion elle-même. Si alors on laisse refroidir le liquide, l'air rentre peu à peu, se brûle au contact du tube chauffé, et pénètre dans le ballon privé de ses germes. Sitôt que celui-ci est plein et froid, on le ferme à la lampe. C'est une autre forme de l'expérience de Needham, avec cette différence qu'ainsi préparé le ballon restera sûrement

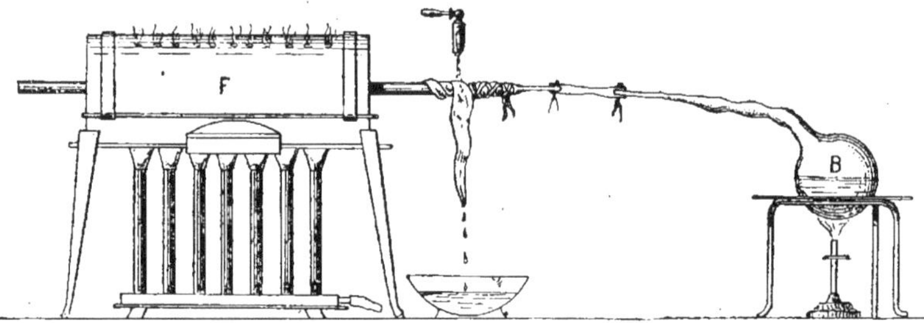

Fig. 25.

stérile. Il y a pourtant en présence de l'air, de l'eau, une matière organique putrescible. Pourquoi ne s'y produit-il rien ? C'est qu'il y manque précisément la seule chose que nous n'avons pas voulu y mettre, la matière vivante recueillie tout à l'heure sur une bourre de coton.

Reprenons en effet ce même ballon resté infécond, et, par un procédé facile, que je m'arrête pas à décrire, faisons arriver dans son col, toujours en présence d'air stérilisé par la chaleur, une de ces petites bourres de coton salies par les poussières de l'air dont nous voulons démontrer le caractère vivant. Tant qu'elle reste dans le col (fig. 26) le liquide du ballon conserve

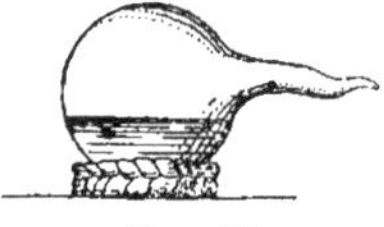

Fig. 26.

sa limpidité primitive. Au bout de 15 jours, d'un mois, faisons-la tomber dans l'infusion en inclinant simplement le ballon, et nous verrons qu'au bout de 24 heures, le liquide se troublera, et qu'après 48 heures il contiendra des millions d'êtres vivants. Quand ce seront des végétations cryptogamiques qui y prendront naissance, on en verra souvent les filaments former touffe et s'allonger autour du coton de la bourre, témoignant ainsi de leur filiation avec les germes qu'elle contenait.

Que répondre à cette expérience ? Le microscope nous a montré dans la bourre des matériaux d'aspect amorphe et des matériaux d'aspect organisé. Voilà ce que nous pouvons affirmer en partant de notre première expérience. Celle que je viens de décrire nous dit que, parmi ces matériaux de la bourre, il y en a de vivants. Les partisans de la génération spontanée étaient donc condamnés à chercher de préférence dans les matériaux amorphes et morts l'énigme de la vie qui apparaît dans les infusions. Voilà l'inconséquence à laquelle les acculaient ces expériences, qui n'étaient plus des expériences aléatoires, laissant toujours des portes ouvertes à d'autres interprétations, comme celles de Needham, Spallanzani, Schultze, Schwann, etc., mais des expériences réussissant à tout coup, à la condition d'un peu d'habileté opératoire.

3° Le coton, en tant que coton, n'est pour rien dans le phénomène, car on peut le remplacer par de l'amiante calcinée sans rien changer au résultat. Dira-t-on que la bourre s'est imbibée, au contact de l'air qui l'a traversée, de je ne sais quelle vapeur, de je ne sais quelle matière subtile que la chaleur peut détruire, et qui, arrivant avec elle dans l'infusion, y aurait apporté une des conditions nécessaires de la vie. L'hypothèse est bien peu saisissable, mais enfin elle n'a rien de plus mystérieux que la vie elle même, et on peut y répondre

Après avoir introduit dans le ballon une infusion putrescible, étirons-en le col à la lampe d'émailleur, de façon à en faire un tube contourné et sinueux, en forme d'S (fig. 27). Puis, faisons bouillir le liquide. Quand la vapeur est sortie pendant quelques minutes par l'orifice du col, entraînant tout l'air du ballon avec elle, éteignons et laissons refroidir. Le ballon va se remplir d'air ordinaire, qui n'aura pas été chauffé et y arrivera avec tous ses éléments connus et inconnus. Le col restant ouvert, la diffusion amènera des échanges incessants entre le ballon et l'atmosphère extérieure. Et pourtant le ballon reste indéfiniment stérile. Il y a là, comme le disait Flourens, de la matière organique, de l'eau, de l'air incessamment renouvelé, de la chaleur, et pourtant rien n'apparaît dans le liquide. Dira-t-on que la *faculté génésique* de l'infusion a été altérée par l'ébullition à laquelle nous l'avons soumise. Mais si, sans y toucher, on coupe le col du ballon qui la contient, de façon à la laisser exposée à la chute des poussières atmosphériques, elle se trouble en 2 ou 3 jours. La *faculté génésique* attendait-elle pour se manifester la disparition de ce col de cygne ?

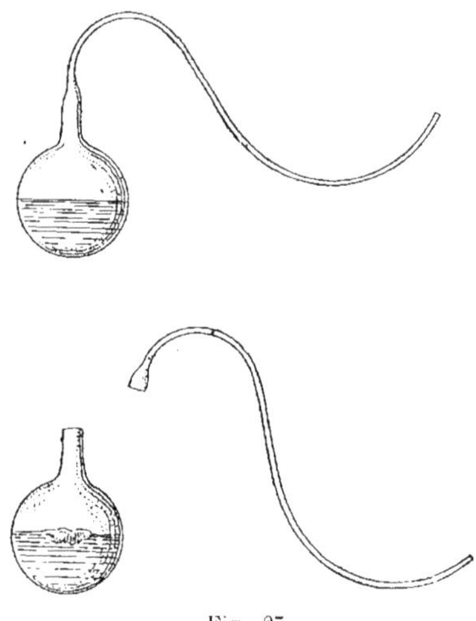

Fig. 27.

L'explication est toute autre, disait Pasteur avec sa perspicacité ordinaire, les courbures du col, restées humides au moment où on a éteint le feu, lavaient au passage l'air qui les traversait en mince filet. A l'origine, quand la rentrée de l'air était rapide, l'action purificatrice de ce lavage s'est doublée de celle qu'exerçait le liquide encore chaud, et en mesure de détruire les germes qui arrivaient à son contact. Plus tard, ce sont les parois humides du col qui ont retenu les germes de l'air qu'elles passaient à la filière. La preuve, ajoutée par Balard, c'est que si, fermant l'extrémité ouverte du ballon pour n'y rien introduire de nouveau, on l'agite, de façon à amener dans la courbure du col une gouttelette du liquide qui la lave, cette goutte se trouble, et si on mélange ensuite cette goutte au reste du liquide, celui-ci se peuple comme si on avait cassé le col. La preuve encore, c'est que, lorsqu'on a enlevé le col, on voit souvent (fig. 27) le premier développement se faire dans la verticale de l'ouverture, là où ont pu tomber les germes atmosphériques.

Enfin, et c'est par là que se terminait la démonstration, on peut très bien conserver intact au contact de l'air un liquide très putrescible, et cela sans le faire bouillir, c'est-à-dire sans y introduire aucun des changements, connus ou inconnus, qui résultent de l'action de la chaleur. Il suffit d'aller le chercher dans les profondeurs de l'organisme, en prenant soin de ne pas le contaminer pendant l'extraction. Du sang prélevé avec quelques précautions dans la veine d'un animal, même de l'urine prélevée avec précaution dans le canal de l'urètre, peuvent être introduits dans un ballon de verre stérile et s'y conserver indéfiniment. Dans l'organisme ils sont privés de germes, stériles ; ils ne s'y putréfient pas. Ils ne se putréfient pas davantage dans leurs ballons de verre, s'ils y ont été recueillis *purement* ; et pourtant quels liquides sont plus putrescibles que l'urine, le sang, auxquels Gayon ajouta plus tard l'albumine de l'œuf.

J'ai tenu à reproduire, en les abrégeant, les principaux éléments de cette démonstration, avec les subtilités de raisonnement auxquelles l'état des cerveaux à cette époque obligeait les savants qui s'occupaient de cette question. Elle avait cessé d'être purement scientifique ; elle était devenu philosophique et religieuse, ce qui n'était pas fait pour la simplifier ni l'éclairer ; c'est Pasteur qui a coupé toutes ses racines métaphysiques à l'aide de la démonstration, en quelque sorte géométrique, que nous venons de résumer, et qui était faite pour frapper tous les esprits amoureux de méthode et de précision.

Ce n'est pas qu'elle n'ait été contestée, elle a au contraire été l'objet de discussions violentes. De la plupart de ces discussions, la science n'a retiré qu'un maigre profit ; il n'y en a qu'une qui ait vraiment abouti à ouvrir une voie nouvelle, c'est celle qui a été soulevée par le Dr Bastian. Elle se résume en ceci. Ces liquides que vous avez fait bouillir dans vos expériences, disait Bastian à Pasteur, et que vous faites servir à montrer qu'il n'y a pas de génération spontanée, peuvent au contraire servir à montrer qu'il y en a une, dont vous n'avez pas su trouver les conditions. Je fabrique les liquides comme vous, et comme vous, je trouve qu'ils restent stériles dans les conditions où vous les mettez, mais si, sans les toucher autrement, j'y fais passer un peu de potasse, de façon à les rendre légèrement alcalins, même un peu de potasse rougie au feu, je les vois se peupler d'infusoires, dont l'apparition ne peut être due qu'à l'organisation spontanée de la matière organique.

42. Chamberland. — L'expérience est tout à fait exacte, et en cherchant d'où pouvaient provenir les germes de ces êtres microscopiques, Pasteur et surtout son élève Chamberland s'aperçurent de deux choses.

La première est qu'un liquide bouilli peut contenir des germes vivants sans que ceux-ci se développent. Ils sont affaiblis par l'ébullition, et en outre, les milieux légèrement acides, comme l'étaient les infusions ou décoctions employées par Pasteur, sont des milieux peu favorables à la première évolution du germe. En milieu neutre ou plutôt légèrement alcalin, la spore, même endommagée par l'ébullition, entre plus facilement dans sa période de développement. C'est pour cela que le lait, les dissolutions de sucre additionnées de carbonate de chaux ne sont pas stérilisées par un chauffage à 100°. Il faut les porter à 105-108°. De même, pour stériliser sûrement un liquide acide, de façon à ce qu'il puisse supporter, sans se troubler, l'épreuve de Bastian, il faut le chauffer à 110° ou même à 120°, à cause de l'existence toujours possible de certaines spores très résistantes, comme celles du *B. subtilis*. C'est de cette notion que date l'introduction de l'autoclave dans les laboratoires.

Ce n'est pas tout. Cette température de 120° stérilise sûrement les liquides qui la subissent, qu'elle que soit leur réaction, mais elle est insuffisante pour tuer les germes ou spores qui la subissent à sec, ou même en présence de la vapeur d'eau. Un vase à moitié plein qu'on expose à cette température peut être stérile dans la partie occupée par le liquide, et non dans sa partie au-dessus, surtout s'il y a des cols, des anfractuosités, des creux où le matelas d'air empêche la vapeur de se diffuser. Pour se mettre à l'abri de cette cause d'erreur, il n'y a qu'à *flamber* tous les vases, et en général tous les corps solides dont on se sert, et qui peuvent porter des germes à leur surface. Voilà encore une pratique née au laboratoire de Pasteur, et qui est employée partout.

Ajoutons, à ces deux pratiques essentielles, celle du coton employé comme filtre, et qui est due, comme nous l'avons vu, à Schroeder et Dusch, celle de la paroi filtrante de plâtre, de porcelaine, ou de terre d'infusoires, introduite par Klebs et Tiegel, et souvent perfectionnée depuis; ajoutons aussi la culture sur milieu solide, de Koch, et une autre méthode qui, sans avoir l'importance de la première, rend parfois des services, le procédé de Tyndall, qui a remplacé le chauffage à 115° d'une solution contenant des spores par trois chauffages successifs à 100° pendant trois jours consécutifs, et nous avons là une sorte de schéma de nos procédés actuels de culture et de stérilisation. Nous les retrouverons et nous les décrirons chacun à leur place. Il nous suffit pour le moment d'avoir montré leur liaison avec le développement de la discussion sur les générations spontanées. Cette genèse n'a rien que de naturel. Du moment que l'attention était portée sur les infiniment petits, elle ne pouvait qu'aboutir à l'art de le manier avec quelque sécurité.

43. Conclusions théoriques. — Voilà pour le côté pratique des expériences de Pasteur sur cette question, qu'elles ont ouverte à l'expérience. Leur importance n'est pas moins grande au point de vue théorique. Elles ont démontré, pour la première fois, que la matière organique, une fois faite, ne se détruit pas par elle-même; qu'on peut conserver à l'air pur et en vase stérile les infusions organiques les plus altérables sans qu'elles se putréfient; que partout où il y a décomposition rapide, putréfaction, ce sont des microbes qui interviennent pour la produire, et que par suite ces êtres sont chargés de défaire constamment toute la quantité de matière vivante fabriquée constamment par les grands animaux et les grands végétaux, dont ils sont le contrepoids, non comme volume, mais comme activité.

Toute plante nous apparait en effet comme un laboratoire de synthèse organique, consommant et utilisant, à l'aide de sa chlorophylle, la chaleur solaire, et l'employant à engager les éléments gazeux de l'air, l'eau et les éléments solubles qu'elle y rencontre, dans des combinaisons de plus en plus complexes, de plus en plus éloignées de leur forme actuelle qui est la forme brûlée, pour les faire passer à l'état de combinaisons combustibles. En somme la plante fabrique du bois avec l'acide carbonique de l'air. Les animaux, à leur tour, vivent de végétaux et puisent indirectement à la même source d'activité vitale, de sorte que sans métaphore on a pu dire que nous sommes tous les enfants du soleil.

Une fois produite aux dépens d'éléments gazeux ou solubles, cette matière organique est en grande partie devenue solide et insoluble dans l'eau. Elle est immobilisée, absolument impropre à nourrir un végétal nouveau, et si, par un mécanisme quelconque, elle ne rentrait pas dans le magasin d'approvisionnement général, l'atmosphère et l'eau s'épuiseraient peu à peu de leurs éléments utilisables, et la vie deviendrait impossible à la surface du globe.

Cette idée de la rotation continue de la matière est vieille dans le monde. Lucrèce l'a en particulier nettement exposée, et en a même donné en gros le mécanisme. « Tout ce qui semble détruit, dit-il, ne l'est pas, car la nature refait un corps avec les débris d'un autre, et la mort seule lui vient en aide pour enfanter la vie ». Toutefois cette notion ne pouvait que rester vague tant qu'on n'a pas bien connu la chimie des animaux et des végétaux. Lavoisier lui-même, en 1794, dans un programme de prix présenté par l'Académie des sciences, ne peut que conclure ceci : « puisque la combustion et la putréfaction sont les moyens que la nature emploie pour rendre au règne minéral les matériaux qu'elle en a tirés pour former des végétaux et des animaux, la végétation et l'animalisation doivent être des opérations inverses de la combustion et de la putréfaction. »

Cette intuition juste, mais encore indécise, s'est précisée au point de vue chimique lorsque les progrès de l'analyse chimique eurent permis de connaître la composition et les relations mutuelles de l'animal et du végétal. Dans leur bel essai de statique chimique, Dumas et Boussingault avaient pu dire : la fermentation et la putréfaction sont des moyens d'isoler et de dissoudre le squelette minéral d'une plante ou d'un animal, et de faire repasser leurs éléments organiques à l'état d'eau et d'acide carbonique. Mais ils ne savaient pas à ce moment sous quelles influences s'opérait ce retour, et c'était là ce que Pasteur venait montrer, en prouvant que ce retour, cette gazéification de tout ce qui a eu vie, s'opère sous l'influence à peu près exclusive des êtres microscopiques.

44. Caractère ferment. — Du même coup, cette démonstration mettait en évidence un autre caractère fondamental de l'histoire de ces êtres : ils sont chargés de *défaire* ce qu'ont *fait* les animaux ou les végétaux. Ils sont évidemment de volume total beaucoup plus faible, si faible même qu'ils ont passé longtemps inaperçus ou ignorés. Il faut donc que, sous le même volume, les êtres microscopiques aient beaucoup plus de puissance destructrice que les animaux ou les végétaux n'ont de puissance constructrice. C'est là l'idée que nous exprimons brièvement en disant que ce sont des *ferments*.

Quelques mots d'explication sont ici nécessaires. Au fond, nous l'avons vu, ces microbes vivent aux dépens d'une matière alimentaire toute faite, comme les animaux auxquels ils ressemblent sous ce rapport : ils en emploient une partie à faire de la matière vivante tandis qu'ils détruisent l'autre. Bien qu'ils soient doués, comme nous l'avons vu, d'une puissance de multiplication très grande, ils pèsent peu, et ce n'est pas en nouveaux tissus que ce fait la plus grande dépense d'aliments. Il faut donc que le bilan de leur alimentation soit tout autre que chez les êtres supérieurs.

C'est en effet ce que l'expérience vérifie : comparons-les pour cela aux végétaux et aux animaux. Ce n'est que dans l'ensemble de sa fonction organique que le végétal, constructeur de matière, peut être opposé au microbe destructeur. En réalité la cellule végétale fabrique constamment plus de matière qu'elle n'en consomme, mais elle en consomme constamment, et il y a même une période où elle ne fait guère que cela, c'est la période de germination. Une graine qui germe est un ensemble de cellules vivant aux dépens des aliments tout préparés dans les cotylédons, et il est facile d'avoir une idée de sa consommation journalière : il suffit de la peser à différents moments.

Dans des expériences de Boussingault, des graines de trèfle et de froment, mises à germer sur une assiette jusqu'au moment de l'apparition des parties vertes, ont perdu environ, les unes comme les autres, les 16/100 de leur poids. En admettant que cette période corresponde à 8 jours de vie active, ce qui ne saurait être très éloigné de la réalité, nous voyons que ces graines consomment environ par jour 2 pour cent de leur poids.

Ce nombre est faible. Voyons dans le monde animal, et choisissons un carnivore, de façon à pouvoir comparer, sans trop d'ambages, le poids de l'aliment consommé par jour au poids de l'animal, dans une alimentation régulière. Nous trouvons qu'un chat, un chien, consomment environ par jour en moyenne 4/100 de leur poids de viande. Cette viande n'est pas intégralement brûlée ; une partie ressort à l'état d'excréments ; même l'azote de celle qui est entrée dans la construction des tissus remplace, dans le corps, de l'azote qui s'élimine non pas à l'état de gaz ou d'ammoniaque, mais à l'état encore complexe d'urée ou d'acide urique. On voit donc que la quantité d'aliments vraiment gazéifiée par jour ne dépasse pas chez le carnivore ce qu'elle est chez le végétal, et se tient même probablement au-dessous. On arriverait au même résultat pour l'homme, soit qu'on étudie sa ration alimentaire, soit qu'on cherche ce qu'il exhale d'acide carbonique. En adoptant le chiffre un peu élevé de 0 gr. 6 d'acide carbonique produit par kilogramme et par heure, le poids total d'acide carbonique produit en 24 heures par un homme de 60 kilos est seulement de 864 gr., contenant 250 gr. de carbone, pouvant être fournis par 750 gr. de pain et 200 gr. de viande. Le total de cette ration alimentaire gazéifiée est environ 1/70 du poids du corps. Les oiseaux sont des machines à combustion plus actives, mais, en somme, même avec eux, les chiffres sont faibles.

Passons maintenant aux infiniment petits, et nous allons trouver des nombres notablement plus élevés. L'*aspergillus niger* peut arriver, dans des conditions convenables, à détruire et à gazéifier en 2 ou 3 jours environ son poids de sucre, c'est-à-dire en consommer par jour environ 1/3 de son poids. Le mycoderme du vinaigre est encore plus actif. J'ai vu trente litres de liquide à 9 0/0 d'alcool s'acétifier en quatre jours, sous l'action d'une couche de mycoderme qui ne dépassait pas 5 grammes à l'état vivant. Cela donne, par jour, un poids d'aliments disparu représentant cent fois environ le poids du mycoderme.

Le chiffre augmente ici beaucoup, mais il faut remarquer que, corrélativement, la destruction de l'aliment microbien est poussée beaucoup moins loin. L'*aspergillus* utilise ou peut utiliser toute la chaleur produite par la combustion complète du sucre au moyen de l'oxygène de l'air ; le ferment acétique n'utilise que la chaleur de la combustion incomplète qui transforme l'alcool en acide acétique. Il y a donc de ce côté, une cause d'infériorité que compense en partie l'augmentation de combustible. C'est ainsi qu'une machine à vapeur qui brûlerait incomplètement son charbon devrait, pour le même travail, en consommer davantage.

La disproportion augmente encore quand intervient, non plus, comme dans les exemples qui précèdent, une oxydation au moyen de l'oxygène gazeux, mais une oxydation partielle au moyen de l'oxygène déjà entré en combinaison dans la substance, comme c'est le cas dans la fermentation alcoolique,

$$C^6H^{12}O^6 = 2C^2H^6O + 2CO^2$$

où tout l'oxygène qui se dégage dans l'acide carbonique est fourni par le sucre lui-même. Dans ce cas c'est une combustion *intérieure* qui intervient, laquelle tout naturellement produit moins de chaleur qu'une combustion faite avec l'oxygène de l'air. Le poids d'aliment transformé pour produire une certaine quantité de chaleur devra donc être plus grand.

Enfin, quand, comme c'est le cas pour la levure, cette combustion intérieure est produite par une diastase qui, une fois formée, peut agir d'une façon indéfinie, et en dehors des besoins de la cellule qui l'a produite, le poids de l'aliment transformé peut devenir encore plus grand. C'est alors comme si une machine à vapeur mettait le feu au tas de charbon destiné à l'approvisionner.

Si on songe que ces actions de diastase sont probablement présentes dans toutes les fermentations, qu'il existe probablement un diastase lactique, butyrique, etc., on voit que par là aussi, la disproportion entre le poids d'aliment consommé et le poids de cellules actives va en s'exagérant.

Mais en dehors de ces causes de disproportion, tenant au mode de destruction de l'aliment, il y en a qui sont propres à la cellule, et qu'il ne faut pas oublier En allant au fond des choses, ce sont même celles-ci qui dominent. Il y a, nous venons de le voir, disproportion entre le poids du sucre et le poids de levure dans la production de l'alcool, disproportion entre le poids de l'alcool et le poids du ferment acétique dans la production d'acide acétique. Nous pouvons faire brûler l'alcool par *l'aspergillus niger* et retrouver encore la même disproportion entre le poids de l'aliment et le poids du végétal. Le fait essentiel, c'est qu'il y a encore une grande disproportion entre le poids de sucre et le poids total des trois catégories d'êtres qui arrivent à le détruire. C'est cette disproportion qui permet aux infiniment petits de suffire à la tâche qui leur incombe, de même que c'est elle qui fait qu'ils sont restés aussi longtemps méconnus ou ignorés.

BIBLIOGRAPHIE

ARISTOTE. *Opera omnia. Meteorol. Lib. de Cælo*, chap. II et XII. — *Histoire des animaux. Traité de la génération.*

REDI. *Experienzi intorno alla generazione degli insetti*, Florence, 1688.

— *Osservationi intorno animali viventi che si trovano negli animali viventi*, 1681.

VALLISNIERI. *Dialogi fra Malpighi e Plinio, intorno la curiosa origine di molti insetti.* Venise, 1700.

— *Considerazioni ed esperienze intorno alle generazione dei vermi ordinari del corpo umano.* Padoue, 1710.

SWAMMERDAM. *Biblia naturæ, seu natura insectorum.* Leyde, 1737.

LEUVENHOECK. *Arcana naturæ detecta. Delphis Batavorum*, 1680.

NEEDHAM. Nouvelles découvertes faites avec le microscope. Leyde, 1737.

— Notes sur les nouvelles découvertes microscopiques de Spallanzani.

— Nouvelles recherches physiques et mathématiques sur la nature. Paris, 1768.

BUFFON. Œuvres complètes, t. II.

SPALLANZANI. Opuscules de physique animale et végétale. Pavie, 1787.

— Observations et expériences sur les animalcules.

SCHULTZE. *Annales de Poggendorff*, 1836. — *Notice on the result of an experimental observation made regarding equivocal generacion.* Traduit dans les *Ann. des sc. nat.*, 2e s. Zoologie, t. VIII, p. 320.

SCHWANN. *Ann. de Poggendorff*, t. XLI, 1837.

HELMHOTTZ. *Journal für prakt. Chemie*, t. XXXI, p. 429, 1843.

SCHRÖDER et VAN DUSCH. *Ann. der Chemie und Pharmacie*, t. LXXXIX, p. 232, 1854.

POUCHET. *Hétérogénie*, ou *Traité de la génération spontanée.* Paris, J.-B. Baillière, 1859.

PASTEUR. Examen de la doctrine des générations spontanées. *Annales de chimie et de physique*, 3e s., t. LXIV, 1862.

Discussions relatives à la génération spontanée. Voir *passim. Comptes-rendus*, depuis 1863.

TYNDALL. *Essays on the matter floating in air*, 1881.

CHAMBERLAND. Thèse de doctorat.

CHAPITRE V

MÉTHODES DE CULTURE

Nous avons vu plus haut que notre technique actuelle est née des études faites sur la génération spontanée. Il n'entre pas dans le plan de cet ouvrage de la décrire dans tous ses détails et dans toutes ses finesses. J'en donnerai seulement les traits principaux, en les rattachant aux principes sur lesquels ils reposent.

Nous avons vu, par exemple, qu'à cause de l'existence des spores, surtout de celles du *bacillus subtilis* et d'autres espèces analogues, qui sont très résistantes à la chaleur, il était prudent de n'opérer sur aucun liquide qui n'ait été chauffé à 120°, ou stérilisé par la méthode de Tyndall, par plusieurs chauffages successifs à 100°, ou filtré au travers d'un diaphragme poreux. Nous savons aussi qu'il faut n'employer aucun corps solide qui n'ait été au préalable porté à 160° ou 180°, de façon à détruire les germes qu'il porte sûrement à sa surface, et qui, chauffés à sec, sont infiniment plus résistants que chauffés à l'état humide. Nous savons enfin que le coton est un excellent filtre pour les germes aériens.

45. **Stérilisation par chauffage.** — Pour le chauffage à sec, on emploie d'ordinaire un vase cylindrique en tôle, léché directement par une flamme de gaz sur sa base, et contenant soit un faux-fond percé de trous, soit un panier à claire-voie dans lequel on dispose les vases ou objets à *flamber*. Il faut fermer avec un tampon de coton toutes les ouvertures qui supportent ce mode de bouchage. Les verres à pied, les boites à couvercles, les vases à précipité seront simplement couverts d'un capuchon rabattu de papier à filtre, ou pliés dans ce papier. A la condition de traiter avec ménagement ces fermetures incomplètes, de ne pas découvrir les objets, et de les conserver à l'abri des courants d'air dans une armoire close, on peut en retirer à peu près les mêmes avantages que des fermetures au coton.

Dans tous les cas, il faut arriver, dans le chauffage, à une température qui commence à roussir le coton ou le papier. On laisse refroidir dans le four à flamber, de façon que l'air qui rentre dans les vases par refroidissement soit autant que possible de l'air flambé et, par conséquent, pur de germes.

Pour le chauffage des liquides, on se sert d'ordinaire d'un autoclave, dont il existe divers modèles, tous très pratiques. Un panier ou des doubles-fonds percés de trous soutiennent les vases ou flacons remplis. Il y a au fond deux travers de doigt d'épaisseur d'eau, et le chauffage se fait d'ordinaire au gaz. Une bague en caoutchouc, serrée par des boulons, assure l'étanchéité du couvercle, qui doit porter un robinet d'évacuation, une soupape de sûreté, et un manomètre indicateur de la pression, et par là de la température.

Il faut ne jamais oublier, dans le maniement de cet appareil, cette loi physique importante que si, dans un espace clos, la pression est nécessairement la même partout, la température n'est aussi partout la même que s'il n'y a pas autre chose que de la vapeur dans tout l'espace, et si on en a bien évacué tout l'air. C'est la vapeur qui, en se répandant partout, régularise la chaleur en se condensant sur les points les plus froids, suivant le principe de la paroi froide. Si elle est empêchée d'y arriver ou de s'y renouveler suffisamment, par l'existence d'un matelas d'air, il se produit, malgré l'égalité de pression, des inégalités de température d'autant plus redoutables qu'on ne dépasse pas beaucoup, pour des raisons d'économie, la température limite, et que quelques degrés de moins, en un point quelconque où on aurait laissé de l'air, peuvent y laisser persister des germes.

La condition d'équilibre nécessaire et suffisante dans une masse d'air et de vapeur, c'est que la somme des pressions de l'air et de la vapeur en divers points soit constante. Mais cette uniformité de la pression peut s'accompagner d'une très grande inégalité dans la distribution des températures. Pour en prendre un exemple classique, dans un alambic relié à son serpentin, la pression est la même partout; c'est la pression atmosphérique. Mais la température, qui est de 100° au voisinage de la surface d'ébullition de l'eau, peut n'être que de 10° à l'extrémité ouverte du serpentin, en passant dans l'intervalle par tous les degrés intermédiaires. C'est qu'au voisinage du liquide bouillant, il n'y a que de la vapeur: à l'extrémité ouverte du serpentin, il n'y a que de l'air, et, entre les deux, existent des mélanges où la vapeur ne peut atteindre que le maximum correspondant à la température du point considéré, l'air intervenant pour combler la différence entre la pression de la vapeur et la pression atmosphérique.

Il faut donc, si l'on veut être sûr de l'uniformité des températures par l'uniformité de la pression, évacuer tout l'air, tant à l'intérieur des vases qu'à leur extérieur, par une ébullition prolongée pendant quelques minutes sous la pression atmosphérique : c'est à cela que sert le robinet d'évacuation. Quand l'appareil est purgé, on le ferme. La soupape de sûreté assure que la pression et la température ne dépasseront pas le degré voulu, qui est en général de 120° : on laisse une minute ou deux la vapeur s'échapper par la soupape. Puis on éteint et on laisse refroidir. Il est bon de rouvrir le robinet d'évacuation quand la température est redescendue à 100°.

Pour stériliser par la méthode de Tyndall, il suffit d'une marmite de fer-blanc dans laquelle on met une couche d'eau, puis, sur un double fond, les liquides à stériliser. On leur applique généralement trois chauffages à 100°, de cinq minutes chacun, à 24 heures de distance l'un de l'autre.

46 Stérilisation par filtration. — Si on réussit parfois à stériliser un liquide par filtration au travers d'une cloison poreuse, ce n'est pas, comme on le croit souvent, que les pores dont cette paroi est creusée soient de dimensions inférieures à celles des plus petits germes, et les arrêtent à la façon dont un crible arrête les grains de blé. Au regard de la dimension moyenne des spores, les pores de la substance poreuse la plus fine sont comme des tunnels vis-à-vis des wagons. Si les germes s'arrêtent sur les parois, c'est, comme nous le verrons plus tard, qu'ils y sont attirés par une force d'adhésion particulière qui les y maintient collés et adhérents, de sorte que le courant liquide qui les emporte s'en sépare et ne peut plus les reprendre. Il en est d'autant plus facilement dépouillé que les pores sont plus fins, plus irréguliers, plus rugueux à leur surface. La puissance d'adhésion dépend aussi de la nature de la substance filtrante. Le papier comprimé, la terre d'infusoires, et surtout la porcelaine poreuse remplissent toutes ces conditions, et peuvent servir à fabriquer des filtres stérilisateurs.

On donne naturellement au filtre la forme qui présente, pour le même poids de matière, le maximum de surface filtrante. Sous ce point de vue, la forme cylindrique est préférable à la forme sphérique. Beaucoup de filtres ont la forme de bougies creuses, d'épaisseur d'autant plus faible que la matière est plus fine, et par conséquent, traversée de pores plus étroits. Ces bougies peuvent être moulées ou tournées. Ce sont les dernières qui sont les meilleures, car elles proviennent de l'application successive, sur le moule, de plusieurs couches, qui corrigent mutuellement leurs défauts. On essaie, dans tous les cas, chaque bougie avant de s'en servir, en y insufflant de l'air au moyen d'une poire de caoutchouc, après l'avoir immergée dans l'eau. La moindre fente laisse l'air s'échapper par bulles.

Cette bougie peut être adaptée à des appareils variés. On peut par exemple la fixer au moyen d'un bouchon dans le col d'un ballon portant une tubulure latérale et un tube de distribution (fig. 28). Le tout est mis au four et flambé. Pour l'usage, il suffit

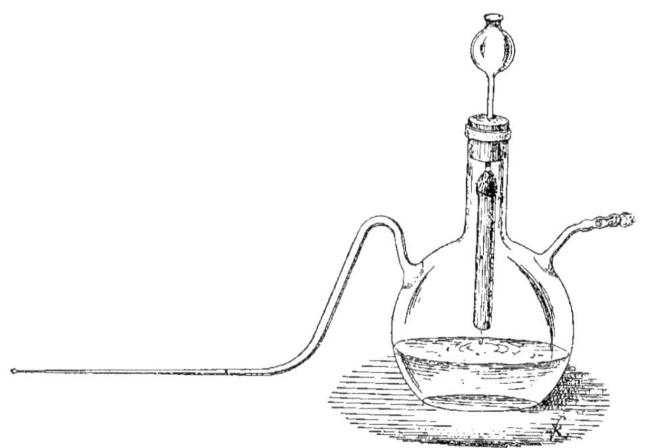

Fig. 28.

d'atteler la tubulure à une trompe, et de mettre le liquide à filtrer dans l'entonnoir pour obtenir dans le ballon un liquide stérile.

Lorsqu'il s'agit de filtrer de grandes quantités de liquide, que ce soit de l'eau ou des liquides de culture, on se sert de bougies de plus grande dimension, dont les plus connues, en France au moins, sont les bougies Chamberland. Il en existe deux marques :

l'une, qui porte la lettre B sur le culot, est très dense et filtre lentement ; l'autre, marquée F, est plus poreuse et filtre plus vite, Ces bougies portent une embase, munie d'une têtière. Pour les stériliser, on entoure la têtière de coton, on la coiffe d'un tube de verre qu'on effile en pointe et qu'on ferme à la lampe. Le

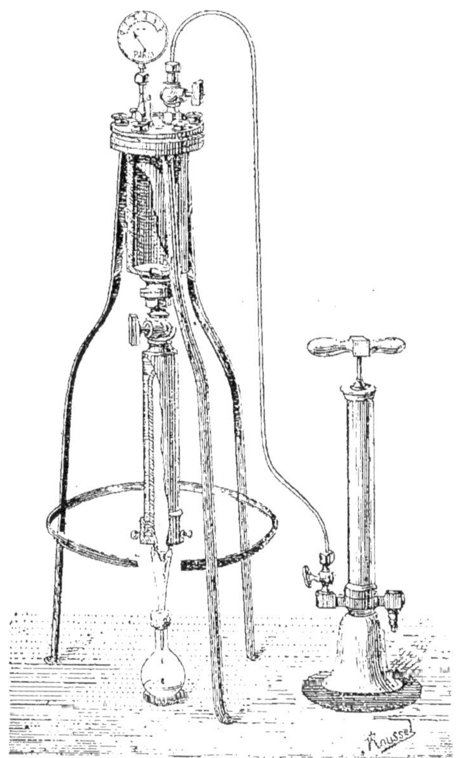

Fig. 29.

tout est mis au four à flamber. On adapte ensuite la bougie, au moyen d'une bague de caoutchouc et d'un anneau métallique, à une armature cylindrique qu'on visse sur un réservoir dans lequel on met le liquide à filtrer, et où on peut exercer une pression plus ou moins forte au moyen d'une pompe à main. On obtient ainsi des filtrations plus ou moins rapides. Le liquide filtré et stérilisé est reçu, par le tube effilé qui garnit la têtière, dans des récipients préalablement stérilisés, fermés par un tampon de coton, au travers duquel on enfonce le tube effilé, après l'avoir ouvert et passé dans la flamme. Tel est, dans son ensemble, ce qu'on appelle le filtre Chamberland.

On peut avoir recours à des dispositifs plus simples, relier, par exemple, la bougie au moyen d'un tube de caoutchouc, avec

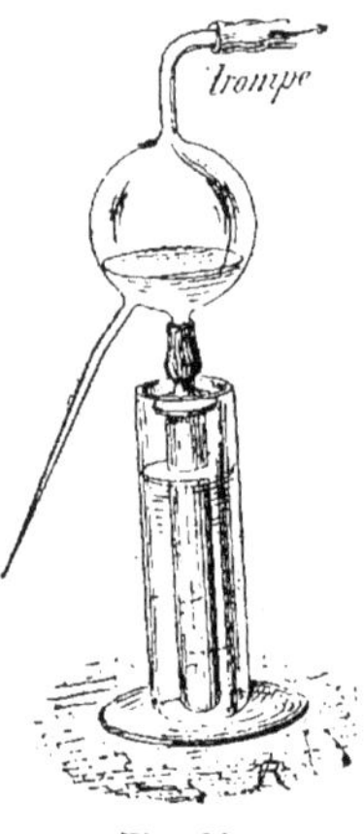

Fig. 30.

le récipient distributeur, stériliser le tout à l'autoclave à 120°. Puis, pour l'usage, on immerge la bougie dans le liquide à filtrer, et on produit une aspiration dans le récipient.

Ces filtres ne sont pas sans inconvénients. Ils ne laissent pas passer tout ce qui se présente. Ils retiennent certaines albumines, la totalité de celles qui sont non en solution, mais en suspension, les diastases, certaines matières colorantes, des toxines, etc. Le liquide filtré n'est donc que rarement identique au liquide non filtré. Par contre, la filtration est le seul moyen de stériliser certaines substances particulièrement altérables à la chaleur. Pour la filtration des eaux potables, la bougie filtrante peut rendre de grands services, et nous la retrouverons en étudiant cette question d'hygiène.

74. Liquides de culture. — Les liquides de culture employés en bactériologie sont innombrables. Chaque espèce microbienne a le sien, et doit avoir le sien, car un des caractères de ces êtres, c'est précisément qu'ils sont très difficiles sur leurs conditions d'alimention, et ne s'accommodent en général que d'un aliment déterminé. Mais ils n'ont pas besoin d'en trouver beaucoup, et en prenant des liquides complexes, comme du bouillon de viande, de la peptone, des jus de fruits ou des infusions végétales, en les additionnant ou non de sucre ou d'autres substances, on réussit à en faire des milieux nutritifs généraux pouvant servir à la culture d'un grand nombre de microbes, et d'un emploi fréquent dans les laboratoires. Ce sont les seuls que nous décrirons ici. Ils se divisent en milieux liquides et milieux solides.

MILIEUX LIQUIDES

48. Bouillon. — On obtient un bouillon d'infusion en laissant pendant 24 heures, en contact avec deux fois son poids d'eau, de la viande de veau aussi maigre que possible et finement hachée. On décante, on presse le résidu, on cuit une heure le liquide décanté et exprimé, et on filtre. On ajoute alors 1 0/0 de peptone, 0,5 0/0 de sel marin, et assez de solution de soude pour ramener à la neutralité le liquide, qui est en général un peu acide. On fait cuire à nouveau, on filtre, on répartit dans les vases de culture et on stérilise à l'autoclave. Le bouillon par décoction s'obtient de même en faisant bouillir le liquide avant de l'avoir séparé de la viande en contact. En forçant la solution de peptone, on améliore souvent le milieu, surtout pour un certain nombre de bactéries pathogènes habituées à vivre dans les tissus. Mais en mettant de la peptone, on ne sait pas ce qu'on met, car d'abord ce n'est pas un corps défini, puis les fabricants la mélangent souvent avec des matières étrangères. Il y a donc une question de *marque* qui intervient, et encore chaque *marque* n'est pas toujours identique à elle-même.

49. Lait. — Le lait échappe à ces variations et à ces incertitudes. Il faut seulement le prendre aussi débarrassé que possible de sa matière grasse, et pour cela se servir de lait centrifugé, ou, si on en est réduit au lait ordinaire, lui accorder 24 heures de repos dans un endroit frais. On siphonne le liquide au-dessous de la couche de crème, et on le stérilise à 120° en insistant plus qu'avec le bouillon, car il y a souvent, dans le lait, des spores très résistantes. S'il est un peu acide au moment de l'emploi, il risque de se coaguler dans l'autoclave. Il faut donc le ramener à la neutralité avec quelques gouttes d'une solution de soude, et ne pas dépasser ce point, sous peine de voir le lait noircir par chauffage, à la suite de l'attaque du sucre de lait par l'alcali surajouté.

50. Petit lait. — Le sérum retiré du lait par coagulation contient encore de la caséine soluble, du sucre et des sels. Il peut être obtenu très transparent par filtration, et constitue un bon milieu nutritif pour quelques espèces. On coagule le lait à chaud par un acide, on filtre au papier ; on ramène la neutralité par un peu de solution de soude et on fait bouillir. Il se fait un collage qui clarifie. Mais, en même temps, il y a réapparition d'un peu d'acidité, par ce qu'il s'est précipité du phosphate tribasique de chaux qui a entraîné un peu de la chaux du phosphate bibasique, neutre au tournesol, existant dans le lait. Il faut donc saturer à nouveau. On passe alors à la bougie filtrante, ou bien on fait bouillir, on filtre pour séparer le précipité qui se forme, et on stérilise à l'autoclave. Dans ce liquide certains bacilles produisent des acides, tandis que d'autres, très voisins, le laissent neutre. Ainsi le bacille typhique et le *b. coli*. Petruchsky a proposé, pour rendre les différences plus nettes, d'ajouter au milieu un peu de tournesol.

51. Eau de levure. — On prend de la levure de brasserie, et non des levures de commerce, souvent additionnées de fécule, et qui, à raison de ce fait, ne donnent pas des décoctions limpides. On met cette levure en suspension dans l'eau, et on la passe au travers d'un tamis de soie à mailles serrées, pour la débarrasser de ses plus grosses impuretés. On laisse reposer quelques minutes le liquide tamisé : on le décante ensuite pour le séparer des poussières fines plus lourdes qui ont traversé le tamis, et on l'abandonne pendant 24 heures à lui-même. La levure se sépare, laissant au-dessus d'elle un liquide de lavage trouble, qu'on jette. On délaye le dépôt dans l'eau, à raison de 40 à 50 grammes de de levure humide par litre, et on fait bouillir en agitant constamment avec une spatule. Quand le liquide bout, on le jette sur un filtre. La décoction est limpide quand la levure est fraîche. Quand elle est un peu louche, on réussit d'ordinaire à l'éclaircir en y déterminant un léger précipité de phosphate de chaux, au moyen de quelques gouttes d'une solution d'acide phosphorique qu'on sature ensuite avec de l'eau de chaux. La liqueur ainsi traitée devient neutre, tandis qu'elle est légèrement acide quand elle provient d'une simple décoction.

52. Eau de touraillon. — On prépare, avec les radicules de l'orge germé, séchées dans l'opération du touraillage, une décoction qui, provenant des tissus d'une jeune plante, est très nutritive pour certaines espèces microbiennes. Pour l'obtenir limpide, il faut seulement laver d'abord les touraillons à grande eau, de façon à les débarrasser de la poussière de farine dont ils sont en général couverts. Pour dissoudre les dernières parties d'amidon, on ajoute une petite quantité de malt broyé, et on fait macérer le tout pendant une heure au voisinage de 60°. Puis on fait bouillir et on jette sur un filtre. Ce liquide est pauvre en azote. On l'améliore en y ajoutant un peu de peptone.

53. Eau de navets, de foin, etc. — Les navets sont coupés en tranches, le foin est débité en paillettes après lavage. Une courte ébullition donne un liquide limpide, neutre avec le navet, un peu acide avec le foin vert, neutre si le foin est vieux, alcalin même s'il est sale.

54. Urine. — Certains microbes ont l'urine comme terrain naturel de culture : tels, par exemple, les ferments de l'urée. Il faut tenir compte de ce que ce liquide se trouble quelquefois, à l'ébullition, et peut même devenir un peu alcalin par suite de l'hydratation de l'urée. On le fera donc bouillir, et on le filtrera à chaud avant de le répartir dans les ballons où il devra être stérilisé.

MILIEUX SOLIDES

Les milieux solides comprennent les tranches de fruits, pommes de terre, betteraves etc., dont on fait des jardins de culture, et aussi les milieux gélatinisés vulgarisés par Koch, et qui ont rendu tant de services à la science.

55. Culture sur pomme de terre. — On découpe dans une pomme de terre, soit au moyen d'un couteau, soit au moyen d'un emporte-pièce spécial, des tranches ayant la forme d'un demi-cylindre, qu'on introduit dans des tubes à essai un peu larges. Ces tubes (fig. 31) portent vers leur quart inférieur un étranglement qui sert de support au fragment. Dans la partie inférieure se rassemblera le liquide qui sort de la pomme de terre après la cuisson.

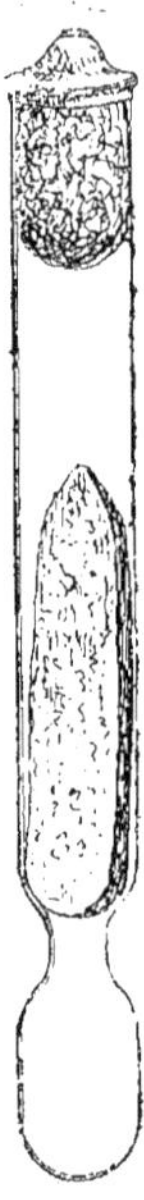

Fig. 31.

Il n'est pas nécessaire que le tube soit stérilisé à l'avance. On le ferme avec un tampon de coton, et on le chauffe à 115° dans l'autoclave, en maintenant cette température pendant un quart d'heure. Les tranches doivent être assez épaisses pour ne pas s'affaisser après la cuisson. A la sortie de l'autoclave, la surface du fragment de pomme de terre est un peu humide ; il suffit de placer verticalement le tube à l'étuve pendant quelques heures pour que l'eau s'égoutte et que la surface s'assèche. Elle est alors prête pour l'emploi. Cette méthode, proposée par Roux, est maintenant adoptée dans tous les laboratoires.

56. Milieux à la gélatine. — L'emploi des milieux gélatinisés, proposé pour la première fois par Brefeld, a été régularisé et généralisé par Koch, qui en a montré tous les avantages. En empêchant les microbes mobiles de se déplacer, et ceux qui ne le sont pas d'être déplacés par les mouvements du liquide, le milieu à la gélatine force chaque germe à se développer sur place et à y former une *colonie*, bientôt visible à l'œil nu, dont la forme, la couleur, la croissance superficielle ou profonde, l'action sur la gélatine sont autant de caractères bons à consulter, et dont quelques-uns même, dans des circonstances données, peuvent devenir différentiels. Les mycéliums, dont la croissance est en général surtout terminale, y forment des arborescences variées à ramuscules à peu près rectilignes. Les bacilles, qui poussent, comme nous l'avons vu, sur toute leur longueur, doivent, à raison des résistances qu'ils rencontrent à leurs extrémités, se courber en arc, et donner, surtout lorsqu'ils sont gros, des arborisations à ramuscules courbes ou des enchevêtrements parfois très compliqués. Les coccus et les levures, à raison de leur forme et de leur mode de multiplication, donnent de préférence des colonies denses et à contours réguliers.

L'obstacle principal à la croissance de ces colonies est que la nourriture ne peut leur arriver que peu à peu, par voie de diffusion : elle est rapidement épuisée autour de la jeune colonie, et doit ensuite venir de plus en plus loin, lorsque la gélatine elle-même n'est pas un aliment, comme tel paraît être le cas pour beaucoup de microbes. Seuls les bacilles du choléra et quelques autres la creusent en entonnoir et la font disparaître. Pour éviter cet inconvénient de la famine, dans la mesure du possible, il faut que les milieux à la gélatine soient très nutritifs.

Pour préparer la gélatine au bouillon, la plus usitée, on fait une macération de viande maigre et hachée dans deux fois son poids d'eau, comme nous l'avons dit plus haut (**48**), et on passe à la presse après 8 à 12 heures. A cette macération, on ajoute, par litre, 100 gr. de gélatine, 10 gr. de peptone, 5 gr. de sel marin, et on chauffe lentement au bain-marie, en ne dépassant pas 60°. Quand tout est dissous, on alcalinise avec une solution concentrée de soude à 10 0/0, mais sans excès : la gélatine, chauffée en milieu trop alcalin, est attaquée, et ne fait plus prise en se refroidissant.

On chauffe ensuite à 100° pendant 1 heure, à l'autoclave ou au stérilisateur à 100°. Les matières qu'a respectées le premier chauffage à 100° se séparent, avec des phosphates, du milieu devenu alcalin, et il se fait un collage, de sorte que si on jette sur un filtre à filtrations chaudes, on obtient en général un liquide limpide. Quand il ne l'est pas, on le laisse refroidir vers 55°, et on y jette un blanc d'œuf étendu de 5 ou 6 fois son volume d'eau. On chauffe de nouveau à 100° et on filtre. Les parois de l'entonnoir doivent être maintenus à 100° par un bain d'eau ou de vapeur. En employant du papier Chardin, on a une filtration très rapide à cette température.

Le liquide filtré est ensuite réparti dans les vases de culture, préalablement stérilisés à 180°. Ceci est encore plus essentiel que pour le bouillon, avec lequel la stérilisation à l'autoclave pourrait suffire à la rigueur pour stériliser aussi le vase. Ici, on ne peut pas chauffer à 115° la gélatine sans l'altérer. Il faudra donc employer la méthode de Tyndall, qui serait sans action sur les germes déposés sur les parois du vase de culture.

57. Milieux sur gélose. — La gélatine se liquéfie et perd tous ses avantages à des températures inférieures à celles que préfèrent certains microbes, surtout certains microbes pathogènes. Elle ne peut même pas être employée pendant les fortes chaleurs de l'été. On la remplace alors par une algue de la famille des Floridées, très commune dans les mers du Japon. Payen, qui l'a étudiée, a montré qu'elle était surtout formée d'une substance de nature cellulosique, liquide à chaud, se prenant en gelée par refroidissement comme la gélatine, mais ayant sur elle, pour l'objet que nous avons en vue, deux avantages principaux. En premier lieu, le pouvoir gélifiant de cette substance, qu'après Payen nous appellerons *gélose*, est dix fois plus grand environ que celui de la gélatine. En second lieu, la gélose est une espèce de cellulose que peu de microbes peuvent attaquer, tandis qu'il y en a beaucoup qui liquéfient la gélatine pour s'en faire un aliment. On peut en outre, avec quelques précautions, faire des géloses aussi transparentes que des gélatines.

Pour cela, à la macération de viande que nous avons appris à préparer plus haut, on ajoute, par litre, 10 gr. de peptone et 5 gr. de sel. Puis on chauffe une heure à 100° à feu nu, et on filtre sur papier mouillé, pour retenir les graisses. On alcalinise alors avec une dissolution de soude à 2 0/0, en n'oubliant pas que si la gélatine est attaquée à chaud en milieu alcalin, la gélose l'est, au contraire, en milieu acide, où elle se transforme en sucre. Il faut donc alcaliniser le milieu avant d'y ajouter 15 gr. de gélose coupée en petits fragments. Puis on porte lentement à l'ébullition, en agitant constamment, pour éviter que la gélose ne se colle contre les parois. Quand elle est dissoute, on passe au tamis. On laisse refroidir à 55°, on ajoute un blanc d'œuf délayé dans 50 cc. d'eau, et on chauffe à l'autoclave, à 120°, pendant 3/4 d'heure. La gélose en sort collée et limpide. On la filtre au travers d'un filtre à filtrations chaudes, sur du papier Chardin. On la reçoit au sortir du filtre dans un ballon maintenu dans l'eau bouillante, qui sert à la répartir dans les matras de culture. Ceux-ci sont une dernière fois stérilisés à 115° ou 120°.

Cette gélose adhère beaucoup moins au verre que la gélatine ; elle fond, en outre, à une température plus élevée, trop élevée pour qu'on puisse y faire des ensemencements : elle présente heureusement le phénomène de la surfusion. Liquéfiée à 70° environ, elle ne se gélifie à nouveau que vers 40°-45°, et très lentement. On peut à ce moment y ensemencer des microbes dans toute la masse sans risquer de les tuer, à moins qu'ils ne soient très sensibles. On peut aussi, à cette même température, acidifier la gélose en y ajoutant un peu d'acide lactique stérilisé, et avoir ainsi des milieux acides à la gélose qu'il serait impossible d'obtenir autrement, la gélose ne supportant pas, comme nous l'avons vu, le chauffage en milieu acide.

58. Sérum. — Le sérum liquide est un médiocre terrain de culture pour la plupart des microbes. Quand il a été coagulé par un chauffage à 70°, il devient un milieu de choix pour certaines espèces, par exemple pour le microbe de la diphtérie.

Pour s'en procurer, on apporte à l'abattoir des vases cylindriques à couvercle qu'on a stérilisés au four à flamber, après les avoir enveloppés de papier. On y recueille, en soulevant légèrement le couvercle, le sang d'une saignée, en perdant les premiers jets. Quand le vase est à moitié plein, on laisse retomber le couvercle, et on porte le tout, dans l'abattoir même, dans un endroit frais. Après 24 heures, si les vases étaient tout à fait propres, on trouve un caillot rétracté, nageant au milieu d'un liquide citrin, qu'on recueille par aspiration, et qu'on distribue dans des ballons stérilisés. Ceux-ci sont rapportés au laboratoire, fermés à la lampe et stérilisés à basse température, par une heure de chauffage par jour, pendant quinze jours, dans un bain-marie où le ballon est immergé, et où un régulateur empêche la température de s'élever au delà de 58°.

C'est de ces ballons qu'on retire ensuite le sérum stérilisé pour le répartir dans les matras à culture ; il ne reste plus qu'à le coaguler en le chauffant à 70° dans un bain-marie. Lorsqu'on dépasse cette limite ou qu'on la maintient trop longtemps, le sérum devient absolument opaque. Coagulé avec ménagement, il garde une transparence parfaite : au fond des tubes il reste toujours un peu de liquide non coagulé.

On peut, avec des soins dans la prise du sang, en faisant la ponction avec un trocart stérilisé, en recevant le sang, par un caoutchouc stérilisé, dans un vase stérilisé, retirer de la jugulaire d'un cheval un sérum tout à fait aseptique. C'est ainsi qu'on procède pour la récolte des sérums thérapeutiques, auxquels le moindre chauffage enlèverait quelques-unes de leurs qualités. Un sérum ainsi recueilli peut être coagulé de suite, dès qu'il est séparé du caillot.

VASES DE CULTURE

59. Cultures aérobies. — La forme des vases de culture est différente suivant qu'il s'agit de microbes aérobies ou de microbes anaérobies.

Pour les premiers, on se contentera de boucher avec des tampons de coton les vases qui les contiennent, et dont la forme peut, du reste, être très variable suivant qu'on veut assurer plus ou moins l'accès de l'air. L'une des plus commodes est le matras Pasteur, (fig. 32) dont le bouchon, rodé à l'émeri, est à recouvrement, de sorte que le goulot du matras n'est jamais souillé par la poussière. Le capuchon est muni d'un tube obstrué par un tampon de coton, qui permet à l'air pur d'entrer et de sortir librement. Ce tube est trop étroit pour assurer une aération parfaite quand la vie dans le matras est un peu active, et on a avantage alors à se servir d'un simple tube à essai bouché au coton, qu'on incline plus ou moins suivant qu'on veut donner au liquide de culture une surface plus ou moins grande relativement à son volume. Quand on veut être encore plus assuré du renouvelle-

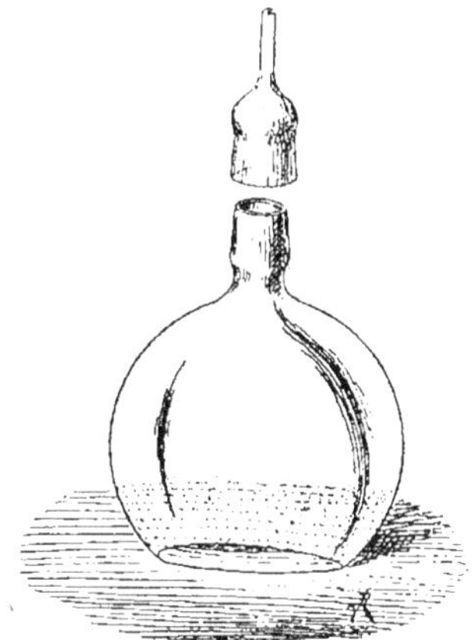

Fig. 32.

ment de l'air, on prend le matras Fernbach (fig. 33), muni de trois tubulures fermées au coton ; les deux opposées permettent de renouveler constamment l'air. Il faut seulement avoir soin de faire barboter, dans de l'eau à la température de l'étuve,

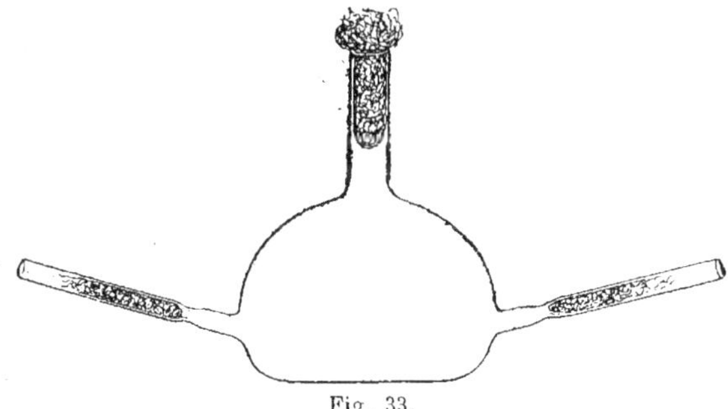

Fig. 33.

l'air qu'on appelle au moyen d'une trompe, de façon à ce qu'il ne dessèche pas le bouillon de culture.

L'ensemencement se fait au moyen d'un fil de platine recourbé en anse ou en œillet à son extrémité libre, et implanté par l'autre dans une tige de verre qu'on a pour cela ramollie au feu. On flambe le fil avant de s'en servir, on le plonge dans la culture qui sert de semence, contenue par exemple dans un matras Pasteur, on flambe le capuchon; on le remet sur le matras. On ouvre le matras à ensemencer et on y plonge le fil de platine, avec la petite quantité de liquide qu'il porte à son extrémité. Cette quantité est à très peu près constante pour un même liquide, et ne dépend alors que de la forme et de la dimension de la boucle. Par contre, elle varie d'un liquide à l'autre, car elle dépend de ses propriétés capillaires. Elle est toujours très petite, et ne dépasse guère 1/40 de cent. cube. Quand on veut ensemencer plus copieusement, il faut se servir d'une pipette effilée fermée par un tampon de coton, et flambée ; on en casse l'extrémité entre les doigts, on la passe dans la flamme, on y aspire quelques gouttes du liquide de semence, qu'on introduit dans le ballon à ensemencer. Il faut se rappeler qu'on *ensemence toujours trop*, surtout quand on débute dans ces études.

Les milieux solides, convenablement ensemencés, permettent de résoudre plusieurs problèmes.

60. Ensemencement par piqûre. — Après avoir plongé dans une culture un fil de platine droit, emmanché dans une tige de verre, on prend un tube à essai contenant de la gélatine nutritive, on le débouche en tournant l'orifice vers le sol, et on en coiffe le fil de platine tenu verticalement, de façon que ce fil vienne toucher le centre de la gélatine. On abandonne le tube, qui s'enfonce par son propre poids. Puis, quand le fil a touché le fond, on le laisse ressortir en abandonnant la baguette à elle-même ; on obtient ainsi un ensemencement en profondeur. On flambe les bords du tube, et on remet le bouchon de ouate. Si l'être ensemencé est surtout aérobie, il se développe dans les couches superficielles ; s'il préfère la vie anaérobie, il se développe plus vite dans les profondeurs, où l'oxygène est plus difficile à remplacer.

61. Ensemencement par stries. — On peut, pour les microbes aérobies, prendre un tube de gélatine qu'on a presque couché pour le laisser refroidir, de sorte que la surface de la gélatine est en bec de flûte. Sur cette surface, avec la pointe du fil de platine recourbée à angle droit, on trace une ou plusieurs stries superficielles parallèles au grand axe de l'ellipse. On peut de même, et sur le même milieu, faire, à côté l'une de l'autre, deux stries de deux êtres qu'on veut comparer, écarter plus ou moins ces stries ou les faire chevaucher l'une sur l'autre pour savoir comment ces deux êtres se partagent la nourriture ou s'influencent l'un l'autre. Mais il faut pour cela qu'aucun d'eux ne liquéfie la gélatine.

62. Numération des colonies. — Si on fait l'ensemencement dans la gélatine pendant qu'elle est encore liquide, si on agite pour y répartir uniformément les germes, et si on laisse refroidir ensuite, chaque germe, s'ils sont bien séparés, deviendra l'origine d'une colonie visible à l'œil nu, ce qui en rend la numération possible. Mais pour faire cette opération sans laisser trop de place aux cause d'erreur, il faut prendre quelques précautions que nous allons décrire.

On commence par préparer les vases de culture. Ce sont de préférence des boîtes plates, dites *boîtes de Pétri*, (fig. 34) for-

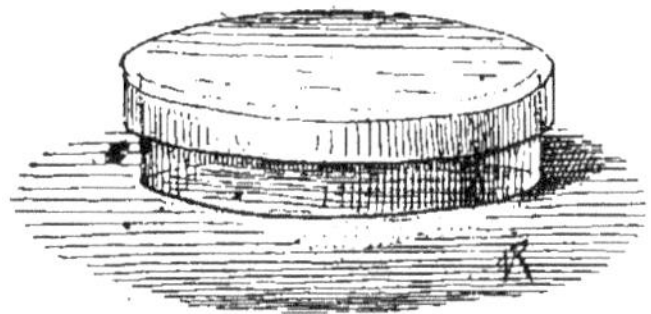

Fig. 34.

mées de deux petits cristallisoirs qui entrent l'un dans l'autre sans frottement. On les stérilise en les pliant dans du papier, et en portant le tout au four à flamber. Il faut que le papier jaunisse un peu, mais ne se carbonise pas. On liquéfie d'un autre côté, dans un bain-marie chauffé à 30-35°, ou plus simplement en la tenant dans sa main, la gélatine contenue dans des tubes à essai, et lorsqu'elle est bien liquide, on prend à l'aide d'un fil de platine une gouttelette de culture, et on l'y introduit. On rebouche le tube, on flambe le coton et les bords de l'orifice, on stérilise l'aiguille, puis on fait rouler rapidement le tube entre les paumes des deux mains, en le tenant bien vertical, de façon à bien mélanger ce qu'il contient sans y former de bulles d'air.

Ce premier tube contient beaucoup de microbes, pour peu que

la gouttelette de liquide qu'y a apportée le fil de platine en soit chargée. Les colonies, en se développant, seraient trop serrées, et outre qu'elles pourraient se nuire par leur rapprochement, elles seraient très difficiles à compter. Il y a le plus souvent avantage à faire une nouvelle dilution, en opérant avec le premier tube ensemencé comme on l'a fait avec la culture originelle. Parfois même, il sera utile d'en faire une 3e, une 4e dilution. Si on connaît à chaque fois le volume du liquide employé, le calcul de la dilution finale est facile.

Toutes ces dilutions sont coulées séparément chacune dans une boîte de Pétri. Pour cela on prend le tube, on le débouche en l'inclinant, on flambe l'orifice en le passant dans la flamme, et soulevant de l'autre main le couvercle de la boîte de Pétri, on y étale la gélatine, et on referme le couvercle. Le tube est refermé à son tour avec son tampon de coton, et couché horizontalement : on étale, en inclinant la boîte, la gélatine sur le fond, et on la place sur un corps froid, ou même sur de la glace, pour hâter la prise de la gélatine. On retourne aussi le tube pendant son refroidissement pour étaler sur la paroi ce qui y reste de gélatine, et quand le milieu de culture est redevenu solide, on met à l'étuve entre 15 ou 20°. La numération des colonies se fait à l'œil nu, ou avec un oculaire quadrillé, dans la dilution où elles sont un peu serrées, sans l'être trop, et on peut ainsi avoir une idée du nombre d'êtres vivants dans la gouttelette de culture ensemencée à l'origine.

On peut même, en examinant, soit à l'œil, soit à un faible grossissement, les colonies développées dans la boîte de Pétri, voir si elles se ressemblent, et peuvent être considérées comme appartenant à une même espèce, ou si elles diffèrent, et si par conséquent la culture qui les a fournies était impure.

Au lieu d'étaler la gélatine dans une boîte de Pétri, on peut l'enrouler sur la paroi intérieure du tube à essai en refroidissant celui-ci, soit au contact de l'eau, soit au contact d'un bloc de glace, et en le tenant presque horizontal pendant qu'on le fait rouler aussi uniformément que possible autour de son axe. On obtient alors un manchon de gélatine : c'est ce qu'on appelle un *tube roulé d'Esmarch*. Cette méthode est loin de valoir celle des boîtes. L'étude individuelle et la numération des colonies y sont plus difficiles.

63. Cultures en gouttes pendantes. — Quand on veut pouvoir suivre de près, non pas seulement à la loupe, comme avec les boites de Pétri, mais avec le microscope, le développement des membres d'une colonie, on peut employer une autre méthode.

Sur une lamelle de verre bien propre, on dépose, soit au moyen de l'anse de platine, soit au moyen d'une pipette, une gouttelette de liquide de culture faiblement chargée de germes. Puis on retourne la lamelle sur un anneau de verre porté par la lame, ou sur une cavité qui y est creusée : pour éviter l'évaporation, on place le tout, dans l'intervalle des observations, sous une cloche à parois humides. En examinant au microscope les bords de la goutte, on trouve facilement des champs de développement qu'on peut fouiller dans toute leur épaisseur, qui est faible en ces points. La chose est encore plus facile quand la gouttelette est faite avec du bouillon gélatiné transparent. Quand elle contient peu de colonies, on peut étudier toutes celles qui sont comprises dans une épaisseur à peu près égale à la distance frontale de l'objectif.

CULTURE DES MICROBES ANAÉROBIES

64. Cultures à l'abri de l'air. — Les cultures à l'abri de l'air exigent un matériel un peu plus compliqué que les cultures aérobies. Aussi sont-elles d'ordinaire plus négligées. Elles peuvent pourtant rendre de nombreux services, et il y a des cas où on ne peut pas s'en passer, par exemple, lorsque le microbe à cultiver ne peut pousser que tout à fait à l'abri de l'air, ou dans un gaz inerte, comme le premier microbe pathogène anaérobie découvert par MM. Pasteur, Joubert et Chamberland, et appelé par eux *vibrion septique*. L'appareil dont ils se sont servis pour le cultiver consiste dans un tube à deux branches, T (fig. 35), auquel est soudé un tube de verre étranglé en A et pourvu d'un petit tampon de coton. Chacune des branches porte latéralement un petit tube effilé *d*. Le tube est ainsi stérilisé dans le four à flamber. Dans une des branches on fait entrer le liquide nutritif pur et préalablement ensemencé, en plongeant l'effilure ouverte dans le tube qui la contient et en aspirant par le tube A, puis on ferme l'effilure à la lampe, et on aspire de même dans la seconde branche le bouillon de culture non ensemencé. Le tube A est ensuite relié à une machine pneumatique à mercure et on fait le vide. Au moyen d'une

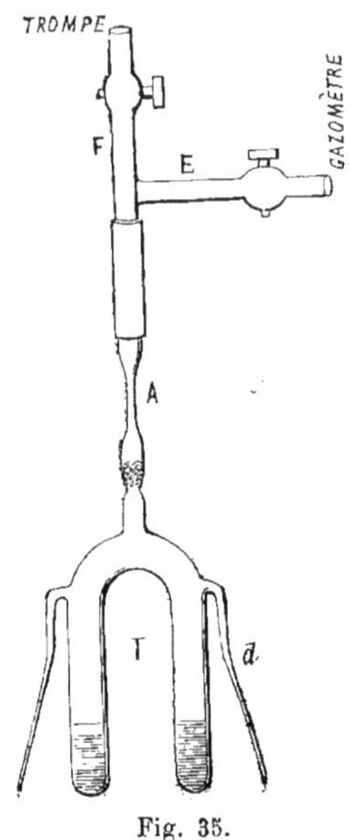

Fig. 35.

petite flamme de gaz. appliquée avec précaution, on détermine l'ébullition, à basse température, du liquide dans les deux branches pour bien chasser tout l'air. Les bulles produites viennent crever sur la paroi du tube légèrement chauffée dans sa partie supérieure : les projections d'une branche dans l'autre sont ainsi évitées. Avec un jet de gaz, on sépare le tube de la machine en fondant le verre en A, dans la partie étranglée. L'appareil est porté à l'étuve, le développement se fait dans la branche ensemencée, le liquide restant limpide dans l'autre branche, si on a bien opéré. Pour avoir une seconde culture, il snffit d'incliner le tube de façon qu'une trace de la culture passe dans la branche non ensemencée.

La pompe à mercure peut être remplacée par une trompe à eau ; toutefois, comme cette trompe ne donne pas un vide aussi complet que la pompe à mercure, il faut remplir le tube d'un gaz inerte et le vider à plusieurs reprises. Le tube sera donc rattaché par un caoutchouc épais à un tube en T qui communique par sa branche F avec la trompe, et par sa branche E, avec un gazomètre contenant de l'acide carbonique ou de l'hydrogène parfaitement privé d'air. Les deux branches F et E portent chacune un robinet. Lorsque le vide est fait, on ferme le robinet F et on ouvre le robinet E : le gaz pénètre du gazomètre dans le tube ; le robinet E est alors fermé et la communication avec la trompe est rétablie en ouvrant le robinet F. Cette manœuvre répétée deux ou trois fois suffit à enlever complètement à la fin l'air de l'appareil. On peut vider le tube ou le laisser rempli du gaz privé d'oxygène.

Le même gazomètre peut être facilement relié à la pompe à mercure.

Les organismes anaérobies donnent lieu à un dégagement de gaz qu'il est parfois intéressant d'étudier. Il sera facile de retirer ce gaz de l'appareil que nous venons de décrire, au moyen de la pompe ou de la trompe à mercure.

Pour faire une prise du liquide contenu dans l'intérieur du tube sans introduire d'impureté dans la culture, il faut casser le tube effilé A au-dessus du coton, laisser rentrer l'air, et incliner le tube pour faire sortir un peu du liquide par l'effilure latérale préalablement ouverte et passée dans la flamme. L'introduction de l'air arrête la culture. Si on veut qu'elle continue, il faut ouvrir le tube de façon qu'il se remplisse d'un gaz inerte. Pour cela, après avoir fait un trait à l'extrémité du tube A, on l'adapte à un tube de caoutchouc relié au gazomètre, on casse la pointe dans le tube de caoutchouc et le gaz remplit l'appareil.

La culture en milieux solides n'exige pas des appareils plus compliqués. On étire un tube de verre en lui donnant la forme figurée dans la figure 36 ; l'extrémité supérieure est fermée par un tampon de coton, et tout le tube est fortement chauffé dans la lampe à alcool. Pendant qu'il est encore chaud, on plonge son extrémité effilée dans un tube de gélatine que l'on vient de faire bouillir, on aspire en A, la gélatine bouillante monte dans le tube : quand elle est arrivée en *b*, on retire vivement le tube en l'inclinant de façon que la gélatine ne puisse sortir par l'orifice inférieur que l'on ferme aussitôt à la lampe. Le tube redressé est fermé par un trait de chalumeau dans sa partie étranglée, un peu au-dessus de la gélatine. Après qu'il sera refroidi, le tube pourra être ensemencé par piqûre à la manière ordinaire : il suffit d'ouvrir l'extrémité supérieure effilée et de la refermer à la lampe, l'ensemencement terminé. Dans ces petits tubes, qui sont très faciles à préparer, le gaz produit par la vie de l'organisme ne peut se dégager, et disloque la culture. Il faudra donc ouvrir d'abord le tube par le bout opposé à celui par lequel on

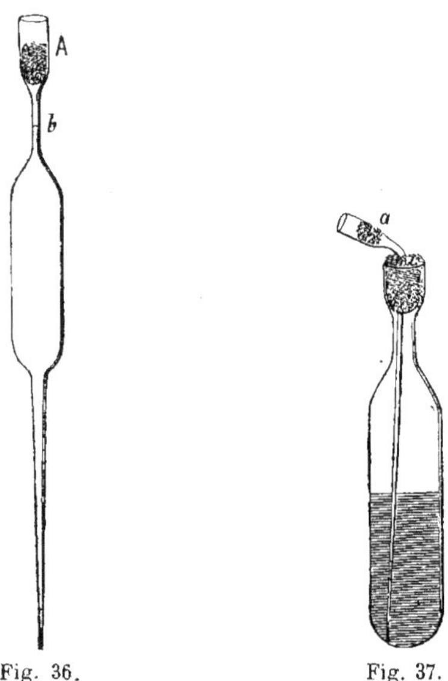

Fig. 36. Fig. 37.

a introduit la semence, sans quoi une partie de la culture pourrait être projetée au dehors. Comme l'ébullition ne chasse pas complètement l'air dissous, il y a parfois de la lenteur dans le développement.

Le dispositif suivant (fig. 37) évite ces inconvénients. La gélatine nutritive est contenue dans un tube à essai, étiré à sa partie supérieure en un tube assez mince pour qu'il soit facilement fermé au chalumeau, et fermé par un tampon de coton. Lorsque la gélatine a été liquéfiée dans un bain d'eau chaude, on fait pénétrer par l'orifice supérieur un tube de petit calibre qui ne ferme pas complètement l'ouverture, et qui amène un courant de gaz inerte privé d'air. Le tube adducteur du gaz a été soigneusement stérilisé, et il porte un tampon de coton *a* qui arrête les impuretés que pourrait entraîner le courant gazeux. L'appareil est ainsi promptement privé d'air. On soulève alors le tube adducteur au-dessus du niveau de la gélatine, qu'on rend solide en la refroidissant. Le courant de gaz continue d'empêcher l'introduction de l'air extérieur ; en soulevant le coton qui ferme l'orifice du tube T, on introduit un fil de platine chargé de la semence, on pratique la piqûre dans la gélatine. Le tube adducteur est alors soulevé jusque dans le haut du tube T, que l'on ferme à l'étranglement, avec le chalumeau. On évite ainsi complètement l'introduction de l'air.

Au lieu de chasser l'air par un gaz inerte, on peut faire le vide avec la trompe, comme nous l'avons décrit pour les cultures dans les milieux liquides. Pour cela, il est avantageux d'employer le tube (fig. 38). Il contient de la gélatine nutritive stérilisée à la façon ordinaire. La tubulure A communique avec la machine à faire le vide, elle est étirée en *b* de façon à pouvoir être facilement fermée avec une flamme de gaz, et elle porte en *c* un tampon de coton. La tubulure B est fermée au chalumeau.

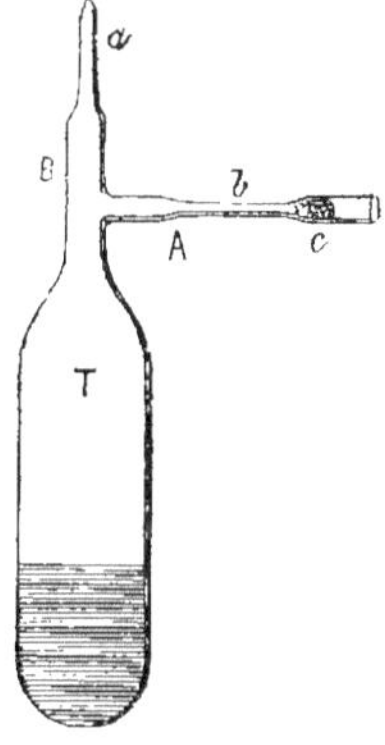

Fig. 38.

La gélatine est fondue à une température aussi basse que possible ; à deux ou trois reprises on rince l'appareil avec le gaz inerte du gazomètre, ainsi que nous l'avons expliqué plus haut. Les projections de la gélatine sont facilement évitées, soit en chauffant avec une légère flamme la paroi du tube dans la partie supérieure, soit en laissant rentrer le gaz inerte si l'ébullition devient tumultueuse : c'est là un jeu de robinets facile à comprendre,

L'appareil étant privé d'air, on le laisse refroidir en le maintenant en communication avec le gazomètre. Lorsque la gélatine a fait prise, on soulève le flacon à eau du gazomètre de façon à produire une légère pression dans l'intérieur du tube. Avec un

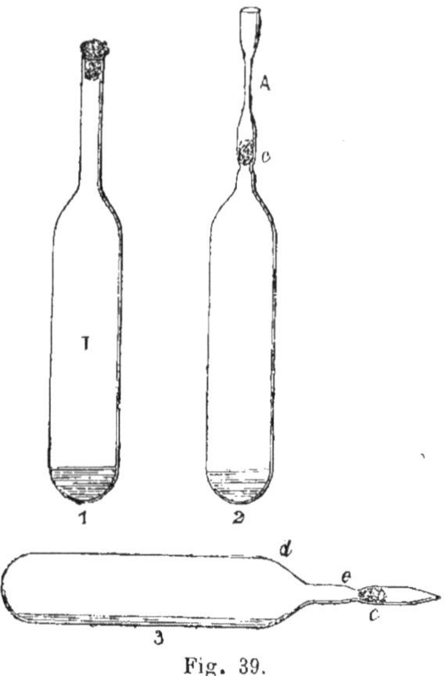

Fig. 39.

couteau à couper le verre, on fait un trait sur la portion effilée, *a*, et après l'avoir chauffée, on la casse en *a* avec une pince flambée ; le gaz s'échappe, empêchant l'introduction de l'air : par l'orifice on fait pénétrer le fil de platine ou une tige de verre avec laquelle on fait la piqûre. Il est facile de conserver le tube plein de gaz, ou de le vider si l'on veut ensuite étudier le gaz que dégagera la culture de l'organisme anaérobie. L'appareil est détaché par un trait de chalumeau sur la partie étranglée *b*.

65. Colonies en cultures anaérobies. — Le dispositif suivant permet la séparation des colonies et la récolte de la semence dans les colonies isolées. Il se compose d'un tube de verre fermé, large de 3 centimètres environ, long de 25 à 30 centimètres, et terminé par un tube plus étroit, obturé par un tampon de coton. Ce tube (fig. 39) contient un peu de gélatine stérilisée ; on fond la gélatine et on introduit, avec les précautions ordinaires, une quantité de semence convenable pour avoir des colonies séparées. En ensemençant plusieurs tubes avec des quantités de semence de plus en plus petites, on arrive toujours à une séparation parfaite des colonies. On étrangle le tube à la lampe, un peu au-dessus de la partie renflée, en *c*. On pousse le coton obturateur jusqu'à cet étranglement, et on étire le tube en A. L'appareil ainsi disposé est mis en communication avec la machine à vide, et il est purgé d'air comme nous l'avons déjà expliqué. On le sépare en fondant au chalumeau en A, et on le couche sur un plan horizontal. La gélatine s'étale sur la paroi inférieure. Elle fait prise, et comme la couche est très mince, on pourra examiner à travers la paroi du verre la forme des colonies. Pour puiser dans l'une d'elles, on ouvre la pointe effilée, on fait rentrer de l'air ou du gaz inerte qui est filtré sur le coton C, on coupe le

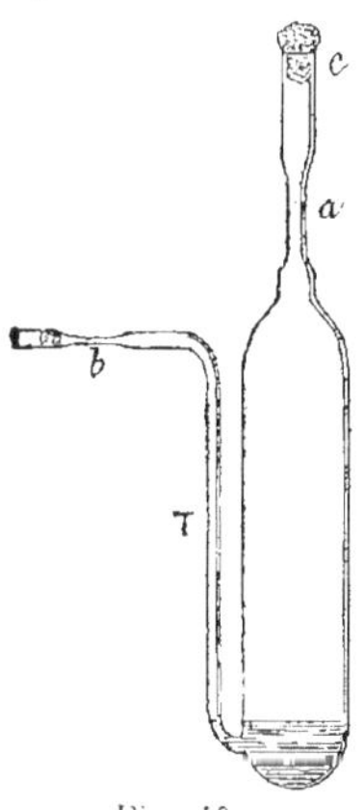

Fig. 40.

verre en *c*, et avec un long fil de platine ou une tige de verre un peu recourbée à l'extrémité, on peut atteindre la colonie que l'on veut ensemencer. Si les microbes liquéfient la gélatine et que l'on ne puisse pas renverser le tube pour l'examen au microscope, on fait en *d* un trait avec un couteau à verre, puis, avec un charbon de Berzélius, on complète la section du tube. Par l'ouverture on pourra introduire un diamant monté sur une tige rigide, et faire un trait intérieur sur chaque paroi du tube ; on détachera facilement la gouttière supérieure, et la gouttière inférieure pourra être examinée sous le microscope à la façon d'une plaque ordinaire.

On peut éviter l'emploi d'une machine aspirante, et chasser l'air du tube par un courant de gaz inerte. Pour cela, le tube de la figure 40 est d'un usage commode. Le courant de gaz pénètre par le tube latéral qui porte en T un tampon de coton *b*, il barbotte dans la gélatine maintenue liquide et sort à travers le coton en *c*. Lorsque l'appareil est bien purgé d'air, on ferme à la lampe en *a* et on couche le tube comme il a été dit pour l'appareil précédent.

Les gaz inertes à employer sont l'azote, l'hydrogène et l'acide carbonique. Selon les cas, il faudra rejeter l'acide carbonique qui

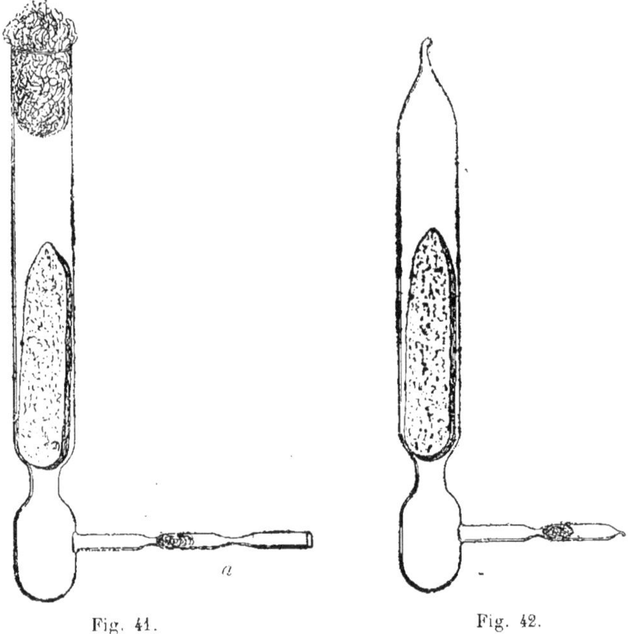

Fig. 41. Fig. 42.

peut avoir une influence sur le développement des microbes. De plus, l'acide carbonique et l'hydrogène étant des produits de la vie des organismes anaérobies, il ne faut pas les employer si l'on veut ensuite faire une analyse des gaz dégagés par la culture. Dans ce cas, le mieux est de faire exactement le vide dans l'appareil, au moyen de la pompe à mercure, qui servira plus tard à retirer les gaz dégagés par les microbes.

66. Culture anaérobie sur pomme de terre. — En modifiant légèrement les dispositifs décrits plus haut, il est facile d'obtenir des cultures d'anaérobies sur la pomme de terre. Pour cela on soude au tube à essai, au-dessous de l'étranglement un tube latéral, étiré en *a*, (fig. 48), et muni d'un tampon de coton, comme le montre la figure. Après avoir introduit la tranche de pomme de terre dans le tube, on stérilise le tout à l'autoclave comme il a été dit plus haut (**55**), puis, quand la surface de la pomme de terre est égouttée, on sème l'organisme anaérobie que l'on veut cultiver, et on ferme à la lampe la partie supérieure du tube comme on le voit (fig. 42). La tubulure latérale est reliée à la pompe à mercure et on fait soigneusement le vide. La tranche de pomme de terre est maintenue pendant quelques instants sous le vide de la machine pour que l'air qu'elle contient s'échappe, puis, avec un trait de chalumeau porté en *a*, on détache le tube. Il est facile de suivre à travers la paroi du verre le progrès de la culture.

Au lieu de faire le vide, on pourrait, après avoir étiré la partie supérieure du tube, faire passer un courant de gaz privé d'oxygène, et fermer ensuite à la lampe le tube en haut et en bas.

67. Etuves à température constante. — Une étuve à température constante est une nécessité de premier ordre dans un laboratoire de bactériologie. Certains microbes, comme celui de la tuberculose, ne supportent pas des écarts de température de plus de un degré. Le chauffage au gaz doit être fait avec un régulateur de pression ; mais cela ne suffit pas. il faut qu'il y ait un régulateur commandé par la température de l'étuve elle même. Il en a été proposé beaucoup. Le plus simple, le plus robuste et le plus précis en même temps est celui que représente la figure 43. Il est formé de deux barres métalliques, l'une en acier, l'autre en zinc, soudées ensemble sur toute leur longueur et recourbées ensuite en forme d'U.

Le métal le plus dilatable, le zinc, étant en dehors, toute élévation dans la température tendra à rapprocher les branches et tout abaissement les écartera l'une de l'autre. Pour une variation donnée de température, le mouvement des branches de l'U sera d'autant plus étendu que les coefficients de dilatation des deux métaux soudés ensemble seront plus différents ; c'est pour cette raison que l'on a réuni le fer et le zinc. Il faut que les barres métalliques soient assez fortes pour rester bien rigides et ne pas se rapprocher d'une façon sensible quand on les serre entre les mains. La réunion de deux métaux de dilatation inégale permet,

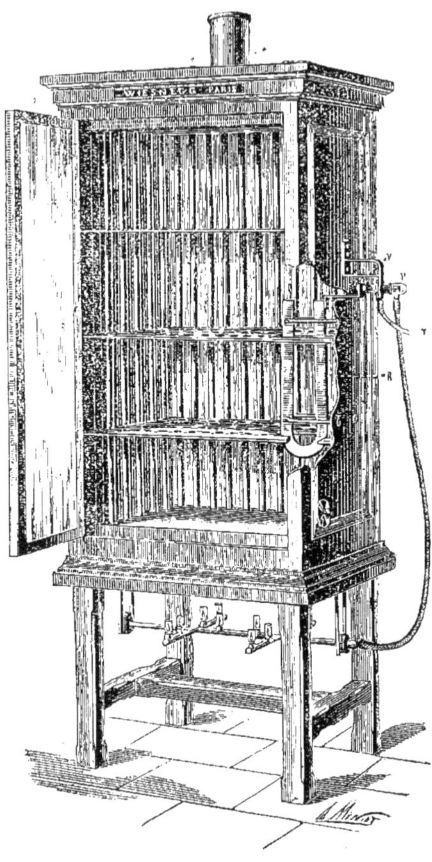

Fig. 43.

avec des barres de longueur modérée, d'avoir un déplacement assez étendu.

On fixe une des branches de façon qu'elle soit immobile, et on ajuste à l'autre une tige qui suit ses mouvements, et va ouvrir ou obstruer, dans la petite chambre *v* en verre, l'arrivée du gaz combustible qui, arrivant par T, s'en va ensuite aux brûleurs.

Les mouvements dus à la dilatation du régulateur bi-métallique peuvent être amplifiés au moyen de leviers, et on augmente ainsi la sensibilité de l'appareil.

Ce régulateur est adapté, dans la figure 43, à une étuve chauffée directement au gaz, modèle Schribaux, dans laquelle les produits de la combustion circulent dans une série de tubes verticaux ran-

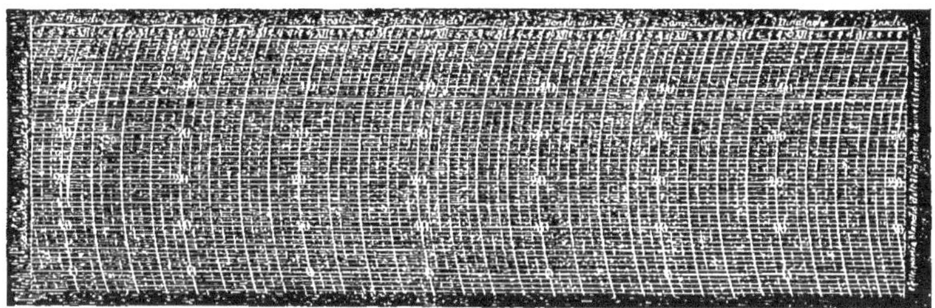

Fig. 44.

gés sur trois côtés de l'étuve. Ce modèle dépense très peu de gaz, et la température y reste très constante, comme le montre le tracé (fig. 44) au thermomètre enregistreur. La température s'est tenue pendant une semaine à 37°,7 avec une variation de 1/10 de degré. Les encoches du tracé correspondent à l'ouverture de la porte de l'étuve. La rapide ascension de la courbe au premier jour, au moment de l'allumage, montre avec quelle rapidité la température s'élève et se fixe au niveau voulu.

BIBLIOGRAPHIE

PASTEUR. Etudes sur la bière, 1876.

BREFELD. Methoden zur Untersuchung der Pilze. *Verhandl. d. phys. med. Gesells. in Würzburg* N. F., t. VIII, 1874-75.

BREFELD. Kulturmethoden zur Untersuchung der Pilze. *Bot. Untersuch. uber Pilze*, t. IV, 1881.

KOCH. Zur Untersuchung von pathogener Organismen. *Mithh. a. d. k. k. Gesundheitsamte*, t. I, 1881.

KOCH et WOLFHUGEL. Untersuch. ub. d. Desinfection mit heisser Luft. *Id.*, t. I, 1881.

KOCH, GAFFKY et LOEFFLER. Untersuch. ub. Desinfection mit heisser Luft. *Id.*, t. I, 1881.

ROUX et NOCARD. Sur la culture du bacille de la tuberculose. *Annales de l'Institut Pasteur*, t. I, p. 19, 1887.
ROUX. Sur la culture des microbes anaérobies. *Id.*, t. I, p. 49, 1887.
— De la culture sur pomme de terre. *Id.*, t. II, 1888.
ESMARCH. Die Bereitung der Kartoffel als Nahrboden. *Centralbl. f. Bact.*, t. I, 1887, p. 26.
KARLINSKI. Ein Vorrichtung zum Filtriren vollstandig klaren Agar-Agars. *Centralbl. f. Bact*, t. VIII, p. 643.
SELESKIN. Die Kieselsaure Gallerte als Nahrsubstrat. *Id.*, t. X, 1891.
VON ROSZAHEGYI. Zuchten von Bacterien in gefarbter Gelatine. *Id.*, t. II, p. 418.
VON FREUDENREICH. Zur Bereitung des Agar-Agar. *Id.*, t. III, p. 797.
VAN PUTEREN. Ueber Bereitung von festem Nährboden aus Milch. *Id.*, t. V, p. 181.
TISCHUTKIN. Eme vereinfachte Methode d. Bereitung von Fleisch-pepton-agar. *Id.*, t. IX, p. 208.
UNNA. Der Dampftrichter. *Id.*, t. IX, p. 749.
VAN OVERBECK DE MEYER. Ueber die Bereitung der Nähragars. *Id.*, t. IX, p. 163.
KAUFFMANN. Ueber einem neuen Nahrboden f. Bacterien. *Id.*, t. X, 1891, p. 55.
SCHULTZE. Zur Frage von Bereitung einiger Nahrsubstrate. *Id.*, 1891, p. 52.
SALOMONSEN. Zur Isolation differenter Bacterien. *Bot. Zeitung*, 1879, n° 39.
— Eine einfache methode zur Reinkultur versch. Faulnissbacterien. *Id.*, 1880, n° 28.
ESMARCH. Ueber eine modification des Koch' schen Plattenverfahrens. *Zeitschr. f. Hyg.*, t. I, 1886.
UNNA. Ueber eine neue Art erstarrter Blutserums. *Monatshefte f. prakt. Dermatol*, t. V, 1886
HUEPPE. Die methoden der Bakterienforschung, 4e ed.
— Ueber Blutserumkulturen. *Centralbl. f. Bact.*, t. I, 1887.
SCHIMMELBUSCH. Ueber eine Modification d. Koch's chen Plattenverfahrens *Fortschr. d. Med.*, t. VI, 1888.
ROUX. Sur un régulateur de température applicable aux étuves. *Ann. de l'Inst. Pasteur*, t. V, p. 158, 1891.

CHAPITRE VI

MÉTHODES DE COLORATION

Les méthodes de coloration des microbes n'ont pas autant d'importance en bactériologie qu'en anatomie pathologique. Elles peuvent souvent servir, cependant, à différencier les diverses parties du contenu d'une même cellule, à montrer sa forme, à rendre visibles ses cils ou ses prolongements. Aussi devons-nous dire quelques mots des plus usuelles, en insistant surtout sur ce qu'il y a de général dans le phénomène de la coloration.

68. Théorie des phénomènes. — Dans un grand nombre de cas au moins, les couleurs sont des matières coagulables, dont la coagulation a lieu, de préférence ou même exclusivement, autour de certains corps capables de provoquer cette coagulation. Nous reviendrons dans le chapitre suivant sur le mécanisme de ces phénomènes. Nous n'avons pour le moment qu'à en retenir les quatre points que voici.

1° Le mécanisme de la coagulation fait en général qu'elle est élective, c'est-à-dire que la couleur se dépose de préférence sur ceux des éléments présents qui sont capables d'en provoquer le dépôt. Par suite, lorsque les diverses parties d'un même tissu ou les divers corpuscules du contenu d'une même cellule, ou les divers microbes d'une même culture, se teignent différemment, on peut dire qu'ils ne sont pas identiques, sans pouvoir cependant affirmer que tous ceux qui se teignent de la même façon sont de même nature. On n'a le droit d'être affirmatif sur ce dernier point que si ces corpuscules ou microbes se montrent identiques vis-à-vis de procédés de coloration différents.

2° Ces phénomènes de coagulation peuvent être provoqués ou empêchés par les causes les plus minimes, et nous les appelons capricieux, parce que nous ne connaissons pas toutes les circonstances, parfois fort délicates, dont ils dépendent. Le coagulum qu'un liquide a laissé se former, un autre peut le dissoudre. De même, à côté du liquide colorant, on pourra trouver un liquide décolorant plus ou moins vite les éléments déjà colorés. De là une technique qui doit être à la fois très précise et très souple, et qu'on n'acquiert que par l'exercice.

3° Il existe en teinture, sous le nom de *mordants*, des substances coagulables capables de se déposer sur certains corps, et d'y appeler, par voie de coagulation nouvelle, des matières colorantes qui ne s'y seraient pas déposées sans cela, ou de les rendre stables, alors qu'elles ne le seraient pas sans eux. Ce mordançage représente donc deux teintures successives, et superpose leurs avantages et leurs défauts. La superposition des couches coagulées grossit d'ailleurs les éléments. Il y a des cas où on gagne à ce grossissement, par exemple dans le cas des cils, qu'il peut rendre visibles ; il y a des cas où on y perd, par exemple lorsqu'il y a des détails intérieurs, qui deviennent moins apparents.

4° Les images colorées ainsi obtenues ne doivent pas être regardées au microscope comme avant coloration. On sait que lorsqu'on observe au microscope, avec un fort grossissement, une coupe de tissu incolore ou à peine coloré, il est bon de diminuer par un diaphragme à la fois la quantité et l'angle d'ouverture de la lumière incidente. On aperçoit ainsi des détails de structure qui seraient restés noyés dans l'éclat trop grand du fond, si on avait laissé arriver toute la lumière fournie par l'appareil d'éclairage, surtout avec le condenseur d'Abbe. On a ainsi ce que M. Koch a appelé *l'image de structure.*

Quand il s'agit d'examiner au contraire des bactéries fortement colorées dans l'intérieur d'un tissu resté incolore ou faiblement coloré, on fait arriver le plus de lumière possible. Il y a souvent une petite variation de *point*, correspondant à l'angle d'ouverture plus grand du faisceau lumineux incident, mais on a alors une image très nette de bactéries colorées se détachant vigoureusement sur un fond à peu près uniforme. On a l'*image de coloration* de M. Koch.

Depuis le remarquable travail de ce savant sur ce sujet, on distingue et on sépare ces deux images. Leur mécanisme de formation est pourtant le même. Lorsque le diaphragme est largement ouvert, l'œil reçoit à la fois, et exactement au même point, l'image de structure et l'image de coloration. S'il les *voit* inégalement, c'est pour des raisons en partie physiologiques, et indépendantes, par conséquent, de la marche du rayon qui est partout la même. Les portions plus ou moins transparentes qui forment la trame du tissu, et constituent le fond du tableau, soutendent en général pour l'œil un angle assez considérable. Dès lors, en vertu d'un théorème d'optique, leur éclat intrinsèque, et par conséquent leur éclat relatif, les unes par rapport aux autres, n'est ni augmenté ni diminué par le grossissement, par le passage au travers du système optique du microscope. Si elles ne conservent pas cet éclat relatif, et deviennent inégalement *visibles*, c'est qu'en vertu d'une loi physiologique, les minces détails sont noyés par un phénomène d'irradiation analogue à celui qui rend pénible ou impossible la lecture en plein soleil. Dans cette lumière vive, au contraire, les bactéries fortement colorées et tout à fait opaques, qui soutendent pour l'œil un angle très faible, prennent, en vertu du même théorème d'optique, un éclat relatif, ou plutôt une obscurité relative proportionnelle au grossissement ; c'est le phénomène inverse de celui qui permet d'apercevoir au ciel les étoiles en plein jour, à la condition de les observer au travers d'une lunette suffisamment puissante, qui multiplie leur éclat par rapport à celui du fond, et les rend apparentes. Les mêmes causes amènent au microscope le même contraste entre les microbes colorés et le fond : mais en somme, il n'y a qu'une seule image, et la distinction établie par M. Koch semble sans aucune raison d'être.

Ce qui confirme dans cette manière de voir, c'est que la plaque photographique, qui ne se fatigue pas comme l'œil, ne distingue pas entre ces deux images, et donne des détails très fins de structure, en même temps que des effets de coloration, quand, pour avoir plus de lumière, on opère à diaphragme ouvert.

69. Pratique des colorations. — Avec ces renseignements, nous pouvons aborder l'étude des principaux procédés de coloration. Ceux qui nous intéressent le plus sont naturellement ceux qui donnent le plus de différentiation. Nous mettrons donc au second plan les divers colorants autrefois employés par les histologistes, carmin, picro-carmin, etc. qui colorent uniformément tout le contenu du bacille, pour nous attacher aux couleurs d'aniline qui s'attachent de préférence ou même exclusivement à certains éléments.

Ces couleurs se divisent en couleurs acides et couleurs basiques.

Les couleurs acides (éosine, tropéoline, fluorescéine, safranine, acide picrique), sont de préférence des colorants diffus, dépourvus d'action élective. Les couleurs basiques au contraire, (fuchsine, violet de Paris, violet de gentiane etc.) teignent de préférence les bacilles perdus au milieu d'un tissu, et le noyau des cellules au milieu des autres éléments de la cellule : ce sont elles qu'on désigne de préférence sous le nom de *couleurs d'aniline*.

Elles sont très solubles dans l'alcool, et se conservent bien dans ce liquide. Dans l'eau, elles sont moins solubles et tendent constamment à se précipiter sous forme de coagulum et de dépôt. Ce sont donc les solutions aqueuses qui donneront les actions électives les plus nettes. Il faut seulement les filtrer quand elles ont déposé, ou mieux, les fabriquer au moment même, en ajoutant à 9 volumes d'eau distillée un volume d'une solution alcoolique à 10 0/0, ce qui donne une solution aqueuse à 1 0/0 de matière colorante et à 9 0/0 d'alcool environ.

L'action de ces bains colorants s'exalte encore, comme l'a montré M. Koch, quand on les alcalinise légèrement. Le mordant employé peut être de la potasse étendue, du borate de soude ou de préférence de l'aniline. Pour cette dernière, qui est peu soluble dans l'eau, on la fait intervenir en se servant d'eau saturée d'aniline, au lieu d'eau ordinaire, pour préparer le bain colorant dont nous venons de parler.

Le phénol et le thymol sont aussi des mordants, et en outre des antiseptiques ; ils sont fréquemment employés.

70. Fuchsine. — Les couleurs d'aniline ont l'inconvénient de se décolorer à l'air et à la lumière. Les plus résistantes sont la fuchsine et le violet de gentiane. Le rouge de Ziehl est une solution à 1 0/0 de fuchsine dans de l'eau phéniquée à 5 0/0. La fuchsine anilinée remplace l'eau phénolée par l'eau saturée d'aniline.

71. Violet de gentiane. — La solution de Gram-Weigert s'obtient en ajoutant, à 100 c.c. d'une solution saturée de violet de gentiane dans l'eau anilinée, 1 c.c. d'une solution de soude à 1 0/0. Elle ne contient pas d'alcool. La solution d'Ehrlich se fait au contraire en dissolvant dans 100 c.c. d'eau d'aniline 5 cc. d'une solution alcoolique saturée de violet de gentiane.

72. Cristal violet. — En étendant de 10 vol. d'eau 1 volume d'une solution alcoolique de cristal violet à 1 0/0, et en ajoutant un volume d'une solution de carbonate d'ammoniaque à 1 0/0 égal au volume de la solution obtenue, on a le violet Gram-Kuhne En étendant la solution alcoolique avec 10 volumes d'eau phéniquée à 2 0/0, on a la solution de Nicolle.

73. Violet Dalhia. — Le violet Dalhia supporte la présence des acides qui décolorent d'ordinaire les couleurs d'aniline : en l'employant en solution dans de l'acide acétique à 2 0/0, on a la solution de Ribbert, qui peut servir à colorer les enveloppes capsulaires de certains microbes.

74. Bleu de méthylène. — On ne se sert guère que des bleus solubles dans l'eau. Le bleu de méthylène est le plus employé. La formule d'Ehrlich est :

Bleu de méthylène	10 gr.
Eau	100 »
Solution de potasse à 1/10.000.	200 »

La formule du bleu phéniqué de Kuhne est :

Bleu de méthylène	1,50 gr.
Alcool absolu.	10 »
Eau phéniquée à 5 0/0 . . .	100 »

75. Vert de méthyle. — Le vert de méthyle est peu stable. Il entre dans la composition du liquide de Roux et Yersin pour la coloration du bacille diphtérique :

Violet Dahlia.	1 gr.
Vert de méthyle	3 »
Alcool absolu.	20 »
Eau	400 »

76. Hématoxyline. — C'est un colorant des noyaux. La meilleure solution est celle de Delafield. A 400 gr. d'eau saturée d'ammoniaque on ajoute 4 gr. d'hématoxyline cristallisée, dissoute dans 25 cc. d'alcool absolu. On laisse le tout reposer à la lumière et à l'air pendant trois jours. On filtre, et on ajoute 100 gr. de glycérine et 100 gr. d'alcool méthylique. On laisse au repos, et quand la solution est devenue très foncée, on filtre à nouveau et on conserve en flacons bien bouchés.

77. Solution de Gram. — On a quelquefois avantage à faire agir sur une préparation colorée un liquide qui en décolore certains éléments et pas d'autres. Le plus employé est la solution de Gram :

Iode	1	gr.
Iodure de potassium	2	»
Eau	300	»

78. Pratique de la coloration. — Tous ces liquides divers peuvent être employés à peu près de la même façon. Sur une lamelle bien propre, on dépose une goutte du liquide à examiner, qu'on étale plus ou moins suivant qu'elle est plus ou moins chargée de microbes, et on la sèche doucement en tenant la lamelle, au moyen d'une pince, à une certaine distance de la flamme d'un bec Bunsen. Quand elle est sèche, on *fixe* la préparation, soit en passant trois fois la lamelle dans la flamme, du geste d'un homme qui coupe du pain, dit Koch, ou bien en recouvrant la lamelle d'alcool absolu ou d'un mélange d'alcool absolu et d'éther qu'on laisse évaporer. Au moyen d'un compte-gouttes, on couvre la préparation d'un bain colorant, on laisse en contact plus ou moins longtemps, suivant le bain et suivant le microbe, on lave délicatement la lamelle dans un cristallisoir contenant de l'eau distillée pour enlever la couleur non fixée. On place la lamelle sur une lame en laissant déborder un coin, on l'examine. Si la préparation est bonne, on reprend la lamelle, sans la faire glisser, par le coin réservé, on la laisse sécher, on la rince avec une ou deux gouttes de xylol, et on laisse tomber au centre une goutte de baume du Canada. Puis on la renverse sur une lame, et on la laisse sécher dans une position horizontale.

79. Coloration des spores. — C'est Buchner qui l'a obtenue pour la première fois. On chauffe plus fortement la lamelle portant la préparation, ou on la laisse un quart d'heure ou une demi-heure dans un four à 200°. Ainsi traitées, les spores, qui ont sans doute subi un commencement de dislocation superficielle, prennent les couleurs d'aniline. D'après Neisser, on colore les spores par la même méthode que le bacille de la tuberculose, en laissant la lamelle flotter pendant 10, 20 ou 40 minutes à la surface d'un bain de fuchsine phénolée, chauffé à 80-90° ; on lave ensuite avec de l'alcool à 60°, auquel on a ajouté quelques gouttes d'un acide minéral. Puis on lave soigneusement à l'eau. On produit ensuite une couleur de contraste avec le bleu de méthylène, en décolorant à l'alcool absolu. On obtient ainsi des bacilles colorés en bleu et des spores colorées en rose. D'après Moller, l'action d'acide sulfurique concentré pendant 25 secondes, ou d'une solution d'acide chromique à 5 0/0 pendant quelques minutes, produisent le même effet que la chaleur, au point de vue de la pénétrabilité de la spore par les matières colorantes.

80. Coloration des cils. — Löffler a donné le premier une méthode de coloration des cils qui a été une véritable révélation. Il y arrive au moyen de mordants. On prépare une émulsion très étendue de bactéries, qu'on abandonne quelques minutes à elle-même, de façon à laisser tomber au fond celles qui n'ont pas de cils et sont immobiles. On en porte une goutte sur une lamelle qu'on sèche à la flamme, en la tenant entre les doigts pour éviter qu'elle ne s'échauffe trop. Puis on la couvre d'un mordant fait avec 10 cc. d'une solution de tannin à 20 0/0, ou 5 cc. d'une solution de sulfate de fer saturée à froid, et 1 cc. de solution aqueuse ou alcoolique de fuchsine. Le mordant devient meilleur en vieillissant, et on l'améliore, suivant les cas, soit avec un peu d'acide, soit avec un peu d'alcali. Les lamelles couvertes de mordant sont tenues au-dessus d'une flamme, de façon que la surface fume faiblement. On lave alors à l'eau, et on ajoute une solution anilinée de fuchsine additionnée de quelques gouttes de lessive de soude. On continue ensuite à la façon ordinaire.

Récemment Bunge a proposé un nouveau mordant, fait du mélange de 3 parties d'une solution aqueuse concentrée de tannin avec une partie d'une solution de perchlorure de fer au 1/20. A 10 cc. de ce mélange on ajoute 1 cc. de la solution de fuchsine.

Van Ermengen a publié en 1894 une nouvelle méthode pour

la coloration des cils, qui est un peu plus délicate. Sur des lamelles bien nettoyées par ébullition dans un mélange de 60 gr. de bichromate de potasse et 60 gr. d'acide sulfurique concentré dans 1 litre d'eau, lavées à l'eau, à l'alcool, puis séchées, on fixe par la chaleur une émulsion bactérienne, et on fait agir un mordant formé de 1 partie d'une solution à 2 0/0 d'acide osmique, et de 2 parties d'une solution de tannin à 10 0/0. On laisse agir pendant quelques minutes en chauffant légèrement. On lave ensuite à l'eau et à l'alcool absolu, et on trempe pendant quelques secondes dans une solution à 0,5 0/0 de nitrate d'argent, puis, de suite et sans essuyer, dans une solution de 5 d'acide gallique, 3 de tannin, et 10 d'acétate de potasse dans 350 d'eau. On reporte ensuite en agitant doucement dans le bain de nitrate d'argent, puis dans l'autre, jusqu'à ce que le bain d'argent commence à noircir, on lave ensuite à l'eau et on monte comme à l'ordinaire.

Les bactéries colorées par ces méthodes sont grossies par le vêtement épais de mordant et de matière colorante qui les recouvre, et qui, en grossissant aussi les cils, les rend visibles.

MM. Nicolle et Morax avaient publié en 1893 une méthode beaucoup plus simple, dans laquelle ils font usage de l'encre à la fuchsine de Löffler, sans faire intervenir d'acide ou d'alcali, dont l'emploi est toujours un peu chanceux. Le mordançage à l'encre suffit. Il faut seulement lui laisser le temps de se faire, et opérer à chaud. On prend une parcelle de culture récente sur gélose et on la dilue dans un verre de montre rempli d'eau ordinaire, de manière à obtenir un liquide à peine trouble. On répartit ce liquide avec une pipette à la surface de lamelles propres et fortement flambées par des passages réitérés dans la flamme chauffante d'un bec Bunsen. Le liquide étant étalé sur toute l'étendue, on les incline et on aspire avec la pipette l'excès de la dilution qui se rassemble au niveau de l'angle inférieur. On laisse sécher à l'abri de la poussière. On dépose ensuite à la surface d'un des couvre-objets une grosse goutte d'encre de fuchsine, et on chauffe une dizaine de secondes sur une petite flamme (flamme veilleuse d'un bec Bunsen, par exemple). Lorsque des vapeurs apparaissent, on jette le mordant, on incline la lamelle, et on fait tomber sur l'angle supérieur le jet d'une pissette pour bien laver la préparation sans détacher la couche de microbes. On recommence encore deux ou trois fois le mordançage et les lavages. Il

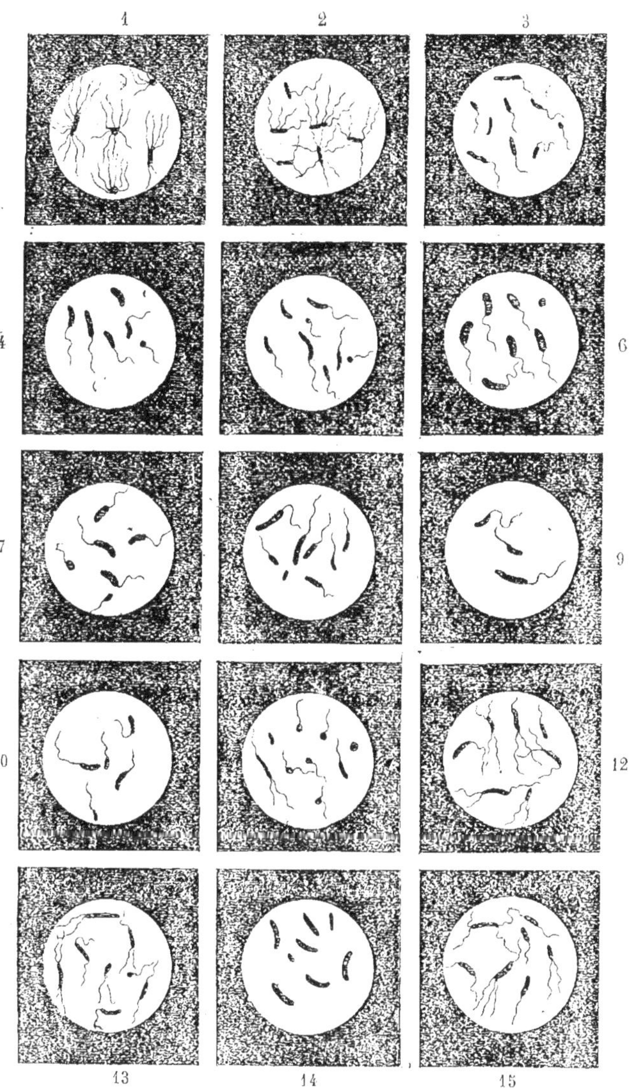

Fig. 45. — 1. Fièvre typhoïde. — 2. *Bac. coli.* — 3. B. de Finkler et Prior. — 4. B. de Deneke. — 5. Vibrion avicide. — 6. V. de Sanarelli (Suresnes). — 7. V. cholérique (Angers). — 8. V. cholérique (Courbevoie). — 9. V. cholérique (Hambourg). — 10. V. cholérique (Shang-Haï). — 11. V. cholérique (Massaouah, forme ronde). — 12. *Id.* (forme allongée). — 13. V. cholérique 1884. — 14. V. cholérique indien. — 15. V. cholérique (Calcutta).

faut, après chaque lavage, essuyer la face inférieure du couvre-objet et l'extrémité de la pince de Cornet ; sans quoi, lors du mordançage suivant, l'encre de fuchsine s'écoulerait sous la lamelle et le long de la pince. On colore en versant de la fuchsine de Ziehl ou du violet de gentiane aniliné à la surface de la préparation et en chauffant une ou deux fois pendant un quart de minute. On lave une dernière fois à l'eau et on examine dans ce liquide. Si la coloration est réussie, on fait sécher et on monte dans le baume au xylol.

La figure 45, ci-jointe, synthétise quelques-uns des résultats obtenus par MM. Nicolle et Morax dans l'étude des vibrions cholériques et des organismes voisins. Tous les organismes étaient mobiles, à l'exception du *vibrion indien* qui s'est montré privé de cils. Les autres vibrions cholériques ont tantôt un cil unique, situé à l'une des deux extrémités, tantôt quatre cils situés deux par deux à chaque extrémité. Le *B. coli* en a davantage. Le bacille typhique en est quelquefois recouvert.

Ces cils sont parfois très longs. Ceux que M. Winogradsky a signalés chez un de ses ferments nitreux dépassent 20 ou 30 fois la longueur du corps de la monade. Ils sont tantôt rectilignes, tantôt spiralés. Ils sont fragiles, et M. Sakharoff en a trouvé des amas enchevêtrés dans la culture d'une bactérie retirée des selles d'un cholérique. Peut-être confondons-nous sous le nom de cils des organes très divers. C'est ainsi que chez les Coccidies, des corps qui ont la forme de cils ou de flagelles semblent être en réalité des spermatozoïdes. C'est un point sur lequel nous reviendrons dans le chapitre suivant.

PHOTOGRAPHIE MICROSCOPIQUE DES BACTÉRIES

Pour le moment, nous avons à compléter la série des moyens d'étude, en parlant de la photographie microscopique, non pas pour décrire des appareils et donner des formules de bain, mais pour dire, conformément au plan de ce livre, ce qu'on sait de général sur les actions mises en jeu.

La photographie microscopique a surtout une valeur documentaire. Si bien qu'elle soit faite, elle vaut toujours moins qu'un bon dessin. Celui-ci a, de son côté, l'inconvénient d'exiger la main de l'homme, qui interprète toujours tout ce qu'il voit, et reste toujours sujet à caution. Quand le point à mettre en lumière est douteux, le dessin, qui représente l'interprétation, est utilement appuyé d'une planche photographique, qui se rapproche de la réalité.

La photographie est utile sur un autre point. Elle peut révéler des détails qui sont invisibles à la vue simple, d'abord parce qu'on peut trouver des plaques sensibles à des radiations qui n'arrivent pas jusqu'à la rétine, et aussi, pour d'autres raisons qu'il faut un peu plus détailler.

81. Conditions de visibilité d'un objet. — La visibilité d'un objet soit à l'œil, soit au moyen d'un instrument quelconque, résulte d'une perturbation apportée par cet objet sur le mouvement des ondes lumineuses. L'œil, le microscope, ne créent pas la perturbation ; ils doivent la recevoir toute faite, et leur rôle est de la rendre saisissable et de la transformer en sensation visuelle. Or, pour que cette perturbation persiste et devienne saisissable à une distance sensible de l'objet, il faut que celui-ci ne soit pas trop petit, par rapport à la longueur d'onde de la lumière incidente. C'est ainsi qu'une bouée dérange imperceptiblement le mouvement des grandes vagues, et peut en revanche laisser un long sillage sur les rides de la mer calme. Ces rides à leur tour, où la distance entre deux pleins et deux creux successif, c'est-à-dire la longueur d'onde, est seulement de quelques centimètres, conserveront une impression très faible et très fugitive d'un bâton ou d'un pieu enfoncé perpendiculairement dans l'eau.

De même pour les ondes lumineuses. Si l'objet sur lequel elles se brisent est trop petit, elles perdent presque immédiatement la trace de l'impression reçue, et reprennent bientôt leur régularité de mouvement, correspondant à une impression uniforme où l'image s'efface. Or nous sommes arrivés à voir des objets ayant un millième et même, avec plus de difficulté et moins de netteté, un quinze-centième de millimètre. Les longueurs d'onde de la proportion la plus lumineuse du spectre sont voisines d'un demi-millième. Ce sont des dimensions du même ordre. Les lois de la formation des images qu'utilisent l'œil et le microscope ne s'appliquent plus au-dessous de cet ordre de grandeur, et il peut exister, il existe certainement des détails de structure dans les êtres déjà connus, et, dans des liquides parfaitement limpides en apparence, des êtres que nos instruments, si perfectionnés qu'on les suppose avec leur construction actuelle, seront toujours impuissants à nous montrer.

Une dernière remarque va compléter ces notions essentielles. L'objectif photographique utilise et traduit par une impression, c'est-à-dire par une image qu'on peut rendre persistante, des rayons lumineux dont la longueur d'onde est trois fois plus petite que celle des rayons qu'utilise l'œil humain. Un objet de même dimension produira donc une impression plus durable sur les rayons photographiques que sur les rayons lumineux, et un objet plus petit donnera encore des images photographiques avec des dispositions de lentilles incapables de fournir des images lumineuses. La photographie peut donc nous montrer des détails invisibles, ou nous faire apercevoir des objets que nous ne voyons pas.

82. Conditions de formation de l'image photographique. — Il y a encore beaucoup de points obscurs au sujet des conditions de formation de l'image photographique, et même de l'image microscopique. Ce n'est pas dans cet ouvrage que nous pourrions les aborder ; nous nous contenterons donc d'une espèce de schéma des actions principales.

Lorsqu'on regarde au travers d'un appareil d'optique quelconque une petite surface plane, lumineuse par elle-même, ou opaque et éclairée par la lumière diffuse, les rayons divergents qui en émanent donnent au travers du système optique une image qui, si le système est bien construit, est aussi une surface plane, qu'on peut rendre plus large que la première, et où les détails apparaîtront mieux. Théoriquement pourtant, ce résultat est impossible, parce que les pinceaux de lumière blanche émanés de tous les points du corps se décomposent au travers des lentilles, et ne donnent pas tous leur image au même point. Mais pratiquement on n'obtient qu'une image unique, grâce d'abord aux arrangements de lentilles, qu'on *achromatise* de son mieux ; grâce surtout à la complicité de l'œil, qui instinctivement, cherche l'unité d'impression, et néglige ou oublie tout ce qui peut la gêner, même dans des mélanges très complexes, à plus forte raison quand ce qu'il ne veut pas voir est déjà un peu effacé et indistinct.

Cette même complicité est encore plus nécessaire quand l'objet regardé au microscope est transparent. Ses contours, sa surface, ses détails intérieurs n'apparaissent que par suite des inégalités de réfraction des rayons lumineux qui le traversent, et l'inégalité de réfraction dépend parfois de l'angle sous lequel ces rayons traversent le corps. De sorte que nous n'en sommes plus au cas simple dont nous parlions tout à l'heure, d'un corps opaque, dont chaque point n'avait qu'un seul cône de rayons lumineux utilisables par l'objectif ; les cônes de lumière incidente qui traversent l'objet transparent, ont leur sommet en dehors de lui, et les images qu'ils peuvent fournir peuvent différer, non seulement de place, mais de détails suivant la position des sommets, c'est-à-dire suivant l'angle d'ouverture de la lumière incidente. De plus, l'objet, étant transparent, ne peut plus être assimilé à un plan. L'œil ou l'écran photographique recevront, en outre de l'image précise des points placés à leur foyer conjugué, l'image plus ou moins confuse de points ou de détails placés un peu au-dessus ou un peu au-dessous du foyer. L'œil s'accommode volontiers de cette imperfection inévitable, et ne voit que l'image principale, si les autres sont un peu confuses, et invitent à les oublier. La plaque photographique reproduit tout, et de là vient qu'on est souvent surpris de voir une image qui paraissait belle et nette à la vue simple, sortir un peu plate et confuse de la chambre photographique. La plaque a tout révélé, à la fois ce que l'œil voyait et avait oublié, et ce qu'il ne voyait pas.

De là, une première conclusion. Pour obtenir de bonnes images en microphotographie, il faut : 1° avoir un microscope séparant bien les plans et donnant des *coupes optiques* aussi nettes que possible ; 2° s'arranger de façon que les cônes lumineux que donnent l'image partent de l'objet lui-même. On arrive facilement à ce résultat en projetant sur la plaque porte-objet, à l'aide d'un miroir ou d'un condenseur, l'image de la source lumineuse quelle qu'elle soit, à la condition qu'elle ne soit pas trop étroite, pour n'avoir pas à craindre des franges de diffraction. On a alors, sur la plaque, une image aussi nette qu'il est possible. On peut, si on veut, réduire l'intensité pour augmenter le temps de pose, et avoir plus de marge opératoire. Mais ce sont là des conditions théoriques d'un bon travail, et l'expérience est d'accord avec la théorie, ainsi que nous l'avons vu plus haut.

Voyons maintenant ce qui ce passe quand, au lieu de photographier des bactéries transparentes, dont les contours et les détails intérieurs ne sont visibles que par suite des différences de réfraction, on photographie des bactéries colorées. Celles-ci deviennent tout de suite beaucoup plus nettes pour l'œil : on peut, comme nous l'avons vu (68) éclairer davantage le champ, qui se différencie beaucoup, et tout naturellement, il semble que la plaque photographique se comportera de même.

Le bénéfice, très réel, est pourtant moins grand qu'on ne le supposait, parce que la plaque est surtout sensible aux rayons chimiques, et que ceux-ci n'ont pas les mêmes lois d'absorption que les rayons lumineux. La plupart des matières colorantes employées sont, nous l'avons vu, des couleurs d'aniline. Or, les bleus, les violets, sont beaucoup plus transparents aux rayons chimiques qu'aux rayons lumineux, de sorte que les images de bactéries colorées, très bien différenciées au point de vue lumière, le sont beaucoup moins au point de vue impression photographique.

De là, une seconde conclusion, qui vient compléter la première Il ne faut pas opérer, dans ce cas, avec des plaques au gélatino-bromure ordinaire, qui sont surtout sensibles aux rayons violets. Il faut prendre des plaques orthochromatiques, que la découverte de Vogel permet de rendre sensibles aux rayons plus lumineux, au vert, au jaune, et même au rouge.

L'emploi d'écrans colorés permet d'augmenter cette différenciation. Le spectre de la lumière qui a traversé du violet de gentiane, du bleu de méthylène, de la fuchsine, et qui arrive sur une plaque orthochromatique, ne diffère par exemple pas beaucoup du spectre normal : il est plus lent à s'imprimer, mais il comprend, avec le bleu de méthylène, à peu près les mêmes radiations. Il garde, dans tous les cas, une large bande noire dans le vert. La superposition d'un écran vert et d'une bactérie colorée au violet de gentiane réalise donc l'obscurité, et par suite il y aura avantage, quand on photographiera des bactéries teintes aux couleurs d'aniline, à interposer, sur le trajet des rayons lumineux, soit avant, soit après le passage sur les bactéries, une cuve du liquide de Zettnow De même le passage de la lumière au travers du brun de Bismarck la dépouille de presque toutes les radiations, sauf celles comprises sur les limites du vert et du

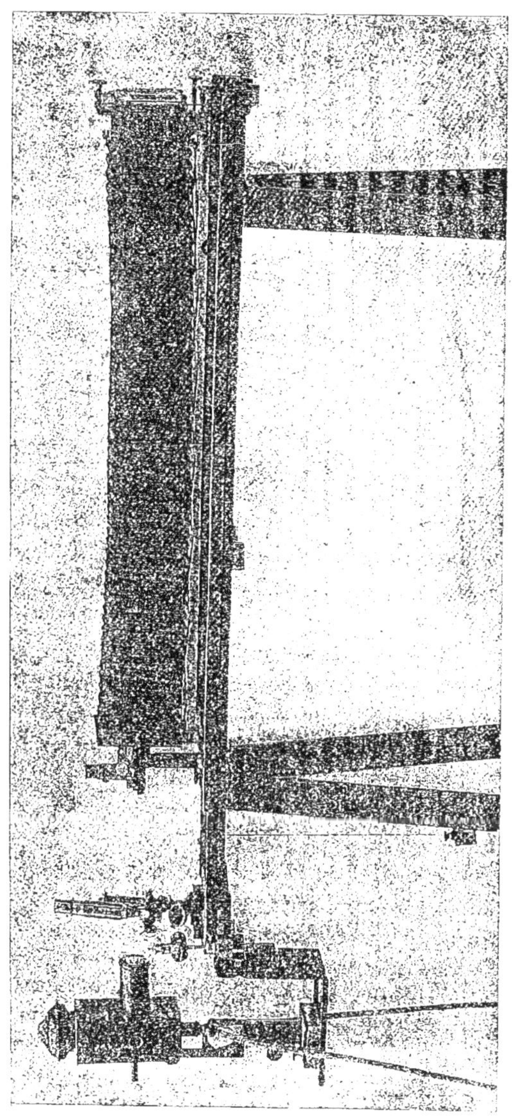

Fig. 45.

jaune, que ne laissent pas passer les liquides bleus. Il y aura donc de même avantage à tamiser avec un écran de sulfate de cuivre ammoniacal la lumière qui sera destinée à photographier des bactéries colorées en brun Bismarck.

L'emploi de ces écrans colorés sera également avantageux, évidemment, même dans le cas des plaques au gélatino-bromure. Il faudra les choisir d'après les mêmes principes.

82. **Conditions mécaniques.** — A côté de ces conditions théoriques, il faudrait placer l'étude des conditions mécaniques. Mais ici le détail serait infini. Nous les résumerons en donnant le dessin (fig. 46 et 47) d'un appareil dans lequel elles sont assez bien réalisées, c'est le banc photographique de M. le Dr Roux.

On voit d'abord qu'il est complètement métallique, et que l'appareil d'éclairage, le microscope et la chambre noire sont solidaires l'un de l'autre : c'est une condition qui est commandée par la nécessité d'un parfait centrage. Il faut que l'axe de figure du pinceau lumineux, l'axe géométrique du microscope, et l'axe géométrique de la chambre noire soient exactement dans le prolongement l'un de l'autre.

Le microscope ne doit pas, de son côté, être fixé à demeure. Il faut qu'on puisse y regarder et y choisir à son gré le point à photographier. Dans le banc de M. Roux, il se relève, et on peut s'en servir comme d'un microscope ordinaire, en l'éclairant, comme le montre la figure, avec une petite lampe d'ophtalmoscope. Quand on a choisi le point, on le renverse sur le banc, où il reprend toujours la même position.

La chambre noire est à long tirage, ce qui nécessite, pour la mise au point sur le verre dépoli, tout un système de leviers permettant d'agir à distance sur le corps du microscope, mais c'est affaire de constructeur. L'essentiel est que tout soit solidaire, et que la plaque photographique vienne se placer exactement au point qu'occupait le verre dépoli, perpendiculairement à l'axe de l'appareil. L'éclairage est produit par une petite sphère de magnésie portée au rouge blanc par un chalumeau à gaz d'éclairage et oxygène. Le reste n'est plus que détail photographique, et nous n'insisterons pas davantage.

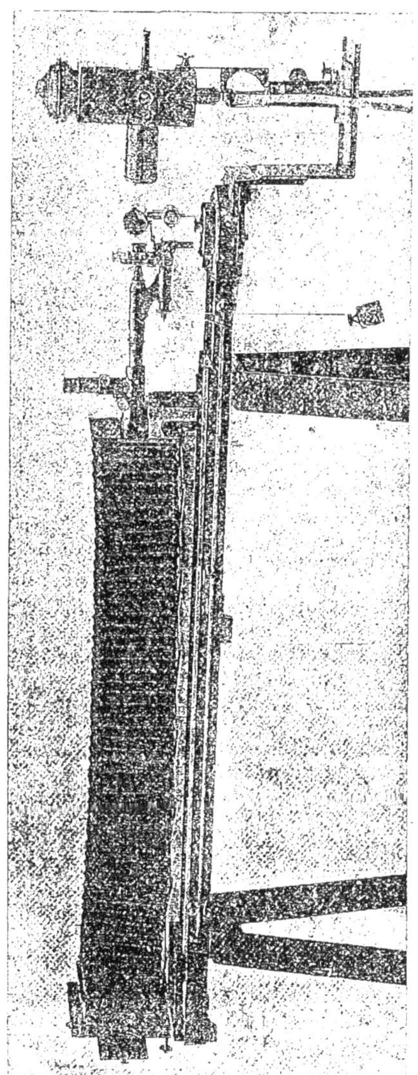

Fig. 47.

BIBLIOGRAPHIE

WEIGERT. *Berliner klin. Wochenschrift*, 1877, Nos. 18 and 19.
— Zur Technik der mikroskopischem Bakterienuntersuchungen. *Virchow's Archiv.*, t. LXXXIV, p. 275.
KOCH. Verfahren zur Untersuchung zum Conserviren und Photographiren der Bakterien. *Cohn's Beiträge zur Biologie der Pflanzen*, t. II, Zur Untersuchung von pathogenen Organismen. *Milth. aus dem K. Gesundheitsamle*, t. I, 1881.
BUCHNER. Ueber das Verhalten der Spalpilz-Sporen zu den Anilin-Farben. *Münchener ärztl. Intelligenzbl*, 1884, No. 33.
NEISSER. *Zeitschrift für klin. Med.*, 1884, p. 1.
LÖFFLER. Eine neue Methode zum Färben der Mikroorganismen, im besonderen ihrer Wimperhaare und Geisseln. *Centralbl. für Bakteriol*, t. VI, N°s 8 and 9.
LÖFFLER. Weitere Untersuchungen, etc. *Centralbl. für Bakteriol*, t. VIII, No. 20.
KÜHNE. Praktische Anleitung zum mikroskopischen Nachweis der Bakterien im thierischen Gewebe. Leipzig, 1888.
NEISSER. Kleine Beiträge zur bakterioskopischen Technik. *Centralbl., für Bakteriol.*, t. III, Nos. 16 and 17, 1888.
EHRLICH. *Zeitschrift für klin. Med.*, t. I, 1880 ; ibid., t. II, p. 710, et *Deutsche med. Wochenschrift*, 1882, No. 19.
GRAM. Ueber die isolirte Färbung der Schizomyceten. *Fortschr. der Med.*, t. II, 1885, No. 19.
GOTTSTEIN. Ueber Enfärbung gefärbter Zellkerne und Mikroorganismen durch Salzlösungen. *Fortschr. der Med.*, 1885, p. 627.
BAUMGARTEN. Ueber ein bequemes Verfahren Tubercle-Bacillen in phtisischen Sputis nachzuweisen. *Centralbl. für die med. Wissensch.*, 1882, No. 25.
PLAUT. Färbungsmethode z. Nachweis der Mikroorganismen, 1884, 2^{e} ed., 1885.
UNNA. Die Entwickelung der Bakterienfärbung. *Centralbl. für Bakteriol*, t. III, 1888.
TRENKMANN. Die Färbung der Geisseln von Spirillen und Bacillen. *Centralbl für Bakteriol*, t. VIII, p. 385.
MÖLLER. Ueber eine neue Methode der Sporenfärbung, *Centralbl. für Bakteriol.*, t. X, 1891, p. 273.
HEIM. Die Neuerungen auf dem Gebiete der bakteriologischen Untersuchungs-methoden seit dem Jahre 1887, *Centralbl. für Bakteriol.*, t. X, 1891, pp. 260, 288, 323.
PREGL. Ueber eine neue Karbolmethylenblau-Methode. *Centralbl. für Bakteriol.*, t. X. 1891, p. 826.
BUNGE. *Fortschritte d. Med.*, t. XII.
NICOLLE et MORAX. Technique de la coloration des cils. *Ann. de l'Institut Pasteur*, t. VII, p. 554. 1993.
SAKHAROFF. Cils composés chez une bactérie, *Id.* p. 550. 1893.
C. FRAENKEL et PFEIFFER. Atlas der Bacterienkunde, introduction, Berlin, 1889.
ROUX. La photographie appliquée à l'étuds des microbes. *Ann. de l'Institut Pasteur*, t. I. 1887.
ZETTNOW. *Centralbl. f. Bact.* t. IV, 1888, n° 2.

CHAPITRE VII

STRUCTURE DES MICROBES

83. L'enveloppe et les cils — Il y a un certain nombre d'espèces microscopiques chez lesquelles le protoplasma est nu et forme une masse diffluente et sans forme propre. Telles sont les amibes et les myxomycètes. Mais d'ordinaire les êtres que nous étudierons présentent autour de leur protoplasma une enveloppe douée d'une certaine forme, d'une certaine résistance : c'est la paroi cellulaire. Cette paroi est parfois tellement fine et tellement transparente qu'on peut douter de son existence. Elle se révèle indirectement par un certain nombre de caractères.

1° Par le caractère spirillaire de certaines espèces, qui restent spirillaires pendant leurs mouvements. Cette persistance de la forme, malgré les réactions du liquide, implique une paroi résistante du microbe en tire-bouchon.

2° Par les mouvements flexibles de certains bacilles qui peuvent se plier et s'incurver dans leurs mouvements, à la façon d'un boudin rempli de liquide, mais qui reviennent à une forme constante dès qu'ils sont au repos, et quelles que soient les déformations subies.

3° Par sa résistance aux actions mécaniques ou chimiques qui s'exercent sur le protoplasma. Nous verrons bientôt que Bütschli a réussi à vider de leur contenu certaines bactéries très grosses, dont la forme extérieure est alors celle d'une coque vide. On trouve de même parfois, dans les cultures en milieux pauvres, et dans une file d'articles bien pleins auxquels on ne voit pas d'enveloppe, un ou deux articles réduits précisément à cette enveloppe, qui est vide, mais tantôt est renflée, tantôt a la même largeur que les autres bacilles de la file, et en maintient la continuité.

4° Par la coloration qu'elle prend, parfois différente de celle du protoplasma. Les mêmes phénomènes de coloration permettent aussi de différencier les enveloppes de divers microbes. Mais il faut être très prudent dans ces déductions, la coloration de la surface et celle des dessous étant parfois fort difficiles à distinguer l'une de l'autre.

5° Par les cils que la membrane extérieure porte quelquefois, et qui sont à la fois des moyens de propulsion et des organes d'agitation de l'eau environnante, pour assurer le renouvellement de la matière alimentaire. Aussi sont-ils quelquefois soit à une des extrémités du bacille, soit aux deux, tantôt isolés, tantôt par paires ou par bouquets. Parfois aussi ils sont répartis sur toute la surface du corps du microbe (fig. 45, p. 137). Enfin il y a des cas où ces cils sont en continuité évidente avec le protoplasma, et passent par des trous de l'enveloppe. Il y a donc diverses espèces de cils. Nous reviendrons tout à l'heure sur leur nature.

Tous ces caractères mettent en évidence l'existence d'une paroi, sinon très résistante, du moins plus solide et moins diffluente que le protoplasma. Il arrive quelquefois que cette paroi s'épaissit beaucoup, ou plutôt se couvre de couches concentriques qui donnent, au bacille ainsi enkysté, une largeur cinq ou six fois plus grande. Cette enveloppe est parfois tellement hyaline qu'on ne la distingue du reste du liquide que lorsqu'on réussit à colorer l'un sans colorer l'autre. Elle se révèle parfois en ce que les bâtonnets qu'elle entoure, au lieu de venir au contact, quand ils sont nombreux dans la préparation, restent séparés les uns des autres, à des distances au moins égales au double de l'épaisseur de leur enveloppe.

Tout ce que nous dit le microscope, aidé des méthodes de coloration, au sujet de l'enveloppe et des cils, est que leur nature est loin d'être partout la même. Tantôt l'enveloppe se rapproche des substances cellulosiques, tantôt des substances chitineuses, tantôt, au contraire, elle se comporte comme de la fibrine ou une matière albuminoïde. Quant aux cils, certains savants les considèrent comme des expansions du protoplasma au travers d'ouvertures creusées dans l'enveloppe ; d'autres comme des expansions de l'enveloppe elle-même. Dans le premier cas, en considérant que les cils sont très abondants sur le bacille jeune, et s'en séparent à mesure qu'il s'achemine vers la spore, en considérant aussi qu'on en trouve sur des bacilles immobiles, on est conduit à penser qu'ils ne sont pas seulement des organes de propulsion ou d'agitation du liquide à leur voisinage, mais aussi des organes de nutrition, des expansions du protoplasma vivant en dehors de son enveloppe qui, étant protectrice, est par là un peu gênante pour les échanges nutritifs. Ceci nous amène à l'étude beaucoup plus importante du protoplasma.

LE PROTOPLASMA

Le protoplasma est à la fois le siège d'actions physiques et d'actions chimiques qui retentissent les unes sur les autres, et forment un ensemble assez difficile à débrouiller. Comme, dans cet ensemble, ce sont les actions physiques qui ont été les plus méconnues, c'est sur elles que j'insisterai davantage.

84. Actions physiques de coagulation. — Le protoplasma est un coagulum en évolution, sans cesse en voie de se coaguler davantage ou de reprendre l'état homogène. Si nous voulons bien comprendre ce qui s'y passe, il faut donc d'abord nous faire une idée des phénomènes de coagulation.

Du sulfate de quinine, du chlorhydrate de morphine peuvent se coaguler sous diverses influences dans une solution, et donner un enchevêtrement de cristaux, collés sur les parois des vases, s'irradiant dans l'intérieur, et formant si bien *éponge* pour le liquide qui les baigne, qu'on peut retourner le vase sans que rien s'en écoule. Ce coagulum ne correspond pas à l'idée que nous nous faisons de la coagulation ordinaire, parce qu'il n'est pas plastique ni élastique. Cela tient à ce que les cristaux qui en forment la trame solide sont raides et fragiles. Mais envisageons la coagulation du sang. Ici le coagulum est normal, parce que des filaments de fibrine, souples et élastiques, remplacent les cristaux aciculaires de nos sels. Le coagulum est pourtant formé des mêmes éléments : un réseau spongieux attaché aux parois, un liquide retenu dans sa trame.

On retrouverait dans le lait, dans la gélatine, des phénomènes analogues. La seule différence qui s'introduise, d'un cas à l'autre, c'est que la substance qui se dépose en réseau était auparavant à l'état de solution plus ou moins parfaite, c'est-à-dire pouvait passer plus ou moins facilement au travers des parois d'un filtre de porcelaine. Le sulfate de quinine passe intégralement, le sérum sanguin presque en totalité, la caséine du lait en faible proportion. Mais ces différences ne sont pas essentielles, elles tiennent à ce que, dans les conditions ordinaires, ces substances sont plus ou moins coagulées. Le sulfate de quinine ne l'est pas en solution dans l'eau pure, mais sa solution peut être amenée à l'état de coagulum commençant par l'addition de certains sels. A ce moment elle fournit la réaction de Tyndall, c'est-à-dire que sa solution, encore parfaite en apparence, commence à pouvoir polariser, dans un plan perpendiculaire au sens de la propagation, un rayon lumineux qui la traverse. Elle émet alors une lumière bleue comme celle du ciel, et due aux mêmes causes, à des particules très fines qui s'y sont formées par suite de l'agrégation des molécules, et dont on ne peut dire ni qu'elles sont en solution, parce qu'elles troublent la transparence du liquide, ni qu'elles sont en suspension, car elles ne se déposent pas. Elles sont en *émulsion*, et c'est là une notion que nous retrouverons tout à l'heure.

En grossissant par suite de la coalescence de molécules nouvelles, ces particules perdent leur couleur bleue, et le liquide devient laiteux lorsqu'elles sont assez grosses. Le lait ordinaire, privé de matière grasse, contient de ces particules à différents états d'agrégation, a par suite des teintes bleues, mais vire en masse vers le blanc. C'est que la caséine qu'il contient est presque toute entière en suspension, et est naturellement dans l'état où l'addition de sels minéraux peut amener les solutions de sulfate de quinine. Dans le lait la caséine est en voie de coagulation. Si on veut lui faire perdre cet état et la ramener vers l'état de caséine dissoute, il suffit d'ajouter un fragment de pancréas, ou d'une diastase que j'ai nommée *caséase*. et qui agit comme le pancréas. La caséine repasse toute entière à l'état dissous, et le lait devient un bouillon à peine trouble.

En résumé, un liquide en voie de coagulation est un liquide dans lequel sont en train de se faire des soudures de molécules de plus en plus nombreuses, provenant d'une substance primitivement en solution. Le sulfate de quinine se coagule en vertu des mêmes forces que la fibrine et la caséine, et comme il se prête plus facilement à l'étude, c'est lui que nous allons prendre pour exemple.

Une solution saturée de sulfate de quinine peut être additionnée de quantités assez grandes d'un sel minéral, de sulfate d'ammoniaque, par exemple, sans donner trace d'aucun phénomène. Pour une certaine proportion cependant, on voit apparaître la teinte azurée dont nous parlions tout à l'heure. A ce moment-là nous dirons que la liqueur est sensibilisée, amenée, comme la plaque photographique, à l'état d'équilibre instable, car la moindre addition nouvelle de sel détermine une abondante précipitation de sulfate de quinine et la coagulation de l'ensemble. Le lait est de même dans un état instable : l'addition de présure, celle d'un peu de chlorure de calcium le précipitent vers sa coagulation ; la soustraction d'un peu de ces sels de chaux fait au contraire reculer la caséine vers son état soluble. De même les acides aident à la coagulation, et les alcalis la contrarient.

La limite à laquelle correspond la sensibilisation dépend de la température. Il faut d'autant moins de sulfate d'ammoniaque pour sensibiliser la solution de sulfate de quinine, d'autant moins d'acide pour coaguler le lait, que la température est plus élevée. Cette limite dépend aussi, et dans une beaucoup plus large mesure qu'on ne pourrait le croire, des moindres circonstances physiques et chimiques de la liqueur. Une trace de chlorure de calcium coagule en quelques instants une solution de sulfure d'antimoine, de silice, de lait additionné d'une quantité de présure insuffisante à elle seule pour le coaguler ; elle précipite aussi, toujours évidemment par le même mécanisme, l'argile en suspension dans l'eau. Quand on voit un même corps produire le même effet sur tant de substances diverses, dont quelques-unes au moins, comme l'argile, sont sans action chimique sur lui, il est difficile d'y voir autre chose qu'une rupture physique d'équilibre. Avant l'intervention du sel, la matière coagulable était répartie dans toute la masse du liquide, sous forme de particules plus ou moins grosses, que leur adhésion pour les molécules du liquide environnant empêchait d'obéir aux lois de la pesanteur ou d'adhérer entre elles. Le mélange restait homogène. Le sel présent au degré voulu, cet état d'équilibre des adhésions moléculaires entre elles et avec la pesanteur est modifié, et soit que l'adhésion entre le solide et le liquide ait diminué, soit que la force d'attraction entre les molécules du solide ait augmenté, celui-ci se réunit en agrégats de plus en plus volumineux, qui deviennent visibles à l'œil nu, se précipitent s'ils ne peuvent pas se souder, comme c'est le cas pour l'argile, ou se soudent en formant un coagulum, comme c'est le cas pour la silice, la gélatine, le sang, le lait, le sulfate de quinine et même, comme l'a montré Crismer, pour un grand nombre de sels d'alcaloïdes.

85. Actions qui suivent la coagulation. — Voici donc la coagulation opérée. Elle est accompagnée, nous venons de le voir, d'une autre répartition des forces en présence, conduisant à un état d'équilibre nouveau. Nous n'examinerons pas tous les cas particuliers qui peuvent se produire : nous nous bornerons, pour ne pas sortir de notre sujet, au cas que réalise le protoplasma, le sang ou le lait, celui d'une substance primitivement plus ou moins muqueuse qui, en se coagulant, donne une substance plus solide d'où suinte une substance plus liquide.

Cette dislocation amène des changements physiques et chimiques. Les deux liquides qui se séparent n'ont ni la même composition ni les mêmes propriétés. Ils sont inégalement acides ou alcalins par suite d'actions secondaires. Mais nous laissons pour le moment de côté toute cette face de la question, que nous retrouverons. J'insiste seulement sur les phénomènes physiques qui accompagnent la coagulation.

86. Tension superficielle. — Sitôt qu'une goutte liquide se forme dans un coagulum, elle s'entoure immédiatement sur sa surface d'une sorte de membrane élastique plus ou moins tendue qui lui donne, ou tend à lui donner une forme sphérique. Cette membrane n'a évidemment aucune existence réelle, elle est seulement la représentation, la plus exacte et la plus accessible à l'esprit, de la force physique qu'on appelle *Tension superficielle.*

Une gouttelette de liquide en suspension libre dans l'air, une petite bulle de gaz émulsionnée dans un liquide, sont arrondies par une même force, la force contractile de la couche liquide superficielle qui les entoure, et qui naît dès que cette couche cesse d'être en contact avec un liquide identique, et se trouve entourée, soit du vide, soit de l'air, soit d'un liquide différent. Seulement, la valeur de cette force contractile n'est pas toujours la même. On peut admettre qu'elle est nulle lorsque le liquide en contact avec la gouttelette est de même nature qu'elle : c'est l'état d'équilibre, c'est l'homogénéité. Elle augmente quand les deux liquides sont différents, croît encore quand l'un d'eux est remplacé par de l'air, passe par son maximum quand la gouttelette est en contact avec le vide.

A l'intérieur d'une gouttelette liquide de rayon r arrondie par une tension superficielle dont la valeur est f, évaluée en milligrammes par millimètre de longueur, la pression, due à cette sorte de membrane de caoutchouc enveloppante, est de $\frac{2f}{r}$. Elle croît donc quand f augmente et quand r diminue. Par exemple, pour une gouttelette d'eau dans l'air, d'un millimètre de rayon, comme dans ce cas $f = 7.5$ environ, on a pour la pression intérieure 15 millimètres d'eau. Elle serait de 15.000 millimètres, ou de plus d'une atmosphère, pour une bulle ayant 1/1000 de millimètre de rayon Mais il ne faut jamais oublier, comme on le fait trop souvent, que cette pression intérieure ne dépend pas seulement du rayon de la bulle, mais aussi de f, et peut tomber à o, si $f = o$, même pour les bulles les plus petites. En particulier, un coccus très petit, formé par hypothèse d'un liquide enfermé dans une membrane, peut ne présenter aucun excédant de pression intérieure, si sa tension superficielle est identique à celle du liquide ambiant.

Dans un liquide qui se coagule, cette tension superficielle naît au contact du coagulum et de la partie liquide, dès que l'homogénéité disparaît. Elle les façonne tous les deux à la fois, mais évidemment avec plus ou moins de facilité. Envisageons d'abord son action sur la partie liquide. Chaque gouttelette qui prend naissance tend à s'arrondir, et elles arriveraient toutes à la forme sphérique, si elles étaient dans un milieu non résistant ; mais, quand la coagulation se fait dans une cellule vivante, elles rencontrent comme résistance la viscosité croisssante du protoplasma coagulé. Celui-ci ne se laisse pas façonner comme le voudrait le jeu libre des tensions superficielles. Ses divers éléments ont entre eux des liaisons difficiles à rompre. Ils ont, en outre, des liaisons avec les parois, avec l'enveloppe de la cellule. Ces liaisons intérieures leur donnent la résistance transverse qu'on trouve dans l'eau de savon, et qui lui permet de se gonfler en bulles ; de sorte que l'on peut avoir une image grossière de ce que c'est qu'un protoplasma qui se coagule en se représentant de la mousse de savon dans un vase. C'est une structure aréolée ou alvéolée, où les alvéoles ont leurs parois formées par le protoplasma plus ou moins coagulé, et sont remplies par le liquide exsudé pendant la coagulation.

On peut écrire théoriquement les conditions d'équilibre d'une pareille masse dans un ballon sphérique ou dans un tube cylindrique. Sans qu'il soit besoin d'entrer dans le détail, voici ce qui nous intéresse dans le phénomène, c'est que les parois de ces alvéoles qui sont en contact avec la paroi du vase tendent d'autant plus à lui être perpendiculaires que la masse est plus régulière et plus libre de ses mouvements, de sorte que les cloisons alvéolaires en contact avec le verre d'un ballon se dirigent toutes plus ou moins vers le centre. Dans un cylindre, pour d'autres raisons plus délicates, les cloisons séparatrices tendent à se former perpendiculairement à l'axe du cylindre, et si le cylindre est assez étroit, la coagulation de son contenu amène la formation de disques superposés, de couches successives de liquide et de coagulum.

Sans qu'il soit besoin d'insister, telle est la formule générale, au point de vue physique, des phénomènes de coagulation. On y trouverait la clé de tous les phénomènes depuis longtemps observés par les micrographes, la formation des vacuoles, leur forme allongée quand elles sont dans un filament bacillaire, leur segmentation transversale quand elles deviennent trop longues. On y trouve aussi, sans aller jusqu'à la vacuole, cette disposition transverse des masses inégalement réfringentes et inégalement compactes qui se forment parfois chez certains bacilles qui vieillissent, et qui les font ressembler à des chapelets d'articles inégalement clairs et transparents. Cette formule générale nous montre aussi que ces aspects différenciés résultent tout aussi bien d'actions naturelles que d'actions artificielles, et il n'est pas toujours facile de savoir s'ils précédaient chez la bactérie la manipulation, la préparation qu'on a faite pour les voir.

Il n'y a qu'une manière de sortir de cette difficulté, c'est de chercher si on observe, même grossièrement, sur le vivant, ce qu'on trouve dans sa préparation, mais cela n'est pas toujours possible. Quand on n'y arrive pas, on peut encore tirer un argument de l'identité des résultats obtenus par divers modes de préparation. Quand cet ordre de preuves manque lui-même, il n'y a plus que des considérations un peu vagues d'analogie avec des faits mieux observés dans des espèces plus grosses ou mieux différenciées ; mais, là, il faut se rappeler que comparaison n'est pas toujours raison, et que bien des analogies sont trompeuses.

87. Structure des bactéries. — Nous pouvons avec ces données entrer dans l'étude des interprétations diverses des images, colorées ou non, fournies par le microscope dans l'étude des bactéries, et nous sommes tout de suite autorisés à en récuser quelques-unes.

Voici, par exemple, Alf. Fischer, pour lequel une bactérie est composée d'une membrane cellulaire contenant une masse de protoplasma, au milieu de laquelle existe un liquide central (*Centralflussigkeit*), dans lequel on ne voit pas de noyau. C'est, dit-il, une structure analogue à celle des cellules végétales adultes. Son argument principal est que les solutions salines (sel marin, salpêtre, etc.), la simple dessiccation, déterminent une contraction du protoplasma, et la formation de vacuoles claires dans la masse du bacille. La distribution de ces inégalités est tantôt irrégulière, tantôt régulière, et, dans ce cas, on a une série de granulations protoplasmiques réfringentes, disposées en chapelets, qu'on a pu prendre pour des fausses spores. Mais le remplacement de la solution saline par de l'eau fait disparaître ces apparences, qui ne semblent être que des phénomènes de coagulation artificielle, de *plasmolyse*, et peuvent par là être en relation avec la constitution chimique du protoplasme, mais non avec sa structure physique.

On peut, je crois, dire à peu près la même chose d'un travail de Migula. Ce savant a étudié une bactérie plus grosse, le *bacillus oxalaticus* (fig. 48), qui mesure 3 μ de large et atteint quelquefois 30 à 40 μ de longueur. Cette bactérie est formée d'un sac membraneux, peut-être muni d'une gaine gélatineuse, et contenant un protoplasma qui, homogène au début, ne tarde pas à présenter une vacuole centrale, moins réfringente que le reste. Cette vacuole grandit peu à peu en refoulant vers la périphérie le protoplasma, dans lequel on voit apparaître des granulations brillantes qui s'accumulent peu à peu à mi-longueur de la vacuole. En ce point se forme ensuite un anneau protoplasmique qui étrangle la vacuole et la partage en deux. Puis, dans le diaphragme protoplasmique, on voit apparaître une saillie de la membrane extérieure qui, en gagnant vers l'intérieur, finit par fermer la boutonnière à peu près comme chez les Spirogyres. Le travail de la division de la cellule primitive en deux est alors achevé.

Il semble, à lire cette description, que Migula donne à la division de la vacuole le rôle primordial, et par cela essentiel, alors qu'il semble impossible d'y voir autre chose que le phénomène de tension superficielle et de viscosité que nous avons vu présider, plus haut, au découpage en disques de la matière coagulable contenue dans un tube cylindrique. A mesure que le *bacillus oxalaticus* croît et s'allonge, sa vacuole tend de plus en plus à se résoudre en vacuoles plus petites qui finiraient par donner un chapelet de sphères si elles étaient absolument libres, et n'avaient pas à compter avec la viscosité du protoplasma. Que la cloison transversale qui coupe la bactérie en deux se produise

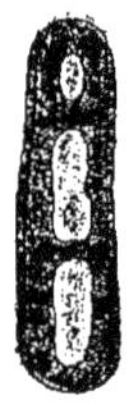
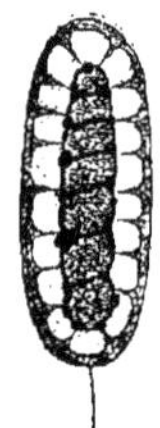

Fig. 48.
Bacillus oxalaticus, d'après Migula. Chromatium Okenii, d'après Butschli.

alors dans un de ces ponts protoplasmiques placés entre deux vacuoles, rien de moins surprenant quand on songe que c'est toujours le protoplasma qui édifie sa membrane. Si j'ajoute que Migula fait augmenter à volonté ou diminuer sa vacuole en changeant la nature du milieu ambiant, on sera conduit à conclure que si la vacuole fait partie intégrante du *bacillus oxalaticus*, elle a des origines trop physiques pour pouvoir être comptée comme un détail de structure et jouer un rôle physiologique.

La conception qui résulte des travaux de Bütschli est, au contraire, plus d'accord avec ce qu'on sait de la constitution anatomique des autres cellules ; elle exige en revanche plus que celle de Migula l'intervention de l'opérateur. C'est en colorant faiblement les bactéries par l'hématoxyline acide que Butschli établit ses distinctions anatomiques Mais il commence prudemment par étudier l'action de ses réactifs sur des espèces, plus grosses que les bactéries, bien qu'elles en soient très voisines, les *Cyanophy-*

cées, dont quelques-unes sont assez volumineuses pour présenter, sur le vivant, une différenciation qu'on compare avec celle que donnent les réactifs. Voyons ce qu'on obtient en cherchant dans cette voie.

Il y a chez les Cyanophycées une membrane extérieure, qu'on peut parfois vider de son contenu en la comprimant entre la lame et la. lamelle, et qui apparaît alors sous la forme d'un sac incolore. Contre la paroi de ce sac est une couche qui apparaît au microscope légèrement colorée, de la teinte même que présente la plante. Au centre existe une zone incolore plus ou moins large et hyaline. Tout ce contenu protoplasmique est en outre alvéolé, et la disposition des alvéoles rappelle plus ou moins l'aspect que prendrait dans un vase une mousse demi-fluide. Les parois des alvéoles qui confinent à l'enveloppe lui sont à peu près perpendiculaires ; ces alvéoles sont en outre souvent plus grandes dans la partie extérieure colorée que dans l'autre, mais elles existent partout.

Voilà ce qu'on voit directement et sur la cellule vivante, non seulement chez quelques Oscillaires appartenant au groupe des Cyanophycées, mais aussi dans des Bactéries authentiques, le *Chromatium Okenii* (fig. 45) et l'*Ophidomonas Jenensis*, qui sont assez volumineuses. On peut les tuer par des vapeurs d'acide osmique sans rien changer à leur aspect.

Quand on emploie les réactifs colorants, l'hématoxyline, par exemple, comme le fait Butschli, ou le violet de méthyle comme l'a fait Zacharias, ou le bleu de méthylène comme l'ont fait Palla et Lauterborn, il se produit dans le corps de la cellule une différenciation assez nette. L'enveloppe reste incolore. La couche périphérique du protoplasma se colore faiblement, et au centre il y a une région plus fortement colorée, c'est le *corps central* (*Centralkörper*) de Butschli, qui a donné lieu à tant de discussions.

Butschli l'a assimilé à un noyau, d'abord probablement parce qu'il ne trouvait rien autre chose capable de remplir ce rôle. Il existe bien, en effet, des granulations que l'hématoxyline, qui bleuit le noyau, laisse rouges, mais elles sont surtout dans la couche périphérique. Nadson a en outre découvert dans le corps central d'autres granulations qu'il considère comme des matériaux de réserve, mais ces granulations sont trop petites et trop irrégulièrement réparties pour être des noyaux. Le corps central, au contraire, prend les mêmes couleurs que les noyaux cellulaires, et en outre deux fois, sur une Beggiatoa, Butschli a pu saisir sur lui des figures de karyokinèse. Il s'est donc cru autorisé, sinon à en faire un noyau, du moins à l'assimiler à un noyau.

La chose eût peut-être passé sans difficulté avec les Cyanophycées, car là le noyau, bien que volumineux, ne forme qu'une partie du contenu de la cellule. Mais les proportions changent quand on arrive aux Bactéries. Dans le *Chromatium Okenii*, le noyau ne remplit pas plus des deux tiers de la cellule et, quand on arrive aux bactéries plus petites, le *Spirillum Undula*, par exemple, c'est la presque totalité du contenu de la cellule qui jouit des propriétés du corps central des Cyanophycées : structure alvéolaire, coloration par les réactifs du noyau.

Les alvéoles ont parfois leurs cloisons séparatrices perpendiculaires à l'axe du filament, et de là vient la forme en chapelets d'articles que prennent parfois les bactéries en vieillissant. Quant au protoplasma incolore, l'équivalent de la couche extérieure des Cyanophycées, il est refoulé contre la paroi avec ses corpuscules rouges, et on ne le voit parfois qu'aux extrémités de la bactérie, sous forme d'une couche semi-lunaire comprise entre le revêtement extérieur et le contour arrondi du noyau.

Un noyau remplissant toute la cellule, toute la cellule réduite à son noyau, sans ce protoplasma qui est considéré comme le siège de la nutrition, telle est la conception de Butschli, très différente de celles de Fischer et de Migula. Elle semble, en effet, mieux assise, et eut probablement été acceptée plus facilement, si elle n'avait pas heurté les préjugés en faisant un *noyau* de la totalité du contenu d'une bacille, pendant que, dans les autres cellules mieux connues, le noyau ne fait qu'une part, parfois médiocre, de la masse. Mais les modes de coloration rapprochent, comme nous l'avons vu, les bacilles des noyaux, et c'est là un premier argument. En second lieu, si les cils sont des expansions protoplasmiques, nous aurions là un protoplasma présentant une énorme surface et pouvant supporter des réductions de volume.

Enfin, on peut faire remarquer, avec Metchnikoff, que cette disproportion entre le noyau et la cellule, qui semble choquante, se retrouve presque toujours dans les cellules embryonnaires, où le noyau remplit presque parfois à lui seul la cellule. Or, ces cellules embryonnaires, comme les bactéries, sont le siège d'un vif mouvement de prolifération, et par conséquent de nutrition. Les myéloplaxes présentent aussi un protoplasme tellement réduit, qu'on les a pris longtemps pour des noyaux nus, sans protoplasma. Rien ne s'oppose donc à ce que nous fassions des bactéries des noyaux revêtus d'une très mince couche de protoplasma et d'une enveloppe.

Cette interprétation s'accorde non seulement avec tout ce que nous savons des réactions colorantes des bactéries, mais aussi avec nos notions de physiologie générale. Le plasma cellulaire nous apparaît, en effet, de plus en plus comme la *cuisine* du noyau, le lieu où s'élabore la matière alimentaire. On conçoit que ce protoplasma soit volumineux dans les cellules où l'élaboration de l'aliment est complexe, où il doit, comme par exemple chez les végétaux, être formé de toutes pièces. Mais il peut être très réduit chez les bactéries qui exigent toutes un aliment déterminé, en général très spécifique, et préparé à l'avance.

88. Formation de la spore. — La formation de la spore se rattache tout naturellement aux notions ci-dessus. Quelle est la place de la spore dans l'ensemble que nous avons décrit ?

Les premières études sur ce point ont été faites par de Bary, qui opérait surtout sur des bacilles cultivés en gouttes pendantes, et sans le concours des méthodes de coloration. Ce qu'on peut observer dans ces conditions, soit avec le *bacillus megaterium* de Bary, soit avec la bactéridie charbonneuse, se réduit à ceci : quand les conditions sont favorables pour la formation de la spore, on voit le protoplasma de la cellule, homogène jusque-là, devenir finement granuleux. Puis ces granulations presque imperceptibles se condensent en granules plus gros, fortement réfringents, qui deviennent peu à peu la spore. Koch avait vu, sur le bacille charbonneux, qu'il y a parfois, dans une même cellule, plusieurs de ces granules réfringents, qui confluent dans la spore, et on trouve dans l'*Atlas der Bacterienkunde* de Frænkel et Pfeiffer des photogrammes à l'appui de cette observation. C'est aussi, nous l'avons vu (**38**), la conclusion de Marshall Ward.

Le *Bacillus megaterium* se comporte de même. On voit seulement en plus, chez ce bacille, au moment de la sporulation, cette vacuolisation intérieure qui le rend si facile à reconnaître.

Quand les méthodes de coloration ont commencé à se répandre, elles ont permis de différencier, mieux qu'on ne l'avait fait jusque-là, les granulations intracellulaires, et, dans cet ordre de faits, la première observation intéressante pour la question que nous étudions est due à M. Babes. En traitant la préparation, séchée à l'air, par une solution concentrée de bleu de méthylène ou de Löffler, agissant pendant un quart d'heure, et en lavant ensuite à l'eau, on trouve, dans un grand nombre de bactéries, et surtout dans le bacille diphtérique, des corpuscules violets ou rougeâtres, tranchant nettement sur le reste du protoplasma qui est bleu. Comme ils sont plus abondants aux extrémités du bâtonnet ou au milieu, là où s'opère la croissance et où se fait la division, Babes les a considérés comme jouant un rôle dans le procès de multiplication. Mais, par prudence, il leur a donné le nom, peu compromettant, de *corpuscules métachromatiques.*

Depuis Babes, divers savants ont signalé dans les bactéries des granulations analogues ou différentes. Butschli en signale qui se colorent en rouge par sa méthode indiquée plus haut, et sont surtout fréquentes dans la couche corticale de protoplasma qui environne le corps central. Dans ce corps central, son élève Nadson en a signalé d'autres qui se comportent comme des matériaux de réserve. La vie du protoplasme bactérien est en effet très complexe et doit se traduire par une variété très grande de productions. Ce sera l'affaire des histologistes de les débrouiller. Nous ne nous occuperons ici que de celles qui peuvent jouer un rôle lors de la formation de la spore.

Ernst, a, le premier, signalé chez certains bacilles des granulations qui se colorent par le bleu de méthylène de Löffler, employé chaud, mais pas bouillant, et se différencient par le brun Bismark. Elles apparaissent dans le bacille lorsque les conditions favorables à la production de la spore sont remplies, et quelques-unes d'entre elles viennent confluer sur un point du bacille, où elles finissent par former la spore. Aussi Ernst leur a-t-il donné le nom de *grains sporogènes*.

Cette attribution semble un peu douteuse. On a observé surtout ces grains chez des bacilles qui ne donnent pas de spores, et on n'en trouve pas, d'après Bunge, chez des bacilles classiquement sporifères, comme le *B. megaterium* de Bary et le bacille charbonneux. De plus, ces granulations ne résistent pas à la chaleur de l'eau bouillante, ce qui ne les rapproche pas des spores, tant s'en faut.

Bunge se croit donc autorisé à leur refuser le rôle que leur attribue Ernst, et cela d'autant plus qu'il a trouvé dans les bacilles sporifères des granulations dont la relation avec la spore ne lui semble pas douteuse. Ces granulations sont beaucoup moins facilement colorables et décelables que celles d'Ernst. Il faut, pour qu'elles prennent la couleur, leur faire subir un traitement préalable, sur les préparations sèches, par un corps oxydant, tel que l'eau oxygénée, le bioxyde de sodium ou l'acide chromique. On leur applique alors les méthodes de coloration des spores. On voit ainsi dans le bacille charbonneux, par exemple, des granulations arrondies, qui sont parfois au nombre de deux ou trois par cellule, et qui finissent par confluer en une masse ovale qui forme la spore. Dans le *B. megaterium*, au lieu de se former çà et là, au hasard en apparence, dans un protoplasme à peine différencié, on les rencontre de préférence dans les vacuoles qui sont un des traits caractéristiques du *B. megaterium*, et c'est aussi dans une sorte de vacuole que se forme la spore.

Bunge fait, avec justice il semble, de ces granulations les précurseurs des spores, et ce qui empêche de les confondre avec celles d'Ernst, c'est qu'elles supportent l'ébullition sans se détruire. D'un bout à l'autre de leur évolution, elles se comportent chimiquement comme des spores, et sont aussi difficilement colorables au commencement qu'à la fin, ce qui prouve que la résistance de la spore à la teinture n'est pas le fait d'une membrane qui l'entourerait lorsqu'elle est mûre : c'est son tissu qui ne se laisse pas mordre par la matière colorante.

Il est inutile de faire remarquer combien ces notions confirment et précisent celles que nous avons données au chapitre III, au sujet de la formation des spores.

BIBLIOGRAPHIE

Voir, pour la théorie des phénomènes de coagulation, les *Annales de l'Institut Pasteur*. VI, 584, 657 et 854, VII, 57 ; et pour la structure des bactéries, les mémoires suivants :

BABES. Uber isolirt farbbare Antheile der Bacterien. (*Zeits. f. Hyg.*, 1889).

BUTSCHLI. Uber den Bau der Bacterien und verwandter Organismen. Leipzig, 1890.

— Untersuch. ub. mikroscopische Schaume und das Protoplasma. Leipzig, 1892.

BUNGE. Zur Kentniss d. geisseltragenden Bacterien. (*Fortchr. d. Med.*, 1894).

— Uber Sporenbildung bei Bacterien. (*Id.*, 1895).

COHN. Untersuch. ub. Bacterien. (*Beiträge zur Biol. d. Pflangen*, 1872 e 1875).

DEINEGA. Der gegenw. Zustand uns. Kentn. ub. d. Zellinhalt d. Phycochromaceen. (*Bull. soc. imp. nat.*, Moscou, 1891).

ERNST. Uber Kern und Sporenbildung d. Bacterien. (*Zeits. f. Hyg.*, 1888).

FISCHER. Die Plasmolyse der Bacterien. (*Ber. d. k. sachs. Gesell. d. Wissenschaft.*, 1891).

— Untersuchungen uber Bacterien. (*Jahrb. f. wiss. Botanik.*, 1894).

FORSTER. Uber eine merkwurdige Erscheinung bei *Chromatium Okenii*. (*Cbl. f. Bact.*, 1892).

FRENZEL Uber d. Bau u. d. Sporenbildung gruner Kaulquappenbacillen. (*Zeitsch. f. Hyg.*, 1891).

HIERONYMUS. Beit. z. Morphol. u. Biol. der Algen. (*Beitr. z. Biol. d. Pflanzen*, 1892).

ILKEWICZ. Uber die Kerne d. Milzbrandsporen. (*Cbl. f. Bact.*, 1894).

KEUTEN. Die Kerntheilung von *Euglena viridis*. (*Zeitsch. f. wiss. Zoologie*, 1895).

KUNSTLER. La position systématique des Bactériacées. (*Journal de micrographie*, 1885).

— Recherches sur la morph. des flagellés (*Bull. sc. de la France et de la Belgique*).

LAUTERBORN. Uber Bau und Kerntheilung d. Diatomeen. (*Verhandl. d. naturhistol. medic. Vereins zu Heidelberg*, 1893).

MARX. Untersuch. ub. d. Zellen d. Oscillarien. (*Inaug.-Diss.*, Erlangen, 1892).

MITROPHANOW. Etudes sur l'organisation des bactéries. (*Journal internat. d'anatomie et de physiologie*, 1893).

NADSON. Uber. d. Bau d. Cyanophyceen Protoplasts. (*Scripta botanica*, 1895).

PALLA. Beitrag. zur Kentn. d. Baues d. Cyanophyceen Protoplasts. (*Pringsheim's, Jahrb. f. wiss. Bot.*, 1893).

PEREZ. Protoplasma et noyau. (*Mém. de la soc. d. sc. phys. et nat. de Bordeaux*, t. IV).

PROTOPOPOFF. Sur la structure des bactéries. (*Annales Inst. Past.*, 1891).

SCHEWIAKOFF. Ub. einen neuen bacterienähnlichen Organismus d. Süsswassers. (*Verhandl. d. naturhist.-med. Vereins Heidelberg*, 1893).

SCHOTTELIUS. Beobacht. kernartigen Korper im Innem v. Spaltpilzen. (*Cbl. f. Bact.*, 1892).

SJOBRING. Uber Kerne u. Theilungen bei den Bacterien (*Cbl. f. Bact.*, 1892).

STOCKMAYER. Uber Spaltalgen. (*Ber. d. d. Bot. Gesells.*, 1894).

TRAMBUSTI et GALEOTTI. Neuer Beitrag zum Studium d. inn. Structur d. Bacterien. (*Cbl. f. Bact.*, 1892).

WAHRLICH. Bacteriologische Studien. (*Scripta botanica,* Saint-Pétersbourg, 1890-91).

WINOGRADSKY. Uber Schwefelbacterien. (*Bot. Zeitung.*, 1887).

— Beitr. zur Morphol. u. Physiol. d. Bacterien., Leipzig, 1888.

ZACHARIAS. Beitrage z. Kentn. d. Zellkernes u. d. Sexualzellen. *Bot. Zeitung.*, 1887).

— Uber die Zellen d. Cyanophyceen. (*Id.*, 1890).

— Referat uber Butschli « Uber den Bau., » (*Id.*, 1890).

— Uber Deinega's Schrift, « Der gegenwart. Zustand, etc. » (*Id.*, 1891).

— Uber die Zellen d. Cyanophyceen. (*Id.*, 1892 et 1893).

ZETTNOW. Uber den Bau der Bacterien. (*Cbl. f. Bact.*, 1891).

ZUKAL. Uber d. Zellinhalt d. Schizophyten. (*Sitzungsber. d. k. Akad. d. Wissensch. Wien.*, 1892).

CHAPITRE VIII

COMPOSITION DES BACTÉRIES

89. Indications théoriques. — Les renseignements que vient de nous fournir le microscope nous montrent que malgré son apparence parfois très homogène, le contenu d'une bactérie contient des éléments différenciés, et est par suite le siège de phénomènes complexes. Nul doute que la différenciation ne soit encore plus grande que nous ne pouvons la voir, et cette notion est tout à fait d'accord avec ce que nous savons déjà de la physiologie des bactéries.

Nous savons, en effet, que leurs tissus sont en voie de multiplication continue, que constamment le protoplasma se fabrique lui-même de nouveaux matériaux, s'entoure d'une membrane protectrice qu'il sécrète, perd et rétablit ses cils, etc. Ce mouvement de nutrition exige des transformations continues et variées de l'aliment. Il s'accompagne nécessairement, comme chez tous les êtres vivants, d'un mouvement de dénutrition ou de désassimilation qui élimine les produits inertes ou usés. De sorte qu'une cellule unique nous donne dans son microcosme une image exacte de ce qu'un être vivant volumineux accomplit chaque jour sous nos yeux, et, théoriquement, doit être aussi complexe que lui, au point de vue au moins de sa vie organique et intérieure.

Ce n'est pas tout. Dans nombre de cas, dans le cas de la levure, par exemple, on voit que l'aliment offert, le sucre, subit, avant d'être utilisé, deux élaborations successives. Il se transforme d'abord en sucre incristallisable, à l'aide d'une diastase que la cellule sécrète pour cela. Puis il est immobilisé, au moins en partie, dans la cellule, à l'état d'aliment de réserve, de glycogène. Voilà donc deux éléments nouveaux dont il faut tenir compte. Chaque espèce microbienne sécrète des diastases particulières, et montre ainsi des différences que le microscope ne ne saurait saisir. Quant à l'existence de l'aliment de réserve, elle témoigne que la cellule, envisagée dans son ensemble, peut avoir une composition différente au commencement de son action, lorsqu'elle emmagasine, et à la fin, lorsqu'elle a épuisé non seulement l'aliment extérieur, mais ses greniers de disette.

Nous pouvons même aller plus loin, et étendre au contenu entier de la cellule la conclusion que nous venons de tirer pour sa matière alimentaire. Toutes les cellules contiennent par exemple une matière grasse, qui n'est pas à proprement parler un aliment, mais qui y paraît et y disparaît comme le glycogène dans la levure. De même toute cellule vivante peut, lorsqu'elle est privée de nourriture, vivre plus ou moins longtemps aux dépens d'elle-même, et comme les microbes sont des cellules robustes et particulièrement résistantes, ainsi que nous le savons déjà et que nous aurons l'occasion de nous en convaincre, leur élasticité de vie pourra être poussée très loin.

Nous arrivons donc à cette conclusion que, selon toute apparence, chaque espèce microbienne a une composition chimique différente, et que non seulement son analyse immédiate conduirait, si on pouvait la faire d'une façon complète, à des corps différents d'une espèce à l'autre, mais encore que l'analyse élémentaire, beaucoup plus superficielle, doit conserver un écho plus ou moins affaibli de ces différences. Nous pouvons conclure aussi que la composition chimique d'une espèce donnée n'a de chances d'être constante que si toutes les conditions extérieures restent les mêmes, et si, en outre, la culture est étudiée au même âge. Une culture vieille ne peut avoir la même composition qu'une culture jeune. A plus forte raison, une culture sporulée ne peut être comparable à la même culture non sporulée.

90. Résultats de l'expérience. — La théorie nous laisse deviner toutes ces différences. Mais c'est à l'expérience à nous en révéler le *quantum*, car elles dépendent de l'élasticité fonctionnelle de la cellule. L'expérience doit, en outre, être faite dans des conditions spéciales. Il faut d'abord que la culture soit pure, cela va sans dire ; mais cette condition élimine déjà une foule de résultats obtenus par les chimistes avant que la bactériologie leur ait appris le moyen de purifier les cultures. Il faut aussi que toutes les cellules soient du même âge, soit très jeunes, soit très vieilles. Dans les âges intermédiaires, on est exposé à des mélanges de bacilles jeunes et vieux, et, s'ils donnent des spores, à des mélanges de bacilles filamenteux et de bacilles sporulés.

Faite avec ces précautions, l'expérience montre que la composition d'une cellule vivante peut varier largement dans le courant de son existence.

91. Influence de la vieillesse. — J'ai trouvé que, dans des globules de levure vieux d'environ une quinzaine d'années, la proportion des corps gras solubles dans l'éther allait en augmentant, et, du chiffre de 5 0/0 environ, qui est celui des mêmes levures jeunes, passait à 20, 30, et même dans un cas à 52 0/0. En regard de cette augmentation, il y a diminution dans la quantité d'azote, mais une diminution indépendante et non proportionnelle. Le chiffre tombe à 2,68 0/0 pour une levure à 14,4 0/0 de matière grasse, à 4,32 0/0 pour une levure à 22,5 0/0 de matière grasse. Cette même levure, rajeunie dans du moût de même constitution que celui dans lequel elle avait été conservée 15 ans, contenait 8,93 0/0 d'azote. La variation de l'azote dans les cellules vivantes de la levure peut donc être de 1 à 4, et rien que ce fait témoigne de leur élasticité.

92. Influence de l'alimentation. — Nous devons aussi nous attendre à trouver une influence de l'aliment sur la composition élémentaire de la cellule. C'est un point sur lequel Cramer a fait des expériences soigneuses, en cultivant sur des milieux différents 4 espèces bactériennes, très semblables l'une à l'autre, le bacille capsulé de Pfeiffer, rencontré dans les eaux de Marburg, le bacille de la pneumonie découvert par Friedländer, le bacille du rhinosclérome décrit par Paltauf, et une bactérie voisine des précédentes.

Ces bacilles étaient cultivés sur une gélose demi-solide, faite avec une infusion de viande additionnée de 1 0/0 de peptone dans un cas, de 5 0/0 de peptone dans un autre, de 5 0/0 de glucose dans un troisième milieu de comparaison. Tous ces milieux renfermaient normalement plus d'azote que n'en utilisait la culture obtenue, de sorte que l'azote ne manquait nulle part. Mais le second milieu en contenait un excès, de même que le troisième contenait un excès de substance hydrocarbonée. L'ensemencement se faisait régulièrement à la surface de la gélose avec la plus petite quantité de semence possible. La culture ne durait que 48 heures à 34°5, et la récolte était faite au moment où elle atteignait son maximum et commençait à décliner. Comme les bacilles employés ne donnent pas de spores, il n'y a pas de cause d'erreur provenant de ce chef. Après 48 heures, on détache la couche de culture, qui se sépare bien du milieu élastique sur lequel elle a poussé, on la pèse et on en fait l'analyse. Elle est donc prise telle qu'elle a poussé. Un lavage la débarrasserait peut-être d'un peu de gélose extérieure, mais par contre, enlèverait un peu du contenu cellulaire.

Une première remarque à faire, c'est que, dans les cultures ainsi faites, la teneur en eau reste à peu près constante. Elle est par exemple de 87,7 0/0 pour le bacille capsulé de Pfeiffer, avec une variation maximum de 1,5 0/0 environ. Les résultats sont du même ordre pour les autres bacilles.

Le résidu desséché est analysé, et on détermine : 1° sa richesse en azote, d'où on conclut sa teneur en matières albuminoïdes en multipliant le chiffre obtenu par 6,25 ; 2° sa teneur en matière grasse, extraite par l'éther ; 3° sa teneur en matières solubles dans l'alcool ; 4° sa teneur en cendres. Puis on fait son analyse élémentaire, qui dit ce qu'il contient de carbone, d'hydrogène et d'azote, abstraction faite des cendres.

Pour abréger, je ne citerai que les nombres relatifs aux bacilles de Pfeiffer et de Friedlaender. Je laisserai aussi de côté l'extrait soluble dans l'alcool, moins bien défini que les autres éléments donnés par l'analyse. Les trois milieux de culture indiqués plus haut sont dans le même ordre dans le tableau.

Bacille de Pfeiffer.

	1 0/0 peptone.	5 0/0 peptone.	5 0/0 glucose.
Matière azotée....	66,6	70,0	53,7
Matière grasse....	17,7	14,6	24,0
Cendres	12,6	9,1	9,1
	96,9	93,7	86,8
Carbone.........	51,4	50,6	49,4
Hydrogène.......	7,3	6,6	6,5
Azote............	12,2	12,3	9,4
Oxygène.........	29,1	30,5	34,7
	100,0	100,0	100,0

Bacille de Friedlaender.

Matière azotée....	71,7	79,8	63,6
Matière grasse....	10,3	11,3	22,7
Cendres.........	13,9	10,4	7,9
	95,9	101,5	94,2
Carbone.........	50,9	51,4	50,6
Hydrogène.......	7,2	6,7	6,9
Azote............	13,3	14,2	11.0
Oxygène.........	28,6	27,7	31,5
	100,0	100,0	100,0

Nous trouverions des résultats du même ordre avec les deux autres bacilles étudiés, et la lecture de tous ces chiffres prête à diverses remarques. Voyons d'abord ceux qui sont en tête.

93. Analyse immédiate. — Le chiffre de la matière azotée est le plus grand dans le milieu à 5 0/0 de peptone, puis vient la gélose à 1 0/0 de peptone, puis la gélose à 5 0/0 de glucose, bien que cette dernière, comme nous l'avons vu, contienne plus d'azote qu'il n'en faut pour toute la culture. Le fait est même indépendant du degré de prospérité de la culture, car le milieu au glucose est celui qui donne la moindre récolte du bacille de Pfeiffer, et la plus forte récolte de bacille de Friedlaender. Il reste donc établi que des cultures jeunes et du même âge d'un bacille dans différents milieux peuvent être belles et cependant s'accompagner d'une variation absolue de 15 0/0 et d'une variation relative de 20 0/0 sur le poids de leur matière azotée.

Il est vrai qu'il y a un peu d'illusion dans cette façon de présenter les résultats de l'analyse. Elle ne donne que le poids de l'azote, et on en conclut le poids de la matière azotée en admettant que celle-ci contient 16 0/0 d'azote. Rien n'est moins probable que cette hypothèse. Il y a sûrement, dans le corps des bacilles étudiés, une substance protoplasmique analogue à l'albumine ou à la caséine, à laquelle on peut attribuer la même teneur en azote qu'aux autres matières albuminoïdes. Mais il y a aussi, non moins sûrement, des matériaux de régression et d'élimination, dont la richesse en azote est différente, de sorte que le facteur 6,25 par lequel on multiplie la teneur en azote pour avoir la teneur en matière azotée, est sûrement inexact.

C'est l'inexactitude de ce facteur qui explique le mieux comment, dans les résultats reproduits ci-dessus, le total de la matière azotée, de la matière grasse et des cendres peut être tantôt inférieur à 100, et tantôt supérieur. C'est que le plus gros chiffre de la somme est inexact.

Avec la matière grasse, nous ne retrouvons pas les mêmes incertitudes. Elle peut être et même elle est sûrement différente de constitution d'un milieu à un autre, d'une espèce à une autre. Mais dans son ensemble c'est toujours de la matière grasse, soluble dans l'éther. Nous voyons qu'elle peut varier beaucoup, parfois du simple au double.

Mêmes conclusions pour les cendres, dont la variation relative est de **3** à **4** pour le bacille de Pfeiffer, de **4** à **7** pour le bacille de Friedlaender. Les résultats de l'analyse immédiate témoignent donc qu'on ne peut pas parler de composition constante pour un même bacille, au même âge, et que l'influence du milieu est considérable sur cette composition.

94. Analyse élémentaire. — Si nous passons maintenant aux résultats de l'analyse élémentaire, il est clair qu'ils ne peuvent que traduire le même fait, mais plus obscurément, à cause des phénomènes de compensation qui s'établissent entre le carbone, l'hydrogène et l'oxygène des deux grands groupes de matériaux constituants de l'organisme, les substances grasses et les substances azotées. Les grandes oscillations que nous observions tout à l'heure se réduisent ici à des oscillations de 2 et 1 0/0 pour le carbone, de 0,8 à 0,5 0/0 pour l'hydrogène. Elles sont naturellement plus marquées pour l'oxygène, et plus encore pour l'azote, qui traduit à lui seul la variation de la matière azotée. Notons en passant que les chiffres inscrits pour l'azote dans l'analyse élémentaire sont des moyennes de 2 à 3 analyses, ce qui ne les empêche pas de présenter des variations absolues de trois unités environ, et des variations relatives de plus de 30 0/0.

Il y a encore à tirer des nombres reproduits ci-dessus une autre conclusion, que corroboreraient les nombres relatifs aux deux autres bacilles étudiés par Cramer. On voit qu'au point de vue de leur composition élémentaire, les bacilles de Pfeiffer et de Friedlaender ne diffèrent pas l'un de l'autre, ou du moins que la variation des chiffres pour un même bacille n'est pas plus grande que d'un bacille à l'autre. Leur composition moyenne est, en outre, très voisine de celle de l'albumine, d'après Hoppe-Seyler, et de celle du muscle dégraissé et desséché, d'après Rubner. Cela témoigne que les cellules vivantes d'êtres et de tissus très divers peuvent présenter de grandes ressemblances, que, chez quelques-unes, les matières albuminoïdes l'emportent de beaucoup sur les matières hydrocarbonées. Mais, contrairement à ce que dit Cramer, il n'y a aucune conclusion un tant soit peu précise à tirer des nombres d'une analyse élémentaire, tant qu'on n'est pas sûr que la substance analysée est *homogène* et *pure*. Nous aurons souvent l'occasion de protester contre ce faux raisonnement, qui revient à doser le fer et le bois dans un sac d'outils pour savoir quels sont les outils qui y sont enfermés. De ce que, étudiés avec cette méthode, deux sacs cellulaires se montrent pareils, il faut conclure, non qu'ils le sont réellement, mais seulement qu'il est impossible de voir leurs différences. Si nous ajoutons, pour terminer, que ces sacs cellulaires sont nécessairement imbibés des éléments dialysables du liquide nutritif, organiques et minéraux, on voit avec quelle prudence il faut interpréter les résultats de ces analyses élémentaires.

L'expérience a, par exemple, montré à Cramer que des bacilles cholériques de diverses origines, cultivés dans du bouillon à 1 0/0 de soude, avaient des compositions très voisines, qui, en moyenne, pouvaient être représentées par la formule suivante :

Eau	88,3 0/0
Albumine . . .	7,6
Cendres. . . .	3,6
	99,5

Ce qui, dit-il, en fait des êtres faits essentiellement de cendres et d'albumine pure. Cultivés, au contraire, dans la solution d'Uschinsky (1), qui leur est moins favorable, il n'y a plus de

1. La solution d'Uschinsky est un milieu nutritif sans matière albuminoïde, ce qui peut avoir parfois des avantages. Sa formule est la suivante :

Eau,	1.000	Sulfate de magnésium	0,2 — 0,4
Glycérine,	30-40	Phosphate bibas. de potasse,	3 — 2.5
Sel marin,	5-7	Lactate d'ammoniaque,	6 — 7
Chlorure de calcium,	0,1	Aspartate de soude ou asparagine,	3 — 4

moyenne à établir, car leurs compositions sont très différentes, et pour aucun d'eux le total de l'eau, des cendres, et de l'albumine déduite de la proportion d'azote, ne s'approche autant de 100 que pour les cultures dans le bouillon, si bien qu'il faut admettre chez eux un composant nouveau qui n'existe pas chez les autres. Il est clair que tout ce qu'il y a à conclure est que ce composant, qui est probablement une substance hydrocarbonée, est en quantité plus considérable avec le liquide d'Uschinsky, qui contient de la glycérine et de l'acétate d'ammoniaque, qu'avec le bouillon qui est beaucoup plus pauvre en corps ternaires. Mais ce n'est pas par ce moyen qu'on découvrira si l'enveloppe du bacille, par exemple, est une cellulose ou n'en est pas. Pour tout dire en un mot, l'analyse élémentaire est un bâton pour tâter le terrain, mais ne dit pas de quoi il est formé.

95. Enveloppe des bactéries. — Jusqu'ici nous avons analysé les bacilles en bloc, sans distinguer le contenant et le contenu. Que le contenu soit surtout de nature albuminoïde, c'est ce que montrent les résultats qui précèdent. Mais aucun d'eux ne prouve qu'il en soit de même pour le contenant.

Que dans un grand nombre d'espèces, chez les mucédinées, même chez les levures, la paroi cellulaire soit une cellulose, c'est ce dont témoignent ses réactions. Elle résiste à l'ébullition dans des solutions d'acides ou d'alcalis étendus. Elle s'attaque par les acides concentrés, et donne des matières plus ou moins analogues à l'amidon ou aux sucres. Schlossberger a fait ainsi un sucre fermentescible avec les enveloppes des levures, en même temps qu'il montrait que les matières enlevées par la potasse se rapprochaient des matières albuminoïdes. On peut faire un dosage approximatif de la cellulose en traitant successivement la levure par des acides et des alcalis à 1 ou 1,5 0/0, et Pasteur a trouvé ainsi que la levure fraîche lavée contenait environ 20 0/0 de son poids sec de cellulose. Cette cellulose est, du reste, soumise aux mêmes lois de variation que les autres éléments constitutifs de la cellule. En traitant comparativement, par les mêmes moyens et pendant le même temps, une levure vieille de quinze ans et la même levure rajeunie, j'ai trouvé 5,9 0/0 de cellulose dans la première, et 15 0/0 dans la dernière.

Depuis on a vu que toutes les celluloses de microbes ne se ressemblaient pas. Il y en a qui ne se dissolvent pas dans les acides étendus, ce sont les *celluloses vraies* de Schultze, et d'autres qui se dissolvent facilement, ce sont les *hémi-celluloses* de Schultze. Cette distinction n'est probablement pas suffisante et, par conséquent, elle est inutile. Il y a probablement une infinie variété de celluloses, dont les unes appartiennent au groupe des hexoses, d'autres au groupe des pentoses.

Nishimura a retiré d'une bactérie de l'eau environ 12 0/0 d'une substance insoluble dans une solution de potasse étendue, soluble facilement dans les acides, analogue à une substance que Nencki et Schaffer avaient trouvée dans les bactéries de la putréfaction, et qui est un hydrate de carbone de la formule $C^6H^{10}O^5$. Dans le mucus du *Leuconostoc mesenterioïdes*, Scheibler a trouvé un hydrate de carbone de même formule. Dreyfuss soumet ses celluloses à une épreuve plus forte. Il épuise à l'eau, à l'alcool, à l'éther, à une dissolution d'acide chlorhydrique à 2 0/0, à une solution de soude de même concentration. Puis il chauffe le résidu avec de la potasse caustique à 180°. Beaucoup de matières qui accompagnent d'ordinaire la cellulose se détruisent ou se dissolvent. Il reprend ensuite par l'acide sulfurique étendu, filtre sur l'amiante, dessèche à 105° sur filtre, et traite ensuite le tout par de l'acide sulfurique étendu de 20 fois son poids d'eau. Il fait chauffer une ou deux heures, neutralise à chaud et évapore. C'est dans ce sirop qu'il recherche les sucres par le réactif de Trommer, la phénylhydrazine et la fermentation.

C'est ainsi qu'il a trouvé des celluloses véritables dans le *bacillus subtilis*, dans un bacille isolé d'une urine de pyélonéphrite, et dans le bacille tuberculeux. Il dit n'avoir pas trouvé des celluloses différentes chez diverses bactéries. Mais c'est que son procédé est trop brutal, car ces différences ne sont pas douteuses. Du moment que les bactéries se détruisent les unes les autres, elles ne peuvent pas être formées des mêmes celluloses. Il en est de même pour les relations des bactéries avec les celluloses diverses qu'elles sont chargées de liquéfier. La bactérie qui, dans un tubercule de pomme de terre, détruit la paroi de la cellule, en respectant son amidon, ne peut avoir la même cellulose que la bactérie qui consomme l'amidon en respectant la paroi. On a d'ailleurs des exemples de ces différences dans les champignons. L'*agaricus campestris* est formé d'une cellulose qui est l'anhydride d'un dextrose, tandis que la cellulose du *polyporus* donne, en outre du dextrose, des pentoses par hydrolisation.

96. Matière grasse. — Nul doute non plus que les matières grasses retirées de microbes différents, ou d'un même microbe à diverses époques, ne soient différentes de composition. Un intérêt spécial s'attache à celles qui semblent imprégner la paroi extérieure du bacille, et rendent ainsi plus difficiles ses relations avec le milieu extérieur. Tel est le cas pour le bacille de la tuberculose. Hammerschlag avait vu que les bacilles tuberculeux, traités par l'alcool, l'éther, et une solution à 5 0/0 de soude, ne se coloraient plus avec les couleurs d'aniline. Dreyfuss a vu que le traitement par l'alcool, l'éther, et même par une solution d'acide chlorhydrique, ne changeaient rien à la colorabilité du microbe, qui ne disparaissait qu'après traitement par une solution de soude, et avait conclu que la colorabilité était due à de la nucléine. Koch a montré qu'elle était, au contraire, due à une matière grasse, qui n'est attaquable par l'éther qu'au prix de certaines précautions, mais qu'on peut isoler, et qui alors prend les mêmes couleurs que celles qui servent à caractériser le bacille de la tuberculose, de sorte que la teinte différentielle qui sert à le distinguer est due à un manteau de matière grasse, comme à une peau huileuse dont il serait entouré.

Voilà déjà bien des éléments qui ne sont pas cette matière albuminoïde que Cramer suppose prédominante dans le monde des microbes. Si nous voulions aller plus loin, nous trouverions encore beaucoup d'autres corps. Nous pouvons même dire que nous trouverions tous ceux de la chimie végétale. Comme, mis en contact avec un aliment quelconque, les microbes font avec lui de la synthèse et de l'analyse, de la synthèse pour en faire passer une partie à l'état de tissus différenciés, de l'analyse pour vivre à ses dépens, il n'y a théoriquement pas de corps qu'ils ne puissent fabriquer, et, sans qu'il soit besoin d'entrer dans le détail, l'expérience confirme complètement cette conclusion. On trouve dans les bacilles, outre les celluloses et les matières albuminoïdes, des diastases variées, des sucres, des acides ternaires et azotés, des amides, des composés de la série aromatique, des cires, des essences, bref l'infinie variété de corps que l'on rencontre dans le monde vivant.

Non seulement les matières qu'on découvre chez les divers microbes sont très diverses, mais encore chacun d'eux en contient un grand nombre. Plus on étudie le contenu de la cellule et ce qu'elle laisse exsuder dans le milieu ambiant, plus on y trouve de corps différents. Nous ne sommes pas encore très avancés dans cette étude. Voici pourtant ce que Nishimura a trouvé dans une levure pure et dans un bacille de l'eau, un de ceux étudiés par Cramer. Les nombres sont rapportés à 100 de matière sèche :

	Levure	Bacille
Xanthine . . .	0,110	0,17
Guanine . . .	0,025	0.14
Adénine . . .	0,029	0,08
Lécithine . . .	» »	0,68
Hypoxanthine .	0,030	»

Dans le bacille il y avait en outre de l'urée ; j'en avais trouvé antérieurement dans des ferments des matières albuminoïdes. Concluons donc, en résumé, que la cellule est un laboratoire très bien garni, bien que de composition variable. C'est précisément la variété des éléments qui y entrent qui permet la variation de constitution. Nous allons retrouver cette complexité et cette plasticité en étudiant son squelette minéral.

BIBLIOGRAPHIE

NENCKI. Ueber das Eiweiss d. Milzbrandbacillen (*Bèr. d. d. chem. Gesells*, t. XVIII, p. 2608).

— Beitrage zur Biologie d. Spaltpilze, 1880.

NENCKI et SCHAFFER. Ueber d. chem. Zusammensetzung d. Faulnissbacterien, J. P. C., t. XX, p. 443.

BRIEGER. Ueber Spaltungsproducte d. Bacterien (*Zeitschr. f. phys. Chemie*, t. IX, p. 7).

VINCENZI. Ueber d. chem. Bestandtheile d. Spaltpilze (*Id.*, t. XI, p. 181).

WEIL. Zur Chemie u. Toxicol. d. Tuberkelbacillus (*Deutsche med. Wochens*, 1891).

KAPPES. Analyse d. Massenculturen einiger Spaltpilze u. d. Soorhefe. Leipzig, Dissert., 1891.

CRAMER. Die Ursache d. Resistenz d. Sporen gegen Trockene Hitze (*Archiv. f. Hyg*, t. XIII, p. 81). — Die Zusammensetzung d. Bacterien in ihrer

Abhängigkeit von der Nahrmaterial (*Id.*, 1892. p. 150). — Die Zusammensetzung d. Sporen von Penicillium glaucum (*Id.*, 1894, p. 197). — Die Zusammensetzung der Cholerabacillen (*Id.*, 22, 1895, p. 167).

SCHLOSSBERGER. *Annalen d. Chem. und Pharm.*, t. LI, 1845.

PASTEUR. Mémoire sur la fermentation alcoolique (*Annales de Ch. et de Phys.*, 1860).

NISHIMURA. Untersuchung uber d. chem. Zusammensetzung eines Wasserbacillus. (*Archiv. f. Hyg.*, 18, 1893, p. 318).

DREYFUSS. Ueber das Vorkommen von Cellulose in Bacillen. (*Zeitschr. f. phys. Chemie*, t. XVIII, 1893, p. 358).

SCHEIBLER. *Chemisches Centralbl.*, t. XI, p. 181.

DUCLAUX. Second mémoire sur le lait. (*Ann. de l'Institut agronomique*, 1883.

CHAPITRE IX

NUTRITION MINÉRALE DES MICROBES

97. Conditions d'une étude précise. — Il y a deux manières d'étudier la nutrition minérale des microbes. La première est d'analyser les cendres qu'ils laissent par calcination. On se fait ainsi une idée des matériaux qu'ils font entrer de préférence dans la trame de leurs tissus. Je dis « de préférence », parce que les matériaux inutiles ou nuisibles contenus dans le liquide ambiant pénètrent aussi à l'intérieur de la cellule, non pas librement, car il doit y avoir osmose au travers d'une paroi cellulaire de composition variable, et le microbe exerce ainsi une certaine surveillance sur les matériaux dont il se laisse imbiber. Il n'en reste pas moins que les cendres provenant de la calcination sont un mélange au milieu duquel il est fort difficile de distinguer les éléments utiles des éléments inertes, de sorte qu'il n'y a aucun argument à tirer de la variété de composition qu'on trouve aux cendres d'un même microbe ou d'un même végétal.

Il y a une autre façon plus précise, mais plus difficile de résoudre le problème. Supposons que nous ayons trouvé, par tâtonnement, la composition du milieu minéral complet qui donne, dans un temps donné, le maximum de culture, et qui en donne, en outre, un poids à peu près constant. Nous aurons en main un moyen de résoudre le problème. Il suffira de supprimer l'un des éléments de ce milieu type pour savoir quelle est sa valeur dans l'ensemble. S'il est indifférent, sa suppression passera inaperçue ; s'il est utile, sa suppression sera suivie d'une diminution dans le poids de la récolte, diminution d'autant plus sensible que l'élément supprimé manquera davantage, et d'autant plus sûrement appréciable que la constance de la récolte dans le milieu type sera plus assurée.

Voilà le problème posé dans ses traits généraux. Il est facile de voir qu'il comporte une sorte de contradiction au départ. Il exige qu'on connaisse d'avance le milieu le plus favorable à la vie d'une espèce microscopique, c'est-à-dire qu'on ait résolu à l'avance le problème qu'on se pose. On ne peut arriver à connaître ce milieu que par des tâtonnements méthodiques, dans une série de travaux coordonnés, et en échafaudant lentement chaque progrès sur un progrès déjà fait. C'est surtout une œuvre de patience et de méthode. Supposons qu'elle soit accomplie, et qu'on connaisse les conditions physiques et chimiques de la culture qui donnent, dans un temps donné, la récolte maximum, il faudrait encore, pour assurer la sécurité dans la recherche, que deux milieux types identiques donnent des récoltes de même poids. Or un être vivant n'est pas un précipité chimique, et on n'arrivera jamais à ce résultat. Les deux milieux fourniront des récoltes variant entre une limite supérieure P et une limite inférieure P′, qu'on réussira à rapprocher, mais jamais à confondre. Dès lors il faudra avoir constamment présente à l'esprit la valeur du rapport P′/P, qui représentera l'erreur possible du procédé. Si, dans un autre essai, nous trouvons que le milieu type donne un poids de culture p, et le même milieu, privé d'un de ses éléments, un poids de culture p', il ne suffira pas, pour conclure que l'élément supprimé était utile, de constater que le rapport de p' à p est plus petit que 1 ; il faudra encore qu'il soit plus petit que P′/P, c'est-à-dire que l'erreur possible du procédé.

98. Travail de Raulin. — Toutes ces difficultés ont été surmontées dans un travail classique de Raulin, qui date de 1870, et qui n'a pas été dépassé depuis. Ce savant est arrivé à obtenir, dans un milieu acidulé ne renfermant que du sucre et des sels minéraux parfaitement purs, des récoltes d'une mucédinée spéciale, sans mélange d'espèces étrangères, et plus abondantes que celles que fournirait, dans les mêmes conditions, le milieu organique le mieux approprié. De plus, ces récoltes sont de poids constant, à 1/20 près de leur valeur.

La plante qu'il cultive est l'*aspergillus niger*. Elle est formée, comme toutes les végétations microscopiques, d'un mycélium rameux qui vit dans le liquide où on la sème. De ce mycélium partent (fig. 14), en s'élevant dans l'air, des petites colonnettes cylindriques, plus larges que les filaments de mycélium, et se renflant à leur extrémité en une sorte de capitule rond. Sur ce capitule sont implantés, dans des directions radiales, des stérigmates portant des files de spores noires, sphériques, et un peu hérissées à leur surface.

Cet *aspergillus* pousse très facilement sur du pain mouillé de vinaigre, sur l'eau de levure acidulée, sur les tranches de citron, en général sur les fruits et les liqueurs acides, et, lorsqu'on n'en possède pas de semences, il suffit d'abandonner quelques jours à l'air un de ces milieux, ou de préférence le liquide minéral que nous allons apprendre à préparer, pour qu'un ensemencement spontané, venant de l'air, le fournisse mêlé à plusieurs espèces végétales. On reconnaît l'*aspergillus* à ses fructifications noires ; on le sème alors à nouveau sur un liquide artificiel, et on réussit bientôt à l'obtenir pur de tout mélange.

Le liquide artificiel composé par M. Raulin, qui fournit les récoltes abondantes dont nous parlions tout à l'heure, doit avoir la composition suivante :

Eau	1 500gr,00
Sucre candi	70 ,00
Acide tartrique	4 ,00
Nitrate d'ammoniaque	4 ,00
Phosphate d'ammoniaque	0 ,60
Carbonate de potasse	0 ,60
Carbonate de magnésie	0 ,40
Sulfate d'ammoniaque	0 ,25
Sulfate de zinc	0 ,07
Sulfate de fer	0 ,07
Silicate de potasse	0 ,07

Ceci est la *formule* à suivre quand on veut préparer ce liquide artificiel. Quand on veut étudier ce liquide au point de vue de la nature et de la proportion des éléments mis en œuvre par la plante, il est utile d'en envisager la composition sous la forme équivalente que voici :

Eau	1 500gr,00
Sucre candi	70 ,00
Acide tartrique	10 ,00
Ammoniaque	2 ,00
Acide phosphorique	0 ,00
Acide sulfurique	0 ,25
Acide silicique	0 ,03
Potasse	0 ,40

Magnésie	0 ,20
Oxyde de zinc.	0 ,04
Oxyde de fer	0 ,03

Ce qui donne, avec l'oxygène de l'air mis en œuvre pendant tout le procès végétatif, un total de douze éléments chimiques, nécessaires, comme nous allons le voir, à la nutrition complète de la plante.

Outre ces éléments chimiques, il faut encore faire intervenir des éléments physiques. D'abord une température convenable, qui doit être voisine de 37° ; puis un état hygrométrique qui protège le liquide contre une évaporation trop rapide, et la plante contre toute dessiccation. L'expérience montre en effet que, dans l'air sec, la végétation est en retard sur la végétation dans l'air humide, et le poids de la récolte moins constant. Il faut que l'hygromètre à cheveu marque au moins 60° dans l'étuve où l'on cultive la plante, et pour amener l'air chauffé à ce degré de saturation, il faut provoquer, par un moyen quelconque, à la partie inférieure de l'étuve, une abondante évaporation.

La plante ayant besoin d'oxygène pour vivre, il faut aussi renouveler l'air à son voisinage, et la présenter à l'action de ce gaz sous la plus grande surface possible. De là résultent diverses conséquences.

Un vase découvert donnera, toutes choses égales d'ailleurs, des récoltes plus abondantes qu'un vase couvert d'une lame de verre. Mais les différences sont faibles, et comme, d'un autre côté, l'évaporation du liquide est beaucoup plus active dans le vase découvert, et qu'il peut en résulter des causes d'erreur graves, il vaudra toujours mieux, lorsqu'on n'aura qu'un petit nombre d'essais, employer des vases couverts d'une lame de verre, qui arrête l'évaporation, sans trop nuire au renouvellement de l'air. Lorsqu'on aura un grand nombre de cultures, serrées les unes contre les autres, on pourra et même on devra de préférence laisser les vases découverts.

Toutefois, comme, dans un vase ainsi couvert, l'oxygène arrive seulement par les bords à la surface de la végétation, et comme ce n'est que par les bords de la couche mycélienne qu'il pourra se dissoudre dans le liquide, on se mettra dans des conditions d'autant meilleures que le rapport du périmètre à la surface du vase sera plus grand. C'est dire que des cuvettes rectangulaires seront préférables à des vases circulaires de même surface.

Enfin, on comprend qu'il faut aussi que le liquide nutritif soit mis en couche mince. En profondeur, il y a trop peu de surface pour le développement de la mucédinée, eu égard à la quantité de masse alimentaire. En couche très mince, il y a au contraire trop de surface végétante pour trop peu d'aliments. Le rapport de la surface à la profondeur doit donc avoir une valeur moyenne, dépendant de la composition du liquide nutritif. Avec celle qui est indiquée plus haut, on est dans les meilleures conditions possibles, quand on répartit les 1.500 centimètres cubes de liquide dans une cuvette de porcelaine rectangulaire, à bords verticaux, et de dimension telle que le liquide y ait une hauteur de 30 à 35 millimètres.

Si, lorsque toutes ces conditions sont réunies, on sème sur le liquide les spores du végétal, elles ne tardent pas à se développer, et, au bout de 24 heures, ou même de 18 heures, si elles n'étaient pas trop sèches, leurs filaments mycéliens enchevêtrés forment à la surface une membrane continue, d'aspect blanchâtre, recouvrant tout le liquide. Au bout de 48 heures, cette membrane est déjà très épaisse ; elle devient d'abord jaunâtre, puis brun foncé. Enfin, après trois jours de végétation, elle est devenue tout à fait noire. Son poids augmenterait encore pendant le quatrième jour et les suivants, mais beaucoup plus lentement que pendant les trois premiers. Comme on doit viser à obtenir, toutes choses égales d'ailleurs, le poids de récolte le plus grand possible dans le même temps, il y a utilité à enlever tout ce qui s'est formé de mucédinée, et à faire servir ce qui reste d'aliments nutritifs à la production d'une nouvelle récolte. On enlève avec les doigts la membrane très consistante du troisième jour, on la presse fortement dans la main, pour exprimer la majeure partie du liquide qui l'imprègne, on l'étend sur une soucoupe, on la sèche à 100° et on la pèse. Le liquide sous-jacent se trouve d'ordinaire être suffisamment ensemencé par les spores résultant de l'égouttage de la membrane : on remet le tout à l'étuve, et, au bout de trois jours, on obtient une nouvelle récolte plus faible que la première. Le liquide restant est alors à peu près épuisé, et incapable de donner une troisième récolte de poids appréciable.

L'ensemble des deux premières forme un total d'environ 25 grammes, à un vingtième près, comme nous l'avons dit plus haut.

Nous avons donc réuni pour notre expérience les deux conditions que nous avons vu plus haut être nécessaires au succès. Notre récolte est d'abord très grande, ensuite aussi constante que possible.

Pourrions-nous l'augmenter encore ? En d'autres termes, ne pourrions-nous pas, en ajoutant à notre milieu minéral des éléments nouveaux, élever le chiffre du poids de végétal qu'il peut produire avec un poids donné de matériaux nutritifs ? Nous avons le droit de nous poser cette question, puisque nous savons déjà que la suppression de l'un des éléments, qui entrent dans la constitution de ce milieu, diminue la récolte. Il est donc possible d'espérer qu'en ajoutant quelque chose à notre milieu, nous augmenterons le rendement.

Pour le savoir, ajoutons à notre milieu minéral, et de composition connue, des substances minérales ou organiques complexes, de composition inconnue, mais choisies parmi celles qui se recouvrent le plus facilement d'*aspergillus* au contact de l'air. Il est probable que ces substances doivent renfermer tous les éléments utiles, et s'il y en a qui ne soient pas déjà contenus dans notre milieu minéral, nous en serons avertis par une augmentation du poids de la récolte.

L'expérience montre que l'on ne gagne rien par ce procédé, même en variant les essais le plus possible, et même on trouve, en comparant le milieu artificiel ci-dessus à des milieux organiques renfermant la même proportion d'éléments solides que lui, que le liquide Raulin donne des récoltes beaucoup plus abondantes que les autres. Nous avons donc le droit de croire que ce milieu est à la fois nécessaire et suffisant. Nous rencontrerons du reste bientôt un autre fait conduisant à la même conclusion.

99. Influence des éléments minéraux. — Nous pouvons, dès lors, rechercher avec sécurité quel est le degré d'influence, sur le développement de l'*aspergillus*, des divers éléments qui y concourent. Voulons-nous savoir, par exemple, par quel chiffre se mesure l'utilité de la potasse dans le liquide nourricier ? Faisons vivre pour cela la plante dans deux cuvettes jumelles, renfermant l'une le liquide complet, l'autre le liquide sans potasse. Dans le premier cas, il se produira comme à l'ordinaire, à 1 gramme environ près, 25 grammes de plante. Dans l'autre, il s'en produira 1 gramme seulement. La suppression de la potasse fait donc tomber la récolte au vingt-cinquième de ce qu'elle était ; nous dirons que son utilité se mesure par le nombre 25, et, en faisant le même essai pour les divers éléments minéraux, nous trouverons, en adoptant le même mode d'évaluation que pour la potasse, les nombres suivants pour mesure de l'utilité des divers éléments minéraux :

Ammoniaque	153
Acide phosphorique.	182
Magnésie	91
Potasse.	25
Acide sulfurique.	25
Oxyde de zinc	10
Oxyde de fer.	2,7
Silice	1,4

Les nombres de ce tableau, relatifs à l'ammoniaque, à l'acide phosphorique, à la potasse, à la magnésie, si grands qu'ils soient, n'ont pas le droit de nous étonner. Il y a longtemps qu'on sait que tous ces corps sont d'excellents engrais, et si leur suppression dans une culture n'a jamais amené des abaissements de récolte comparables à ceux que nous venons de constater, c'est que jamais on n'a été maître de la composition du milieu comme on l'est dans les expériences de M. Raulin. Mais le même tableau nous fournit des faits tout à fait imprévus. Nous y voyons, en effet, que la suppression du zinc ramène la récolte au dixième de ce qu'elle était, en d'autres termes la fait tomber de 25 grammes à 2gr,5. L'intervention aussi active de cet élément dans un phénomène de végétation est un des résultats les plus curieux du travail que nous analysons.

On peut en augmenter l'intérêt par une remarque toute naturelle. Les chiffres ci-dessus mesurent en bloc l'utilité de chacun des éléments minéraux, mais ne tiennent pas compte des proportions variables de ces divers éléments. Par exemple, la quantité d'oxyde de zinc, qui fait baisser la récolte de 25 grammes à 2gr,5, n'est que de 4 centigrammes, renfermant seulement 32 milligrammes de zinc. L'action de cette faible quantité de métal suffit donc à produire une plus-value de 22gr,5 dans la récolte, c'est-à-dire d'un poids de plante 700 fois supérieur au sien. Ce chiffre a même pu, dans quelques expériences, s'élever jusqu'à

953, et ce nombre peut à son tour être considéré comme mesurant ce qu'on peut appeler l'*utilité spécifique* du zinc pour la récolte. En étudiant de la même manière les autres substances, M. Raulin a trouvé les nombres maxima suivants pour la quantité de mucédinée que peut servir à former un gramme des divers éléments du milieu type.

Azote (de l'ammoniaque)	17
Potassium (de la potasse)	64
Phosphore (de l'acide phosphorique) . . .	157
Magnésium (de la magnésie).	200
Soufre (de l'acide sulfurique).	346
Zinc (de l'oxyde de zinc)	953
Fer (de l'oxyde de fer).	857
Silicium (de la silice)	320

Tous ces nombres sont notablement différents de ceux du tableau qui précède, et pour le zinc en particulier, le caractère étrange de son intervention s'accentue encore plus ici. Nous aurons bientôt à nous demander en quoi consiste cette influence singulière. Contentons-nous pour le moment de l'enregistrer, et de remarquer que la plante, pour se donner ce zinc qui semble lui être si utile, est obligée de le puiser dans un liquide où il est dilué au 1/50.000. De quelles proportions infinitésimales d'un élément utile peut dépendre la santé d'un être vivant, la prospérité d'une culture !

Enfin, si l'on songe que sur un liquide qui contient seulement 1/50.000 de zinc, une ou deux générations d'aspergillus peuvent, en absorbant complètement ce métal, rendre l'existence d'une nouvelle génération chétive ou impossible, que sur un tel liquide un nouvel ensemencement, j'allais dire une nouvelle inoculation, resterait sans effet, qui pourrait ne pas être surpris de la perspective qui s'ouvre sur les propriétés si merveilleuses et si étranges du vaccin, qui ne s'implante pas deux fois de suite sur le même organisme ?

Mais notre végétal est encore plus sensible, s'il est possible, à l'action des éléments qui lui sont nuisibles. Ajoute-t-on au liquide nourricier 1/1.600.000, un *seize cent millième* de nitrate d'argent, la germination des spores devient impossible. Elle ne peut même pas commencer dans un vase d'argent, bien que la chimie soit presque impuissante à montrer qu'une portion de la matière du vase se dissout dans le liquide. Mais la plante l'accuse en ne germant pas. Elle accuse de même 1/500.000 de sublimé corrosif, 1/8.000 de bichlorure de platine, 1/240 de sulfate de cuivre. Notons pourtant que ces doses, suffisantes pour empêcher la germination des spores, sont insuffisantes pour arrêter la croissance de la plante quand elle est en pleine évolution. C'est là une notion que nous retrouverons plus tard à propos des anti septiques.

100. Rôle physiologique des éléments minéraux. — L'étude physiologique du milieu artificiel propre au développement de l'*aspergillus*, telle que nous la comprenons, exige la solution de deux ordres de questions. Il faut démontrer l'influence de chacun des éléments de ce milieu, puis déterminer le rôle physio logique de chacun d'eux. Nous venons de résoudre à peu près complètement la première question pour les éléments minéraux, mais nous n'avons pas abordé la seconde. Les seuls faits précis que l'on ait sur ce sujet important ont été trouvés par M. Raulin, et il les a rencontrés en mettant en œuvre une méthode de vérification des résultats précédents dont nous devons dire un mot.

Mettons à l'étuve deux cuvettes identiques contenant chacune du liquide Raulin complet, moins un seul élément. Les récoltes que nous obtiendrons sur les deux seront tout d'abord à peu près égales, et faibles. Quand nous en aurons obtenu deux ou trois, ajoutons, dans l'un des essais seulement, l'élément qui manque. Là, les récoltes vont s'élever tout à coup et devenir très supérieures, à la fois aux récoltes précédentes de la même cuvette, et aux récoltes de même ordre du milieu resté incomplet. De cette double comparaison, de ce changement subit dans la valeur des nombres, résultera jusqu'à l'évidence l'efficacité de l'élément ajouté.

L'expérience, faite dans les conditions que je viens d'indiquer, sur le sulfate d'ammoniaque, ou le sulfate de zinc, par exemple, donne bien le résultat prévu à l'avance, et confirme ce que nous avons appris plus haut sur l'utilité de ces deux corps. Mais, avec le sulfate de fer, il n'en est plus de même. L'addition du fer dans un milieu qui a nourri plusieurs récoltes languissantes ne rend pas la végétation plus prospère, et ne relève guère le poids de la récolte au-dessus de sa valeur primitive, ni au-dessus de la valeur qu'elle conserve dans le milieu qu'on a laissé privé de sel de fer.

Si donc ce milieu, auquel on a ajouté le fer, est resté impropre à une végétation vigoureuse, ce n'est pas qu'un élément essentiel y manque, c'est que, par le fait même du développement de l'*aspergillus* en l'absence des sels de fer, il a dû se former une substance vénéneuse pour la mucédinée, substance que les sels de fer empêchent de se produire, mais ne peuvent détruire.

Cette interprétation des faits est d'accord avec une remarque qu'on peut faire sur le mode de fructification de l'*aspergillus* en l'absence des sels de fer. L'évolution de la spore semble alors d'autant plus pénible que le milieu, où elle germe, a déjà nourri un plus grand nombre de récoltes. Or, on n'observe rien de pareil dans un milieu où manque un élément essentiel autre que le fer.

D'ailleurs, voici qui semble démontrer la formation d'un composé spécial en l'absence des sels de fer. Le liquide privé de fer, qui a déjà fourni deux ou trois récoltes, donne une coloration rouge avec un sel quelconque de sesquioxyde de fer ; la substance qui donne cette coloration est destructible par le chlore, le permanganate de potasse. Toutes ces réactions appartiennent à l'acide sulfocyanhydrique, mais il n'y a encore rien de démontré au sujet de la présence réelle de ce corps.

Quoi qu'il en soit, on voit que les sels de fer semblent jouer, dans la physiologie de l'*aspergillus*, un tout autre rôle que les sels de zinc. On aurait pu croire, en se fondant sur certaines considérations d'ordre purement chimique, que ces deux corps, fer et zinc, pouvaient se substituer l'un à l'autre. M. Raulin avait déjà démontré, par la méthode que nous avons indiquée en premier lieu, que cette substitution était impossible. Les expériences que nous venons de relater nous donnent comme la raison physiologique de cette impossibilité.

Elles nous permettent aussi de ne pas nous étonner de l'apparente singularité qu'il y avait à voir apparaître le fer comme élément utile dans la formation d'une plante qui ne contient pas de chlorophylle. Mais, en revanche, on peut en conclure aussi qu'il y a peut-être quelque chose de trop absolu à vouloir toujours rattacher la présence du fer à la création d'une matière colorante, comme on le fait quelquefois en physiologie végétale.

Enfin, il y a une dernière remarque à faire à propos du calcium, dont la relation avec la formation des organes foliacés semble aussi assez généralement acceptée. L'*aspergillus niger* semble ne pas avoir besoin de cet élément. Il est vrai qu'il ne possède pas de feuilles, mais les filaments qu'il dresse dans l'air sont d'actifs agents d'évaporation, comme les feuilles. Nous verrons d'un autre côté que des cellules vivant complètement plongées dans l'eau, comme celles de la levure, ont besoin d'un sel de chaux. Concluons-en que toutes nos connaissances sur ce sujet et toutes nos idées sont encore très imparfaites.

C'est en ces quelques faits que se résumé tout ce que nous savons sur le rôle physiologique des éléments minéraux dont nous avons montré l'utilité pratique. Il est clair qu'ils ne sont pas suffisants, et qu'il y a de ce côté une étude à faire. Le végétal assimile-t-il aveuglément, en bloc et sans ordre, les divers sels qu'on lui offre, ou fait-il entre eux un choix, suivant qu'il s'agit de former son mycélium ou ses organes de fructification? C'est le second cas qui est probable. Certains sels sont sans doute plus nécessaires pour la formation des spores, qui sont plus azotées que le reste de la plante, et comme il n'y a pas de matière protéique sans phosphore, c'est peut-être à ce moment que les phosphates sont plus volontiers absorbés.

Bien qu'on n'ait pas de connaissances précises sur ces questions délicates, on peut néanmoins tirer quelques conclusions des faits que nous connaissons déjà.

L'expérience montre d'abord que, si imparfait, si incomplet que soit le milieu où on fait vivre l'*aspergillus*, la plante ne s'arrête jamais à moitié chemin dans son évolution, et aboutit toujours à la formation de la spore. Son mycélium est plus ou moins grêle, plus ou moins rameux, les spores sont plus ou moins nombreuses, mais le végétal en produit toujours. Ceci n'est pas, en apparence, favorable à l'idée qu'il y a, dans le milieu minéral, des éléments plus utiles au système nutritif, d'autres, plus utiles au système reproducteur. Il semble qu'ils aient tous le même rôle, et qu'aucun d'eux ne soit, à proprement parler, indispensable au végétal, puisque le cycle de végétation peut se fermer sans lui.

Prise dans un sens absolu, cette conclusion serait inexacte, parce qu'il est impossible de constituer un milieu absolument pur de tel ou tel élément. On a beau prendre, pour cultiver l'*aspergillus*, du sucre candi parfaitement blanc et cristallisé, des sels minéraux dans le plus grand état de pureté, on ne peut jamais affirmer que la plante ne rencontrera pas, dans le mélange qu'on lui offre, le corps dont on a voulu la priver. Son organisme est un réactif autrement sensible que la plupart de nos procédés chimiques, et nous avons vu qu'elle manifestait, en refusant de vivre dans une capsule d'argent, l'existence d'une quantité de sel d'argent que n'atteignaient pas les réactifs pourtant si sensibles de ce corps. D'ailleurs, nous verrons, à propos de la fermentation alcoolique, que le sucre candi le plus pur contient d'assez notables quantités d'azote et de soufre. D'un autre côté, en admettant la pureté exemplaire des sels employés, les parois de la capsule de porcelaine ne sont pas absolument insolubles, et peuvent laisser passer en solution dans le liquide une partie de leurs éléments constituants. Enfin, quand même on aurait tout à fait réussi à éliminer du liquide un corps déterminé, il faut bien y ajouter de la semence, des spores, qui apporteront avec elles un peu de sels minéraux, qu'une loi naturelle accumule en effet dans les graines, et les abandonneront peu à peu, au fur et à mesure de la germination, aux organes nouvellement formés.

Si donc, en supprimant à la plante successivement chacun des éléments de son milieu nutritif, on n'arrive pas à l'arrêter dans son évolution, il faut en conclure, non pas qu'aucun de ces éléments n'est absolument indispensable à l'*aspergillus*, mais seulement que ce végétal a la faculté de se contenter quelquefois de très peu sous ce rapport. Quand il rencontre autour de lui l'élément utile, il l'absorbe, et traduit ces conditions de vie facile par une grande exubérance de développement. Quand il n'en a que très peu, quand il est obligé, par exemple, de se contenter de celui qu'il trouve dans la graine, il réduit ses organes et leurs besoins, il leur distribue parcimonieusement tout ce dont il peut disposer, et arrive en s'épuisant, et en épuisant peu à peu tous ses tissus, à fournir des spores, douées, il est vrai, de peu de vitalité, incapables de recommencer une vie aussi pénible que celle qui leur a donné naissance, mais n'ayant besoin que de rencontrer un milieu favorable pour revenir à la santé, et assurer la perpétuité de l'espèce.

Aussi, si grands que soient les chiffres par lesquels nous avons représenté l'utilité spécifique des éléments minéraux du liquide Raulin, sont-ils encore de beaucoup au-dessous de la réalité. Si 1 gramme de zinc, par exemple, peut amener la formation de 953 grammes de plante, ce chiffre ne représente que la différence entre la production du milieu complet et celle du milieu qu'on suppose avoir été privé de zinc, parce qu'on n'en a pas mis sous forme minérale. Si l'on pouvait obtenir un liquide Raulin absolument pur de cet élément, on verrait l'adjonction d'un peu de zinc élever bien plus le niveau de la récolte.

Nous verrons, à propos de la levure, que ce végétal est capable de déployer, vis-à-vis de l'oxygène, cette même parcimonie dans l'emploi que l'*aspergillus* nous montre à propos du zinc, et que, sous ce point de vue, l'oxygène ressemble aux autres éléments minéraux.

101. Conclusions générales. — Toutefois, ces réserves faites, il n'en est pas moins très curieux, au point de vue de l'étude des végétaux supérieurs, de voir la prospérité d'une récolte dépendre, dans une aussi large mesure, de l'existence de certains éléments en quantités extrêmement petites. Combien il est peu probable, si les phénomènes de végétation sont aussi compliqués chez ces plantes microscopiques, qu'ils soient, chez les végétaux supérieurs, aussi simples qu'on le professe quelquefois. Lorsque, pour assurer la bonne tenue d'une culture, on se contente de rendre au sol du phosphore, de la potasse, de la magnésie et des composés azotés, n'est-il pas évident qu'on compte sur le sol pour fournir les autres éléments utiles, sans savoir quels ils sont. Si le sol peut faire ce qu'on lui demande, tout va bien; s'il ne le peut pas, ou si à un moment donné il ne le peut plus, et si l'élément disparu de la sole est du même ordre que le zinc pour l'*aspergillus*, par exemple, on voit la récolte baisser, et on pourra dès lors augmenter la dose d'engrais potassique ou azoté au delà de toute mesure, on verra cette fumure intensive échouer là même où elle réussissait naguère.

C'est que le problème de l'alimentation minérale n'est pas résolu pour les plantes, tandis qu'il l'est pour l'*aspergillus*. Un jour viendra peut-être où on renoncera aux fumiers encombrants et coûteux, où l'agriculteur aura dans son grenier, dans des sacs étiquetés, la quantité d'engrais à répandre sur un hectare de ses divers terrains pour en tirer telle ou telle récolte. L'expérience de l'*aspergillus* prouve que cela est possible, mais l'expérience agricole prouve que ce moment n'est pas encore venu.

Il peut sembler surprenant de voir étendre *de plano*, aux grands végétaux, les conclusions auxquelles nous sommes arrivés pour notre *aspergillus*. Mais il faut remarquer que si la plante est microscopique, la récolte ne l'est pas. 25 grammes de plante à l'état sec, récoltés en six jours sur une cuve de porcelaine comme celles que nous avons employés, représentent de 500 à 600 k. de récolte à l'état sec par hectare, ou 3.500 à 4.000 k. à l'état humide. La comparaison n'est pas parfaite, car la plante de grande culture crée elle-même sa matière organique aux dépens de l'acide carbonique de l'air, tandis qu'il faut fournir à l'*aspergillus* un aliment tout préparé. Mais, au fond, c'est, dans les deux cas, un phénomène d'alimentation qui est en jeu, phénomène dont nous connaissons les conditions pour la plante microscopique, tandis que nous en ignorons le détail intime pour les plantes agricoles. Or nous voyons que ce détail ignoré peut avoir une grande importance sur le résultat.

Ce n'est pas tout. Nous n'avons jusqu'ici étudié que la sensibilité de l'*aspergillus* au sujet de sa nutrition minérale. Il nous reste à mettre en regard de cette sensibilité son insensibilité apparente au sujet de l'absence de quelques-uns de ses éléments utiles. Nous avons vu que le liquide Raulin donne des cultures plus prospères et plus abondantes que le milieu organique le mieux approprié. Que veut dire cela, sinon que dans ses milieux organiques habituels, l'*aspergillus* n'a pas tout ce qu'il lui faut et vit plus ou moins de privations? Cela ne l'empêche pas de vivre, de se multiplier, de donner une série indéfinie de générations fécondes. Depuis l'apparition de la vie à la surface du globe, il se perpétue ainsi, dans des conditions qui rappellent celle de la culture dans la cuvette sans zinc, ou sans fer, ou sans soufre. La plante peut donc se passer d'un ou plusieurs des éléments qu'elle aime, non pas indéfiniment, car les hasards de l'ensemencement et de la culture font varier, d'une culture à l'autre, l'élément minéral qui fait défaut. Nous verrons bientôt que, privée pendant plusieurs générations d'un de ses principes essentiels, la plante s'étiole. Elle ne supporte la disette que parce que c'est tantôt de l'un, tantôt de l'autre qu'elle est privée. Il n'en résulte pas moins de cette observation qu'une plante peut vivre sans avoir *tout ce qu'il lui faut*, et qu'elle sait se plier aux privations. Son protoplasma n'a donc pas toujours, même au point de vue de sa matière minérale, la même constitution, et ainsi, à côté de la sensibilité merveilleuse que nous avons reconnue à l'*aspergillus*, il faut, pour être complet, parler de son indifférence.

Seulement, à cette indifférence il y a un correctif. La plante qui a poussé sur du liquide Raulin privé d'un de ses éléments, ou, ce qui revient à peu près au même, sur les liquides organiques qui la nourrissent le plus facilement, est loin, nous l'avons vu, de prendre le développement qu'elle prend sur le liquide Raulin complet. Sa croissance est incertaine, soumise à une foule de hasards ou de caprices apparents. Elle rencontre autour d'elle des parasites qui la gênent et quelquefois l'étouffent. Ce sont là exactement les conditions des plantes de nos champs et de nos jardins. Mauvaises herbes, maladies parasitaires, tout cela se rencontre dans les cultures les mieux soignées.

Sur un liquide convenable, au contraire, l'*aspergillus* donne une couche serrée, homogène, d'aspect vigoureux, et au lieu d'être entravé par les espèces parasites, c'est lui qui étouffe toutes les végétations qui pourraient tenter de lui disputer la place.

Ne nous bornons pas au règne végétal, transportons cette notion sur un plus grand théâtre. Nous verrons qu'elle n'est pas autre chose que le combat pour l'existence entre les êtres de la création. Ils ont tous leurs ennemis ou leurs parasites ; leur loi commune est de manger ou d'être mangés, et il ne manque pas de prétendues lois naturelles permettant de s'expliquer comment ils arrivent à résoudre ce dilemme dans le sens le plus favorable. Avec notre *aspergillus*, la solution est plus simple. Nous connaissons avec lui les conditions de la lutte. Elles sont d'ordre purement chimique. On peut bien dire que l'*aspergillus* n'écrase ses ennemis que parce qu'il est vigoureux, mais il n'est vigoureux que parce qu'il trouve dans son milieu nutritif tous les éléments dont il a besoin. Si l'un d'eux lui manque, il vit encore, mais plus péniblement, et sa force de résistance diminue. Si plusieurs lui font défaut, il s'étiole et cède la place à une espèce voisine, moins exigeante que lui, ou ayant des besoins différents qui sont mieux satisfaits.

On sent, sans qu'il soit besoin d'insister, qu'il doit y avoir des phénomènes analogues dans la vie des animaux et des végétaux supérieurs. Mais, en les étudiant, nous nous écarterions de notre domaine. Il vaut mieux y rester confinés. Nous y rencontrerons souvent cette notion de la lutte entre deux microbes se disputant un terrain commun, et nous aurons souvent à faire appel à la notion claire que nous venons d'en prendre, et qui ne se présentera que rarement à nous avec la même précision.

BIBLIOGRAPHIE

J. RAULIN. — Etudes chimiques sur la végétation. — Recherches sur le développement d'une mucédinée dans un milieu artificiel. *Ann. des sciences naturelles*, 1870.

CHAPITRE X

ALIMENTATION HYDROCARBONÉE

Les connaissances que nous venons d'acquérir au sujet de l'alimentation minérale de l'*aspergillus* font de ce petit végétal un admirable outil d'expérience, dont la science n'a pas encore tiré tout le parti possible. Dans le liquide Raulin, l'azote n'est fourni à la plante qu'à l'état de sel ammoniacal. Les seuls aliments organiques sont des aliments ternaires, le sucre et l'acide tartrique. Supposons que nous voulions comparer à l'ammoniaque d'autres aliments azotés, au sucre d'autres aliments hydrocarbonés : il suffira de faire la substitution dans le liquide nutritif, et de voir comment se comporte la plante dans le liquide modifié et dans liquide type. Toutes les différences observées seront imputables au changement d'aliments, car on est sûr que, par ailleurs, la plante trouve tout ce qu'il lui faut dans le liquide. Ces études sur l'alimentation, d'ordinaire si difficiles et si contingentes, prendront ici leur maximum de netteté.

Il y a pourtant place pour une petite ambiguïté que nous allons d'abord faire disparaître. Elle est relative à l'existence simultanée, dans le liquide Raulin, de l'acide tartrique et d'un autre aliment hydrocarboné. Il faudrait, pour assurer l'expérience, que ce dernier soit seul. On arrive à ce résultat en remplaçant l'acide tartrique par l'acide sulfurique.

102. Rôle de l'acide tartrique. — L'acide tartrique joue, en effet, un double rôle dans le liquide nutritif. Il en maintient l'acidité d'abord, puis il subit lui-même une combustion véritable.

Il est d'abord utile, pour que l'*aspergillus* se développe bien, que le liquide Raulin soit un peu acide. Si l'on n'ajoutait pas d'acide tartrique, ce liquide, à raison du carbonate de magnésie qui entre dans sa constitution, serait un peu alcalin, et, comme tel, risquerait d'être envahi, dans nos cuves ouvertes, par des bactéries et autres productions, alors même qu'on y aurait ensemencé largement des spores d'*aspergillus*. On peut faire, à ce sujet, une expérience particulièrement intéressante et probante.

Sur deux liquides nourriciers avec sucre et éléments minéraux, mais l'un avec et l'autre sans acide tartrique, on sème l'*aspergillus*. Le liquide complet donne une très belle récolte au bout de trois jours. Sur l'autre, le développement est nul ou insignifiant. En revanche, le premier liquide reste limpide, le second se trouble et se peuple d'espèces vivantes et agiles, appartenant au monde des bactéries. Dans le second liquide on ajoute alors de l'acide tartrique. Presque aussitôt, la scène change. Les spores de la mucédinée, jusque-là inertes, ou n'ayant subi qu'un commencement de germination, reprennent le dessus, se développent activement et donnent une récolte aussi belle que dans l'autre liquide. On ne leur a pourtant fourni aucun aliment nouveau, car nous verrons bientôt que si l'acide tartrique est définitivement brûlé, il est à peu près respecté tant qu'il est en présence du sucre. En d'autres termes, les spores ont eu dès l'origine tout ce qu'il leur fallait pour se développer, mais les conditions de milieu n'étaient pas favorables, et leur vie est restée latente jusqu'au moment où ces conditions ont changé.

Il peut même arriver, et il arrive souvent que cette substitution de l'*aspergillus* aux bactéries se fait sans qu'on ait besoin d'intervenir, par un mécanisme vital dont il est bon de dire un mot. Le sucre, sous l'influence des ferments qui pullulent dès l'origine dans le liquide neutre, se transforme fréquemment en produits acides. La vie des ferments leur crée, dans ce cas, un milieu qui leur est défavorable, et qui devient, au contraire, de plus en plus favorable à la mucédinée. Les spores, à un certain moment, deviennent donc tout naturellement capables d'étouffer les espèces qui avaient, tout d'abord, envahi victorieusement le terrain.

Ce qui prouve d'ailleurs que l'acide tartrique agit alors en tant qu'acide, et non pas comme composé hydrocarboné, c'est qu'il peut être remplacé dans ce rôle par un autre acide, tel par exemple que l'acide sulfurique. Seulement, avec ce dernier, il faut diminuer un peu les doses, parce que l'acide sulfurique est mortel pour la mucédinée à la dose de 1/500 dans le liquide Raulin, peut-être parce qu'il y met en liberté de l'acide nitrique.

Mais à la dose de 1/1000, il est inoffensif, et remplace alors très bien l'acide tartrique.

L'acide tartrique n'agit pas seulement comme acide, il agit aussi comme aliment hydrocarboné. En semant des spores d'*aspergillus* sur un liquide Raulin sans sucre, on les voit germer, former leur mycélium et leurs spores, subir enfin leur évolution complète. Le mycélium se développe peu, beaucoup moins qu'avec le sucre ; il est même quelquefois si réduit, que les filaments sporifères semblent implantés directement sur le liquide. Dans ces conditions, l'acide tartrique est peu à peu brûlé, et disparaît en entier.

On peut donc prévoir que lorsque la mucédinée pousse sur du liquide Raulin complet, contenant du sucre et de l'acide tartrique, elle va peu à peu brûler aussi cet acide. Je me suis assuré qu'il en est, en effet, ainsi ; mais la destruction de l'acide tartrique ne commence qu'à la fin de l'expérience, lorsque la plante a poussé, a consommé presque tout le sucre, et lorsque ce sucre devient rare. La plante brûle alors l'acide tartrique, et le milieu où elle a vécu devient tout à fait neutre, quand on laisse à l'action le temps de s'épuiser.

Les résultats que M. Raulin a trouvés, en étudiant les effets physiologiques de diverses quantités d'acide tartrique, sont tout à fait d'accord avec ce qui précède. Avec 1/1000 d'acide tartrique, le milieu a été envahi par des infusoires, et les spores de la mucédinée ne se sont pas développées. A partir de cette quantité minima jusqu'à la proportion de 63 grammes par litre, le poids de la récolte a été à peu près constant, ce qui ne s'expliquerait guère si l'acide tartrique était un aliment comparable au sucre. Au delà de cette limite de 6,3 p. 100 d'acide tartrique, le poids des récoltes diminue et devient à peu près nul pour une proportion d'acide de 25 p. 100, ce qu'il faut attribuer à l'acidité excessive du milieu.

103. Rôle du sucre. — Le sucre est l'aliment de prédilection de l'*aspergillus*, et voici ce qui lui mérite ce titre, c'est qu'avec lui, le cycle évolutif du champignon, de la spore à la spore, est plus rapide et plus complet qu'avec tout autre aliment hydrocarboné.

Suivons-en les diverses phases. Le premier point à noter est que ce sucre, tel qu'il est offert à la plante, c'est-à-dire sous forme de saccharose, est inassimilable. Pour pouvoir l'utiliser, l'*aspergillus* doit l'intervertir, à l'aide d'une diastase qu'il sécrète pour cela. Par là s'ouvre ce chapitre des diastases, trop important pour que nous puissions faire autre chose que de le signaler ici.

Si facile que soit cette transformation, elle n'est pas instantanée. Même dans du liquide Raulin, où l'*aspergillus* pousse si vite, il y a encore du sucre cristallisable plus de 48 heures après l'ensemencement, et, par suite, la plante n'est pas mise dès l'abord en présence de *toute* sa matière alimentaire. Que l'action de la diastase représente une difficulté vaincue, et par suite une perte de temps et de force, ou que la plante ait avantage à trouver de suite *tout* son aliment préparé, toujours est-il qu'il y a bénéfice à intervertir le sucre avant de l'introduire dans le liquide Raulin. Si on met, en effet, en train, au même moment, deux essais identiques, mais l'un avec du sucre candi, l'autre avec du glucose ; on voit que ce dernier prend dès les premiers moments une avance sur l'autre. Et voilà une notion qui a été utilisée depuis, par exemple pour activer la fermentation alcoolique du sucre. La levure, comme l'*aspergillus*, préfère, en effet, le glucose au sucre candi.

Une fois transformé, le sucre est immédiatement mis en œuvre par la plante, et semble entrer à l'état de matière première dans une usine bien tenue, où tout marche avec régularité. Pour nous faire une idée de ce qui se passe, mettons simultanément en expérience plusieurs cuvettes identiques, et, à diverses intervalles, comparons dans l'une d'elles le poids de plante produite au poids du sucre disparu. Nous trouverons que, tout à fait au début de la germination, le poids de plante, qui représente pour nous le produit de l'usine, est une fraction notable du poids du sucre consommé, la moitié, ou même davantage. Il faudrait, pour pouvoir donner des chiffres plus précis, tenir compte du poids des spores ensemencées, qui apportent évidemment leur part de matière organique et fournissent une partie du tout jeune mycélium. Mais bientôt tout se régularise. Le rapport entre le poids de plante obtenu et le poids du sucre consommé se fixe au voisinage de 1/3, et ne varie plus jusqu'au moment de la fructification. A ce moment la plante a cessé de pousser, du moins de pousser aussi activement. Elle a passé à l'état de plante adulte, et il est clair qu'on peut maintenant, pour entretenir sa vie, lui faire consommer beaucoup de sucre sans qu'elle augmente beaucoup de poids. Mais tant qu'elle est jeune et qu'elle prolifère, elle donne couramment environ 1 de plante pour 3 de sucre, ce qui revient à dire que la fabrique donne en cellules vivantes un rendement de 33 0/0 environ du poids de sa matière première.

On arrive à la même conclusion en changeant les conditions de l'expérience. On peut, comme l'a fait Raulin, mettre simultanément en observation des cuvettes en tout identiques, sauf qu'elles renferment des quantités de sucre croissantes depuis zéro jusqu'à 15 grammes par litre. On trouve, en enlevant la récolte au moment de la fructification, c'est-à-dire en l'arrêtant partout au même point, que son poids est à peu près proportionnel au poids du sucre employé. Il augmente pourtant un peu plus lentement jusqu'à 12 0/0 de sucre, et, au-delà de 15 0/0, il diminue indéfiniment, sans doute par suite de la difficulté que les cellules ont à vivre dans un milieu à si fort pouvoir osmotique.

L'important est qu'à l'origine, et jusqu'à 12 0/0 de sucre, le poids de plante soit encore environ de 33, pour 100 de sucre consommé. C'est à peu près celui que nous avons signalé dans le chapitre précédent, 25 gr. de plante pour 70 gr. de sucre disparu. Donc encore ici, avec 3 de sucre, nous obtenons 1 de plante.

Avant de pousser plus loin l'étude physiologique de ce procès d'alimentation, demandons-nous si nous ne pourrions pas améliorer ce rendement. Pourrions-nous encore réduire ce rapport déjà très faible, le rapprocher, par exemple, du rapport 2/1, réalisé dans les premières phases de la germination. Cela est probable, bien que, pratiquement, Raulin n'ait pu y réussir. Il est probable qu'en facilitant mieux le jeu de l'absorption et de la sécrétion, en assurant encore mieux la présence de l'oxygène, en ajoutant au liquide telle substance activant sa fonction cellulaire, on changerait le jeu des assimilations et des combustions, de façon à diminuer les dernières au profit des autres.

Mais on ne pourra aller très loin dans cette voie, et il y a une limite impossible à dépasser. Il est facile de voir que le poids du sucre détruit dépasse toujours celui du végétal produit.

104. Dépense de construction et dépense d'entretien. — Partons, en effet, de ce fait que le poids de la plante atteint tout au plus le tiers du poids du sucre. La composition du végétal est évidemment très différente de son aliment. Il y a de la matière grasse et de la cellulose provenant du sucre, des matières azotées complexes formées de toutes pièces, par la combinaison de l'azote de l'ammoniaque avec des matières hydrocarbonées provenant du sucre. Les éléments de celui-ci ont donc subi des groupements nouveaux, dont le détail est malheureusement inconnu, mais dont nous pouvons apprécier l'ensemble. Or, l'expérience apprend que, quand la plante est faite, elle renferme proportionnellement plus de carbone et moins d'oxygène que le sucre dont elle provient ; qu'elle dégagerait en brûlant plus de chaleur qu'un poids égal de sucre, et que, par suite, ses tissus n'ont pu se produire que moyennant la dépense d'une certaine quantité de chaleur. C'est pour se la procurer que la plante a brûlé, aux dépens de l'oxygène de l'air, qu'elle consomme pendant tout son procès de végétation, une partie du sucre qu'elle trouvait dans son liquide nutritif. De ce sucre, une portion a disparu, transformée complètement en eau et en acide carbonique, pour qu'une autre portion pût s'élever à un niveau d'organisation supérieur. Pendant que l'une redescendait la pente, l'autre, plus petite, la remontait, et la création du végétal exigera toujours, par suite, la destruction plus ou moins complète d'une certaine quantité de matière organique combustible.

De plus, il ne s'agit pas seulement de créer le végétal, il faut aussi faire vivre les parties déjà formées. Ce végétal n'est pas de ceux qui peuvent faire de la matière organique aux dépens de la lumière solaire. De la double fonction des cellules végétales, création et destruction, il ne possède que la seconde ; il a besoin d'aliments tout faits, qu'il décompose d'un bout à l'autre de son existence. De là l'utilité d'une nouvelle dépense, que nous pouvons appeler *dépense d'entretien*, pour la distinguer de l'autre que nous appellerons *dépense de construction*. C'est à fournir à cette double dépense que sert le sucre qu'on ne retrouve plus ni sous forme de sucre, ni sous forme de carbone, d'hydrogène et d'oxygène agrégés aux tissus vivants de la mucédinée.

Avec cette idée de corrélation entre la dépense de construction et la dépense d'entretien de certaines cellules, d'un côté, de l'autre avec la quantité de matière alimentaire transformée ou disparue, nous revenons à la définition du mot ferment telle que nous l'avons donnée dans le premier chapitre. Nous creuserons de plus en plus cette définition dans la suite de cet ouvrage ; mais déjà nous pouvons la regarder comme résidant surtout dans le rapport entre le poids de matière alimentaire détruite, et le poids de matière vivante entrée en action pendant le phénomène.

Il est difficile de dire pour notre *aspergillus,* comme pour un ferment quelconque, quelle est la valeur exacte de ce rapport. Il faudrait savoir le poids de sucre mis en œuvre physiologiquement par la plante, et entré dans ses tissus, dans sa constitution. Dans l'ignorance où l'on est de ce point, on ne peut raisonner que par à peu près, mais ce n'est pas faire une hypothèse trop éloignée de la réalité que d'admettre que le poids du sucre est très voisin du poids de la plante. Dans tous les cas, tant que nous parlerons d'une même substance, le sucre, comme ses divers ferments ont des compositions élémentaires très voisines, tous les nombres que nous fournira l'hypothèse que nous venons de faire seront à peu près proportionnels. Nous dirons donc que pour l'*aspergillus* il faut dépenser trois parties de sucre pour avoir une partie de plante, et que sur ces trois parties deux seront employées à l'organisation de la troisième. La puissance comme ferment de l'*aspergillus niger* peut donc se mesurer par le nombre deux.

On voit qu'il n'est pas bien considérable, et, sous ce rapport, on a le droit de comparer les phénomènes produits par ce végétal microscopique à ceux qui se produisent pendant une certaine période de la vie des plantes supérieures, le moment de leur germination. Là, aussi, nous voyons une plante jeune vivre aux dépens des matériaux nutritifs accumulés dans la graine, consommer aussi l'oxygène de l'air, et si l'on arrête la germination au moment où commence à apparaître le chlorophylle, au moment où la plante va pouvoir utiliser à son aise la chaleur du soleil, on trouve que le poids de la jeune plante est inférieur au poids de l'amidon qu'elle a consommé, qu'elle a dû en brûler une partie pour pouvoir édifier ses tissus au moyen de l'autre, qu'elle a, par conséquent, agi comme un ferment, et que sa puissance, sous ce rapport, est du même ordre que celle de l'*aspergillus*. Nous avions déjà rencontré cette notion (**44**). Mais elle est devenue ici beaucoup plus précise. Nous n'en avons pas d'ailleurs fini avec elle et nous la retrouverons au chapitre suivant.

105. Autres matières hydrocarbonées. Sucres. — Comparons maintenant au saccharose les autres aliments hydrocarbonés de l'*aspergillus*, et pour cela commençons par les sucres.

Nous savons déjà que le sucre interverti est un aliment un peu meilleur que le saccharose. Le lactose se tient, en revanche, à un niveau tout à fait inférieur. Ensemencées dans un liquide Raulin, où le lactose remplace le sucre candi, les spores ne germent que péniblement, et le mycélium s'arrête après un court développement, comme s'il avait seulement utilisé les matériaux de la spore. Le lactose n'est donc pas l'équivalent du sucre au point de vue de la sporulation ou de la nutrition des jeunes tissus. Il peut pourtant servir à entretenir la vie de la plante adulte. Produisons, en effet, à l'aide de liquide Raulin, un mycélium abondant et feutré, puis, après l'avoir fait séjourner une ou deux heures, pour le bien laver, sur un bain d'eau ordinaire, transportons le, tout d'une pièce, sur un liquide Raulin à lactose au lieu de sucre : nous verrons que la plante y vivra, y terminera sa fructification si elle l'avait commencée, et même augmentera de poids. Cette augmentation du poids sec témoigne que le lactose peut servir d'aliment de construction, mais sous ce point de vue il est très inférieur au sucre, et en forçant un peu la note, nous pourrons dire que le lactose ne fournit pas de matériaux de construction. Il ne fournit guère que des aliments d'entretien. La mannite se comporte de même.

106. Amidons. — Les amidons vont nous offrir des phénomènes du même ordre. A l'état d'empois préparé à aussi basse température que possible, de façon à contenir un minimum de sucre, ils peuvent remplacer le sucre dans le liquide Raulin, sans que la plante semble s'apercevoir de la substitution. C'est qu'à l'état normal elle sécrète une diastase liquéfiant l'amidon comme elle sécrète une sucrase intervertissant le sucre. Mais à l'état cru, les amidons sont encore inférieurs au lactose. La germination de la spore ne se fait pas sur un liquide Raulin où l'amidon cru remplace le sucre, et où l'acide sulfurique remplace l'acide tartrique.

Quand on y laisse subsister l'acide tartrique, c'est lui qui alimente le premier développement, et assure l'avenir de la plante en lui permettant de traverser ce passage difficile. La plante adulte peut, en effet, corroder et utiliser l'amidon cru, probablement à l'aide d'une troisième diastase qu'elle sécrète pour cela. Cette corrosion, très irrégulière, dépend des inégalités de résistance des diverses parties du granule. De plus elle est lente. Bref l'amidon cru est pour l'*aspergillus* un aliment de disette très difficile à digérer.

107. Alcools. — Avec les alcools, nous allons trouver un exemple nouveau, et qui, à son tour, ne restera pas isolé, de la variété de sens que revêt, quand on l'étudie de près, ce mot unique d'*aliment*, si souvent employé. Quand on remplace le sucre du liquide Raulin par son équivalent en poids d'alcool ordinaire, la germination des spores se fait non seulement plus mal que dans le liquide Raulin complet, mais encore plus mal que dans ce même liquide sans sucre. L'alcool gêne donc ou même arrête l'action que pourrait produire l'acide tartrique de la liqueur.

La plante adulte et le mycélium déjà formé consomment au contraire l'alcool ordinaire aussi aisément que le sucre, et même la végétation semble en recevoir un coup de fouet. On voit apparaître autour du tapis noir des spores, partout où il y a un peu de liquide à découvert, un mycélium blanc de nouvelle formation qui pousse ses tubes sporifères et noircit ses capitules à peu près aussi vite qu'il le ferait dans un liquide sucré. La plante, en outre, se défend mieux contre les parasites. Ce qui est pour eux un *antiseptique*, ce qui est aussi un antiseptique pour l'*aspergillus* jeune, est un *aliment* véritable pour l'*aspergillus* adulte, qui peut en supporter jusqu'à 6 à 8 0/0 dans son liquide nourricier.

Mais si on s'élève dans la série des alcools, on voit que la dose antiseptique pour la spore, et la dose nutritive pour l'adulte, vont en diminuant à mesure que le poids atomique monte. Avec l'alcool butylique et surtout avec l'alcool amylique, on a tout de suite des effets toxiques, même sur l'adulte. Tous ces résultats témoignent que l'action de l'alcool ne diffère pas beaucoup chez l'*aspergillus* de ce qu'elle est chez les êtres les plus élevés en organisation et en particulier chez l'homme.

108. Acides volatils. — Les acides volatils provenant de ces alcools ressemblent à leurs générateurs. L'acide acétique peut servir à la germination de la spore. Il est toléré et brûlé par la plante adulte à des doses assez considérables, allant jusqu'à 8 et 10 0/0. L'acide butyrique n'est toléré et brûlé qu'à des doses plus faibles, qui ne peuvent guère dépasser 1 à 2 gr. par litre, suivant l'état de vitalité et de jeunesse de la couche mycélienne à laquelle on le présente. Au delà de ces doses, il devient éminemment toxique, et à la dose de 5 gr. par litre, il tue les filaments mycéliens, de façon à les rendre inertes quand on les reporte ensuite sur du liquide Raulin.

Voilà donc une substance qui est alimentaire, à la rigueur et à faibles doses, pour la plante adulte, et mortelle à des doses supérieures. Nous verrons que les autres microbes ressemblent, à ce point de vue, à l'*aspergillus niger*, et que ceux même qui fabriquent de l'acide butyrique ne peuvent pas supporter sa présence au-delà d'une certaine proportion très minime. Une matière fabriquée par un microbe dans un procès physiologique de nutrition peut donc lui être défavorable lorsque sa proportion augmente, et voilà encore une notion que nous reprendrons bientôt avec les détails qu'elle exige.

Enfin, comme notre but, en ce moment, n'est encore que de pousser des pointes de divers côtés, et d'amorcer des sujets d'étude, nous pouvons, en comparant la façon dont sont brûlés l'acide acétique et l'acide butyrique lorsqu'ils sont mis ensemble à la disposition de la plante, lui demander de nous indiquer ses préférences, et la façon dont elle classe ses aliments.

Nous avons déjà vu que lorsque l'*aspergillus* peut choisir entre le sucre et l'acide tartrique, il s'adresse d'abord au sucre. De même quand on lui offre à la fois de l'acide acétique et de l'acide butyrique, de l'acide acétique et de l'acide tartrique, c'est l'acide acétique qui est consommé le premier ; puis vient l'acide tartrique, puis l'acide butyrique. De même dans un mélange d'acide acétique et d'acide lactique, la plante sait encore choisir, et on voit en résumé que son alimentation hydrocarbonée, qui semble si simple, est au fond très complexe.

Si nous examinons maintenant ces notions au point de vue des idées générales développées dans ce livre, nous voyons d'abord que l'*aspergillus* a nettement un aliment de prédilection, le saccharose ou le glucose, mais qu'en l'absence de cet aliment, il sait se plier à d'autres alimentations, et se priver de ce qu'il préfère sans que cela nuise sensiblement à sa reproduction, c'est-à-dire à ses propriétés héréditaires. Cependant on relève chez lui, à propos des aliments minéraux, une certaine faiblesse congénitale, si, pendant plusieurs générations, le champignon a eu une alimentation défectueuse. De même après des ensemencements successifs sur du liquide Raulin ne contenant que de l'acide tartrique comme aliment hydrocarboné, les spores perdent leur teinte noire, deviennent verdâtres, et ne reprennent pas leurs caractères primitifs dès leur première culture sur du liquide Raulin normal. Il leur faut pour cela 2 à 3 cultures successives, et nous trouvons là la première aurore de ces influences héréditaires que nous aurons bientôt à étudier avec le détail dont elles sont dignes.

BIBLIOGRAPHIE

RAULIN. Recherches sur le développement d'une mucédinée dans un milieu artificiel. *Ann. des Sc. naturelles,* 1870.

DUCLAUX. Valeur alimentaire de quelques substances pour l'*aspergillus niger. Comptes rendus de la Société de biologie,* 1885.

— Sur la nutrition intracellulaire. *Ann. de l'Institut Pasteur,* t. III (1889).

CHAPITRE XI

VIE AÉROBIE ET ANAÉROBIE

109. Aspergillus et levure. — Tous les actes nutritifs que nous venons d'étudier chez l'*aspergillus* sont nettement des procès de combustion, accomplis avec l'oxygène de l'air. C'est pour cela que nous nous sommes tant préoccupés de fournir à la plante des quantités suffisantes de ce gaz. Elle fait servir une partie de sa matière alimentaire à créer les parois de ses cellules, à les remplir de protoplasma ; mais tout le reste est brûlé, et passe à l'état d'acide carbonique et d'eau, parfois avec formation intérimaire d'acide oxalique qui est brûlé et disparaît à son tour. De sorte qu'à la fin, toute la partie de l'aliment consommé qui ne fait pas partie des tissus du végétal a été gazéifiée et rendue à la nature ambiante.

Mise au contact du même sucre, la levure nous fait assister à un spectacle bien différent. La fermentation peut se faire dans un flacon plein, muni d'un tube de dégagement débouchant sous le mercure, c'est-à-dire tout à fait à l'abri de l'air. De plus l'expérience prouve que dès qu'elle est commencée, le liquide ne conserve plus de traces de l'oxygène qu'il pouvait avoir dissous pendant qu'on le préparait, de sorte que l'air est totalement exclu de la réaction. Et cependant il se dégage de l'acide carbonique en quantités considérables. Il y a donc quelque part une combustion, seulement celle-ci ne se fait pas, comme pour l'*aspergillus*, au moyen de l'oxygène de l'air, elle n'est pas *extérieure* : nous savons qu'elle est *intérieure*, c'est-à-dire qu'elle se fait aux dépens de l'oxygène du sucre, par une dislocation de la molécule que traduit la formule classique :

$$C^6H^{12}O^6 = 2C^2H^6O + 2CO^2$$

Le mécanisme de la nutrition de la levure semble donc être tout autre que celui de l'*aspergillus*, alors que d'un autre côté les ressemblances physiologiques sont grandes entre ces deux espèces. Comme l'*aspergillus*, la levure vit bien aux dépens du sucre, sécrète la même diastase pour le rendre assimilable, l'emploie à la formation de tissus qui ont à peu près la même constitution que ceux de la mucédinée. Elle peut, en l'absence de sucre, se contenter d'autres aliments, empois d'amidon, acide lactique, glycérine, mannite, érythrite, quercite, etc. ; en un mot, non seulement elle est aussi polyphage que l'*aspergillus*, elle se contente encore des mêmes aliments, et sa différence la plus essentielle avec lui est qu'elle refuse de vivre aux dépens des alcools, que la mucédinée consomme au contraire avec avidité.

De plus, la levure peut, comme la mucédinée, vivre au contact de l'air, dans un liquide exposé en couche mince au fond d'une cuvette, et alors, sauf qu'elle n'habite pas à la surface du liquide et reste immergée dans les profondeurs, elle se comporte comme l'*aspergillus*. Elle brûle le sucre avec l'aide de l'oxygène de l'air, et le poids de plante récoltée est une fraction notable, un quart, un cinquième du poids du sucre disparu.

Mais la dissemblance s'accuse tout à fait quand on opère dans un flacon clos, dans lequel l'*aspergillus* suspend son action, tandis que la levure semble exalter la sienne. Nous n'insistons pas pour le moment sur cette transition de la vie aérobie à la vie anaérobie, nous la retrouverons dans le courant de ce livre. Mais nous devons de suite nous poser et résoudre cette question : la vie anaérobie est-elle foncièrement différente de la vie aérobie ?

110. Relations entre la vie aérobie et la vie anaérobie. — La levure *vit* pendant la fermentation, c'est-à-dire se développe, crée de nouveaux tissus, entretient le fonctionnement des anciens, bref accomplit un travail positif, et a besoin de trouver pour cela quelque part une source de chaleur. Comme le principal phénomène chimique de la vie dans ces conditions est la fermentation, il faut nécessairement que la dislocation chimique dont nous avons donné la formule plus haut se fasse avec dégagement de chaleur. Dès lors c'est ce dégagement de chaleur par *combustion intérieure* qui est pour la levure ce qu'était pour l'*aspergillus* le dégagement de chaleur produit par la combinaison de l'oxygène de l'air avec la matière alimentaire. Et les différences que nous relevions entre les deux espèces microscopiques disparaissent ou plutôt changent de terrain. Le protoplasma de la levure est organisé à la fois pour vivre au contact de l'air, et pour produire cette dislocation intérieure du sucre et en bénéficier. Le protoplasma de l'*aspergillus* est incapable de fonctionner hors du contact de l'air. Mais, sauf cette différence, les sources de la vie cellulaire sont les mêmes dans les deux cas : c'est un dégagement de chaleur dû à un phénomène de combustion.

De cette première conclusion en découle une autre. Cette combustion est complète dans un cas, et toute la portion de sucre non utilisée par l'*aspergillus* passe à l'état d'eau et d'acide carbonique. Avec la levure, la combustion est incomplète, et il n'y a de brûlé que la moitié environ du sucre que la levure n'a pas fait servir à la construction de ses tissus. L'autre moitié se trouve à l'état d'alcool, c'est-à-dire de substance encore combustible, pouvant fournir de la chaleur en brûlant. De là résulte que pour alimenter le même fonctionnement vital, pour produire une même quantité de travail chez la levure et chez l'*aspergillus*, il faudra que la levure détruise plus de sucre que ne le fait l'*aspergillus*, pour la raison qui fait que pour obtenir la même quantité de vapeur de deux chaudières voisines, il faudra brûler plus de houille dans celle dont le foyer utilise le plus mal le combustible ou est le moins bien alimenté d'air.

A cette conclusion s'en rattache à son tour une autre. La quantité de sucre détruit étant, pour le même fonctionnement vital d'un même poids de cellules, plus grande pour la levure que pour l'*aspergillus*, le rapport du poids de l'aliment détruit au poids de cellules vivantes sera plus grand pour la levure, et, comme c'est à ce rapport que nous avons rattaché le caractère ferment, la levure sera, toutes choses égales d'ailleurs, un ferment plus actif que l'*aspergillus*.

Ainsi nous découvrons, à la suite de Pasteur, trois notions qui se commandent. Toute vie anaérobie s'alimente au moyen de la dislocation intérieure d'une matière organique qui est un aliment pour le microbe qui l'utilise, et se comporte, en présence de son protoplasma, comme une sorte de corps explosif, capable de fournir de la chaleur en se disloquant et en groupant autrement ses éléments. Ce corps, explosif au contact d'un protoplasma, peut très bien ne pas l'être, ou l'être autrement au regard d'un autre.

Moins il donnera de chaleur en se disloquant, plus, d'une manière générale, le microbe qui l'utilise devra en détruire pour suffire à son fonctionnement vital, et plus la puissance de ce microbe comme ferment, telle que nous l'avons définie, nous apparaîtra grande.

Réduit à ces termes généraux, le raisonnement que nous avons fait est indépendant de toute question de mécanisme. Peu importe que la transformation du sucre en alcool et en acide carbonique se fasse à l'intérieur du protoplasma, ou par une diastase sécrétée par le protoplasma et pouvant agir en dehors de lui. Si la transformation est *diastasique*, elle est productrice de chaleur, et par conséquent peut se suffire à elle-même. Si elle est *protoplasmique*, elle se produit juste au point où elle peut être utilisée. Dans les deux cas, elle est *vitale*, car elle est accomplie *par* et *pour* une cellule vivante, et c'est, pour le moment, tout ce que nous avons besoin de savoir.

111. Etude calorimétrique. — Toutes ces notions se précisent un peu quand on y introduit des nombres. Revenons pour celà au cas de l'*aspergillus* vivant d'une vie purement aérobie, par combustion directe d'une partie du sucre. Il est facile de calculer, au moyen des données de la thermo-chimie, ce que donne de chaleur, en brûlant, une molécule de sucre égale à 180 grammes : on trouve 673 calories ; c'est ce que nous exprimerons brièvement en écrivant l'équation de combustion sous la forme suivante :

$$C^6H^{12}O^6 + 12O = 6CO^2 + 6H^2O + 673$$

Quand la combustion est incomplète, comme c'est le cas pour la levure, la chaleur produite est naturellement moins grande, mais non moins facile à calculer. Elle est donnée par l'équation suivante :

$$C^6H^{12}O^6 = 2C^2H^6O + 2CO_2 + 33$$

Elle est donc environ 1/20 de ce qu'elle était dans le premier cas. Si la levure avait exactement les mêmes besoins que l'*aspergillus*, elle devrait donc, pour accomplir le même travail, consommer vingt fois plus de nourriture, avoir un pouvoir ferment vingt fois plus considérable.

Nous pouvons évidemment maintenant, sans rien changer au

caractère général de notre raisonnement,le débarrasser de toute considération relative à la vie aérobie ou anaérobie. Il nous dit,en effet,qu'il y a encore dans l'alcool de la chaleur disponible, qu'en pourrait dégager sa combustion complète. Mais s'il subit une combustion incomplète, il en dégagera moins, et s'il existe un microbe capable de lui faire subir cette combustion incomplète, même aux dépens de l'oxygène de l'air, ce microbe, quel qu'il soit, aura un pouvoir ferment d'autant plus élevé qu'il ira moins loin dans cette oxydation. Or il existe précisément un microbe, le mycoderme du vinaigre, qui s'accomode très bien de cet alcool dont la levure ne veut pas, qui vit à la surface des liquides alcooliques comme l'*aspergillus* à la surface des liquides sucrés, mais qui, dans son action oxydante, s'arrête au terme acide acétique. De sorte que son équation de combustion peut s'écrire

$$C^2H^6O + 2O = C^2H^4O^2 + H^2O + 113$$

Il existe de même un autre mycoderme, le mycoderme du vin, agent de combustion comme le précédent, vivant comme lui à la surface du vin et d'autres liquides alcooliques, mais qui pousse du premier coup à son terme la combustion de l'alcool. Son équation de combustion est donc

$$C^2H^6O + 6O = 2CO^2 + 3H^2O + 323$$

Si le mycoderme du vin et le mycoderne du vinaigre avaient les mêmes exigences, il n'auraient pas besoin de détruire la même quantité d'alcool pour suffire au même travail. Le premier devrait en acétifier environ trois fois plus que l'autre n'en brûle.De sorte que le caractère ferment est rattaché maintenant, non au caractère aérobie ou anaérobie du fonctionnement protoplasmique, mais, ce qui est évidemment plus général, au caractère complet ou incomplet de l'oxydation accomplie par le protoplasma.

Il faut, en effet, toujours faire intervenir le protoplasma dans la conception du phénomène, et ne pas rattacher, comme on le fait trop souvent, le caractère aérobie ou anaérobie à la présence ou à l'absence de l'oxygène. Sans aller loin, nous pouvons trouver dans les levures un exemple de l'utilité de cette réserve. Il y a plusieurs espèces de levures, en apparence très semblables, toutes ferments alcooliques, mais qui, en présence de la même quantité d'air, se comportent très différemment comme aérobies ou anaérobies. J'ai découvert, par exemple, une levure du sucre de lait qui mène la vie anaérobie dans des conditions où les autres sont purement aérobies. C'est le protoplasma qui commande tout, et c'est là un point qu'on ne doit jamais oublier.

112. Évaluation de la dépense de construction et de la dépense d'entretien. — Ce premier gradin posé, nous pouvons en établir un autre. Comparons pour cela, non plus, comme tout à l'heure, des protoplasmas divers en contact avec une même matière alimentaire, mais le protoplasma d'une même cellule dans des modes de vie différents, par exemple dans la vie aérobie et dans la vie anaérobie. La levure mise au large contact de l'air dans un liquide sucré se comporte, nous l'avons dit, à peu près comme l'*aspergillus*, et consomme rapidement le sucre en augmentant beaucoup de poids. Mise au contraire dans un liquide sucré désaéré, elle se multiplie peu, mais la fermentation du sucre dure longtemps. Avec ce que nous savons déjà, nous pouvons dire que dans le premier cas, la dépense faite est surtout une dépense de construction de nouvelles cellules ; dans le second, une dépense d'entretien des cellules déjà faites, dépense qui augmente avec la durée de l'entretien, tandis que la dépense de construction est, ou du moins nous apparaît indépendante du temps. Cette distinction n'est faite que pour bien différencier théoriquement les deux dépenses. En réalité, la dépense de construction se mélange toujours d'une dépense d'entretien. Mais il peut être utile de les envisager séparément.

Imaginons donc que dans un liquide sucré nous introduisions comme semence une quantité l de levure. La multiplication commence, et au bout d'un temps T, la quantité de levure est devenue L. Si à ce moment nous envisageons ce qui se passe dans le liquide, nous pouvons voir deux phénomènes qui s'y accomplissent.

D'une part, pendant un temps très court dT, la levure augmente de dL, et si nous appelons m le poids de sucre nécessaire pour édifier l'unité de poids de cellules vivantes, la quantité de sucre consommée de ce chef est évidemment mdL.

D'autre part, pendant ce même temps dT, la quantité totale L de levure présente vit, et pour son entretien dépense une quantité de sucre égale à $n.L.dT$, en appelant n laquantité de sucre que doit consommer pendant l'unité de temps l'unité de poids de levure dans les conditions de l'expérience pour se maintenir en bon état physiologique.

L'ensemble de ces deux dépenses représente la dépense totale dS de sucre pendant le même temps. On a donc :

(1) $$dS = m.dL + n.L.dT$$

Pour pouvoir intégrer cette équation, il faudrait connaître la loi de croissance de la levure dans les conditions de l'expérience, c'est-à-dire la relation entre L et T. Cette relation n'est pas constante pendant la durée d'une même expérience. C'est ce que nous avons vu à propos de la loi de multiplication des bactéries. Mais nous avons vu aussi que si on maintenait constantes les conditions de la culture, si on fournissait aux cellules toujours la même quantité de la même matière alimentaire à la même température, en éliminant constamment les matériaux usés, les cellules mettraient toujours le même temps à doubler de nombre, de sorte que pour la série des temps :

0 1 2 3 4 5 6 etc.

On aurait, pour le nombre des cellules, les chiffres suivants :

l $2l$ $4l$ $8l$ $16l$ $32l$ $64l$ etc.

Le poids de plante croît donc en proportion géométrique quand les temps de culture croissent en proportion arithmétique. Ceci donne, dans ce cas, la relation voulue entre L et T, et on trouve, par un calcul simple, que la dépense totale de sucre est alors proportionnelle à l'accroissement de poids de la levure. La dépense d'entretien et la dépense de construction marchent du même pas. Mais ce sont là des conditions théoriques. Si on veut se rapprocher davantage des conditions réelles, il faut déterminer par l'expérience la loi d'accroissement des cellules ensemencées. On n'a à ce sujet que quelques expériences faites sur la levure. Je choisirai celles de Hansen.

Elles conduisent à la formule suivante :

$$L = l(1 + bT^2)$$

L'accroissement du nombre des cellules ensemencées, s'il n'y en a pas trop, est proportionnel au carré du temps.

Cette équation donne :

$$dL = 2blTdT$$

d'où en se reportant à l'équation (1)

$$dS = 2mblTdT + nl(1 + bT^2)dT$$

ce que donne, en intégrant

$$S = mblT^2 + nlT + nlb\frac{T^3}{3} + C$$

Pour $T = o$, la dépense est nulle, donc $C = o$. on a donc :

$$S = m(L - l) + nlT\left(1 + \frac{bT^2}{3}\right)$$

$$S = m(L - l) + \frac{nlT}{3}(1 + bT^2) + \frac{2}{3}nlT$$

$$S = m(L - l) + \frac{1}{3}nLT + \frac{2}{3}nlT$$

$$S = m(L - l) + \frac{1}{3}nT(L + 2l)$$

La dépense de sucre se compose donc de deux termes, l'un proportionnel à la quantité de levure produite $L - l$, et qu'on peut appeler *dépense de construction*, l'autre croissant avec le temps et qu'on peut appeler la *dépense d'entretien*. Si en particulier, le poids de cellules introduites comme semence est négligeable au regard du poids de la récolte, on a :

$$S = mL + \frac{1}{3}nLT$$

De même, s'il n'y a pas multiplication de la levure pendant la durée de la fermentation, ce qui est un résultat impossible à atteindre, mais dont on peut se rapprocher au moyen de certaines dispositions expérimentales, $L = l$, et la formule revient à

$$S = nTL$$

Ce qui revient à dire que la dépense de construction disparaît, et que la dépense d'entretien croît proportionnellement au temps, et à la quantité de levure mise en œuvre.

Il faudrait maintenant, pour pouvoir pousser l'étude plus loin, déterminer séparément la valeur des deux coefficients m et n. On pourrait y arriver par l'expérience. Mais il n'y en a pas sur ce point, et nous ne pouvons faire en ce moment qu'une évaluation approximative, suffisante cependant pour l'objet que nous avons en vue.

Nous avons dit que m représente la quantité de sucre qu'il faudrait employer pour y trouver tous les matériaux constitutifs non azotés de **1** gramme de levure sèche. Si la composition de la partie non azotée de la levure était la même que celle du sucre, on pourrait dire qu'il ne faut que **1** de sucre pour faire **1** de levure sans azote, et un peu plus de **1** de levure azotée. Ceci reviendrait à faire $m = 1$. Mais la levure renferme plus de carbone que de sucre, 54 ou 55 au lieu de **40**. Il faut donc plus d'un gramme de sucre pour faire **1** de levure. D'un autre côté, l'expérience de la levure en liquide sucré exposé au large contact de l'air (**109**) prouve qu'il en faut beaucoup moins de **4**, car avec **4** grammes de sucre on obtient, en **24** heures, un gramme de levure, et dans ce cas, à la dépense de construction est venue se joindre la dépense d'entretien. Concluons que la quantité m est toujours très voisine de l'unité, et que nous l'évaluons probablement par excès en la prenant égale à **2**.

Dans le cas de l'expérience de tout à l'heure, où nous avons obtenu **25** grammes de levure avec **100** grammes de sucre, la dépense de construction est donc, avec les matériaux perdus, de 50 environ, et la dépense d'entretien de 50. Cela donne pour n, en admettant que $T = 24$ heures et que nous prenions cette durée pour unité.

$$\frac{1}{3} n . 25 = 50$$

$$\text{D'où } n = 6,$$

ce qui revient à dire que la dépense d'entretien de **1** gramme de levure en **24** heures est égal à **6** dans les conditions de large aération réalisées dans l'expérience.

Prenons maintenant une trace de la levure produite, et mettons-là en vase clos en présence d'une liqueur sucrée, de façon à lui faire produire une fermentation alcoolique. On peut, en faisant vivre dès l'origine cette semence d'une vie anaérobie, s'arranger de façon qu'elle se multiplie peu, et que, sous le poids final de 0gr. 5, elle fasse fermenter encore **100** gr. de sucre.

Mais il lui faudra, par exemple, pour cela 100 jours. Dans ces conditions, qui sont à peu près celles d'une expérience de Pasteur, on a :

$$100 = m. 0,5 + \frac{1}{3} n. 0,5. 100$$

et comme nous avons fait $m = 2$.

$$100 = 1 + \frac{50\, n}{3}$$

D'où $n = 6$ environ. La dépense d'entretien ne semble donc pas beaucoup varier dans ces deux cas extrêmes, pour un même poids de cellules vivantes et pour un même temps ; mais la dépense totale est pourtant beaucoup plus grande dans le second, bien que le poids de levure en action soit plus faible, parce que le temps de l'action est beaucoup plus grand.

113. Signe thermochimique de l'action totale. — Pour terminer ce sujet, nous avons une dernière considération à faire valoir. Nous ne savons pas quel est le signe thermochimique de la transformation de la quantité mL de sucre en la quantité L de levure. En d'autres termes nous ignorons si la conversion du sucre en levure produit ou absorbe de la chaleur. De quelques nombres donnés par M. Berthelot, il semble qu'on puisse conclure qu'elle en absorbe. Mais on n'a aucune incertitude sur le signe thermochimique du terme qui correspond à la dépense d'entretien. Celui-ci produit nettement de la chaleur, comme nous l'avons vu plus haut : beaucoup dans la vie aérobie, moins dans la vie anaérobie, pour une même dépense de sucre. Mais la réaction, qu'elle se fasse dans le protoplasme, ou par l'intermédiaire d'une diastase sécrétée, est toujours exothermique, et comme, lorsqu'elle l'est le moins, dans la vie anaérobie, la quantité de sucre qui correspond à la dépense d'entretien est toujours supérieure, à cause de l'introduction du facteur T, à celle qui correspond à la dépense de construction, on voit que ce terme donne toujours son signe thermochimique à l'ensemble.

114. Variabilité de la fonction cellulaire. — En résumé, tout acte de vie aérobie, de combustion ou de fermentation, est d'abord et surtout un acte protoplasmique. dans lequel l'oxygène est un aliment comme un autre, pouvant être accepté ou refusé suivant les cas, et qui n'a un rôle capital qu'en ce qu'il est, dans tous les cas, une source de force dans son conflit avec les autres matières alimentaires ou avec une partie de la matière alimentaire qui le fournit. Le passage de la vie aérobie à la vie anaérobie, si manifeste chez les levures, n'est qu'un témoignage nouveau de la plasticité du protoplasme chez certaines espèces, de la faculté qu'il possède de changer peu à peu, dans une même cellule, son mode d'alimentation. Et cette plasticité, constatée à propos de l'oxygène, conduit à se demander si elle n'existe pas à propos des autres aliments.

A ce point de vue, la science semble avoir fait pendant quelque temps fausse route. On a cru, en constatant que la levure faisait partout, aux dépens du sucre, de l'alcool et de l'acide carbonique, que sa fonction était simple, et cette idée était corroborée par l'équation classique de la fermentation alcoolique

$$C^6H^{12}O^6 = 2\,C^2H^6O + 2\,CO^2$$

qui faisait de la transformation du sucre un phénomène chimique réductible en formule. Quand Pasteur eut montré que ce phénomène n'avait pas la simplicité qu'on lui attribuait, et qu'il s'y produisait constamment de la glycérine et de l'acide succinique, il considéra lui-même ces corps comme provenant d'actions latérales et secondaires, intervenant à peu près toujours dans les mêmes proportions dans l'action principale.

C'est Pasteur lui-même qui a contribué le premier à élargir ce point de vue étroit, dans ses recherches sur le mycoderme du vinaigre. Nous avons vu que ce microbe oxyde l'alcool de façon à en faire de l'acide acétique. Mais il ne s'arrête pas là. Quand il a épuisé tout l'alcool, il porte son action comburante sur l'acide acétique, c'est-à-dire qu'il brûle à son tour le corps qu'il a produit. En d'autres termes, il a comme l'*aspergillus* deux aliments, un aliment de choix, l'alcool, un aliment de disette, l'acide acétique, qu'il dédaigne quand il a de l'alcool, et auquel il ne touche que lorsque l'alcool lui manque.

J'ai montré de mon côté que la levure se comporte de même vis-à-vis de la glycérine qu'elle a formée. Elle s'en nourrit lorsque le sucre lui manque. Et dès lors il a paru que cette glycérine était un produit intérimaire, et qu'on pouvait donner une définition générale d'un produit de fermentation en disant que c'est un corps inattaquable, dans les conditions de l'expérience, pour la cellule qui le produit, un corps que la cellule rejette pour le reprendre éventuellement si les conditions changent. A ce point de vue, les actions de fermentation se comportent comme les autres phénomènes chimiques ménagés, par exemple comme les actions de combustion solaire. Les produits résiduels qu'elles fournissent n'apparaissent que parce qu'ils sont relativement stables dans les conditions de leur formation. Nous allons pouvoir tirer de là, dans le chapitre suivant, une définition de l'aliment.

Ce que les actions microbiennes présentent en plus, c'est la plasticité de leur action protoplasmique qui leur permet de reprendre en sous-œuvre, ultérieurement, les matériaux fabriqués tout d'abord. Et dès lors on se demande si ce changement d'allure du protoplasme ne peut pas se manifester tout de suite dès les premiers moments, et s'il faut attendre avec tous les microbes que l'une des actions soit terminée pour que l'autre commence, comme cela a lieu pour le mycoderme du vinaigre dans son action sur l'acide acétique ou pour la levure dans son action sur la glycérine. C'est la question que nous aurons à étudier ensuite.

BIBLIOGRAPHIE

PASTEUR. Études sur la bière. Paris 1876.
BERTHELOT. *Comptes-Rendus de l'Ac. des Sc.* 3 février 1879.
DUCLAUX. Pouvoir ferment. *Ann. de l'Institut Pasteur*, t. IX, pp. 119 et 177.
— Sur la nutrition intra-cellulaire, *Id.*, t. III, p. 415.

CHAPITRE XII

ALIMENTATION DES MICROBES

115. Définition de l'aliment. — Avec ce que nous venons de voir, nous pouvons appeler *aliment* toute matière à laquelle un microbe donné, dans les conditions de l'expérience, peut emprunter les matériaux de son organisation, et la chaleur nécessaire pour se rendre indépendant de la chaleur solaire. Le *total* de l'action protoplasmique doit-être exothermique, et même, d'ordinaire, il reste un peu de chaleur en excès qui élève la température du milieu en fermentation. Ainsi une cuve à la surface de laquelle fonctionne le ferment acétique s'échauffe notablement. Il en est de même d'une masse de vendange en fermentation alcoolique. Mais, dans le détail, le protoplasme peut parfaitement s'adresser, pour une partie de son alimentation, à des substances déjà brûlées, incapables de fournir de la chaleur par une voie quelconque, à la condition de les faire entrer dans une combinaison nutritive où figurent, en quantité suffisante, des transformations exothermiques. Le ferment nitrique peut, comme l'a montré M. Winogradsky, emprunter son charbon à l'acide carbonique, à la condition d'oxyder de l'acide nitreux pour le transformer en acide nitrique. De même, des ferments fixateurs d'azote peuvent emprunter ce gaz à l'air, à la condition de détruire en même temps, par voie d'oxydation, du sucre ou une autre substance hydrocarbonée capable de fournir de la chaleur en s'oxydant. Ce qu'un ferment ne peut pas faire, c'est de prendre simultanément son carbone à l'acide carbonique, son hydrogène à l'eau, son azote à l'air. De tout ou partie de cela les plantes vertes sont seules capables, en principe, grâce à la chlorophylle, ou plus généralement aux corps colorés qu'elles contiennent, et qui recueillent et utilisent la chaleur solaire.

Dans ces limites, il y a place pour une foule de combinaisons nutritives, dans chacune desquelles il faut tenir compte à la fois de la nature du protoplasme et des conditions de l'expérience, température, humidité, lumière, présence ou absence de l'oxygène, etc. L'intervention du protoplasme est évidente : celle des conditions extérieures semble l'être moins, et a souvent été trop méconnue. Elle est pourtant aussi de premier ordre. Le sucre de lait est un aliment pour la levure au contact de l'air, n'en est plus un pour la même levure vivant à l'abri de l'air. Nous avons donné, dans le chapitre précédent, des exemples d'aliments qui ne sont touchés que lorsqu'il n'y en a pas d'autres autour d'eux, et on pourrait en ajouter nombre de pareils. La qualité alimentaire est donc une qualité contingente pour un microbe donné, et non pas, comme on pourrait le croire, une qualité essentielle

L'étude de l'aliment ne peut donc pas être faite en elle-même et il faut toujours remonter jusqu'au protoplasma. Si nous en connaissions bien la composition et les fonctions, c'est lui qui nous donnerait la clef des phénomènes. Tout ce que nous en avons découvert n'a abouti jusqu'ici qu'à compliquer le problème. Nous avons vu, dans le chapitre précédent, que ce protoplasma n'exerçait pas toujours la même action. Nous allons nous convaincre que dans ses choix, il tient compte de circonstances très délicates auxquelles on n'aurait pas songé à attribuer un rôle, et que nous allons brièvement passer en revue.

116. Influence de la constitution moléculaire. — On sait qu'il existe un grand nombre de sucres, ayant pour formule générale $C^nH^{2n}O^n$ dans laquelle n peut être l'un quelconque des premiers nombres entiers 1, 2, 3, 4 etc. Si on cherche dans cette série ceux des sucres que les levures ordinaires peuvent faire fermenter, on ne trouve, d'après Fischer, que les sucres renfermant trois atomes de carbone ou un multiple de 3. Ainsi le glycérose $C^3H^6O^3$, les hexoses $C^6H^{12}O^6$, le mannononose $C^9H^{18}O^9$ peuvent servir d'aliment anaérobie à la levure, tandis que les tétroses, les pentoses, les heptoses et les octoses en sont incapables. Notons que ces sucres authentiques sont attaquables par diverses bactéries, qu'ils le sont même probablement pour la levure dans une vie aérobie, et cela nous montre une fois de plus que, dans la considération de l'aliment, il faut avant tout faire intervenir la nature du protoplasma qui s'en nourrit, et les conditions extérieures de son action.

J'ai choisi cet exemple, comme je le ferai toujours dans cette Biologie générale, parce qu'il est particulièrement net et probant. On pourrait en trouver de tout pareils dans la série des acides gras, des acides-alcools, des celluloses. Les ferments de l'acide lactique $C^3H^6O^3$ ne sont pas les mêmes que ceux de l'acide glycérique $C^3H^8O^4$; ceux de l'acide malique $C^4H^5O^5$ ne sont pas ceux de l'acide tartrique $C^4H^6O^6$, et ainsi de suite.

117. Influence de la configuration de la molécule. — La levure va plus loin dans son choix, et dans des corps de même formule et de même constitution, elle a su établir des distinctions dont la science est parvenue à découvrir le secret. On sait que le sucres en C^6 se divisent en aldoses et en cétoses, suivant qu'ils contiennent dans leur molécule le groupe aldéhydique ou cétonique. Or, parmi les cétoses, il n'y a qu'un sucre fermentescible, le *d*-fructose, qui porte d'ordinaire le nom de lévulose, et dont la formule développée est

$$CH^2OH \,.\, CHOH \,.\, CHOH \,.\, CHOH \,.\, CO \,.\, CH^2OH = C^6H^{12}O^6$$

Dans les aldoses, dont la formule développée est

$$CH^2OH \,.\, CHOH \,.\, CHOH \,.\, CHOH \,.\, CHOH \,.\, COH = C^6H^{12}O^6$$

le *d*-mannose et le *d*-glucose (sucre de fruits, dextrose) sont facilement fermentescibles ; le *d*-galactose l'est beaucoup moins pour les levures ordinaires, et même n'est pas attaqué, d'après Voit, par les levures les moins actives, comme le *saccharomyces apiculatus*. Tous les autres hexoses sont infermentescibles.

La chose devient curieuse si on ne se contente pas de la formule développée, et si on pousse jusqu'à la formule de configuration. Ainsi d'après Fischer, la structure des 3 hexoses fermentescibles est la suivante

$$\begin{array}{llccccccccc} & & & H & & H & & OH & & OH & \\ d\text{-glucose} & CH^2OH & . & C & . & C & . & C & . & C & . \; COH \\ & & & OH & & OH & & H & & OH & \end{array}$$

$$\begin{array}{llccccccccc} & & & H & & H & & OH & & OH & \\ d\text{-mannose} & CH^2OH & . & C & . & C & . & C & . & C & . \; COH \\ & & & OH & & OH & & H & & H & \end{array}$$

$$d\text{-galactose}\quad CH^2OH\,.\,\overset{H}{\underset{OH}{C}}\,.\,\overset{OH}{\underset{H}{C}}\,.\,\overset{OH}{\underset{H}{C}}\,.\,\overset{H}{\underset{OH}{C}}\,.\,COH$$

Tout nouveau changement apporté à la place qu'occupe l'H. ou le groupe OH autour des 4 atomes dissymétriques du centre de la molécule entraine la disparition du pouvoir de fermenter. Ainsi le *d*-talose qui a pour formule

$$d\text{-talose}\quad CH^2OH\,.\,\overset{H}{\underset{OH}{C}}\,.\,\overset{OH}{\underset{H}{C}}\,.\,\overset{OH}{\underset{H}{C}}\,.\,\overset{OH}{\underset{H}{C}}\,.\,COH$$

est, comme on peut le voir, au *d*-galactose, exactement ce qu'est le *d*-mannose au *d*-glucose.

Or, ces deux derniers hexoses ne gagnent ni ne perdent rien au changement opéré dans leur dernier atome de carbone asymétrique, ils sont à peu près également fermentescibles, tandis que le *d*-galactose, qui l'était peu, ne l'est plus du tout en se transformant en talose.

118. Influence des diastases protoplasmiques. — Les sucres vont nous fournir l'exemple d'une autre influence. Jusqu'ici nous ne nous sommes occupés que des monosaccharides. A côté de ces sucres, il existe des disaccharides et des polysaccharides : saccharose, maltose, sucre de lait, raffinose, etc. Ces sucres sont des aliments de réserve, que ne peut transformer la cellule qui les a produits ; ils se défendent contre elle et en général contre un grand nombre de microbes en ce qu'ils ne sont pas directement fermentescibles ; ils ont besoin, pour acquérir cette propriété, de devenir des monosaccharides, et seules peuvent s'en nourrir les cellules qui sécrètent les diastases pouvant opérer cette transformation.

Cette loi semble être sans exception. On avait cru qu'un certain nombre de levures, et aussi la *monilia candida*, pouvaient faire fermenter le saccharose sans l'intervertir et le transformer en *d*-glucose et *d*-fructose. Fischer et Lindner ont trouvé qu'en broyant cette *monilia* avec de la poudre de verre, on en extrayait une diastase active, qui y existe en trop faible quantité ou y est trop peu diffusible pour se dissoudre dans le liquide de macération de la plante, où on l'avait inutilement cherchée ; mais elle existe dans le protoplasma, où elle doit évidemment se montrer active. On avait cru de même que le lactose était consommé en nature sans dédoublement préalable, mais on sait aujourd'hui qu'il existe une diastase le transformant en *d*-glucose et *d*-galactose. Le même fait s'est produit pour le tréhalose, dont M. Bourquelot a découvert la diastase. En résumé, l'utilisation par un microbe des disaccharides et des polysaccharides est liée à la sécrétion d'une diastase ramenant ces corps à l'état non seulement de monosaccharides, mais de monosaccharides utilisables.

On arrivera sans doute à des conclusions analogues pour les diverses dextrines et pour les diverses celluloses, de sorte que nous rencontrons ici une des pièces principales du mécanisme de la nutrition chez les cellules vivantes. Quand il s'agit de monosaccharides, nous ne pouvons que dire : tel hexose est fermentescible, tel autre ne l'est pas. Quand il s'agit des disaccharides, nous pouvons aller plus loin et dire ; tel saccharide n'est pas alimentaire pour tel microbe par suite de l'absence de telle diastase chez ce microbe. Nous avons donc fait un pas. Remarquons cependant que l'égalité se rétablit entre ces deux conceptions s'il est démontré que toutes les actions de fermentation sont, comme le dédoublement du sucre en alcool et acide carbonique, des actions de diastases. La faculté de dédoubler un polysaccharide, comme celle de disloquer une molécule de monosaccharide, tiendrait dans tous les cas à une sécrétion protoplasmique.

119. Influence du pouvoir rotatoire. — Tout nous ramène donc au protoplasma, et même nous pouvons prévoir que ces diastases étant des substances très fragiles au regard de certains agents physiques ou chimiques, l'action de ces agents sur la nutrition cellulaire peut être très puissante. Nous aurons bientôt à développer cette notion. Pour le moment, il y en a une nouvelle qui s'impose.

Le protoplasma est un ensemble doué du pouvoir rotatoire, et on sait, par les travaux de Pasteur, que les actions chimiques sont influencées par le pouvoir rotatoire des corps qui y prennent part. On peut donc s'attendre à voir intervenir le pouvoir rotatoire d'une substance dans son caractère alimentaire, et c'est là un fait de trop d'importance pour que nous n'entrions pas à son sujet dans quelques développements.

M. Pasteur a fait voir en 1860 qu'en semant des spores d'un *penicillium* dans de l'eau qui ne contenait que de l'acide racémique comme aliment hydrocarboné, de l'ammoniaque et des phosphates comme aliment minéral, on voyait ces spores se développer, quoique péniblement, et simultanément la liqueur, d'abord inactive, prendre un pouvoir rotatoire gauche de plus en plus caractérisé. Si lorsqu'elle est arrivée à son maximum, on l'évapore, on n'y trouve que de l'acide tartrique gauche Tout l'acide tartrique droit a été brûlé par la mucédinée. Voilà donc qui établit une différence entre deux acides qui ne diffèrent entre eux que par le groupement atomique. A la vérité cette différence n'est pas foncière, car, si on laisse se continuer l'expérience, l'acide tartrique gauche est attaqué et détruit à son tour. Il y a plus. Il faut, pour que ces différences se manifestent, que la végétation mycélienne soit languissante. C'est quand la plante est malade qu'elle se montre difficile. Quand elle est bien portante, les deux tartrates sont brûlés à peu près simultanément. Mais si faible qu'elle soit, la différence est importante à relever, car elle ne peut être attribuée qu'à la disposition asymétrique des atomes de la molécule.

En 1858, Pasteur avait vu un bacille se comporter de la même manière et détruire encore l'acide droit de préférence au gauche. Ces expériences ont été étendues par M. Le Bel, qui a étudié l'action de moisissures sur trois produits organiques possédant le pouvoir rotatoire : l'alcool amylique, le méthylpropylcarbinol, et le propylglycol.

Le pénicillium pousse assez bien sur un liquide contenant, par litre, 3 grammes d'alcool amylique et $1^{gr},25$ de sels minéraux divers. Quand, au bout de quelques semaines, la végétation verte, d'abord très prospère, semble dépérir, on sépare par distillation l'alcool amylique restant. On constate alors qu'il y a une perte sur celui qu'on avait introduit, et que, de lévogyre, il est devenu sensiblement dextrogyre. La meilleure manière d'interpréter ce résultat est évidemment d'admettre un dédoublement dans lequel l'alcool gauche serait détruit, l'alcool droit respecté ; c'est, on le voit, le contraire de ce qui a lieu pour l'acide racémique.

Voici, au contraire, qui rappelle l'action sur cet acide : M. Le Bel introduit 100 grammes de méthylpropylcarbinol, bouillant entre 116 et 120°, dans 20 litres d'eau additionnée de 24 grammes d'acide sulfurique et de divers sels. Il ne faut pas ajouter de nitrates, car la réduction de l'acide nitrique en ammoniaque diminue trop rapidement l'acidité. Le tout est renfermé dans des flacons de 8 litres, demi-pleins, fermés par une simple feuille de papier à filtrer. La surface, après ensemencement, se couvre de plaques de *penicillium*, d'une belle couleur rose, dont le mycélium est très émacié, le protoplasma condensé en granules réfringents, et qui n'arrivent que péniblement à la fructification.

On laisse à cette végétation languissante quelques mois pour agir, au bout desquels on distille. On parvient à isoler une couche huileuse qui, rectifiée sur de la potasse, et convenablement fractionnée, passe entre 116 et 120°, et a un pouvoir rotatoire très net à gauche, dont la valeur est malheureusement incertaine, car il n'est pas sûr qu'il ne reste pas encore un peu du méthylpropylcarbinol initial. Quoi qu'il en soit, on voit que celui-ci est nettement dédoublé, comme l'acide racémique, en un corps droit qui est consommé, et un corps gauche qui reste.

Une expérience analogue, mais moins nette, a été faite avec le propylglycol, en solutions à 3 p. 100, additionnées de sels minéraux et de carbonate de chaux précipité. Cette fois, les espèces actives sont restées plus incertaines. M. Le Bel signale un *aspergillus*, un *penicillium* qui a poussé sur un liquide un peu acide, une espèce qu'il assimile, sans raisons bien apparentes, au *bacterium termo* d'Ehrenberg, et qui pousse toujours sur le propylglycol bien purifié, enfin deux bacilles indéterminés. Ce phénomène semble pouvoir s'accomplir indifféremment sous l'influence de ces espèces diverses. L'important est qu'il y ait toujours vie difficile et oxydation incomplète : c'est à quoi on arrive en opérant dans des flacons presque bouchés, et en empêchant, par une agitation fréquente, les mucédinées de fructifier, ou les bactéries de former couche au contact de l'air.

Quand les végétations ont agi plusieurs mois, on filtre le liquide et on rectifie dans un appareil à colonne. Quelle que soit la culture, on isole un produit ayant une rotation gauche. Mais ce sont les moisissures qui donnent les meilleurs résultats.

Depuis, ces premiers exemples se sont multipliés, étendus et précisés. Bremer a dédoublé au moyen des microbes l'acide malique inactif. Fischer, en faisant agir le *penicillium glaucum* ou la levure de bière dans certaines conditions sur les sucres inactifs, l'*i*-glucose, l'*i*-mannose, l'*i*-fructose, et l'acide *i*-mannonique, a dédoublé ces racémiques de façon que le sucre-*d* fermente et le sucre-*l* reste comme résidu. D'une manière générale, il a même remarqué que tous les *d*-hexoses de la classification sont fermentescibles, pendant que les *l*-hexoses correspondants ne le sont pas.

Ceci est relatif à la levure, ou plutôt aux levures essayées dans les expériences, car, dans l'ensemble, il faut évidemment, en vertu de la loi générale de la rotation de la matière que nous avons visée (**43**), que tous les sucres soient détruits. M. Péré a trouvé des actions plus variées en étudiant le dédoublement de l'acide lactique inactif par les microbes. Percy-Frankland avait vu un bacille attaquer de préférence l'acide lévolactique. Un coli-bacille étudié par M. Péré se comporte tout autrement, et détruit l'acide lactique droit, de préférence, mais sans exclusion de l'autre, et chose singulière, on obtient le même résultat quand on expose du lactate de chaux à la combustion solaire : c'est l'acide lactique droit qui est attaqué le premier, puis les deux le sont simultanément.

Ceci nous ramène aux résultats de M. Le Bel. Il demeure donc acquis que le pouvoir rotatoire d'une substance exerce une action sur sa qualité alimentaire. De cette notion, sur laquelle nous n'insistons pas pour le moment, nous avons à tirer une conclusion. Un microbe qui fera subir à un sucre la fermentation lactique pourra donner de l'acide lactique inactif, s'il est également indifférent vis-à-vis de l'acide droit ou de l'acide gauche ; il donnera de l'acide droit s'il peut consommer l'acide gauche, ou de l'acide gauche s'il peut consommer l'acide droit. Dans ces cas, la formation d'un composé actif par fermentation aura pour cause la combustion de l'un des éléments du racémique. Mais il y aura aussi des cas où le caractère droit ou gauche de l'acide lactique produit aura pour origine la dissymétrie originelle du sucre qui sera fourni, et proviendra, par conséquent, non d'un dédoublement, mais d'une transmission directe du groupement moléculaire dissymétrique. Tous ces cas semblent pouvoir se réaliser. Mais nous devons nous contenter de les signaler ici au point de vue théorique ; nous les retrouverons à leur place dans le courant de cet ouvrage. Nous avons, maintenant, à poursuivre notre étude de l'alimentation, et à étudier les variations physiologiques des produits qu'elle fournit.

BIBLIOGRAPHIE

FISCHER, *Ber. d. d. chem. Gesells.* t. XXIII, 2 ; XXIV, 2 ; XXVII, 1.
FISCHER et LINTNER, *Id.*, t. XXVIII, p. 3034.
VOIT, *Zeitschr. f. Biologie* t. XXII, p. 149.

CHAPITRE XIII

VARIATIONS PHYSIOLOGIQUES DANS UNE MÊME FERMENTATION

120. Premières notions. — Dans le courant de ses recherches, Pasteur avait rencontré une fermentation sortant du type qui paraissait alors consacré par ce qu'on savait de la fermentation alcoolique. C'était la fermentation butyrique, qui lui fournit des proportions *variables* d'acide butyrique et d'alcool butylique aux dépens du sucre ou du lactate de chaux. La formation de ces corps est facile à comprendre en partant des deux équations suivantes :

$$C^6H^{12}O^6 = C^4H^8O^2 + 2CO^2 + 4H$$
$$C^6H^{12}O^6 = C^4H^{10}O + 2CO^2 + H^2O$$

Mais l'expérience n'était quasi jamais d'accord avec ces formules. Les proportions d'acide carbonique et d'hydrogène étaient variables dans le courant d'une même fermentation, et de plus ce n'était pas lorsque l'hydrogène était le moins abondant qu'il y avait le plus d'alcool butylique, comme le voulait la logique des formules. Pasteur, en présence de ces irrégularités, avait cru que sa semence était impure, qu'elle était par exemple faite d'un mélange de deux ferments. Mais cela n'expliquait pas tout, et il avait abandonné cette étude.

Depuis, A. Fitz a trouvé de nombreux ferments montrant la même variabilité, c'est-à-dire donnant des produits variables en qualité et en quantité ; mais il n'avait, lui non plus, assuré dans aucun cas la pureté de la semence, et on peut faire la même objection à tous les savants qui ont obtenu des résultats analogues aux siens avant l'introduction des méthodes de purification des cultures. C'est M. Perdrix qui a donné le premier exemple authentique d'un bacille pur, et pourtant capable de donner des fermentations très variées.

Les produits qu'il fournit aux dépens du sucre sont l'acide acétique, l'acide butyrique, l'acide carbonique et l'hydrogène. Mais les proportions de ces corps sont très variables, et par suite l'équation qui représente la formule de la réaction est parfois très compliquée. On peut toujours la simplifier à l'aide de quelques remarques, relatives à ce qu'on appelle l'établissement d'une formule.

121. Formule d'une fermentation. — Un premier point à remarquer, c'est qu'une formule n'est définie et ne peut être considérée comme exacte que si on a déterminé *tous* les éléments dont elle se compose, et si l'expérience est conforme à ses données. Par exemple, pour assurer l'exactitude de la formule de la fermentation butyrique écrite plus haut, il faut être assuré qu'une molécule de sucre fournit une molécule d'acide butyrique, deux d'acide carbonique et quatre d'hydrogène. A la rigueur, cette dernière détermination est inutile, car quand on a prouvé qu'une molécule de sucre donne une molécule d'acide butyrique et deux molécules d'acide carbonique, il est clair que le reste ne peut être que quatre molécules d'hydrogène. Mais d'ordinaire on se contente de s'assurer de la présence de l'acide butyrique, parfois on le dose, et on écrit alors de confiance l'équation, sans songer que les éléments du sucre dont on a négligé d'étudier le sort, et qu'on peut grouper sous la forme $C^2H^4O^4$, peuvent prendre des formes autres que l'acide carbonique et l'hydrogène. L'incertitude est encore bien plus grande quand on ne fait pas de dosage, et qu'on ne s'assure pas qu'une molécule de sucre fournit une molécule d'acide butyrique, et non une quantité moindre.

Il faut donc en principe, pour être sûr d'une équation de fermentation, en déterminer tous les éléments, et par exemple quand, comme pour le ferment de M. Perdrix, il y a des proportions variables d'acide acétique, d'acide butyrique, d'acide carbonique et d'hydrogène, il faut s'assurer d'abord que l'ensemble des produits récoltés équivaut, sauf les pertes dues aux matériaux de construction du ferment, au sucre disparu, c'est-à-dire qu'il n'y a pas d'autres corps produits en quantité sensible pendant la fermentation. Puis, il faut, en partant du sucre, établir une équation qui représente aussi bien que possible les faits observés.

Cette équation, nous l'avons dit; est parfois compliquée. Je prends, comme exemple, la première du mémoire de M. Perdrix.

(1) $46C^6H^{12}O^6 + 18H^2O = 38C^4H^8O^2 + 15C^2H^4O^2 + 94CO^2 + 224H$

Cette formule n'est pas théorique, elle est expérimentale, comme le montrent les chiffres suivants. Pour 16gr6 de sucre fermenté, on a trouvé :

	Expérience	Calcul
Hydrogène...........	0gr47	0gr46
Acide carbonique.....	8 04	8 28
Acide acétique........	1 77	1 80
Acide butyrique......	6 69	6 70
	16, 97	17, 24

La formule est donc exacte. Nous pouvons remarquer, pour la simplifier, que l'acide acétique et l'acide butyrique qui y figurent peuvent, tant au point de vue des calculs que de la thermochimie, être considérés comme produits séparément l'un de l'autre aux dépens du sucre. Peu importe, par exemple, pour l'acide acétique, qu'il provienne d'une partie de l'acide butyrique qui, produit pendant une première phase de la fermentation, serait disloqué pendant une seconde phase. Au point de vue de l'établissement de la formule définitive, cet acide butyrique intérimaire disparaîtra. Il disparaîtra aussi au point de vue thermochimique, car la chaleur dégagée pendant une réaction ne dépend que de l'état initial et final des éléments, et non point des états intermédiaires.

Nous pouvons donc retrancher de l'équation complexe (1) tout ce qui est relatif à la formation de l'acide butyrique, et si celle-ci s'accomplit suivant la formule :

(α) $$C^6H^{12}O^6 = C^4H^8O^2 + 2CO^2 + 4H$$

on voit que les 38 molécules d'acide butyrique exigeront 38 molécules de sucre, de sorte qu'en retranchant membre à membre l'équation (1) et 38 fois l'équation (α), il reste l'équation plus simple

(2) $$8C^6H^{12}O^6 + 18H^2O = 15C^2H^4O^2 + 18CO^2 + 72H.$$

De même la formation de l'acide acétique peut être retranchée de cet ensemble encore complexe. La formule la plus simple de cette transformation est :

(β) $$C^6H^{12}O^6 = 3C^2H^4O^2$$

En admettant que ce soit là le mode de décomposition réalisé, nous pouvons encore simplifier l'équation (2) en retranchant 5 fois l'équation (β) et il nous reste :

$$3C^6H^{12}O^6 + 18H^2O = 18CO^2 + 72H$$

Ou en simplifiant encore :

$$(\gamma) \qquad C^6H^{12}O^6 + 6H^2O = 6CO^2 + 24H$$

De sorte qu'en résumé, on peut dire que la transformation écrite dans l'équation compliquée dont nous sommes partis peut s'écrire sous la forme abrégée :

$$38\alpha + 5\beta + 3\gamma$$

Au point de vue des nombres, la coïncidence se fait bien, et ne pourrait pas ne pas se faire. Au point de vue thermochimique, il y a une particularité à signaler. Quand on cherche le signe thermochimique des trois réactions α β et γ, on trouve que les deux premières sont exothermiques et aboutissent respectivement à des nombres de calories égaux à 16 et 49. Elles sont donc toutes deux des actions *possibles*, et l'expérience témoigne qu'elles sont *réelles*. Mais tel n'est pas le cas pour la troisième, qui amène une consommation de 163 calories. Elle est endothermique et exige l'absorption d'une certaine quantité de chaleur. Elle ne pourrait donc pas correspondre, à elle seule, à l'action d'un ferment. Mais c'est ici le cas de revenir à la physiologie, et de se rappeler que le protoplasma cellulaire accomplit à la fois cette réaction endothermique et les réactions exothermiques qui l'accompagnent. C'est, comme nous l'avons vu, le signe définitif de l'ensemble qui seul importe. Il faut et il suffit théoriquement qu'il corresponde à un dégagement de chaleur. Or tel est ici le cas, car

$$16 \times 38 + 49 \times 5 - 163 \times 3 = 361$$

Ce qui donne encore une production de 8 calories environ par molécule de sucre détruite.

122. Etude du bacille amylozyme. — Revenons, avec ces notions, à l'étude du bacille étudié par M. Perdrix. C'est un bacille anaérobie, vivant très bien entre 35 et 40°, qui fait fermenter les sucres et les matières amylacées, mais est sans action sur la cellulose et le lactate de chaux. C'est en quoi il se distingue de l'*amylobacter* de M. Van Tieghem, et du vibrion butyrique décrit par Pasteur. Le point de son histoire qui nous intéresse le plus est celui-ci : avec les sucres, les trois actions α β et γ se mélangent chez lui en proportions variables pendant toute la durée de son existence. Pendant les 2 ou 3 premiers jours de la culture dans du bouillon sucré additionné de carbonate de chaux, la formule de son action est approximativement

$$36\alpha + 10\beta + 6\gamma$$

Au bout de 9 jours, dans un ballon identique au premier, la formule de la réaction est celle que nous avons prise tout à l'heure comme exemple, c'est-à-dire

$$38\alpha + 5\beta + 3\gamma$$

Or l'expérience apprend que la quantité totale d'acide acétique n'a pas varié d'une façon sensible. Ramenons nos deux schémas à représenter la même quantité d'acide acétique, en multipliant le second par 2, nous avons

Du 1er au 3e jour	$36\alpha + 10\beta + 6\gamma$
Du 1er au 9e jour	$76\alpha + 10\beta + 6\gamma$

Ce qui donne, du 3e au 9e jour, le schéma

$$40\alpha$$

La fermentation a donc été, du 3e au 9e jour, une fermentation exclusivement butyrique, et la formule de la réaction, très complexe à l'origine, se simplifie peu à peu.

Voici un autre exemple, emprunté à une fermentation de la saccharose dans un bouillon de veau additionné de carbonate de chaux, et dans lequel on a ramené les deux schémas à correspondre, conformément à l'expérience, à la même quantité, ou à peu près, d'acide acétique

du 1er au 5e jour	$66\alpha + 12\beta + 3\gamma$
du 1er au 10e jour	$168\alpha + 12\beta + 3\gamma$

ce qui donne du 5e au 10e jour 102α, c'est-à-dire une fermentation butyrique pure.

123. Fermentation de l'amidon. — Ces notions n'épuisent pas ce qu'on sait de la variabilité d'action du bacille amylozyme. Quand il fait fermenter de l'empois d'amidon, aux produits précédents se mélangent l'alcool ordinaire et l'alcool amylique, en proportion non négligeable, car ils représentent environ 10 0/0 du poids de la fécule disparue. L'équation de la fermentation devient alors tellement complexe que M. Perdrix n'a pas songé à l'écrire. Nous pouvons très facilement nous représenter ce qui se passe en joignant aux schémas réalisables par le bacille amylozyme les deux suivants, qui jusqu'à plus ample informé complètent son histoire

$$(\delta) \qquad C^6H^{12}O^6 = C^4H^{10}O + 2CO^2 + H^2O$$
$$(\varepsilon) \qquad C^6H^{12}O^6 = 2C^2H^6O + 2CO^2$$

De sorte que le clavier des actions possibles du bacille amylozyme pourrait s'écrire

$$a\alpha + b\beta + c\gamma + d\delta + e\varepsilon$$

a, b, c, d, e, étant des nombres entiers qui peuvent varier de zéro à un chiffre quelconque.

Jusqu'ici, nous avons vu que suivant son âge, suivant le milieu de culture, il frappait plus ou moins longuement sur telle ou telle touche, et ceci indépendamment de toute action de l'oxygène de l'air, qui est exclu dès l'origine par le caractère purement anaérobie du bacille. Nous voyons ainsi que ce bacille a une alimentation très variée. Avec le *bacillus ethaceticus* de Frankland et de ses élèves, il a été le premier exemple authentique de ces microbes polyphages qu'on croyait autrefois rares, sur la foi des notions apportées par la levure de bière, et qu'on sait maintenant si nombreux. Mais ce qui nous intéresse surtout chez lui, pour le moment, c'est la variabilité de son action quand il s'adresse à une même matière alimentaire.

124. Etude du bacillus orthobutylicus de Grimbert. — Un exemple plus complet de ces variations physiologiques dans une même fermentation nous est fourni par le *bacillus orthobutylicus* étudié par M. Grimbert. C'est encore un bacille anaérobie, qui se présente au microscope sous forme de bâtonnets cylindriques arrondis aux extrémités, et mesurant 3 μ à 6 μ de long sur 1,5 μ de large. Lorsqu'il est jeune, il n'est pas rare de rencontrer dans les préparations des bacilles renflés à leur extrémité en battant de cloche. Cette forme disparaît à mesure que le bacille avance en âge, et, dans les fermentations vieilles d'une semaine environ, on ne rencontre plus que la forme droite mais munie de de spores. Celles-ci sont généralement au nombre de 2 à 3, et se distinguent du protoplasma par leur plus grande réfringence. Cette sporulation correspond à la cessation des mouvements du

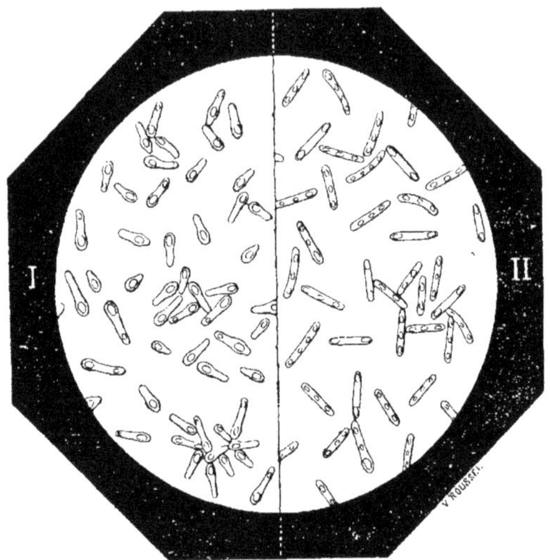

Fig. 49.
Bacille jeune. | Bacille vieux.

microbe, qui, lorsqu'il est jeune, est doué d'une mobilité extrême dans les milieux privés d'oxygène.

Ses spores résistent à une température de 80° pendant dix minutes ; à 85° elles sont détruites.

Il fait fermenter les substances suivantes : glycérine, mannite, glucose et sucre interverti, saccharose, maltose, lactose, galactose, arabinose, amidon et pommes de terre, dextrine, inuline.

Il est sans action sur le tréhalose, l'érythrite, le glycol, le lactate de chaux, la gomme arabique.

Ses produits de fermentation sont, outre CO^2 et H, l'alcool butylique normal avec un peu d'alcool isobutylique ; l'acide butyrique normal : l'acide acétique, et dans quelques circonstances un peu d'acide formique.

Le *B. orthobutylicus* se distingue du *Bacillus butyricus* de Pasteur et du *B. amylobacter* de Van Tieghem en ce qu'il ne fait pas fermenter le lactate de chaux et qu'il n'attaque pas la cellulose. De plus il ne se colore en bleu par l'iode à aucune période de son développement. Il se différencie du *Bacillus butylicus* de Fitz par la faculté qu'il a de faire fermenter le lactose et l'amidon, et de ne pas intervertir le saccharose. Enfin la propropriété qu'il possède de donner de l'alcool butylique normal avec les divers hydrates de carbone le sépare nettement du *Bacille amylozyme* de Perdrix.

Mais ces différences physiologiques s'effacent dès qu'on revient à la chimie, et les transformations chimiques que peut produire ce bacille sont, comme chez le précédent, figurées par les schémas α, β, γ, et δ (**121** et **123**), en laissant de côté, pour le moment, la production en général insignifiante d'acide formique. Ce qui est curieux, dans le travail de M. Grimbert, c'est l'étude des causes qui font varier la proportion dans laquelle se mélangent ces schémas. Ainsi M. Grimbert a relevé :

1° Une influence de la durée de la fermentation : δ augmente, à mesure qu'elle se prolonge, tandis que α et β diminuent ;

2° Une influence de la réaction du milieu d'ensemencement. Le rapport de α à β va en augmentant en milieu neutre et en diminuant en milieu acide ;

3° Une influence de l'âge de la semence qui, empruntée à une fermentation qu'on vient de mettre en marche, donne la prédominance à la réaction δ, tandis que la production d'alcool butylique diminue quand la semence est prise dans une culture vieille, où les bacilles sont à l'état de spores. La marche de la réaction α est inverse ;

4° Une influence de l'éducation de la semence, et du milieu de culture dans lequel on la prend. Cultivé dans de l'inuline, le bacille ne donne que des traces de la réaction δ : reporté de ce milieu sur glucose, il y exagère cette réaction δ, et donne une quantité d'alcool trois fois supérieure à celle qu'on obtient quand la semence provient d'une culture sur sucre. Inversement, cultivé sur glucose, le bacille fournit avec l'inuline cette réaction δ en notable proportion ;

5° Une influence de la réaction du milieu pendant la fermentation. Quand le liquide s'acidifie, par suite de l'absence de carbonate de chaux, δ augmente et α diminue : c'est l'inverse quand le milieu reste neutre.

Si on ajoute enfin à ces variations celle de l'acide formique qui est un produit de souffrance, et qui est souvent brûlé après avoir été produit, si nous ajoutons que ce même bacille, qui ne fournit pas de l'acide lactique aux dépens des sucres, en donne des quantités sensibles avec la glycérine, on en conclura que chez lui la fonction protoplasmique est très complexe, et qu'il nous éloigne beaucoup de la levure de bière, si exclusive en apparence sur le choix de ses aliments et si constante dans son action sur les sucres.

125. Complexité de l'action de la levure. — On a donc le droit de se demander si la levure est une exception, ou si au contraire elle rentre dans la règle générale. Or, c'est ce dernier cas qui se réalise, comme il est facile de le voir. M. Laurent a montré qu'elle pouvait emprunter sa matière nutritive à une foule de substances ternaires et quaternaires. Elle vit très bien dans le lait, et sécrète même une diastase solubilisant la caséine. Ce n'est que dans sa vie anaérobie qu'elle exige des sucres, et certains sucres ; mais, même alors, elle n'est pas tout à fait exclusive, ou du moins, s'il y a des levures qui ne peuvent faire fermenter que le glucose ou le maltose, il y en a qui donnent facilement de l'alcool avec le glucose, le maltose, le saccharose, le lactose. Enfin, même pendant cette vie anaérobie, il y a formation d'acide succinique et de glycérine à propos desquels on peut établir les deux schémas suivants :

$$(\alpha) \qquad 7C^6H^{12}O^6 + 6H^2O = 12C^3H^8O^3 + 6CO^2 + 4 \text{ cal.}$$

$$(\beta) \qquad 7C^6H^{12}O^6 + 6CO^2 = 12C^4H^6O^4 + 6H^2O + 518 \text{ cal.}$$

Ces deux réactions sont toutes deux exothermiques, et on peut admettre qu'elles se superposent en proportions variables à l'équation classique de la fermentation alcoolique. Pasteur a vu que dans les conditions ordinaires des fermentations de laboratoire, il y avait environ, pour 100 grammes de sucre, $3^{gr},5$ de glycérine et 0,7 gr. d'acide succinique, ce qui donne pour le schéma total, en appelant ε le schéma ordinaire de la fermentation alcoolique (**123**) :

$$124\,\varepsilon + 6\alpha + \beta$$

Ce schéma montre la prédominance notable de la production d'alcool, mais notre conception nous avertit aussi que les proportions de glycérine et d'acide succinique peuvent varier entre elles et avec celle du sucre. C'est ce que Pasteur avait observé en effet. Il avait vu, et Mach et Portele ont confirmé ce fait, que la vieille levure donne plus de glycérine et d'acide succinique que la levure jeune. Thylman et Hilger, Rau, ont vu de même que les basses températures diminuent la formation de glycérine et non celle d'acide succinique ; que, dans un milieu très nutritif, le poids de la glycérine s'élève et non celui de l'acide succinique. Enfin M. Effront vient de montrer que la proportion de glycérine et d'acide succinique varie dans le cours d'une même fermentation, comme tout à l'heure les proportions d'acide acétique avec le bacille amylozyme de Perdrix ou celui de Grimbert.

126. Ferments lactiques. — On voit par ce qui précède combien est contingent le caractère tiré des produits de la fermentation. On croyait autrefois pouvoir définir la levure de bière en disant que c'était le végétal unicellulaire chargé de dédoubler le sucre en alcool et en acide carbonique. J'ai montré, le premier, je crois, qu'il y a d'autres espèces monocellulaires pouvant fabriquer de l'alcool aux dépens du sucre. Puis on a vu que cette fonction n'est pas également développée chez toutes les levures, et manque chez quelques-unes dans certaines circonstances. Puis on a trouvé qu'elle est le résultat non de l'action de la levure, mais d'une sécrétion de la levure pouvant agir en dehors de la cellule. Dès lors, l'ancienne définition de la levure ne pouvait subsister, et pourtant la levure est peut-être, parmi les microbes, celui qui est le mieux caractérisé par sa fonction. Que dire des autres ? Nous venons de trouver quelques exemples de la contingence des actions qu'ils produisent. En voici encore de plus typiques.

M. Péré a étudié quatre microbes qui donnent de l'acide lactique aux dépens des sucres ; ce sont : *a*, un bacille typhique retiré d'une rate de typhoïsant ; *b*, un coli-bacille retiré des selles de l'homme ; *c*, un autre coli-bacille retiré des excréments d'un cheval ; *d*, un bacille retiré d'un fromage de Brie.

Ces quatre bacilles, dont trois au moins (bacille typhique et coli-bacilles) présentent entre eux de telles ressemblances qu'il faut y regarder de près pour ne pas les confondre, donnent tous de l'acide lactique gauche avec le glucose lorsqu'on ne leur fournit pas d'autre aliment azoté que des sels ammoniacaux. Mais si on remplace les sels ammoniacaux par de la peptone, deux groupes se forment : *a* et *b* continuent à fournir de l'acide gauche ; *c* et *d* donnent de l'acide droit. Pour eux, le changement d'aliment azoté est accompagné d'un changement dans l'action sur le glucose. Dans chacun de ces groupes, on peut amener une différenciation nouvelle. *a* et *b* se distinguent en ce que le bacille typhique donne toujours de l'acide lactique, quelque élevée que soit la dose de peptone, tandis que *b* donne d'autant moins de cet acide qu'il a à sa disposition plus d'azote albuminoïde, et peut même n'en plus donner du tout. D'un autre côté, dans le second groupe, *c* ne donne pas de l'acide dextrolactique pur, mais seulement un mélange où cet acide domine. De plus, il se comporte comme *b* en présence d'un excès de peptone. Au contraire *d* donne toujours de l'acide dextrolactique pur dans la solution de peptone glucosée, et se montre insensible aux variations de la peptone.

127. Résumé. — Donc, plus on pénètre dans l'étude intime du mécanisme de la nutrition, plus on le trouve variable, et plus il est impossible de trouver la caractéristique d'un microbe dans la définition de ses propriétés comme ferment. Et nous n'en sommes encore qu'au gros du phénomène, à ce qui, dans la vie d'un microbe, représente l'équivalent de la formation de l'alcool et de l'acide carbonique dans l'action de la levure sur le sucre. Quel que soit le mécanisme de cette fermentation, il semble difficile d'admettre que le sucre qui la subit ait pu entrer dans la constitution du protoplasme d'une façon aussi intime que les matériaux qui en ont fourni les éléments, que ceux que nous avons appelés matériaux de construction. Ils sont nécessaires à la vie de la cellule comme le charbon est nécessaire à la vie d'une machine à vapeur, alors que pourtant il ne fait pas partie de ses organes et se contente d'entrer dans son foyer.

Nous trouverons bientôt des différences du même ordre, même plus grandes, en étudiant ce qui, dans la vie de la cellule, représente les phénomènes d'assimilation, d'excrétion, de sécrétion.

Mais, pour n'avoir pas à nous répéter, nous les étudierons à propos de chacune des influences qui les produisent. Résumons d'abord ce que nous venons d'apprendre en disant qu'une semence qu'on introduit dans un liquide fermentescible apporte des qualités héréditaires, dépendant du milieu dont elle provient, du temps qu'elle y a passé, du degré d'acclimatation qu'elle a subi. Dans son nouveau milieu, elle rencontre des conditions différentes de celles de son milieu d'origine, qui accentuent ou corrigent ses prédispositions héréditaires. Bien plus, elle modifie le milieu à mesure qu'elle y vit, de sorte que les cellules qui s'y forment au bout de quelques heures ou de quelques jours apportent elles-mêmes des habitudes et des prédispositions différentes de celles de leurs aînées, et pour tout dire en un mot, dès qu'il est démontré que le protoplasma d'une cellule n'a pas des propriétés immuables, nous sommes obligés, à raison de l'impressionnabilité que nous lui avons découverte, de le supposer en état de mutation continue. Nous allons voir cette notion se préciser en étudiant de plus près la réaction, sur la cellule du microbe, des substances qu'elle produit elle-même dans le cours de la fermentation, et des conditions dans lesquelles se fait la culture.

BIBLIOGRAPHIE

PASTEUR. *Études sur la bière*. Paris, 1876.

A. FITZ. *Ber. d. d. chem. Gesells.* t. IX, X, XI, XIII, XV.

PERDRIX. Sur une fermentation produite par un bacille anaérobie de l'eau. *Annales de l'Institut Pasteur*, t. V, 1891.

GRIMBERT. Fermentation anaérobie produite par le Bacillus orthobutylicus. *Id.* t. VII, 1893.

LAURENT. Nutrition hydrocarbonée et azotée de la levure. *Ann. de l'Institut Pasteur*, t. III, 1889.

THYLMAN ET HILGER. *Archiv. f. Hyg.* t. VIII, p. 451.

RAU. *Id.*, t. XIV, p. 225.

EFFRONT. *Comptes-rendus de l'ac. des sc.* 1896.

DUCLAUX. *Annales de l'Institut national agronomique*, 1879-1880.

PÉRÉ. Sur la formation des acides lactiques isomériques. *Annales de l'Institut Pasteur*, t. VII, p. 737.

CHAPITRE XIV

RÉACTION SUR LE MICROBE DES PRODUITS DE LA VIE CELLULAIRE

128. Produits de la vie cellulaire. — Avec ce que nous venons d'apprendre, nous pouvons donner des produits de la vie cellulaire, à quelque classe qu'ils appartiennent, une définition en quelque sorte inverse de celle que nous avons donnée pour l'aliment. Un produit microbien est une substance inattaquable dans les conditions de l'expérience pour le microbe qui l'a formée, mais qui pourra redevenir alimentaire à son tour si les conditions changent, ou si le microbe revêt de nouvelles propriétés, ce dont nous savons qu'il est fort capable, ou si d'autres microbes interviennent. Ainsi la contingence est partout, dans la définition de la matière fermentescible comme dans celle du produit de la fermentation. Tout ce qu'on peut dire de général à ce sujet, c'est que le milieu que se crée le microbe est pour lui de moins en moins nutritif, de plus en plus antiseptique. L'alcool est antiseptique pour la levure, l'acide acétique pour le ferment acétique, l'acide butyrique pour les microbes de Perdrix et de Grimbert, l'acide lévolactique pour le colibacille de M. Péré, qui le produit aux dépens du sucre. C'est là une notion qui, pour être sûre, n'en est pas moins souvent méconnue, et que nous allons retrouver en cherchant dans une autre direction.

La stabilité des produits d'une fermentation quelconque est relativement assez grande. Cela résulte de ce qu'on trouve ces produits à la fin de toutes les fermentations accomplies dans les mêmes conditions. Si leur stabilité était moins grande, ou si elle devenait très faible, ils ne feraient que passer dans le courant de la fermentation, et on risquerait de ne pas les apercevoir. Tel semble être le cas pour l'acide oxalique et aussi pour l'acide formique, dont j'ai signalé la présence intérimaire et intermittente, dans une foule de cas et avec une foule de microbes. Ces acides sont très voisins, comme constitution, de la forme définitive que prend le carbone, l'acide carbonique ; on comprend qu'ils figurent souvent à l'état de *termes de passage*. Il en est de même pour l'urée, que j'ai réussi à trouver chez certains microbes des matières albuminoïdes, et qui est un terme constant, un produit normal des cellules des animaux supérieurs.

129. Termes de passage. — Il y aurait évidemment grand intérêt à saisir des termes de passage d'un degré encore plus élevé, et à étudier les fermentations non pas quand elles sont terminées, mais pendant qu'elles durent, pour y rechercher les produits intermédiaires de la dislocation de la matière alimentaire. Cette étude a été entreprise dans mon laboratoire par M. Péré et voici ses premiers résultats :

Il a étudié l'action de 3 microbes, 1° le *Tyrothrix tenuis* de mes études sur le lait, qui est voisin du *Bacillus subtilis* sans se confondre avec lui ; 2° le *B. mesentericus vulgatus ;* 3° le *Bacillus subtilis*, ces deux derniers isolés des macérations de foin par le procédé classique. Tous ces microbes peuvent se développer en voile à la surface des milieux nutritifs, et y exercer des actions comburantes qui peuvent devenir très actives. Comme il importait de les modérer, M. Péré a employé le procédé qui lui avait déjà servi (**126**), et qui consiste à ne donner aux microbes de l'azote qu'à l'état d'azote ammoniacal. On fournit de l'azote organique lorsqu'il s'agit d'arriver à une combustion complète.

En étudiant dans ces conditions la combustion ménagée d'alcools polyatomiques tels que la mannite et la glycérine, il a vu que ces corps subissent tout d'abord une oxydation qui les prive de 2 atomes d'hydrogène, et les transforme en sucres, aldoses ou cétoses, ayant le même nombre d'atomes de carbone que l'alcool générateur. Les hydrates de carbone complexes, disaccharides ou amidons, donnent de même des hexoses, sous l'action des diastases microbiennes. Puis tous ces sucres ainsi formés, quelle que soit leur origine, leur constitution chimique ou leur structure moléculaire, sont invariablement ramenés sous la forme d'un sucre à trois atomes de carbone, qui est le même pour tous, et fait tourner à gauche le plan de polarisation. Ce sucre est une aldose $CH^2OH.CHOH.COH$. Elle est donc à la fois aldéhyde, alcool primaire, et alcool secondaire. Elle réduit la liqueur de Fehling comme les sucres, est partiellement volatile comme l'aldéhyde, et, comme elle, est très instable vis-à-vis des alcalis, qui en font du formiate. Elle est aussi très instable vis-à-vis de l'action solaire, surtout en présence des alcalis.

Ce sucre $C^3H^6O^3$ est lui-même très passager. Il se forme en proportions variables pendant la transformation que le produit. Le *Tyrothrix tenuis*, en présence du glucose, commence à le détruire avant que tout le glucose n'ait disparu ; en présence de la glycérine, il le laisse d'abord s'accumuler dans le liquide de culture, mais il peut s'habituer à le consommer plus vite, et, par des ensemencements successifs, on peut obtenir un microbe qui détruit le glucose sans donner à aucun moment trace de glycérose.

Enfin ce glycérose, bien que sa molécule soit peu compliquée, laisse lui même un produit de combustion intérimaire qu'on peut saisir, c'est l'aldéhyde de formique CH^2O, et c'est ici que nous retrouvens notre assimilation entre les produits d'une fermentation et les antiseptiques. Cette aldéhyde formique est, en effet, un antiseptique très actif, qui ne peut par conséquent pas être produit en quantités bien sensibles, mais qui pourtant peut-être consommé par le microbe qui l'a produite, comme M. Péré s'en est assuré directement en l'offrant à des cultures prospères de *Tyrothrix tenuis*. Le microbe est atteint, le voile qu'il forme se disloque et tombe, mais quelques cellules s'acclimatent dans ce nouveau milieu, et finissent par redonner un voile pour lequel l'aldéhyde est un aliment, car elle disparaît peu à peu. Dans un travail antérieur, j'avais moi-même constaté que l'acide formique se comporte de même. Il est à la fois antiseptique et alimentaire. Cela dépend de ses proportions, et en outre du degré d'acclimatation du microbe auquel on le présente.

130. Antiseptique et aliment. — Cette définition, qui rapproche l'antiseptique de l'aliment, ou du moins qui n'établit entre eux aucune délimitation bien nette, semble au premier abord laisser de côté les antiseptiques les plus connus, ceux auxquels on pense toujours en premier lieu, les sels de cuivre, de mercure, qui semblent, en effet, dépourvus de toute qualité alimentaire. Mais voici qui les rapproche.

A quoi l'acide formique, l'aldéhyde formique, par exemple, doivent-ils leurs propriétés antiseptiques ? Ce n'est certainement pas à la stabilité de leur molécule chimique. Ce qui le prouve, c'est d'abord qu'ils sont brûlés à leur tour ; c'est aussi que les formiates, par exemple, sont très facilement détruits par beaucoup de microbes aérobies. S'ils ne nourrissent pas de microbes anaérobies, s'ils ne fermentent pas, c'est que leur transformation en carbonate de chaux est très faiblement exothermique. Ce qui fait que l'acide et l'aldéhyde formiques sont inattaquables, c'est qu'à très faibles doses, ils coagulent le protoplasma.

On connaît sous ce point de vue l'action puissante de l'aldéhyde formique. En se combinant aux matières animales, elle forme avec elles des combinaisons imputrescibles. Elle se comporte, à faibles doses, comme le tannin et aussi comme les sels de mercure. Tout agent de coagulation du protoplasma, capable de contracter avec lui une combinaison plus ou moins solide, est un antiseptique pendant que la combinaison persiste. Le caractère antiseptique peut donc être revêtu par des substances très diverses. Nous retrouverons, dans une autre partie de cet ouvrage, l'étude des métaux antiseptiques et vénéneux. Bornons-nous, pour le moment, aux antiseptiques alimentaires que nous venons de définir dans les pages qui précèdent, et suivons avec eux cette relation entre l'antiseptique et la coagulation du protoplasma.

Toute coagulation implique des notions de qualité et des notions de quantité de la substance coagulante. Elle implique aussi des notions d'accommodation. Un protoplasma vivant qui s'est coagulé au contact d'un corps étranger peut se décoaguler, reprendre son homogénéité et quelques-unes de ses fonctions. Suivons séparément ces diverses influences.

131. Influence de la quantité. — Au point de vue de la quantité, la puissance antiseptique augmente avec la dose, ainsi qu'il fallait s'y attendre, mais elle est variable suivant les espèces et même les races, ainsi qu'il fallait s'y attendre aussi, puisque les protoplasmas sont différents. Ainsi, dans l'espèce levure, on ne trouve guère de races qui puissent produire plus de 14 à 15 0/0 d'alcool, c'est-à-dire continuer à vivre dans des liquides alcooliques à ce degré. Les levures ordinaires de brasserie ne sont pas à ce chiffre. On y distingue les levures du type Frohberg qui poussent plus loin la fermentation d'un mout de bière, et des levures du type Saaz qui fournissent, avec le même moût, des bières moins alcooliques. Enfin on trouve, dans la nature et sur les fruits, des levures pour lesquels 3 et 4 0/0 d'alcool constituent déjà des doses antiseptiques. De même dans les diverses races de *mycoderma aceti*, de ferment lactique, il y en a qui poussent l'acidification d'une même liqueur beaucoup moins loin que d'autres. Les ferments butyriques souffrent de même par l'acide butyrique qu'ils ont formé, et ils sont pourtant plus résistants sous ce rapport que les bacilles qui n'en fabriquent pas. Rappelons enfin qu'une trace d'acide quelconque est antiseptique pour certaines espèces de microbes, qui ne consentent à vivre que dans les milieux neutres ou alcalins. Toutes ces notions sont courantes, et il suffit de les rappeler.

132. Influence de la qualité. — Au sujet de la qualité, il y a des remarques curieuses à faire quand on passe en revue les diverses séries organiques. Dans celle des alcools, le pouvoir antiseptique augmente avec le poids atomique. L'alcool méthylique est un peu moins actif que l'alcool ordinaire, qui l'est moins que l'alcool propylique et surtout que l'alcool butylique. A partir de l'alcool amylique, l'insolubilité de plus en plus grande de l'alcool dans l'eau contrarie et empêche d'étudier son pouvoir antiseptique.

Les aldéhydes sont beaucoup plus antiseptiques que les alcools correspondants. L'aldéhyde formique est, nous l'avons dit, un des plus puissants antiseptiques connus, et dépasse de beaucoup, sous ce rapport, l'aldéhyde éthylique. N'oublions pas de mettre en regard de cette puissance antiseptique du formol, le caractère nutritif que les conceptions de Baeyer assignent à ce corps, et qui, sans avoir encore été formellement démontré par l'expérience, n'en demeure pas moins très vraisemblable.

Dans la série des acides gras, la variation du pouvoir antiseptique est encore plus facile à saisir. L'acide formique est un antiseptique puissant, bien qu'inférieur à l'aldéhyde formique. L'acide acétique l'est beaucoup moins, et il y a pour lui un minimum bien marqué. Puis il y a augmentation, lente d'abord avec l'acide propionique, rapide ensuite avec l'acide butyrique et l'acide valérianique. Au delà, comme dans la série des alcools, l'insolubilité de l'acide empêche d'apprécier son pouvoir antiseptique, et les acides gras sont à peu près inertes, si bien qu'ils se laissent même très difficilement attaquer par les microbes.

133. Influence du milieu. — Tous ces antiseptiques sont des aliments, médiocres ou mauvais pour la cellule qui les produits, et qui réagissent naturellement sur elle, d'une façon continue, pendant la durée du procès qui leur donne naissance. Les générations successives qui apparaissent dans une même fermentation, dans une même culture, ont donc pris naissance, ont grossi au milieu de conditions sans cesse variables du commencement à la fin, et de plus en plus défectueuses. Nul doute que si on réussissait à séparer la dernière de ces générations, on la trouverait mieux préparée à supporter le contact de l'antiseptique au milieu duquel elle est née, ainsi que nous allons le voir tout à l'heure par les résultats de M. Kossiakoff.

En fait, toutes les générations demeurent mélangées quand on fait une prise de semence pour la rapporter en milieu liquide. Cette prise représente la moyenne, et reproduit la moyenne ou à peu près. C'est ainsi que s'obtient la conservation moyenne des propriétés des cultures quand on ne change pas de milieu. Quand on en change, il se fait une adaptation nouvelle, mais lente et difficile, puisqu'il y manque la sélection, qui seule pourrait la rendre rapide.

Il y a, il semble, un moyen de l'introduire, c'est de faire des cultures sur milieu solide, en partant pour chaque colonie d'un germe unique. Mais il est clair aussi que, pour chacune des colonies, nous allons retrouver les mêmes inconvénients que pour une culture en milieu liquide. Les diverses générations qui la constituent ne sont pas pareilles, ni au point de vue de l'hérédité directe, ni au point de vue des conditions d'éducation. Chacune de ces colonies représente donc une moyenne entre les propriétés des cellules qui la constituent. Un ensemencement nouveau, s'il permettait de séparer les premières générations formées des dernières, permettrait d'accélérer la transmission des propriétés héréditaires. Mais tout reste confondu, et si on veut suivre individuellement le sort de toutes les colonies de seconde génération, puis de troisième, le travail est tel que tout le monde y a renoncé.

La culture sur milieux solides n'est donc pas beaucoup plus propre que la culture en milieux liquides à l'étude de l'adaptation et de la transmission héréditaire. Il y a pourtant un moyen grossier d'éliminer les variations individuelles dans une même colonie, qui sont le principal obstacle : c'est de prendre les colonies très jeunes, c'est-à-dire composées d'individus aussi homogènes que possible.

134. Cultures jeunes. — En ensemençant en série régulière, dans un même milieu solide, des colonies très jeunes, on a, dans chaque culture, des colonies filles qui, ayant pour point de départ des germes à peu près identiques, et poussant dans les mêmes conditions, doivent être constituées de même et présenter la même physionomie. Sans doute, elles ne se ressemblent pas absolument. Si l'être qui les forme est très sensible à l'action de l'oxygène, les colonies de la surface ne pousseront pas comme celles des profondeurs, elles liquéfieront autrement la gélatine, car l'influence de l'oxygène sur la sécrétion des diastases n'est pas douteuse, et Liborius a montré que tel est le cas pour celle qui liquéfie la gélatine. San Felice a fait voir que, par une série de cultures anaérobies des *B. Proteus*, *subtilis*, *anthracis*, *indicus*, *choleræ*, et du *staphylococcus pyogenes*, on pouvait obtenir des variétés qui sont devenues incapables, même en culture aérobie, de liquéfier la gélatine. Mais en somme on peut faire abstraction de ces différences, et compter malgré tout sur l'identité des diverses colonies provenant d'une culture jeune, lorsqu'on se borne à leurs caractères généraux.

Si on veut aller plus loin, entrer dans le détail, on perd son temps, car on se heurte à des différences nouvelles dont il est impossible de tenir compte. L'identité des semences ne suffit pas, en effet, à assurer l'identité des colonies. Il faut encore l'identité absolue du milieu et des conditions extérieures. Kruse a montré que dans la préparation de la classique gélatine-peptone au bouillon de viande, l'aspect des colonies pouvait subir des variations sensibles suivant que la gélatine avait été chauffée plus ou moins longtemps, que la viande était de telle ou de telle origine, que le bouillon était plus ou moins alcalin. Le bacille typhique, par exemple, qui, dans une gélatine un peu dure, donne des colonies compactes et à contours nets, se comporte, sur une gélatine molle, comme un *Proteus*, et donne des colonies échevelées. Que devient, en présence de ces différences, l'infini des détails dans lesquels on entre quelquefois quand on veut donner au lecteur la description de l'aspect d'une colonie et lui permettre de la reconnaître. L'énorme dépense d'adjectifs faite sur ce point, depuis l'origine de la bactériologie, a été faite en pure perte, et même cette importance donnée au détail a été nuisible, car elle a conduit à différencier des êtres identiques, et a produit un émiettement contre lequel il est urgent de réagir. Si l'espèce est variable, il faut le dire, et ne pas faire des espèces nouvelles de toutes ses variétés. Si elle est invariable, elle doit être séparée quelque part des espèces voisines, et il n'y a pas toute une série de transitions entre le pneumocoque et le staphylocoque, entre le *B. coli* et le Bacille typhique.

135. Cultures vieilles. — Quand, au contraire, on veut exagérer dans une colonie les influences individuelles, il faut la faire vieillir sur son milieu de culture, et laisser s'épuiser sur elle soit les influences générales du temps ou de l'oxygène, soit les influences particulières des antiseptiques que la culture a déposés dans le milieu où elle est faite. Aux influences générales, aux influences spécifiques du milieu, les cellules présentes sont inégalement exposées. Les dernières venues sont, par exemple, moins sensibles aux influences antiseptiques : comme elles occupent, sur un milieu solide, la periphérie de la culture, elles sont plus exposées à l'action de l'oxygène ; etc. Bref, les influences nocives s'exerçent inégalement sur des individus déjà très inégaux, et il ne peut en résulter que de l'hétérogénéité. Cette hétérogénéité se traduit déjà dans la mort des individus, qui ne se fait pas en masse, mais s'espace au contraire sur des semaines ou des mois. C'est pendant cette période que les variations sont les plus grandes et les plus faciles à saisir.

Pasteur a le premier mis en évidence cette influence de la vieillesse dans ses expériences sur le bacille du choléra des poules. Seulement, comme elle se traduisait sous la forme un peu confuse de variation de virulence, on ne l'a envisagée qu'au point de vue pratique, et on en a tiré les *vaccins*, qui sont en somme des produits de cultures vieillies se transmettant leurs propriétés par la culture. Du coup, Pasteur montrait donc la dégradation organique qu'amenait l'âge de la culture, et la transmission héréditaire de cette dégradation, mais le réactif qui lui servait pour cela était vivant, et par suite trop compliqué ; il faut savoir un véritable gré à M. Schottelius d'avoir rendu ces différences saisissables à l'œil dans ses recherches sur le *Micrococcus prodigiosus*.

L'attention était depuis longtemps attirée sur ce microbe par la teinte rouge pourpre qu'il présente dans les cultures en surface, et qu'on peut exalter par des cultures successives sur pomme de terre, de façon à la rendre très foncée. M. Schottelius a montré qu'on pouvait lui faire perdre cette coloration en apparence si caractéristique en faisant des ensemencements avec des cultures anciennes, de préférence avec des cultures vieillies sur gélatine. On obtient ainsi des colonies de plus en plus pâles, et on finit par en obtenir qui sont tout à fait incolores. L'odeur de triméthylamine que présentent les cultures ordinaires disparaît simultanément.

Depuis Schottelius, les exemples se sont mutipliés. Gruber et Firtsch ont étudié le *B. proteus* d'Hauser, et le spirille de Finkler-Prior. San Felice a étudié une foule d'autres bactéries. Pour toutes il a été démontré que les colonies provenant d'une même semence présentaient une variabilité plus ou moins marquée lorsque la semence avait vieilli dans son milieu de culture.

136. Cultures en présence d'antiseptiques. — Mais ces variations sont lentes, et il ne saurait en être autrement, à cause de l'hétérogénéité que nous avons visée chez les membres d'une même colonie. On ne peut arriver, sinon à la supprimer, du moins à la réduire beaucoup, qu'en ajoutant, dès l'origine, l'antiseptique qu'aurait produit la culture en vieillissant, ou bien, ce qui revient évidemment au même, tout autre antiseptique, à des doses encore tolérables pour la culture, mais aussi extrêmes que possible, c'est-à-dire aussi voisines que possible de celles qui amènent la mort. Dans ces conditions, les générations successives évoluent évidemment dans les mêmes conditions extérieures. Ce qu'elles apportent successivement d'antiseptique se confond avec l'antiseptique ajouté au départ, et n'en augmente pas sensiblement la quantité. On a donc des générations successives nées dans les mêmes conditions, et en bonne situation pour exercer leurs influences héréditaires, si elles en possèdent ou peuvent en acquérir.

Il va sans dire que pour ces expériences, il vaut mieux recourir à des antiseptiques stables comme le bichlorure de mercure, qu'à des antiseptiques comme l'acide formique ou le formol, qui peuvent être alimentaires. Cherchons donc les phénomènes d'accoutumance et les autres modifications que peut amener la culture continue en présence des antiseptiques.

137. Accoutumance. — Sur l'accoutumance aux antiseptiques, les premières expériences ont été faites dans mon laboratoire par M. Kossiakoff. Il a cherché si une culture dans un milieu antiseptisé affaiblissait le microbe et le rendait plus incapable de supporter un ensemencement nouveau dans le même milieu, ou dans un milieu encore plus chargé d'antiseptiques ; ou bien si c'était l'inverse, c'est-à-dire si le microbe sortait de sa première culture plus disposé qu'un microbe non acclimaté à supporter la dose antiseptique dans laquelle ont vécu ses ascendants, ou une dose supérieure.

La méthode suivie pour apprécier ces influences délicates est simple et élégante.

On mettait en train une expérience en ensemençant un microbe simultanément dans du bouillon naturel et du bouillon antiseptisé. Généralement, pour de faibles doses de l'antiseptique, le développement marchait à peu près parallèlement dans les deux matras, et le lendemain, par exemple, on y trouvait une culture abondante. On faisait alors quatre ensemencements croisés, c'est-à-dire qu'on ensemençait la culture provenant du bouillon naturel, dans un premier matras A contenant de nouveau du bouillon naturel, et dans un autre matras A′ contenant du bouillon additionné d'une dose d'antiseptique supérieure à celle qui avait permis la première culture.

On transportait de même la semence provenant du bouillon antiseptisé dans un matras B contenant du bouillon naturel, et dans un matras B′ renfermant le même bouillon que A′, et on continuait ainsi. Les matras A donnaient indéfiniment des semences de même âge, provenant du bouillon normal. Les matras B pouvaient, comparés aux matras A, donner des indications sur le degré de vitalité que la semence avait emportée de sa culture dans le bouillon antiseptisé, enfin la comparaison de A′ et de B′ montrait si la semence avait emporté de cette culture une aptitude plus grande ou plus petite à supporter une dose d'antiseptique supérieure. On recommençait avec les matras A et B′ ce qu'on avait fait avec les deux premiers, et ainsi de suite, jusqu'à ce qu'on arrivât à une dose d'antiseptique qui ne permît plus aucun développement. Tous ces matras, d'ailleurs, étaient dans la même étuve, et on se trouvait ainsi avoir rendu aussi identiques que possible toutes les conditions de l'expérience, sauf une, l'influence de la dose passée ou présente de l'antiseptique sur la faculté de développement du microbe ensemencé.

Les expériences ont porté sur les *tyrothrix tenuis* et *scaber* de mon étude sur le lait, sur le *bacillus subtilis* obtenu par la méthode classique, et sur le *bacillus anthracis*. Comme antiseptiques, M. Kossiakoff a étudié le borax, l'acide borique et le bichlorure de mercure. Les deux premiers introduisent dans le liquide de culture des variations d'acidité ou d'alcalinité qui font partie de leur action antiseptique. Le dernier est employé en trop faibles proportions pour changer la réaction aux papiers colorés.

L'intervention de ces corps amène dans la forme, l'aspect, la durée du développement, des différences qu'il serait trop long d'énumérer, et que nous retrouverons tout à l'heure sous une forme plus nette. Je me borne à indiquer, en millièmes, les doses des divers antiseptiques capables d'arrêter le développement, dans un bouillon toujours identique à lui-même, des bacilles neufs, sortant des matras A, et des bacilles acclimatés, sortant des matras B' :

	Borax		Acide borique		Bichlorure	
	neufs	acclim.	neufs	acclim.	neufs	acclim.
Bactéridie charbonneuse	4	7	6	8	0,05	0,07
Tyrothrix scaber	11	15	8	10	0,06	0,08
Bacillus subtilis	11	18	9	11	0,07	0,10
Tyrothrix tenuis	16	21	9	11	0,10	0,17

Toutes ces expériences concordantes, tant au point de vue de l'ordre de résistance des bacilles, qu'à celui de la résistance plus grande des bacilles acclimatés, témoignent que l'adaptation est un fait d'ordre général, existant à des degrés divers chez les divers bacilles, et attestant que leur protoplasma se prête de moins en moins à la coagulation que produisent sur eux les antiseptiques étudiés. Le *tyrothrix tenuis* supporte près de deux fois plus de bichlorure quand il est habitué que lorsqu'il est neuf. Trambusti et Galeotti ont trouvé depuis des résultats du même ordre. Il va sans dire que cette augmentation de résistance vis-à-vis de l'antiseptique mis en œuvre ne s'accompagne pas nécessairement d'une augmentation pareille vis-à-vis des autres antiseptiques. Mais c'est là une question qui n'a pas encore été étudiée.

138. Modifications physiologiques. — Elles ont été étudiées par M. Wasserzug sur le bacille pyocyanique, chez lequel nous allons retrouver les variations, individuelles d'abord, puis générales par hérédité, que nous avons déjà observées avec M. Schottelius au sujet du *micrococcus prodigiosus*. M. Wasserzug est parti d'une semence aussi homogène que possible, obtenue par des ensemencements successifs, faits tous les deux jours, dans du bouillon de veau à 37°. Le bacille pyocyanique se développe d'abord sans colorer son milieu de culture ; la matière colorante n'apparait qu'ensuite. En laissant vieillir la semence dans son milieu de culture, on s'aperçoit, comme pour le M. *prodigiosus*, que toutes les cellules ne perdent pas au même moment leur fonction chromogène. Nous allons voir qu'il en est de même avec les antiseptiques.

Un grand nombre de substances empêchent, à des doses plus ou moins fortes, la formation de la pyocyanine dans une culture en bouillon de veau. Voici celles que M. Wasserzug a étudiées, avec les doses actives, évaluées en millièmes, qui, A, empêchent la formation de la couleur ; B, empêchent le développement.

	A	B
Chlorate de potasse.....	80-90	»
Azotate de potasse......	50-55	60-65
Sel marin............	50	65-70
Alcool................	35	»
Sucre interverti........	15	120
Tartrate d'ammoniaque.	5	110-115
Borax.................	5,2	»
Acide borique..........	1,5	7
Acide phénique........	0,9	1,4
Acide citrique..... ...	0,66	0,68
Acide tartrique.........	0,58	0,58
Thymol...............	0,5	»
Acide oxalique.........	0,48	0,50
Acide acétique.........	0,34	0,35
Acide chlorhydrique....	0,32	0,33
Acide sulfurique........	0,29	0,29
Sublimé corrosif.......	0,085	0,11

Cette liste est curieuse à plus d'un titre.

Elle comprend d'abord, à des niveaux divers, et entremêlés à des antiseptiques authentiques, des substances qui comme les sucres, les acides tartrique et citrique, n'ont jamais porté ce nom, sont, au contraire, des substances nutritives de premier ordre pour certaines cellules, mais dont la définition générale adoptée dans ce livre permet de faire aussi des antiseptiques.

Ainsi employé, ce nom couvre sûrement encore des actions très diverses. On en a la preuve en constatant combien sont différentes, pour le sucre et les acides, les doses qui empêchent le développement. Avec le sucre, le tartrate d'ammoniaque, ces deux doses sont dans le rapport de 1 à 8 et de 1 à 22. Elles sont, au contraire, à peine différentes pour les divers acides. L'*acidité*, quelle que soit sa cause, est évidemment ce que le microbe redoute, mais, en généralisant la notion, on ne la rend pas plus claire.

Ce qui est encore plus curieux, c'est qu'en diminuant la dose d'acide dans la culture, on favorise nettement le développement de la matière colorante : c'est ce qui a été observé par M. Wasserzug non seulement pour le bacille du pus bleu, mais pour le microbe du lait bleu, pour le *micrococcus prodigiosus* déjà étudié par M. Schottelius, pour un bacille vert de l'eau, etc. C'est donc encore là un fait assez général.

En résumé, on peut faire perdre à certains microbes colorés, par culture sur des milieux convenables, ou en présence de doses un peu fortes d'acide, leur faculté de produire de la matière colorante, abolir même chez eux cette fonction chromogène qui fait partie de leur caractéristique et de leur nom, la leur faire perdre de telle façon que, rapportés sur les milieux où ils se coloraient, ils restent incolores, et la leur rendre par des cultures successives et répétées dans un milieu faiblement acide. La flexibilité de la fonction physiologique est ici évidente. Nous retrouverons bientôt des exemples analogues en étudiant l'influence antiseptique de la chaleur. Pour le moment, nous avons à examiner les changements de forme qui accompagnent ces changements physiologiques.

BIBLIOGRAPHIE

DUCLAUX. Action antiseptique de l'acide formique. *Ann. de l'Institut Pasteur*, VI., p. 803, 1892.

PÉRÉ. Mécanisme de la combustion des corps ternaires par un groupe de microbes aérobies. *Ann. de l'Institut Pasteur*, t. x., p. 417, 1896.

LIBORIUS. *Zeitschr. f. Hyg.* t. I., p. 156.
SAN FELICE. *Archiv. f. Hyg.*, 1892.
SCHOTTELIUS. *Kolliker's Festschrift, Leipzig*, 1887.
GRUBER et FIRTSCH. *Archiv. f. Hyg.*, t. VIII.
SAN FELICE. *Accad. romana*, 1890.
KOSSIAKOFF. Sur l'accoutumance aux antiseptiques. *Ann. de l'Institut Pasteur*, t. I., 1887.
TRAMBUSTI. *Lo Sperimentale*, 1892.
GALEOTTI. *Id.* 1892.
WASSERZUG. Variations de formes chez les bactéries. *Ann. de l'Institut Pasteur*, t. II, 1887.
WASSERZUG. Variations durables de la forme et de la fonction *Id.* t. II, 1888.

CHAPITRE XV

CHANGEMENTS MORPHOLOGIQUES SOUS L'INFLUENCE DU MILIEU

Toutes les modifications de propriétés que nous venons de constater sont accompagnées de changements plus ou moins marqués et plus ou moins durables dans la forme. Les faits en faveur de cette opinion sont de date relativement récente. Ce n'est pas que l'opinion le soit aussi. Depuis Turpin, beaucoup de botanistes ont cru à la transformation des espèces inférieures les unes dans les autres. Mais, dès qu'au lieu d'opérer sur des mélanges d'espèces, on a étudié des espèces pures, on a constaté que ces variations morphologiques étaient beaucoup moins étendues qu'on ne l'avait cru, et qu'elles laissaient intacte la notion d'espèce, tout en rendant difficiles les diagnoses spécifiques.

De ces transformations, les unes semblent s'opérer dans des conditions naturelles, les autres sont des résultats expérimentaux. Parmi les premières, nous citerons, comme suffisamment garanties contre les illusions et les erreurs qui pourraient provenir d'un mélange d'espèces, les observations de M. Metchnikoff sur un parasite des Daphnies, qu'il appelle *Spirobacillus Cienkowskii*, et qui peut revêtir successivement plusieurs formes, celle de cellules ovoïdes longues de 3 à 5 μ, ressemblant plus à des levures qu'à des bactéries, mais qui se rattachent à ces dernières par leur faculté de scissiparité ; celle de bacilles plus minces et droits ; puis celle de bacilles plus effilés et courbes, puis celle de spirilles à un ou plusieurs tours plus ou moins réguliers, puis celle de tout petits bacilles qui ressemblent à des coccus. Malheureusement M. Metchnikoff n'a pu faire de ces microbes des cultures artificielles, et a dû se contenter d'observer leur développement génétique dans le corps de diverses Daphnies. On ne peut pas dire, par conséquent, si ces formes de développement sont typiques et se succèdent régulièrement, ou bien si elles sont commandées par des modifications de milieu dans l'être qui en souffre.

Les changements morphologiques qui réclament ou permettent le concours de l'expérience sont infiniment plus probants.

139. Mucor mucedo. — Les premiers faits bien établis dans cette voie l'ont été par Pasteur, à propos du *mucor mucedo* dont nous avons parlé, et dans des conditions sur lesquelles il est bon d'insister maintenant, car elles reviennent à ménager à la plante un de ses aliments, l'oxygène, et cela suffit pour amener chez elle des modifications importantes de la forme.

Dans un ballon D comme celui de la figure ci-dessous, introduisons un peu de moût de bière ensemencé avec quelques spores de *mucor mucedo*. Un mycélium se forme qui n'a pas beaucoup d'air à sa disposition, car les communications avec l'extérieur sont lentes au travers du tube capillaire. La croissance est lente,

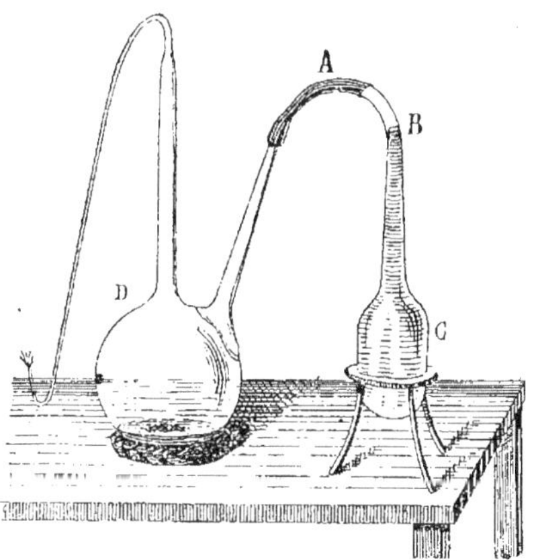

Fig. 50.

mais le sucre n'en est pas moins brûlé peu à peu. Avant qu'il n'ait disparu, unissons la tubulure droite du ballon avec un matras C plus petit, que le liquide pourra remplir jusque dans son col en B, et opérons le transvasement. Dans son nouveau récipient, ce moût de bière sera encore moins exposé à l'air que tout à l'heure. On pourra même dire qu'il n'en a plus à sa disposition, car le mycélium a fait disparaître tout celui qui était en solution, et l'a remplacé par de l'acide carbonique qui, en se dégageant à la surface, empêche l'arrivée de nouvel oxygène. Dans ces conditions, on trouve que le mycélium devient spumeux par suite d'un dégagement, abondant d'abord, plus lent ensuite, de bulles qui sont de l'acide carbonique ; on trouve dans le liquide de l'alcool en quantités très sensibles. Bref, à la combustion complète que donne le *mucor* au contact de l'air, succède, sans transition et sans difficulté apparente, au moins au début, une combustion partielle traduite par une fermentation alcoolique.

En même temps, le mycélium de la plante se modifie. Tant que la plante vit en moisissure au large contact de l'air, ses tubes myцéliens sont grêles, rameux, enchevêtrés. Devient-elle ferment par

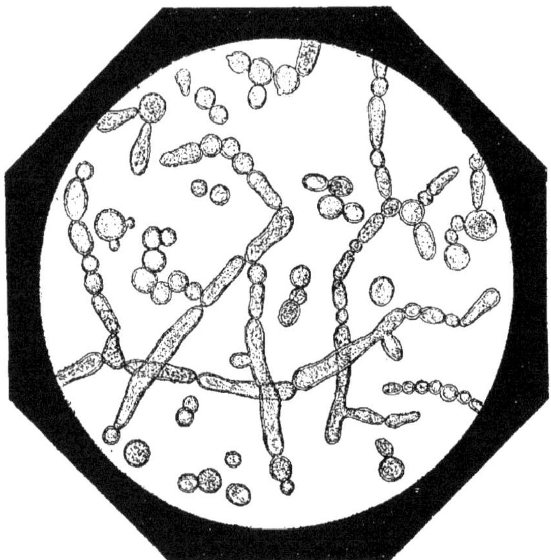

Fig. 51.

suite de l'insuffisance d'air, les tubes mycéliens se segmentent (fig. 51), se séparent, grossissent, et finissent par donner des chaînes de grosses cellules, rondes ou à peine ovales, qui ressemblent à de gros globules de levure, mais qui sont restées des cellules de *mucor*, car, rapportées sur du moût de bière aéré, elles ne donnent pas de fermentation alcoolique, elles reproduisent du *mucor*. Il n'y a donc pas eu transformation d'espèce ; il y a eu seulement adaptation à une vie nouvelle, avec changement de forme correspondant au changement de fonctions.

Pasteur avait observé des changements analogues dans le mycoderme du vin qu'on immerge dans un liquide sucré. Le globule devient plus turgescent, son protoplasma moins granuleux (fig. 16). Ici encore un changement d'aspect accompagne un changement dans le mode de nutrition.

Qand Pasteur exposa ces faits devant l'Académie des sciences, il ne fut pas compris de suite, et ses contradicteurs poussèrent des cris de victoire. Cette modification de forme accompagnant une modification de propriétés, c'était du transformisme, aussi bien que celui de Hoffmann ou de Turpin, que celui de Darwin ! Non, ne cessait de leur répéter Pasteur, il ne s'agit pas d'une transformation d'espèces, mais d'une loi physiologique générale qui s'applique indifféremment à toutes les espèces vivantes, en respectant leur individualité. Il s'agit d'une élasticité fonctionnelle de la cellule, lui permettant de se plier, sans changer d'*être* ni de *devenir*, à des conditions variées d'existence.

Cette interprétation n'a pas varié et reste encore la seule acceptable, mais le champ des modifications morphologiques a beaucoup augmenté. A celles que Pasteur avait obtenues par un simple changement dans le mode de nutrition sont venus s'ajouter beaucoup d'autres exemples. Tous ne sont pas également probants. Il est impossible de considérer comme un changement morphologique des variations dans la longueur des articles d'un même bacille, qui dépendent des circonstances qui accompagnent la segmentation. Il y a des bacilles chez lesquels ces variations sont en quelque sorte normales, et qu'on a appelés pour cela des *Proteus*. Protée ne semblait pas fait pour donner un nom spécifique, et si les *Proteus* n'avaient pas d'autre caractéristique que leur variabilité, ils seraient bien mal délimités. Mais il faut ranger à côté des renflements mycéliens du *mucor* les formes anormales que prennent beaucoup d'espèces microbiennes en vieillissant dans leur milieu de culture, et qu'on a désignées sous le nom un peu bizarre de *formes d'involution*. Nous avons vu plus haut que c'étaient les actions antiseptiques du milieu qui intervenaient alors le plus souvent. On peut donc s'attendre à produire des formes analogues en faisant la culture dans les milieux antiseptisés. C'est ce qu'ont fait les premiers MM. Guignard et Charrin, en cultivant le *B. pyocyaneus* dans des bouillons nutritifs additionnés de naphtol, de créosote, d'alcool, d'acides borique et salicylique. Non seulement ils ont obtenu des formes plus ou moins cloisonnées, des bacilles longs et courts, mais, ce qui est plus important, des formes contournées en tire-bouchon et analogues ou même identiques, morphologiquement, à des spirilles.

Malheureusement, toutes les formes ainsi produites sont passagères. L'une quelconque d'entre elles, aussi bien pour les spores mycéliennes du *mucor* que pour les formes courtes, longues ou contournées du B. pyocyanique, rapportée dans le milieu normal du microbe, reprend ses caractères normaux. C'est Wasserzug qui a, le premier, essayé de les fixer, en accumulant sur elles, par des cultures successives, l'hérédité de plusieurs générations, et surtout en employant des actions antiseptiques, ce qui, comme nous l'avons vu, est un moyen d'étendre et de généraliser les effets d'une même hérédité.

140. Recherches de Wasserzug. — En étudiant le *Micrococcus prodigiosus*, Schottelius avait trouvé qu'en vieillissant sur les milieux de culture, par exemple sur pomme de terre, quelques-uns des grains de ce coccus prennent des formes anormales, se renflent, ou bien s'allongent en bâtonnets, ou bien se gonflent et s'allongent à la fois, de façon à ressembler à des levures. En cultivant ce microbe sur du bouillon de veau additionné de 4 à 5 décigrammes d'acide tartrique par litre, on voit que les coccus y sont remplacés par des bâtonnets de longueurs diverses, tantôt isolés, tantôt réunis en un long filament, qui peut être composé de 2 à 20 articles et davantage, séparés les uns des autres par un espace clair dû à la présence d'une matière gélatineuse qui entoure abondamment chacun des bacilles ; ailleurs, cette matière gélatineuse disparaît presque complètement, et les bacilles s'allongent beaucoup, de manière à se toucher et même à former un très long filament continu qui s'enroule plusieurs fois sur lui-même. Toutes les formes de passage existent entre ce filament très allongé et le bacille court isolé.

Les bacilles sont presque toujours mobiles, qu'ils soient isolés ou réunis, et il n'est pas rare de voir un filament de 30 à 40 μ de long traverser avec de lentes ondulations le champ du microscope. Quand les filaments sont composés d'articles séparés, ces mouvements leur donnent souvent l'aspect de spirilles. Ces différentes formes ne s'observent bien qu'au début du développement, et dès le second ou le troisième jour les longs filaments disparaissent peu à peu. Les articles bacillaires se raccourcissent jusqu'à prendre la forme sphérique, et, quand ils restent réunis, l'on obtient la forme décrite sous le nom de Staphylocoque. Bientôt les articles se séparent et l'on revient à la forme microcoque proprement dite, qui semble être ainsi la forme définitive de l'organisme. A ce moment, le liquide a cessé d'être acide et est devenu même légèrement alcalin.

Qu'arriverait-il si le développement se faisait dans un milieu qui resterait constamment acide ? Pour obtenir ce résultat, au lieu d'abandonner la culture à elle-même, prélevons-en une semence dès le premier ou le second jour du développement, et portons-en une quantité très petite dans un second milieu acide identique au premier. Renouvelons ensuite ces ensemencements dans les mêmes conditions, pendant un grand nombre de générations, de manière que le milieu de culture reste continuellement acide. En prenant ces précautions, on ne tarde pas à voir que les formes filamenteuses sont de plus en plus nombreuses à mesure que les cultures se continuent, et que ces formes persistent plus longtemps. Il arrive enfin un moment où elles ne disparaissent plus, même quand la culture est abandonnée à elle-même et que le milieu a perdu sa réaction acide. On n'a plus alors que des formes nettement bacillaires qui se conservent indéfiniment et ne se transforment plus en microcoques. Voici donc un moyen de fixer, dans un milieu donné, une forme différente de la forme considérée comme normale ; les microcoques ont fait place à des bacilles et à des filaments. En partant d'une colonie rouge sur gélose, il a fallu quinze générations successives pour arriver à ce résultat.

A ce moment, un retour dans un milieu alcalin fait reparaître partiellement les formes bâtonnet et même coccus, mais d'autant plus difficilement que l'acclimatation en milieu acide a été plus prolongée. L'espèce n'a pas été fixée sous une forme morphologique nouvelle. Elle peut seulement ne pas revenir à sa forme primitive, dans des circonstances où ce retour serait normal pour elle, si elle n'avait pas subi cette sorte d'adaptation à un nouveau milieu.

Wasserzug est arrivé à des résultats analogues en dehors de

la présence de tout antiseptique, en modifiant seulement, par l'emploi de la chaleur, le protoplasma cellulaire aux premières heures du développement. Il suffit pour cela d'exposer le bouillon de veau alcalin, pendant cinq minutes, à une température de 50°, distante d'environ 5° de celle qui tue le microcoque dans ces conditions. De cette première culture tirons une semence à laquelle nous ferons subir la même initiation, et ainsi de suite. Nous verrons, au bout de quelques cultures, la forme microcoque disparaître pour faire place à une forme très nettement bacillaire, qui se conserve d'autant mieux dans la suite des générations que les chauffages auront été plus nombreux.

141. Autres exemples. — Depuis Wasserzug des exemples analogues se sont multipliés, et on a obtenu des variétés plus ou moins durables. Kruse et Pansini ont montré que le pneumocoque, qui, quand on l'emprunte à un animal, est un dipplococcus dont les éléments ont la forme d'une lancette (fig. 8 *a*), devient, après une centaine de cultures successives sur un milieu artificiel, un streptocoque difficile à distinguer morphologiquement des longues chaînettes d'articles sphériques du streptocoque du pus. Kruse a de même tiré d'une culture de bacilles du choléra, conservée longtemps dans de l'eau de puits, deux variétés, l'une à articles courts et massifs, l'autre à articles longs et grêles. Firtsch a trouvé des faits analogues pour le bacille de Finkler-Prior, Pasquale pour le streptocoque, Wilde pour les bacilles du groupe du *B. aërogenes*.

Certains bacilles s'entourent d'une secrétion muqueuse, qui les revêt d'une enveloppe parfois épaisse, et entre comme élément important dans leur description morphologique. Ce caractère peut aussi parfois être très contingent. J'ai montré en 1882, avant tous les travaux que je viens de passer en revue, que l'être que j'ai appelé *Actinobacter polymorphus* pouvait prendre, suivant le milieu de culture, non seulement des formes longues ou courtes de bacilles ou de coccus, mais des formes encapsulées ou non, suivant le milieu de culture, et se reproduisant indéfiniment lorsqu'on ne changeait rien aux conditions de ce milieu.

La diagnose d'une espèce peut donc varier beaucoup, et même être très difficile à écrire parce qu'il faut y faire entrer des considérations de milieu, de température, d'hérédité, qui ne sont pas faciles à indiquer brièvement. Jusqu'ici l'identité spécifique n'est assurée que par la possibilité de retour à une forme arbitrairement choisie comme type. Voici un dernier cas où cette assurance disparaît.

142. Variations morphologiques de la bactéridie charbonneuse. — Le premier exemple de la disparition définitive, chez un microbe, de l'une des propriétés qui permettaient de le reconnaître a été donné par Pasteur, Chamberland et Roux à propos de la bactéridie charbonneuse, qui, cultivée pendant quelques jours à 42°-43°, perd peu à peu sa virulence. Si, pendant cette période de dégradation organique, on prélève des semences qu'on porte dans du bouillon à une température de 30 à 35°, les cultures qu'on obtient ont aussi une virulence atténuée, à peu près la même que celle que possédait la culture-mère au moment de la prise, et par conséquent, il y a transmission héréditaire d'une faculté acquise. Finalement on arrive à une bactéridie si dépourvue de virulence qu'elle ne donne plus de maladie aux animaux les plus sensibles au charbon, et rien ne la distingue plus, à ce point de vue, des bactéries banales, de celles qui sont absolument incapables, par nature, de se développer dans le corps de l'homme et des animaux. De plus aucun moyen ne permet de remonter de cette bactéridie devenue inoffensive à la bactéridie virulente.

Si la virulence était une qualité subjective, appartenant exclusivement à la bactéridie, on aurait ici l'exemple de la disparition d'une des propriétés les plus caractéristiques du bacille charbonneux, car la nature des désordres qu'amène son inoculation lui est bien particulière. Mais comme l'inoculation d'une bactéridie virulente chez un animal vacciné ne diffère guère de l'inoculation d'une bactéridie très atténuée chez un animal neuf, le mot virulence n'est pas un attribut du microbe. Il en est tout autrement de la faculté de sporuler, que MM. Chamberland et Roux nous ont appris à faire totalement disparaître, et par une méthode que nous connaissons, l'action des antiseptiques.

C'est en 1883 qu'ils ont signalé l'existence de bactéridies virulentes qui ont perdu d'une façon définitive la faculté de donner des spores. Ils ont obtenu cette race de bactéridies en cultivant du sang charbonneux dans du bouillon additionné de 1/2000 de bichromate de potasse. Les bacilles qui ont poussé pendant un certain temps dans ce milieu ne forment pas de germes quand on les ensemence dans du bouillon ordinaire, même dans les conditions d'aération et de température les plus favorables à la production des spores. Comme ils n'ont pas perdu leur virulence, on peut les faire passer par un grand nombres d'animaux, cobayes, lapins, moutons, sans qu'ils recouvrent la faculté sporogène. En 1890, M. Roux a montré qu'on pouvait obtenir facilement ces cultures de bactéridies asporogènes en ensemençant des bactéridies virulentes dans du bouillon de veau additionné de doses croissantes d'acide phénique à partir de 2/10.000, et maintenu à l'étuve à 30-33°. La proportion d'antiseptique nécessaire pour empêcher la formation des spores varie avec la composition du bouillon, avec l'origine de la bactéridie, avec la facilité d'accès de l'air dans la culture. C'est pour cela qu'on fait une série d'expériences parallèles sur des tubes contenant des doses très faibles, mais croissantes, d'acide phénique.

Après 8 à 10 jours, on prélève un peu de la culture dans chacun des tubes, et on l'ensemence dans du bouillon. Pour quelques tubes ce bouillon chauffé 15 minutes à 65° reste stérile, ce qui prouve qu'il ne contient pas de spores charbonneuses, qui auraient résisté à cette température. Porté à 33°, sans avoir subi de chauffage, le bouillon ensemencé avec les mêmes tubes donne des cultures qui ne contiennent pas de spores, et périssent sans en avoir formé. Elles restent très virulentes, tuent en 30 à 36 heures des cobayes, en 48 à 60 heures des lapins ; mais, même après des passages répétés au travers du corps de ces animaux, la bactéridie asporogène ne reprend pas sa propriété de faire des spores. Il en est de même par culture dans l'humeur aqueuse, qui est particulièrement favorable à la formation des germes du charbon. Il ne s'agit donc pas d'une modification passagère du *bacillus anthracis*, mais bien d'un changement permanent et héréditaire.

Ce changement dans la faculté de donner des germes peut s'obtenir sans rien changer à la virulence. En ensemençant du sang charbonneux dans du bouillon phéniqué, on obtient un bacille virulent asporogène. On obtiendrait de même une bactéridie atténuée asporogène en ensemençant dans le bouillon phéniqué des bacilles déjà atténués, ou bien en prolongeant le contact des bacilles virulents avec l'antiseptique.

Voici donc une bactéridie qui, dans les expériences de Pasteur, Chamberland et Roux, peut perdre sa virulence en conservant sa faculté de sporuler, qui sous l'action des antiseptiques peut perdre sa faculté de sporuler en conservant sa virulence, ou perdre à la fois l'une et l'autre. On trouverait des exemples moins nets du même fait dans un travail de Behring. De son côte Lehman a fait voir que les antiseptiques n'étaient pas nécessaires pour arriver à ce résultat, car il a trouvé une bactéridie asporogène dans de vieilles cultures de bactéridies faites sur gélatine, et conservées depuis longtemps au laboratoire de Koch. Il n'est donc pas téméraire de penser que dans la nature des conditions peuvent se réaliser qui transforment, à notre insu, des bactéridies ordinaires en bacilles asporogènes et dénués de virulence, et que cette transformation peut être définitive. Ce qui veut dire que le retour aux propriétés primitives, bien que toujours théoriquement possible, peut être impossible à réaliser.

Voilà les faits, qui sont indépendants de toute doctrine. Si nous les rapprochons de ceux que nous avons constatés à propos de la disparition, parfois complète et définitive aussi, des propriétés physiologiques, telles que la perte de la part dans la virulence qu'il faut laisser au bacille, celle de quelques-unes de ses sécrétions, on en conclura que, la forme et les propriétés pouvant varier à la fois chez des êtres de constitution aussi simple, il ne reste rien qui puisse servir à les caractériser. Pour le savant qui l'a à la fois privée de sa virulence et de sa faculté de sporuler, la bactéridie charbonneuse reste le *bacillus anthracis* qu'elle était au départ, et en effet, on conçoit que, même après avoir subi ces modifications, cette bactéridie ne se confonde théoriquement avec aucune autre bactérie. Mais pratiquement, si on demande à un autre savant qui ne l'aura pas suivie dans toute la série de ses changements, de la reconnaître, ce savant devra avouer son impuissance, à moins qu'en cherchant, il ne trouve un caractère essentiel qui n'aurait pas disparu en même temps que la sporulation et la virulence.

143. Classification. — Ce voyage de découvertes n'est pas du goût des savants qui se trouvent avoir fortuitement un problème analogue à résoudre, et c'est précisément pour l'éviter qu'ils ont créé des classifications, c'est-à-dire des catalogues abrégés et systématiques dans lesquels chaque espèce, vivante ou morte, ne figure que par un certain nombre de caractères, principaux ou secondaires, peu importe, mais convenablement aménagés et choisis pour qu'on puisse la reconnaître et remonter facilement jusqu'à elle. Quand ils ont commencé à pénétrer dans le monde si peuplé des infiniment petits, les savants ont cherché instinctivement le même fil conducteur que dans les autres sciences, que dans la botanique par exemple, et avant même que la science bactériologique eût fait ses premiers pas, elle avait déjà sa classification.

Classification provisoire évidemment, et purement morphologique, puisque le microscope était à ce moment le seul instrument d'observation, ou à peu près. On n'a pas tardé à reconnaître qu'il n'y avait pas grand fond à faire sur les considérations de forme. Puis, peu à peu, on s'est aperçu aussi que les propriétés fondamentales, je veux dire celles qui mériteraient le plus, à raison de leur importance ou de leur netteté, d'entrer dans une classification, étaient, de leur côté, incertaines et parfois caduques. Quelle conclusion y avait-il à tirer de là ? Celle que nous avons tirée plus haut. C'est qu'une classification est impossible à faire, c'est qu'il est impossible de trouver pour chaque microbe *un petit nombre de propriétés assez nettes et assez constantes* pour pouvoir assurer sa diagnose.

Mais il est arrivé alors ceci, c'est que, pour un grand nombre de savants, l'idée d'espèce est tellement liée à l'idée de classification, le fait naturel est si bien confondu avec son expression artificielle, que, après avoir constaté qu'il n'y avait pas de classification possible, ils ont conclu qu'il n'y avait pas d'espèces. Je me trompe, suivant leur tournure d'esprit, les savants se sont divisés en deux camps. Les uns, qui se rangent, en faisant plus ou moins de réserves, sous la bannière de Cohn, croient non seulement à l'existence des espèces, mais à la possibilité de les classer et de les classifier en tenant compte des considérations de milieu qui peuvent en modifier la diagnose. D'autres, qui acceptent de préférence, non pas les théories trop transformistes de Naegeli, mais celles de Zopf, admettent que l'espèce peut subir de telles variations de forme et de propriétés qu'elle s'émiette et n'existe quasi plus.

Toutes les discussions, même celles qui sont purement verbales, sont utiles dans la science dès qu'elles font travailler. Celle-ci a été utile et le sera encore. Les partisans de l'existence des espèces ont poursuivi les erreurs expérimentales commises par leurs adversaires, montré, comme l'a fait, par exemple, M. Winogradsky, que là où on avait cru voir des changements de formes, comme pour le *Cladothrix dichotoma*, le *Beggiatoa alba*, le *Beggiatoa roseo-persicina*, que Ray-Lankester, Warming, Zopf avaient cru capables de revêtir toutes les formes caractéristiques des genres de Cohn, et même de changer complètement de mode de végétation, il y avait eu mélange et confusion de plusieurs espèces voisines qui, séparées, se montraient plus constantes ; ou bien encore qu'il y avait eu confusion de phénomènes pathologiques, tels que la désorganisation de filaments morts, avec des phénomènes physiologiques de reproduction. De leur côté, les partisans du pléomorphisme des bactéries ont recherché et mis soigneusement en évidence tous les cas dans lesquels les conceptions de Cohn étaient en défaut. La science a donc largement bénéficié de la querelle, mais il n'y a pas eu de vainqueur dans la lutte, parce qu'il ne pouvait pas y en avoir. La question était mal posée. Il faut l'étudier en dehors de toute idée de classification, et alors on voit nettement ceci.

Donnons arbitrairement un nom, que nous pourrons appeler *nom spécifique*, à un microbe que nous définirons par un certain nombre de ses propriétés. Si l'espèce était immuable, il n'y aurait pas d'autres êtres dignes de porter le nom spécifique que ceux qui posséderaient les mêmes propriétés. L'expérience apprend qu'il n'en est pas ainsi et que, autour de cet être typique, se placent et se rangent une foule d'autres êtres qu'on peut faire dériver du premier en mettant en jeu des actions physiques ou physiologiques, et dont quelques-uns n'ont plus aucune des propriétés qui ont servi de définition, tout en conservant avec le premier le lien d'une filiation régulière, et pouvant en être dérivé à tout instant par des méthodes connues. Mais ce lien en vaut bien un autre, alors même qu'il est difficile à saisir, alors même que, facile à suivre dans le sens de la filiation il est difficile à remonter dans le sens inverse. C'est l'ensemble de ces êtres, ainsi définis par voie expérimentale, que nous pouvons appeler *espèce*. Chacune de ces espèces, au lieu d'être représentée par un point, couvre une certaine surface, et même il peut arriver que les cercles correspondant à deux espèces voisines empiètent l'un sur l'autre, et qu'il y ait sur leur région commune des êtres qu'il soit délicat, difficile, ou même parfois impossible de rapporter à leur centre. Cela n'empêche pas qu'ils en aient un, et que, comme nous l'avons vu plus haut, la bactéridie dépouillée de ses spores et de sa virulence soit encore une bactéridie. Que, au milieu de ces empiétements mutuels, une classification méthodique soit souvent embarrassée de poser des barrières artificielles, rien n'est moins étonnant. Le monde n'a pas été créé pour la plus grande joie des botanistes descripteurs, et il y a autant d'intérêt pour la science à avoir démontré qu'une classification est impossible, qu'il y en aurait eu à l'établir si elle avait été possible.

BIBLIOGRAPHIE

PASTEUR. *Etudes sur la bière*, Paris, 1876.
WASSERZUG. *Annales de l'Institut Pasteur*, t. II et t. III.
KRUSE et PANSINI. *Zeitschr. f. Hygiene*, t. I, p. 5.
CHAMBERLAND et ROUX. *Comptes rendus*, 1883, p. 1880.
ROUX. Bactéridie charbonneuse asporogène. *Annales de l'Institut Pasteur*, t. (I. p. 25, 1890.
BEHRING. *Zeitschr. f. Hyg.*, t. VII, p. 171.
LEHMANN. *Munch. med. Wochenschrift*, 1877.
NAEGELI. « Die niederen Pilze, » Munich, 1877.
LANKESTER. *Quart. Journ. Micr. Science*, XIII., 1873, p. 408, et XVI, 1876.
KURTH. *Botanische Zeitung*, 1883.
FRANKEL et SIMMONDS. *Zeitschrift f. Hygiene*, II., 1887, p. 138.
BUCHNER. *Centralblatt f. Bakteriologie*, IV., 1888, p. 353.
SCHILLER. *Arbeiten aus dem Kais. Gesundheitsamb*, V.
PETRUSCHKY. *Centralblatt f. Bakteriologie*, VI., 1889, p. 657.
CHARRIN. « La maladie pyocyanique, » Paris, Steinheil, 1889.
SCHOTTELIUS. *Kölliker's Festschrift*, Leipzig, 1887.
LAURENT. *Annales de l'Inst. Pasteur*, IV., 1890, p. 465.
GESSARD. *Annales de l'Inst. Pasteur*, IV., 1891, p. 737 ; et V., 1891, p. 65.
ADAMI. *Lancet*, July 24, 1891.
LAUDER BRUNTON et MACFADYEAN. *Proceedings Royal Society*, XLVI., 1890, p. 542.
CARTWRIGHT WOOD. *Proc. Royal Soc. Edim.*, XVI., 1889 ; et *Laboratory Report R. C. P. Edim.*, II., 1890, p. 253.
CHANTEMESSE ET WIDAL. *Annales de l'Inst. Pasteur*, II., 1888, p. 54.
FIRTSCH. *Archiv. für Hygiene*, VIII., 1888, p. 369.
PFEIFFER (R.). *Zeitschr. für Hygiene*, VII., 1889, p. 347.
PASTEUR, CHAMBERLAND and ROUX. *Comptes rendus*, XCII., 1881.
TOUSSAINT. *Comptes rendus*, XCI., 1880.
CHAUVEAU. *Comptes rendus*, XCVI., 1883, p. 678.

WOSSNESSENSKY. *Comptes rendus*, XCVIII., 1884, p. 314.
ROUX. *nnales de l'Inst. Pasteur*, IV., 1890, p. 1.
MALM. *Annales de l'Inst. Pasteur,* IV., 1890, p. 520.
PASTEUR et THUILLIER. *Comptes rendus*, XCVII., 1883, p. 1113.
WASSERZUG. *Annales de l'Inst. Pasteur*, II., 1888, p. 75.
CROOKSHANK. International Congress of Hygiene and Demography, August, 1891.
FRANKEL (EUG.) *Centralb.* . *Bakteriologie*, VI., 1889, p. 691.
HUEPPE. *Berliner klin. Wochenschrift*,, N°. 9, 1890.
LOFFLER. *Centralb. f.* Bakt., II., 1887, p. 105.
HANSEN. (E. C.). *Annales de Micrographie*, II., 1889, p. 214.
METCHNIKOFF. *Annales de l'Inst. Pasteur*, III., 1889, pp. 61 and 265.
WINOGRADSKY. *Annales de l'Inst. Pasteur*, III., 1889, p. 244.
HUEPPE. *Berliner klin, Wochenschrift*, 1884.
DELÉPINE (SH.). *Transactions, Pathological Society*, London, 1891.
UNNA. *Deutsch. Naturforscherversammlung*, Halle, September, 1891, and *Central blatt f. Bakt.*, XI., 1892, p. 638.
COHN. *Beitrage* ·z*Biol. d. Pflangen* ; t. I., 1875.
ZOPF. *Die Spaltpilze*, Breslau, 1883.

CHAPITRE XVI

ACTION DE LA CHALEUR

Nous arrivons maintenant à l'étude de l'influence des divers agents physiques sur les microbes. Nous allons retrouver ici, comme à propos de l'alimentation, des phénomènes physiologiques et des phénomènes pathologiques, qui se relient entre eux par des phénomènes d'accoutumance ou d'adaptation.

Nous commencerons par l'étude de la chaleur.

144. Action générale. — On peut dire que toutes les espèces connues ne commencent à proliférer qu'au-dessus d'une certaine température, bien que, pour beaucoup d'entre elles, la vie puisse persister à des températures beaucoup plus basses. Mais la multiplication ne se fait qu'à partir d'un certain degré. Elle devient ensuite de plus en plus active, au fur et à mesure que la température s'élève, jusqu'à un certain point où elle est maximum. Puis il y a une décroissance marquée, et on observe en sens inverse, mais plus rapidement, les mêmes phénomènes que tout à l'heure, c'est-à-dire que la multiplication commence par s'arrêter, puis la vie elle-même à une température plus élevée.

Ces températures critiques sont variables d'une espèce à l'autre, et il semble, au premier abord, qu'il n'y ait rien de général à dire sur elles. Nous indiquerons, en effet, pour chacun des êtres que nous étudierons, les chiffres qui font partie de son histoire physiologique. Mais de l'ensemble des résultats connus jusqu'ici, on peut tirer quelques conclusions générales, dont la place est tout naturellement au début de cet ouvrage, et que nous allons passer en revue, en empruntant de préférence nos exemples aux êtres que nous ne devons pas rencontrer de nouveau dans la série de nos études.

Il y a, en plus, une précaution à prendre. Toutes les notions que la science possède sur ce sujet sont restées très confuses tant qu'on a opéré sur des mélanges d'espèces, très souvent de même apparence, et qu'on était trop exposé à confondre les unes avec les autres. En essayant alors de fixer le chiffre de la température *minima* de germination, de la température de prédilection de l'être, de celle qui l'arrêtait dans son évolution ou bien le tuait, on obtenait des résultats contradictoires qui tenaient quelquefois à la différence des procédés opératoires employés par les divers savants, mais qui venaient le plus souvent de ce qu'on n'opérait pas toujours sur la même espèce. Tous les résultats obtenus dans cette voie sont naturellement frappés de discrédit. Ce serait encombrer ce chapitre que de rappeler ces tentatives, même très brièvement. Là encore, comme plus haut, il n'y a de travail fructueux qu'à la condition d'opérer sur des espèces pures bien connues, et je ne citerai que les résultats fournis par cette méthode.

145. Aspergillus niger. — Cherchons d'abord à *chiffrer*, pour quelques espèces bien pures et bien connues, l'effet de la température, et pour cela choisissons d'abord l'*aspergillus niger*, dont nous connaissons bien le milieu de culture, et pour lequel nous sommes à peu près sûrs que les divers poids de plante obtenus à diverses températures ne dépendront que de la différence des températures mises en jeu. Cette plante, a en outre, une période de multiplication mycélienne et une période de sporulation qui sont assez distinctes. Etudions d'abord la première. Raulin a trouvé les nombres suivants pour les poids de plante obtenus en trois jours sur le même substratum et dans les mêmes conditions extérieures, mais à des températures différentes :

Température	Poids des récoltes
19°	0gr,3
22	0 ,6
27	1 ,2
29	2 ,5
32	3 ,5
34	4 ,2
37	3 ,8
39	3 ,0
42 à 43	traces

C'est donc vers 35° que la germination semble, toutes choses égales d'ailleurs, la plus active, elle l'est trois fois plus qu'à 27°, douze fois plus qu'à 20°, plusieurs centaines de fois plus qu'à 42°. Mais on peut approfondir davantage, et prouver la sensibilité de la moisissure vis-à-vis de la chaleur en déterminant plus exactement la température du maximum de récolte.

Température	Poids des récoltes
—	—
32°	4gr,16
34	4 ,60
36	4 ,1

On voit quelle influence peuvent exercer deux degrés de plus ou de moins dans la température du liquide dans lequel croît la mucédinée, et nous rencontrons pour la première fois un fait général, la sensibilité extrême des êtres microscopiques vis-à-vis de l'action de la chaleur.

Ces chiffres, si intéressants qu'ils soient, ne disènt pas tout. La plante ayant un appareil nutritif et un appareil de reproduction distincts, on peut se demander si la température agit de même sur les deux ; si, par exemple, à basse température, elle peut parcourir son cycle d'évolution complet et ne sera pas réduite à végéter sans donner de spores? Voici ce qu'a observé M. Raulin à ce sujet.

Une culture de l'*aspergillus*, maintenue à une température au-dessous de 20° pendant 15 jours, n'a pas fructifié ; la surface de la moisissure est restée blanche.

La même moisissure, à 24°, est devenue légèrement brune après 12 jours de végétation ; après 15 jours, elle a commencé à noircir par suite de la formation des spores qui sont noires.

A 31°, la teinte blanche passe au jaune brun, le 3e jour ; après quatre jours, elle devient noire.

A 34°, la teinte jaune apparut après 36 heures ; le 3e jour, la surface était toute noire.

A 38°, une culture ne brunit qu'après 3 jours. Le quatrième, elle devient noire.

A 41°, la teinte blanche du mycélium passe aussi au brun, mais avec beaucoup plus de lenteur.

Nous rencontrons donc ici les mêmes phénomènes qu'à propos du mycélium, et de plus nous voyons que la température qui favorise le plus la nutrition est aussi celle qui favorise le plus la fructification.

146. Bacillus ramosus. — Nous allons retrouver des faits analogues avec le *Bacillus ramosus*, si soigneusement étudié, au point de vue biologique (**33**), par Marshall Ward. Ce savant a déminé pour ce bacille, cultivé dans son milieu le plus favorable, ce qu'il a appelé sa *période de doublement*, c'est-à-dire le temps que met un filament à s'allonger d'une quantité égale à sa longueur. Par un récolement soigneux de ses meilleures expériences faites à diverses températures, il est arrivé à déterminer

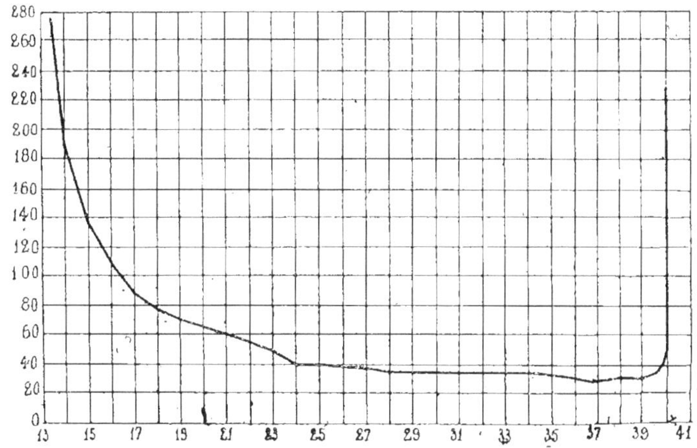

Fig. 51. — Courbe des temps que met le *Bacillus ramosus* à doubler de longueur à diverses températures.

la courbe ci-dessus, dans laquelle les ordonnées sont des minutes, et les abcisses des températures.

On aurait pu étendre la courbe au-dessous de 13 ou 14°, car le développement peut se faire encore à 8°,5, mais il est tellement lent qu'une courbe à cette échelle serait sortie des limites de la page. Elle remonte donc très brusquement au voisinage d'une certaine température qui, pratiquement, peut-être considérée comme la *limite minima* de la culture.

La période de doublement, qui est d'environ 200 minutes à 14°, tombe à 100 au voisinage de 16°, à 70 au voisinage de 20°, à 30 au voisinage de 30° et à partir de ce point-là, commence une zone de températures pour lesquelles la période est à peu près constante et minimum. Nous appellerons cette zône *zône de température optima.*

Puis nous voyons la courbe remonter brusquement au-delà de 39°, si bien qu'à 40° la période de doublement est devenue au moins 4 fois plus grande. Ceci nous donne une nouvelle preuve de la sensibilité des espèces microscopiques à l'action de la température au voisinage du degré où elles commencent à en souffrir. Il y a là, pour toutes, une zône dangereuse où quelques secondes de plus dans la durée des actions amènent la coagutation et la mort du protoplasma. Nous appellerons cette zône *zône de température mortelle.*

147. Zône de température optima.— Cette zône est différente d'une espèce à l'autre, et elle peut même être extrêmement différente comme nous allons le voir.

Nous trouvons, en effet, des bactéries pouvant croître à la température de 0°, bien que péniblement, et pour lesquelles les températures de 10 à 15° sont déjà des températures optima. Dans ce groupe, nous trouvons beaucoup d'espèces habitant les eaux, et surtout les eaux de la mer, dont la température varie peu. Telle est la bactérie découverte par Forster, et qui rend phosphorescente la surface ou la chair des poissons de mer conservés dans certaines conditions. Cette phosphorescence se produit même à 0°. Telles sont aussi 14 espèces de bacilles isolées par Fischer du sol ou de l'eau de la mer, et qui à zéro manifestent toutes leurs actions vitales, luminosité, production de pigments, liquéfaction de la gélatine, dégagements gazeux, etc. Toutes les bactéries des eaux ne jouissent pas des mêmes propriétés ; ainsi le *B. ramosus* que nous avons étudié tout à l'heure a été trouvé dans la Tamise, et pourtant, sa température optima va de 30 à 40°. Mais il n'en est pas moins vrai que les espèces qui peuvent se contenter des plus basses températures sont mieux outillées pour l'existence dans les sols froids et dans les eaux, et doivent, par conséquent, y être les plus nombreuses. En fait, ce groupe l'emporte donc par l'énorme volume de son habitat et par son nombre.

Au-dessus de ce groupe, composé surtout de bactéries banales, on peut en placer un autre formé des êtres microscopiques dont la température optima est voisine de celle des animaux supérieurs, et qui, à raison de ce fait, contiendra presque tous les microbes pathogènes. Tel le bacille tuberculeux, qui est remarquable par ses exigences au point de vue de la température, au moins dans les milieux que nous savons lui préparer. Il ne pousse pas au-dessous de 30° ni au-dessus de 41°, et son optimum de température est de 38°.

Un bacille très répandu, et qui pousse encore bien à 50°, le *B. vulgatus*, peut être considéré comme une transition à un troisième groupe, formé des bactéries qui poussent à des températures encore plus élevées. Le premier exemple a été découvert par Miquel dans de l'eau de Seine et de l'eau d'égout : c'est un bacille qui pousse bien de 42° à 72°, et qui a son optimum vers 67-70°. Van Tieghem a cité ensuite un streptocoque poussant bien à 74°, et d'autres bactéries thermophiles. Certes et Garrigou ont plus tard trouvé deux bactéries qui prospèrent dans l'eau de Luchon, qui est à 64°. Enfin Globig a découvert dans les couches superficielles du sol tout un essaim d'espèces, dont il a décrit une trentaine, et qui se développent bien à 60°, quelques-unes même à 70°. Lydia Rabinowitch a ajouté à cette liste huit autres espèces présentant les mêmes allures.

Les espèces décrites par Globig ont été rencontrées dans les terres vierges et travaillées des pays les plus variés, depuis les Tropiques jusqu'aux Hébrides et à la Norwège. Il est remarquable que presque toutes ne semblent pas faites pour vivre dans des climats froids, car une seule d'entre elles consent à pousser dans nos milieux artificiels, à la température ordinaire. On a donc le droit de se demander le secret de leur existence dans l'extrême Nord, et même dans nos régions. A cette question Globig a répondu que les couches superficielles du sol, même en Norwège, s'élèvent souvent à la température nécessaire quand elles sont chauffées par le soleil. L. Rabinowitch a cherché une autre explication dans le fait suivant. Beaucoup de ces bactéries, thermophiles dans leur vie aérobie, sont beaucoup moins exigeantes quand on leur fait mener une vie anaérobie, et peuvent alors très facilement se contenter de températures comprises entre 34 et 44° ; c'est pour cela qu'elles sont si répandues dans l'intestin de l'homme et des animaux. Cette explication n'est guère plus satisfaisante que l'autre. La vie anaérobie est, en général, pénible aux êtres qui la mènent, et on ne voit pas pourquoi leurs exigences seraient plus faibles à ce moment, au point de vue de la température, lorsqu'elles sont plus grandes et plus exclusives sur d'autres points, par exemple au sujet de la matière alimentaire. Rien ne dit d'ailleurs que ces espèces thermophiles soient réellement prédominantes dans les milieux où on les rencontre. Comme, pour les trouver, on maintient au voisinage de 60° les bouillons ensemencés, il suffit qu'il y en ait quelques germes dans l'échantillon de terre pour qu'elles apparaissent. Dès lors, le problème à résoudre est non de savoir pourquoi ces germes peuvent se multiplier à des latitudes si variées, mais pourquoi ils s'y conservent, ce qui leur est évidemment bien plus facile.

On a proposé d'appeler microbes *psychrophiles* les êtres du premier groupe, microbes *mésophiles* ceux du second, en conservant le nom de *microbes thermophiles* pour ceux du dernier. Cette nomenclature, outre qu'elle est bizarre au point de vue grammatical, ne semble pas bien utile. Pourquoi donner des noms différents aux barreaux extrêmes et moyens d'une échelle ? Il y a d'abord des espèces intermédiaires qu'on ne sait où ranger. Mais il y a une raison meilleure, c'est que l'on peut, par des soins convenables, faire passer une bactérie d'un groupe à l'autre.

148. Accoutumance. — Des phénomènes d'accoutumance à l'action de la chaleur ont été en effet souvent observés chez les microbes. Le plus curieux, sans contredit, mais qui est encore isolé, est celui que présente un spirillum du fromage, signalé par Deneke, qui, cultivé longtemps sur la gélatine, perd temporairement la faculté de se développer à haute température. Les cas inverses sont plus fréquents, où on réussit à élargir la zone de température favorable. Ainsi Kruse et Pansini ont fait voir que des pneumocoques d'origines diverses, maintenus pendant longtemps dans les conditions de culture qui leur sont le plus favorables, pouvaient ensuite se cultiver plus facilement à des températures plus basses. Dieudonné est même allé plus loin : il a amené la bactéridie charbonneuse à se développer facilement à 10° et à 42°5, températures qui lui sont défavorables tant qu'il n'y est pas habitué.

Ces phénomènes d'accoutumance sont accompagnés de modifications physiologiques plus ou moins persistantes, qui, chez les microbes colorés, se traduisent encore par la disparition du pouvoir chromogène, ou bien, chez les microbes virulents, par la disparition de la virulence. Rappelons à ce sujet que c'est par l'action de la chaleur sur le bacille du choléra des poules et sur la bactéridie charbonneuse que Pasteur, Roux et Chamberland sont arrivés à donner les premiers exemples d'atténuation. Mais cette question reviendra tout à l'heure.

Nous observons donc une accoutumance à la chaleur comparable à l'accoutumance que nous avons observée vis-à-vis des antiseptiques, et que nous retrouverons du reste vis-à-vis des autres influences auxquelles les microbes sont sensibles.

Cherchons maintenant quel effet ont sur les microbes des températures extrêmes du côté du froid et du côté de la chaleur.

149. Résistance au froid. — Le fait que certaines mucédinées, vivant en plein air, résistent aux hivers les plus rigoureux, témoigne que leurs spores peuvent s'accommoder pendant plus ou moins longtemps d'un fort abaissement de température. Les spores de certaines urédinées très répandues, le *puccinia graminis*, l'*uromyces appendiculatus*, supportent ainsi régulièrement dans certaines régions des froids de 15 et 20°, sans perdre leur faculté de germer au printemps suivant.

A cette conclusion, on pourrait objecter, il est vrai, que les spores qui poussent dans les lieux froids y ont été apportées par les vents de régions plus chaudes. Il faut donc citer les expériences dans lesquelles Cagniard-Latour a vu de la levure de bière, maintenue à —90° dans un mélange d'acide carbonique et d'éther, ne pas perdre son pouvoir ferment. Cette affirmation de Cagniard-Latour a été vérifiée depuis, et peut être considérée comme très exacte.

Schumacher a vu que de la levure et des bactéries n'étaient pas tuées par un court séjour à — 113°. Frisch a trouvé beaucoup de bactéries vivantes après une heure de séjour à des températures comprises entre —50° et —87°,5. Pictet et Young sont allés plus loin. Après avoir exposé pendant 20 heures à —130°, ou pendant 108 heures à —70°, des spores de charbon et de *bacillus subtilis*, ils les ont retrouvées vivantes, et les premières étaient encore virulentes. Les bacilles charbonneux étaient morts. La levure de bière était encore vivante, mais sa puissance comme ferment était atténuée.

Je passe rapidement sur la résistance que peuvent présenter au froid des plus grands hivers les bactéries pathogènes Il y a là des résultats assez contradictoires, parce que ce n'est pas le froid seul qui est intervenu ; nous retrouverons quelques-uns de ces résultats en parlant des bacilles des eaux potables.

Quant aux températures voisines de 0, beaucoup de spores peuvent les supporter longtemps sans périr. C'est ce dont nous nous convaincrons en étudiant plus loin les bactéries de la glace. Nombre de mucédinées n'ont, du reste, pas besoin de beaucoup plus de chaleur pour proliférer. D'après Hoffmann, *l'ustilago carbo* germe déjà à 0°,5 ou 1° ; le *Botrytis cinera* à 1°,6-2°,1 ; *l'ustilago destruens* à 5° ; le *Penicillium glaucum* commence à germer à 2°,5, et pousse très bien dans les caves de Roquefort dont la température est très voisine de ce chiffre.

Conclusions donc qu'en général, la résistance au froid est très grande chez les microbes.

150. Résistance à la chaleur. — Nous allons arriver à une conclusion toute opposée en ce qui concerne la résistance à la chaleur. Sitôt qu'on dépasse, même de très peu pour certaines espèces, la limite extrême de la température optima, le microbe souffre, et pour peu qu'on insiste, il périt.

Le détail de l'action qu'il subit dans ces conditions n'est un peu connu que pour la bactéridie charbonneuse.

Dans le sang des animaux malades du charbon, la bactéridie se rencontre par myriades sous la forme de bacilles de faible longueur, très ténus et immobiles. Dans un milieu artificiel, par exemple dans de l'urine neutre ou alcaline, elle se multiplie en filaments enchevêtrés cotonneux très longs (fig. 5, p. 42), avec des segmentations très rares, formant un contraste complet avec l'état de bâtonnets courts et raides qu'elle présente dans le sang. C'est dans ces filaments que se forment les spores.

La température de 36-37° est la plus favorable à l'évolution rapide de la bactéridie. Les filaments, développés après 24 heures, donnent déjà, le troisième et le quatrième jour, des spores en grand nombre.

Si, au lieu de la faire vivre à une température voisine de celles qui précèdent, on la cultive et on la maintient à 42-43°, à l'air, dans du bouillon de poule, l'expérience montre que les spores n'apparaissent pas, même au bout d'un temps très long. La vie persiste, la bactéridie subit même quelques changements que nous aurons bientôt à étudier, mais elle ne fournit pas de germes. Son cycle d'évolution n'est pas complet.

A une température un peu plus élevée, la reproduction par scissiparité, qui persiste à 42-43°, est à son tour atteinte, et la bactéridie périt au bout de peu de temps.

Si nous prenons maintenent la mort du microbe comme critérium de l'effet de la chaleur, voici ce que nous voyons. Il n'y a pas, à proprement parler, de *température mortelle* : il y a une série de températures mortelles, dont chacune a besoin d'autant moins de temps pour produire l'effet voulu qu'elle est plus élevée ; il y a ce que nous appellerons une *zone mortelle*. Dans l'intérieur de cette zone, on peut toujours suppléer, en prolongeant la durée du chauffage, à l'insuffisance de la température atteinte. Un bon exemple de ce fait, qui est général, et a été remarqué depuis longtemps, peut être emprunté à un travail de Christen, relatif au chauffage de spores très résistantes de bacilles du sol et du foin. La durée du chauffage mortel, dans un courant de vapeur, est :

à 100°	de plus de 16 heures
» 105-110	2 à 4 heures
» 115°	30 à 60 minutes
» 125-130°	5 minutes et plus
» 135°	1 à 5 minutes
» 140°	1 minute.

Il faut donc en général, quand on indique la température, indiquer aussi la durée du chauffage. Généralement, et par convention, on choisit les deux limites de 1 et 10 minutes.

151. Chauffage à sec et chauffage humide. — Voici un second fait général. Le chauffage à sec doit toujours être fait à plus haute température ou plus longuement prolongé que le chauffage à l'état humide, dans un liquide ou dans un courant de vapeur. Nous tâcherons tout à l'heure de trouver la cause de cette différence. Contentons-nous pour le moment de l'enregistrer.

152. Résistance plus grande de la spore. — Enfin, il est très général aussi que la spore résiste plus longtemps à l'action d'une même température, ou exige, pour une même durée de chauffage, une température plus élevée que le bacille adulte. On peut dire, pour fixer une limite, que la très grande majorité des bacilles adultes périt au-dessous de 100°, tandis que la grande majorité des spores résiste à quelques minutes d'ébullition.

La science a accumulé dans cette voie un très grand nombre de données que nous allons passer en revue.

153. Mucédinées. — Spallanzani est le premier qui ait étudié l'influence de la température sur les spores des mucédinées. A la suite de ses expériences, il avait admis qu'elles pouvaient supporter l'ébullition quand elles sont plongées dans l'eau, et même résister à la chaleur d'un brasier ardent quand elles sont sèches. D'ailleurs, dans ce dernier cas, il n'assigne pas la température d'une manière précise.

Ces résultats eussent paru tout aussi concluants que ceux que Spallanzani avait obtenus sur certaines autres graines, telles que celles de trèfle, de pois chiches et de lentilles, s'il n'y avait pas eu, dans le cas des mucédinées, des difficultés d'expérimentation qui n'existaient pas ailleurs. Rien de plus simple que d'essayer si les graines des végétaux supérieurs sont encore capables de germer quand elles ont été chauffées à une température déterminée. Il ne pousse du blé que là où on en a semé, mais pour les mucédinées, leurs germes peuvent être partout présents, et on les voit se développer partout où elles trouvent des conditions favorables. Aucune expérience sur elles n'est donc concluante que si l'on peut affirmer que les spores qu'on voit germer sont bien celles qu'on a chauffées, et non des spores banales empruntées à l'air.

Nous ne parlerons que des travaux pour lesquels cette condition est remplie. Elle peut l'être de diverses façons, soit que, comme l'a fait M. Pasteur, et comme il est facile de le faire avec un des dispositifs signalés plus haut, on fasse l'ensemencement de façon à éliminer totalement l'influence des poussières de l'atmosphère, soit qu'on pratique l'ensemencement banal et qu'on le voie réussir sur un nombre de spores suffisant pour que l'on ne puisse pas attribuer le résultat aux spores de l'air, qui sont toujours rares et disséminées.

Payen avait vu les spores d'un champignon qui pousse dans la mie du pain, l'*oïdium aurantiacum*, résister à une température de 120°. A 140°, elles se décoloraient et périssaient. M. Pasteur a vu des spores de *penicillium glaucum*, chauffées à 108°,4, germer, dans un liquide approprié, au bout de 48 heures, presque aussi rapidement que des spores intactes. En les portant pendant une demi-heure à une température de 119 à 121°, il y avait encore germination, mais plus lente ; les spores étaient évidemment malades du traitement subi, mais la vie n'avait pas disparu ; toutefois, quelques-unes, restées à la surface du liquide, n'ont pas germé. En les chauffant une demi-heure à 127-132°, elles périssent toutes. Une espèce que M. Pasteur appelle *ascophora elegans*, et qui paraît être identique au *mucor mucedo*, périt à la même température. Ces mêmes spores, les expériences déjà citées de M. Pasteur nous montrent qu'elles sont incapables de se développer quand elles sont en suspension dans l'eau, mouillées par conséquent, et qu'on les chauffe seulement à la température de l'eau bouillante. D'après Schmitz, le *penicillium glaucum* dans l'eau périt à 61°.

M. Hoffmann a vu les spores d'*ustilago carbo* et d'*ustilago destruens* supporter une température de 184 à 120° à l'état sec. Chauffés dans un espace saturé de vapeur, l'*ustilago carbo* périt entre 58°,5 et 62°; l'*ustilago destruens*, après une heure à 74-78°, après deux heures à 70-73°.

154. Gros infusoires.— Les gros infusoires sont en dehors de notre cadre, et nous n'avons à nous occuper ni de leur morphologie ni de leur physiologie. Mais il y a dans leur histoire, au sujet de leur résistance à la chaleur, des faits qui nous intéressent comme présentant des analogies avec ceux que nous offrent les ferments, et pouvant nous servir à les mieux comprendre.

Les faits de résistance vitale chez les gros infusoires datent des premiers temps de leur découverte. En étudiant une poussière desséchée, recueillie dans une gouttière, Leuwenhoeck constata l'existence d'un animal qui, par l'influence de la dessication, cesse bientôt de se mouvoir, perd sa forme, et ne semble alors différer en rien d'un cadavre, mais qui peut être conservé ainsi très longtemps sans perdre la propriété de revenir à la vie, pour peu qu'on lui rende une gouttelette d'eau

Needham annonça ensuite que les anguillules du blé niellé possèdent la même propriété que le *rotifère des toits* étudié par Leuwenhoeck, et Spallanzani la retrouva chez un autre animalcule microscopique auquel il donna le nom de *tardigrade*, et qu'il étudia avec sa sagacité ordinaire.

Ces faits sont constants et faciles à observer. Mais leur interprétation est restée longtemps confuse. Faut-il y voir, suivant l'opinion de Spallanzani, un véritable phénomène de reviviscence, la vie dépendant de la proportion d'humidité, et s'arrêtant, sans s'éteindre, quand l'eau manque, pour reparaître quand on en ajoute ? Faut-il, au contraire, suivant l'opinion d'Ehrenberg, admettre qu'une dessiccation même très avancée, lorsqu'elle n'est pas complète, n'empêche pas la vie de se perpétuer et de se traduire par des phénomènes de reproduction, de sorte que les prétendus ressuscités ne seraient que les arrière-petits enfants de ceux qu'on a observés au commencement de l'expérience ?

M. Doyère a levé ces difficultés en montrant que l'emploi des moyens de dessiccation les plus puissants dont disposent les chimistes, le vide de la machine pneumatique au-dessus d'un bain d'acide sulfurique, le vide barométrique desséché par du chlorure de calcium pendant trente jours, n'empêchent pas les résurrections. Il y a donc vie latente chez l'infusoire desséché. Mais il y a plus, et c'est là surtout ce qui nous intéresse, il y a une résistance considérable à l'action de la chaleur.

Les rotifères et les tardigrades vivants périssent tous dès que l'eau où ils nagent est chauffée à 45°. Mais, desséchés, on peut les exposer à une température de 120°, pendant quelques minutes, sans qu'ils perdent leur faculté de revivre. M. Doyère en a même soumis à une température de plus de 140°, et a vu un certain nombre de ceux qu'il avait ainsi traités revenir à la vie après leur immersion dans l'eau.

Il faut évidemment rapprocher ces faits de cet autre, découvert par M. Chevreul, que l'albumine de l'œuf, privée d'eau par dessiccation à basse température, peut supporter une température supérieure à celle de l'ébullition sans perdre sa solubilité. Il y a évidemment, dans le rotifère desséché, une substance ou plusieurs, qui ne se comportent pas vis-à-vis de la chaleur à l'état sec, comme à l'état humide.

Les résultats de M. Doyère ont été contredits par M. Pouchet. Mais la diversité des résultats obtenus par ces deux savants semble tenir à la diversité des modes opératoires. Les infusoires sont d'autant plus résistants qu'ils sont mieux desséchés. De plus la dessiccation doit être faite à froid. Celle qu'on fait à la chaleur est périlleuse et doit être absolument rejetée ; celle qu'on fait au soleil ne l'est pas moins. En dehors de l'élévation de température, quelquefois très notable, qu'elle produit, elle semble, et nous en verrons plus tard d'autres exemples, exercer une action propre tenant aux phénomènes d'oxydation qu'elle active. Bref, elle n'est pas du tout l'équivalent d'une dessiccation faite a froid et à l'obscurité. Or, quand on veut démêler l'influence de la privation d'humidité sur la vitalité permanente des tardigrades, la première condition est de ne pas mêler à ses opérations des influences étrangères. C'est l'oubli de cette condition qui invalide le travail de M. Pouchet, et laisse intacts les résultats de Doyère qui, du reste, ont été confirmés depuis par divers observateurs.

155. Levures.—La science n'a eu pendant longtemps, au sujet de la résistance des levures et de leurs spores, que des renseignements très contradictoires. Pendant que Hoffmann, Wiessner, M. Manassein mettaient la zone mortelle entre 65 et 80°, j'avais vu une levure, rajeunie d'une semence très vieille, périr après 48 heures à 38°. Ces différences s'expliquent, au moins en partie, par les différences dans les procédés opératoires, dans la nature et la réaction du liquide dans lequel se fait le chauffage, dans la nature des levures qui, nous allons le voir, ne sont pas également résistantes.

M. Kayser a repris cette question avec des levures bien définies, caractéristiques de certaines bières bien connues ou de certains vins. Il les a chauffées à l'état humide dans leur liquide de culture. Pour les chauffer à l'état sec, on plongeait dans le liquide de culture une spirale de platine, qu'on laissait sécher, et qu'on chauffait ensuite dans un courant d'air maintenu à une température constante. La durée du chauffage a toujours été de cinq minutes. Voici les températures mortelles trouvées pour les levures à l'état humide et pour leurs spores.

	Levures	Spores
Pale ale de Bass	65°	65-70
St-Emilion	60°	65°
Augustinerbraü	50-55°	65°
Hofbraü	55°	»
Spatenbraü	55°	60°
Neunkirchen	65°	»
Sacch. Pastorianus	50-55°	60°

On voit que toutes les levures étudiées ne supportent pas aussi facilement un chauffage à l'état humide. Les levures de Munich sont en moyenne plus fragiles que la levure d'*Ale* de Bass. Dans l'ensemble, ces résultats montrent que les levures ne sont pas très résistantes, et que leurs spores ne le sont guère davantage.

A l'état sec, les expériences sont moins précises, parce que les incertitudes sur la valeur exacte de la température sont plus grandes. Voici les limites trouvées, serrées autant que possible.

	Levures	Spores
Pale ale de Bass	95°-105°	115°-125°
St-Emilion	105°-110°	125°
Augustinerbraü	»	115°-120°
Hofbraü	85°-90°	»
Spatenbraü	100°-105°	115°
Sacc. Pastorianus	100°-105°	115°

Ici encore, on voit que la résistance à la chaleur est médiocre, et que la différence entre les spores et les levures, bien qu'en moyenne plus grande que tout à l'heure, est inférieure à celles que nous allons trouver pour les bacilles.

Wiessner a trouvé que la résistance de la levure à la chaleur augmentait un peu quand on laissait la levure s'épuiser pendant quelques jours dans l'eau. De son côté, Kayser a vu, en comparant un *Sacch. Pastorianus* vieux de quinze ans avec la culture provenant de son rajeunissement, que la levure vieille pouvait supporter sans périr 5 ou 10 degrés de chaleur de plus que l'autre, à l'état humide, tandis qu'elle était, au contraire, un peu moins résistante à l'état sec, ce qui empêche d'expliquer l'augmentation de résistance à l'état humide par la présence des spores. Enfin M. Kayser a trouvé aussi des différences dans les cellules de la même levure, suivant qu'elles provenaient du mode de multiplication ordinaire par bourgeonnement, ou bien de la germination des spores. Pour quelques-unes des espèces étudiées, les globules provenant de spores purifiées par un chauffage antérieur, se sont montrés un peu plus résistants que les globules normaux ; mais cette résistance ne se perpétuait pas dans une génération de spores nouvelles. En résumé, la résistance à la chaleur nous apparaît comme un phénomène contingent, ainsi que nous pouvions nous y attendre.

156. Bacilles et Coccus. — Nous arrivons enfin aux bacilles, qui ont été de beaucoup les plus étudiés. Il faudrait plusieurs pages pour résumer ce qui a été fait sur eux. Mais comme on n'est pas arrivé non plus de ce côté à des nombres absolus, et qu'il est inutile de citer des chiffres tous affectés d'un degré variable de contingence, nous nous contenterons de quelques indications.

157. Cultures sans spores. — Commençons par les cultures qui ne contiennent pas de spores, soit que l'espèce soit incapable d'en former, soit qu'on l'étudie quand il n'y en a pas encore. Il y a à leur sujet quelques nombres épars dans la science ; il y a aussi des études méthodiques, que nous choisirons de préférence, parce que leurs conditions sont mieux connues.

Sternberg, par exemple, a étudié l'action de la chaleur sur divers microbes, laissés dans leur milieu de culture, et exposés dans un tube capillaire mince, pendant dix minutes, dans un bain dont on s'appliquait à rendre la température constante, en échelonnant les températures de 2 en 2 degrés. Voici les chiffres trouvés pour la température mortelle en 10 minutes. Seuls, les deux premiers spirilles ont été chauffés pendant 4 minutes seulement.

Spirille du choléra asiatique	52°
Spirille de Deneke	52°
Spirille de Finkler-Prior	50°
Bacille typhique	56°
Bacille du rouget des porcs	58°
Bacille de la septicémie des souris	58°
Bacille d'Emmerich	62°
Bacillus cavicida (Sternberg)	62°
Bacille de Friedlaender	56°
Bacillus crassus sputigenus (Kreibohm)	54°
Bacille pyocyanique	56°

Bacillus indicus (Koch)	58°
Bacillus prodigiosus	58°
Bacille du lait bleu	54°
Bacillus acidi lactici (Hueppe)	56°
Staphylococcus pyogenes aureus	58°
Staphylococcus pyogenes citreus	62°
Staphylococcus pyogenes albus	62°
Streptococcus pyogenes	54°
Micrococcus tetragenus	58°
Micrococcus de Talamon-Fraenkel	52°
Sarcine jaune	64°
Sarcine orange	62°

On voit que toutes ces espèces, parmi lesquelles un grand nombre sont pathogènes, périssent après dix minutes de chauffage entre 50 et 65°, c'est-à-dire à une température relativement très basse. Beaucoup de constatations sont d'accord avec cette conclusion. C'est ainsi que Chauveau a trouvé 54° pour le bacille du charbon ; Löffler 55° pour le bacille de la morve, Salmon 56° pour le microbe du choléra des poules ; Löffler 60° pour le bacille de la diphtérie. Rappelons-nous que ces températures, mortelles pour quelques bactéries, sont au contraire les températures de prédilection de quelques bactéries thermophiles : nous conclurons tout de suite qu'il y a des bactéries de tous les degrés de résistance, et qu'il faudrait bien se garder de généraliser les conclusions qui ressortent de ce tableau.

J'ai, de mon côté, déterminé, en 1882, les limites de résistance d'un certain nombre de bacilles trouvés dans le fromage, que je chauffais après leur avoir laissé quelques heures pour se développer dans du lait, liquide neutre, et qui, au moment du chauffage, ne contenait que des adultes. Le chauffage durait une minute, en tubes capillaires, dans un bain-marie maintenu à des températures variables de 5 en 5 degrés. Voici les chiffres trouvés pour la température mortelle dans ces conditions. Je mets à côté les chiffres relatifs aux spores chauffées dans leur milieu de culture, en général alcalin.

Tyrothrix tenuis	90-95°	120°
Tyrothrix tenuior	105°	12°
Tyrothrix tenuissimus	95°	110°-115°
Tyrothrix filiformis	105°	120°
Tyrothrix distortus	95°	105°
Tyrothrix geniculatus	80°	105°

Tyrothrix turgidus	80°	115°
Tyrothrix scaber	95°	110°
Tyrothrix urocephalum	95°	105°
Tyrothrix catenula	90°	105°

Nous trouvons dans cette liste, où toutes les espèces sont banales, des chiffres tout à fait différents de ceux de la liste précédente. Il est vrai que c'est pour une durée de chauffage moindre, mais cela ne comble pas la différence. Nous trouvons même ici des bacilles adultes qui supportent, sans périr, une minute d'immersion dans l'eau bouillante. Entre ces derniers et les plus fragiles, on trouverait tous les intermédiaires. Concluons donc seulement, de ce qui précède, que l'échelle des températures mortelles, pour les bactéries sans spores et les coccus, s'étend environ de 50° à 100°, ce qui est conforme à l'indication que nous avons donnée plus haut (**152**).

158. Spores. — Pour les spores, nous avons dit aussi qu'elles supportaient en général l'ébullition sans périr et même parfois sans faiblir. On a cru pendant quelque temps que les spores du bacille de la tuberculose faisaient exception, et ne résistaient pas à la température de 60° à 65°. Mais on a reconnu depuis que ces spores n'en étaient pas. Le bacille du charbon, le *bacillus alvei*, où elles sont très nettes, périssent après 4 minutes d'ébullition, lorsqu'ils sont sporulés. Il en est de même du *bacillus ramosus* (Fraenkel), et du *Bacillus batyricas* (Hueppe). Les bacilles du fromage étudiés plus haut ont en moyenne une résistance plus considérable, et Tyndall a vu certaines liqueurs supporter, sans devenir stériles, 2 heures d'ébullition, probablement par suite de la présence de spores voisines de celles du *bacillus subtilis*, qui sont très résistantes.

Nous n'insisterons pas plus longtemps sur ces déterminations, parce que, comme nous l'avons dit, les nombres qu'elles fournissent sont toujours un peu contingents. La température mortelle, telle que nous l'avons définie, ne tient et ne peut pas tenir compte d'une foule d'influences qui pourtant jouent un rôle. Nous ne viserons que les principales.

159. Influence de la nature du liquide chauffé. — On peut prévoir, *a priori*, que la nature du liquide dans lequel a lieu le chauffage ne sera pas indifférente. De nombreux exemples de cette influence ont été observés depuis l'origine de la bactériologie. Pour les rendre plus nets, il faut s'adresser à une espèce difficile au point de vue de ses conditions de nutrition. Nous choisirons pour cela le bacille de la tuberculose.

Galtier rend tuberculeux des cobayes en leur inoculant de la matière tuberculeuse chauffée **10** minutes à **71°**. Schill et Fischer rendent tuberculeux des cobayes avec des crachats tuberculeux desséchés préalablement, puis chauffés **15** minutes dans un courant de vapeur d'eau : mais, en délayant les crachats dans l'eau, ils ne supportaient plus que 5 minutes d'ébullition. Yersin trouve que des bacilles, cultivés sur bouillon glycériné, chauffés à 70° pendant dix minutes, ne peuvent donner de culture. Grancher et Ledoux-Lebard, en opérant comme Yersin, avec le bacille aviaire, et en le diluant dans l'eau, confirment sur ce point ses résultats. Forster, en opérant sur du lait de vaches tuberculeuses, sur des nodules de pommelière écrasés dans l'eau, et sur des crachats tuberculeux dilués, rencontre encore cette température de **70°** mortelle au bout de 5 à **10** minutes. Enfin de Man, opérant comme Forster sur des liquides tuberculeux naturels dilués dans de l'eau salée, a trouvé que ces liquides, inoculés dans le péritoine des cobayes, ne donnaient lieu à aucun développement quand ils avaient été chauffés

à 55°	pendant	4	heures
à 60°	»	1	heure
à 65°	»	15	minutes
à 70°	»	10	»
à 80°	»	5	»
à 90°	»	2	»
à 95°	»	1	»

Il y a évidemment entre tous ces résultats des ressemblances générales, mais aussi des contradictions qu'on ne peut expliquer qu'en faisant intervenir les différences dans les conditions opératoires, et dans la nature des milieux où le chauffage avait été effectué. Dès ses premières expériences sur la génération spontanée, Pasteur avait vu que les liquides acides étaient plus faciles à stériliser par l'ébullition que les liquides neutres. Comme c'était le liquide même qui avait été chauffé qui était ensuite mis à l'étuve, il superposait sans le savoir, dans ce mode opératoire, les influences de la chaleur sur les germes, et les influences de la nature du liquide sur leur développement. C'est Chamberland qui a le premier demêlé et séparé ces deux influences dans des expériences dont nous avons déjà visé les résultats, mais dont il est nécessaire de connaître un peu le détail.

Elles ont été faites sur un bacille, indéterminé du reste, et rencontré dans l'eau ordinaire. Comme cette eau n'en contient que d'une façon irrégulière et intermittente, on prenait la précaution d'ensemencer le liquide à étudier avec des spores provenant d'une culture antérieure, ce qui leur assurait la prédominance sur toutes les autres spores, en plus petit nombre, que le liquide pouvait renfermer déjà.

Prenons alors un tube Pasteur à deux branches. Introduisons dans l'une des branches une infusion stérile. Mettons dans l'autre de l'eau ordinaire additionnée de spores, et chauffons le tout à la température voulue. Puis, faisons passer une partie de l'infusion dans l'eau de l'autre branche, et mettons le tout à l'étuve. S'il y a trouble dans la branche qui renfermait l'eau, c'est qu'elle n'aura pas été stérilisée. Le liquide de l'autre branche servira de témoin et devra toujours être limpide.

En opérant ainsi, on voit que les germes sont restés vivants après 2 heures d'exposition à 100°, mais qu'après 3 heures ils sont morts.

Chauffons maintenant les spores non dans l'eau, mais dans une infusion de foin, ou de l'eau de levure, ou un autre liquide organique, rendu neutre, comme l'était l'eau, au papier de tournesol, on constate des résistances de même ordre, même plus grandes. De l'eau de levure neutre, additionnée de spores, s'est encore troublée après 5 heures d'ébullition ; l'eau de foin, neutre aussi, après 5 heures ; le bouillon Liebig après 3 heures ; le moût de raisin neutralisé après une demi-heure.

Voilà donc qui démontre bien l'influence de la nature du liquide dans lequel a lieu le chauffage. Il nous reste à nous demander si la nature du liquide dans lequel se fait l'ensemencement des germes chauffés n'en a pas aussi.

160. Influence de la nature du liquide ensemencé. — M. Pasteur, dans ses expériences, avait vu qu'il ne suffisait jamais, pour stériliser le lait, de le faire bouillir. Il fallait le chauffer à

105°. Sa nature de lait était-elle pour quelque chose dans ce résultat ? Non, car on communiquait à l'eau de levure, à l'eau de foin, cette même propriété de supporter l'ébullition sans se stériliser, quand on y ajoutait un peu de carbonate de chaux qui la rendait légèrement alcaline. Le lait est aussi alcalin. Au contraire, toutes les infusions qui sont sûrement stérilisées par l'ébullition, celles de foin, de levure, l'urine, sont un peu acides. L'acidité ou l'alcalinité de la liqueur a donc de l'influence sur la vitalité des germes. Cherchons à voir de plus près comme s'exerce cette influence.

Reprenons notre tube de tout à l'heure, remplaçons l'eau ordinaire par de l'eau plus ou moins acidulée par l'acide sulfurique, ajoutons-y des spores, et portons le tout pendant 10 minutes dans l'eau bouillante. Puis, faisons passer, dans la branche qui renferme l'infusion organique neutre stérilisée, une partie de l'eau acidulée chargée de spores, de façon que la réaction du mélange reste encore à peu près neutre. Nous trouverons que l'eau ne deviendra stérile, au bout de 10 minutes de ce chauffage, que si elle renferme plus de $1^{gr},2$ d'acide sulfurique par litre. Au-dessous de ce chiffre, les germes restent vivants.

Pourquoi donc ne se développent-ils pas dans les infusions de foin ou de levure, beaucoup moins acides, alors qu'on les a fait bouillir. Pour le savoir, remplaçons l'eau acidulée de l'expérience précédente par cette infusion acide que nous maintiendrons 10 minutes dans l'eau bouillante, puis, nous introduirons dans l'infusion neutre de l'autre branche quelques gouttes de l'infusion acide à étudier. Toutes les fois qu'on fait cette expérience, on trouve que l'infusion acide reste stérile, alors que l'infusion neutre de l'autre branche, qui n'a reçu que quelques gouttes de la première, se trouble.

Cette jolie expérience, due à M. Chamberland, montre que l'acidité du liquide nuit à la prolifération des germes. Si donc une infusion de foin, de levure, faite avec de l'eau ordinaire, reste stérile, après une courte ébullition, ce n'est pas en général que les spores y soient mortes, c'est qu'elles ne peuvent se développer dans un liquide acide. Mais si on sature par de la potasse, chauffée au rouge, ce liquide inerte, il se peuple. Nous retrouvons là l'explication des résultats de M. Bastian, déjà visés dans ce volume (**41**). Nous comprenons aussi pourquoi le lait, liquide neutre, n'est pas toujours stérilisé à 100°.

Nous pouvons maintenant comprendre toute l'importance des pratiques que nous avons dû employer pour obtenir des liquides ou des solides complètement stérilisés pour nos expériences. Nous avons dû chauffer les liquides à 115°, parce que c'est à cette température qu'on est le plus sûr de ne laisser aucune spore vivante. Mais en chauffant un liquide dans un vase à cette température, on ne tue que les spores contenues dans le liquide, on ne détruit pas sûrement les spores qui peuvent rester sur les parois du vase en dehors de la partie baignée par le liquide, après y avoir été déposées soit par l'air, soit par les eaux qui ont servi à laver le vase. Ces spores sont dans un air plus ou moins humide, où leur résistance est toujours plus grande que dans l'eau. Il est donc toujours sage de flamber le vase où l'on devra recueillir et conserver des liquides neutres, de façon à éviter cette cause d'erreur.

BIBLIOGRAPHIE

RAULIN. Etudes chimiques sur la végétation. *Ann. des Sc. nat.* 1868.

MARSHALL WARD. On the biology of *bacillus ramosus. Proceed of the Royal Soc.* t. LVIII.

FORSTER. *Centralbl. f. Bact.* II, p. 337, et XII, p. 431.

FISCHER. *Id.* IV, p. 89.

MIQUEL. Les organismes vivants de l'atmosphère, 1883.

VAN TIEGHEM. *Soc. botanique de France.*

CERTES et GARRIGOU. *Comptes-rendus*, t. CIII, p. 703.

GLOBIG. *Zeitschr. f. Hyg.* III, p. 294.

L. RABINOWITCH *Id.* XVI, p 265

KRUSE et PANSINI. *Zeitschr. f. Hyg.*, t. XI.

DIEUDONNÉ. *Arb. a. d. k, Gesundheitsante*, t. IX, p. 3.

PICTET et YOUNG. De l'action du froid sur les microbes. *Comptes-rendus*, 1884.

CHRISTEN. *Centralbl. f. Bact.*, t. XVII, p. 498.

DOYÈRE. Expériences physiologiques sur la revivification des Rotifères et des Tardigrades. *Savants étrangers*, 1842.

MILNE EDWARDS. Rapport sur ce mémoire. *Compte-rendu*, t. XV, p. 320.

POUCHET. Expériences sur les animaux pseudo-ressuscitants. *Comptes-rendus*, t. X, 4 IX, p. 492 et 886.

DOYÈRE. Sur les animaux ressuscitants. *Comptes-rendus*, t. XLIX, p. 751.

WIESNER. *Mikroscop. Untersuch.* Stuttgard 1872.

M. MANASSEIN. *Bot. Zeitung*, 1871.

KAYSER. Action de la chaleur sur les levures. *Ann. de l'Inst. Pasteur*, t. III, p. 513, 1890.

DUCLAUX. Ann. de l'Institut agronomique, 1882. *le Lait*, Paris J.B. Baillière, 1889.

STERNBERG. Manual of bacteriology, New-York, Wood et Cie, 1892.

SCHILL et FISCHER. Ueber die Desinfection des Auswurfs der Phtisiker. *Mitth. a. d. k. Gesundh*, t. II, 1884.

VOELSCH. Contribution à l'étude de la résistance des bacilles tuberculeux. *Beitr. z. pathol. Anat.*, t. II, 1887.

YERSIN. De l'action de quelques antiseptiques et de la chaleur sur le bacille de la tuberculose. *Ann. de l'Institut Pasteur*, t. II, p. 60, 1888.

GALTIER. Congrès pour l'étude de la tuberculose, 1re session 1888.

GRANCHER et LEDOUX-LEBARD. *Arch. de Méd. expérimentale* et *d'anatomie pathol.*, t. I, 1892.

FORSTER. *Hygienische Rundschau*, 1892.

PASTEUR. Expériences relatives à la génération spontanée. *Ann. de ch. et de Phys.*, t. LXIV.

CHAMBERLAND. Thèse, *Annales de l'Ecole Normale supérieure*, 1880.

CHAPITRE XVII

CHANGEMENTS PHYSIOLOGIQUES ET PATHOLOGIQUES SOUS L'ACTION DE LA CHALEUR

Nous venons d'étudier les diverses formes que revêt l'action de la chaleur sur les microbes. Il nous reste maintenant à en chercher le mécanisme. Il faut étudier de près pour cela ce qui se passe dans un bacille chauffé à une température appartenant à la zône mortelle.

161. Bacillus ramosus. — Le microscope révèle tout de suite une coagulation. Le protoplasma, homogène ou finement granuleux chez la plupart des bacilles, se remplit de grosses granulations irrégulièrement disposées, et ce phénomène est parfois lent et quelquefois brusque. Nous pouvons trouver un exemple saisissant de la façon dont il succède à une vie parfois intense dans le mémoire déjà souvent cité de Marshall Ward.

Il s'agit d'un filament de *B. ramosus* semé à l'état de spore dans de la gélatine normale à 22°, et ayant mis 5 heures et demie, à l'obscurité, pour donner des filaments de 80 à 100 μ de long. On le chauffe ensuite lentement à 39° Sa croissance devient si rapide que l'extrémité du filament s'agite à l'intérieur de la gélatine comme le ferait une oscillaire. Voici du reste les mesures qui donnent une idée de sa sensibilité à la chaleur, au voisinage de la température mortelle.

à 5h 12',	t = 39°	longueur 139 μ,5		
à 5h 14',	t = 39°1	» 153 ,0	allongement par minute	6 μ,7
à 5h 15'30"	t = 39,25	» 175 ,5	»	15 ,0
à 5h 17'	t = 39,2	» 198 ,0	»	15 ,0

Pour une croissance si rapide, qui l'aurait doublé de longueur en moins d'un quart d'heure, le filament devait être le siège d'une nutrition protoplasmique intense. Tout à coup il se contracte, se rompt, et présente au bout d'un temps très court l'aspect granuleux et coagulé des cellules mortes.

Evidemment, sous l'influence du métabolisme rapide dont il était le siège, le filament était plus chaud que le thermomètre qui indiquait la température de l'étuve, et il a été la victime de l'activité qu'il déployait. Ces phénomènes ne sont pas rares dans le monde des infiniment petits. Il est fréquent qu'une fermentation s'arrête par suite de la chaleur qu'elle développe. J'ai vu une fois une cuve en pleine acétification s'arrêter en une heure parce que le voile mycodermique s'était tué à force d'être actif. De transparent, il était devenu un peu opaque et blafard. Ceci nous explique qu'une si courte distance sépare, sur l'échelle des températures, la zone optima et la zone mortelle. C'est au moment où sa vie est la plus active que le microbe est le plus menacé ; et ce qui le sauve d'ordinaire, c'est qu'à ces températures extrêmement favorables, l'aliment ne lui arrive pas assez vite, et qu'alors son activité se ralentit forcément.

162. Coagulation protoplasmique. — Dans tous les cas, on observe un phénomène de coagulation protoplasmique, corrélatif d'un phénomène sinon de mort, du moins de cessation de fonction, et ceci nous explique tout de suite quelques-unes des particularités relevées dans le chapitre qui précède.

Avec ce que nous savons, en effet, des phénomènes de coagulation, nous comprenons que la zone mortelle ne saurait être la même pour tous les protoplasmas : toute matière coagulable a sa température de coagulation. Cette température dépend à la fois de la matière coagulable et du milieu. Nous comprenons donc aussi que la température mortelle dépende du liquide dans lequel on chauffe le microbe, de sa teneur en sels, de son pouvoir osmotique, surtout de son acidité ou de son alcalinité. Avec la plupart des substances albuminoïdes coagulables, l'acidité abaisse et l'alcalinité élève la température de coagulation. C'est un fait de même nature que nous avons relevé dans les expériences de Pasteur sur le lait. La pasteurisation des vins, dans laquelle on les débarrasse de leurs parasites en les chauffant seulement à 55 ou 60°, en profitant de ce qu'ils sont acides, est une application des mêmes principes.

Nous avons vu aussi qu'il n'y a pas plus, à proprement parler, de température de coagulation que de température mortelle. Toute coagulation exige un certain temps pour s'accomplir, d'autant plus court que la température est plus élevée, mais qui n'est jamais nul. Il faut donc à la fois définir la température et la durée d'action dans les deux cas, et voilà encore une ressemblance.

Nous en trouvons encore une plus profonde dans l'étude de l'action de l'eau. La dilution influe d'une façon très sensible sur la température ou la durée de la coagulation, et, d'une manière générale, une matière albuminoïde se coagule d'autant moins facilement quelle contient moins d'eau. Quand elle en est tout à fait privée, elle ne se coagule plus, comme l'a observé Chevreul. De l'albumine desséchée à la température ordinaire et en présence de l'acide sulfurique peut être chauffée au-delà de 100° sans cesser d'être soluble dans l'eau, quand on la reporte dans ce liquide.

Ceci nous explique que la dessiccation augmente le degré de résistance des microbes à la chaleur. Mais on peut lui attribuer autre chose. Cramer a trouvé, en comparant la composition moyenne des mycéliums de *penicillium* à celle de leurs spores. les chiffres suivants :

	Mycelium	Spores
Eau...........	87,6	38,9
Matière sèche...	12,4	61,1

qui montrent qu'il y a, proportionnellement à la matière sèche, douze fois plus d'eau dans le mycélium que dans la spore. De plus, sur cette eau qu'on dose dans une masse de spores, non pas la totalité, comme le dit Cramer, mais environ la moitié est de l'eau d'humectation, qui s'en va spontanément dans une atmosphère sèche. Cramer a rattaché à cette pauvreté en eau la résistance des spores de mucédinées à la chaleur. Sans aller jusqu'à y voir une relation de cause à effet, ce qui nous conduirait à laisser de côté la pièce essentielle du mécanisme, la nature du protoplasma de la spore, nous pouvons dire que la spore, pauvre en eau, doit résister davantage. Je ne connais pas d'analyses faites, au même point de vue, sur les spores de bacilles. Il est probable qu'elles révéleraient des faits analogues. Ces spores sont riches en matières grasses, formées d'un tissu très réfringent. Elles sont probablement beaucoup moins riches en eau que les bacilles, et voilà pourquoi elles résistent mieux à l'action de la chaleur. Au contraire les spores de la levure ont à peu près le même degré de réfringence que les globules. Leur formation ne s'accompagne que d'une rétraction protoplasmique médiocre, car elles remplissent la cellule qui les a produites, et c'est peut-être pour cela que leur degré de résistance à la chaleur est assez voisin de celui des levures adultes.

163. Méthode de Tyndall. — Nous pouvons même, sans trop de crainte, aller plus loin dans cette voie, et étudier au même point de vue le procédé de stérilisation de Tyndall, dont nous avons dit un mot (**45**). Nous avons vu que ce savant avait réussi à rendre stériles, par un chauffage d'une minute à 100° pendant 3 jours consécutifs, des liqueurs qui supportaient 3 heures d'ébullition continue sans se stériliser. Pour faire disparaître cette contradiction apparente entre les résultats d'une même température, on avait admis que les spores contenues dans ces liqueurs résistaient très bien à l'ébullition, mais qu'entre le premier chauffage et le second, elles commençaient, sinon à germer, du moins à amincir leur enveloppe, et à y donner une forme jeune que le second chauffage, fait après 24 heures, détruisait. Un troisième chauffage d'une minute, fait de même le 3e jour, détruisait les spores à évolution plus lente, et qui s'étaient rajeunies seulement après le second chauffage.

Cette explication est bien invraisemblable. L'expérience apprend que la chaleur atteint et affaiblit toujours les spores, même les plus résistantes, et on ne voit pas bien celles qui ont subi une minute d'ébullition le premier jour, se hâtant d'évoluer, de se rajeunir en 24 heures avant le second chauffage. On peut d'ailleurs, sans rien changer au résultat, laisser séjourner dans la glace la liqueur à stériliser par le procédé de Tyndall dans l'intervalle de deux chauffages, ce qui supprime presque toute possibilité de rajeunissement.

Il est plus probable que l'effet est tout à fait physique, et en rapport avec la teneur en eau de la spore. Le chauffage à 100° gonfle la spore, et en fait certainement exsuder quelque chose ; il y fait pénétrer en échange un peu d'eau. L'équilibre entre cette eau et le protoplasma s'établit pendant les 24 heures de repos. Puis cette masse homogène, et devenue plus coagulable, à raison de la pénétration de l'eau, se coagule au second chauffage, qui recommence les effets du premier. Le troisième atteint les spores les plus vieilles et les plus résistantes, et l'expérience montre qu'il suffit d'ordinaire. Il y a cependant des cas où il faut recommencer cette ébullition pendant plusieurs jours, et c'est justement quand les liquides à stériliser sont albumineux et beaucoup moins osmotiques que ne l'est l'eau dans laquelle nous avons supposé plongées nos spores.

Ce n'est pas tout. Nous savons qu'un coagulum qui s'est fait peut se défaire, si on lui en offre l'occasion et si on lui en donne le temps. Il redevient homogène d'autant plus vite qu'il est parti de moins loin. Nous pouvons mettre en regard de cette notion ce que l'expérience apprend au sujet de la germination des spores chauffées. Nous savons qu'elles sont plus difficiles au sujet de leur milieu nutritif que des spores normales, et que, toutes choses égales d'ailleurs, elles mettent plus de temps à se développer. Elles sont à moitié coagulées. La coagulation complète correspondrait à la mort : elles sont seulement malades. Mais le coagulum peut se défaire et le microbe revenir à la santé.

Le protoplasma légèrement coagulé reste en effet vivant, bien qu'il ne fonctionne plus d'une façon normale, et nous avons un témoin de ces variations de propriété dans la variation des produits qu'il fournit. Nous avons vu des modifications de forme et de propriétés résulter de changements dans l'alimentation, ou de l'intervention des antiseptiques ; nous pourrions citer des faits identiques obtenus sous l'influence de la chaleur. Wasserzug, par exemple, enlève au *micrococcus prodigiosus* sa forme de coccus et sa matière colorante en le traitant de la façon suivante.

164. Modifications de formes et de propriétés. — Chauffons à 50°, pendant 5 minutes, une culture de ce coccus dans du bouillon de veau, arrivée à son second jour de développement. Cette température ne diffère que de 5 à 6° de celle qui serait mortelle pendant le même temps. Prélevons, après refroidissement, une petite quantité de semence que nous porterons dans un milieu semblable au premier : le développement se fait très abondamment dans ces conditions. Traitons cette seconde culture comme nous avons fait de la première, et répétons ces chauffages à 58° pour toutes les cultures successives.

On constate ainsi, au bout de quelques cultures, que la forme microcoque disparaît et fait place à une forme très nettement bacillaire, qui se conserve d'autant mieux dans la suite des générations que les chauffages ont été plus nombreux. Nous obtenons donc, en employant l'action répétée de la chaleur, les résultats déjà trouvés sous l'influence des antiseptiques ou des milieux acides. Ajoutons de suite que ces résultats s'obtiennent encore plus rapidement quand, à l'action de la chaleur, on superpose l'action du milieu acide.

Cette action combinée permet de produire des variations durables de la forme avec d'autres microbes, en particulier avec un bacille vert trouvé dans l'eau. Cet organisme se présente, dans les cultures originelles, comme un petit bacille relativement grêle et très court, au point d'avoir presque l'aspect d'un microcoque. Il donne, surtout dans les milieux acides, une belle couleur verte. On peut l'obtenir d'une façon permanente, au moyen de chauffages à 50° et de cultures en milieux acides, à l'état de bacille allongé, mesurant jusqu'à 5 et 8 μ de long.

On obtient les mêmes résultats avec le bacille du lait bleu et la bactéridie charbonneuse. La bactéridie se présente, on le sait, dans le sang des animaux et dans les milieux de culture, sous deux formes très différentes; dans le sang, elle est composée de bacilles courts et séparés; dans les milieux artificiels, les bacilles sont réunis en longs filaments enroulés et pouvant contenir des spores (fig. 5, p. 42). On peut facilement reproduire, dans les cultures, la forme courte que l'on rencontre dans le sang : il suffit de faire quelques cultures successives dans les milieux acides qui nous ont servi pour les microbes colorés. On arrive à obtenir ainsi des formes très courtes, pouvant même atteindre les dimensions des bactéries. Le nombre des cultures nécessaires pour arriver à ce résultat est moins considérable quand on a le soin de ne semer chaque fois que des spores, c'est-à-dire de tuer préalablement les bacilles adultes par un chauffage entre 60 et 70°. En partant d'une culture faite avec une goutte de sang charbonneux, on peut avoir ainsi une série de cultures successives dans un milieu acide. Les spores de ces cultures successives, ensemencées au même moment dans une série de bouillons identiques, donneront naissance à des générations de formes très différentes, depuis la forme bacillaire très courte jusqu'à la forme ordinaire de longs filaments; les bacilles seront d'autant plus courts qu'ils proviendront d'une culture en milieu acide de rang plus élevé.

Sans être profonds, les changements que nous venons d'observer n'en sont pas moins remarquables. De plus, ils sont objectifs, et c'est pour cela que nous les avons placés au premier rang, mais on en connait depuis longtemps d'autres qui trouvent tout naturellement leur place ici, ce sont ceux qui sont relatifs à la virulence.

165. Atténuation du bacille charbonneux. — Elle peut être obtenue rapidement sous l'influence de la chaleur, mais alors elle n'est pas héréditaire. Elle peut être obtenue lentement sous l'influence de la chaleur, aidée du concours de l'oxygène, et alors elle devient héréditaire.

Le premier fait résulte des observations de Toussaint, complétées et systématisées par M. Chauveau. En chauffant du sang charbonneux à des températures comprises entre 50 et 60°, on obtient d'autant plus vite l'atténuation que la température est plus haute et réciproquement. L'inoculation d'un sang chauffé huit minutes à 50° est presque sûrement mortelle. Après un chauffage de 18 minutes, les animaux inoculés survivent et restent vaccinés, ce qui prouve que les bactéridies inoculées ont subi un commencement de développement au point d'inoculation. Si on chauffe 20 minutes, les bacilles sont tués ; l'animal résiste, mais il n'est pas vacciné par l'opération. A 52°, il ne faut que 14 à 16 minutes pour arriver au même résultat.

On peut suivre de plus près ce qui se passe en opérant sur des cultures. Quand on ensemence du sang charbonneux dans du bouillon de poulet peu concentré porté à 42-43°, on obtient des filaments courts, si granuleux dans leur intérieur qu'ils ont l'air de porter des chapelets de spores. Ce sont des condensations protoplasmiques qui n'ont rien à faire avec la spore, mais qui témoignent que même le protoplasma de la bactéridie, pour vivre, n'a pas besoin d'être homogène comme il l'est à la température *optima*. Seulement, au voisinage de la température de coagulation, il a d'autres propriétés.

Cette coagulation correspond certainement à un affaiblissement. Si on ensemence comparativement, dans le même bouillon de poulet, du sang charbonneux non chauffé et des sangs chauffés

8, 9, 10... 16 minutes à 52°, on voit que ces derniers présentent, comparés à la culture type, un retard qui, à peine sensible pour 8, 9 et 10 minutes de chauffage, s'allonge déjà pour 11 minutes, ensuite de plus en plus jusqu'au sang chauffé 15 minutes, avec lequel le développement est problématique ; il est indéfini pour le sang chauffé 16 minutes.

Ces faits mettent bien en évidence l'affaiblissement produit par la chaleur, affaiblissement qui n'empêche pas de vivre. Ne le poussons pas trop loin, et portons à 47° les cultures faites à 42-43 degrés. La coagulation augmente, les granulations deviennent plus grosses. Le bacille ne prolifère pourtant plus, mais l'affaiblissement fait des progrès, et au bout de 3 heures. la culture est inoffensive pour le cobaye adulte.

La vie du microbe se manifeste donc par une propriété nouvelle. Malheureusement, cette propriété est passagère, et réservée exclusivement aux filaments soumis à l'action de la chaleur. Ramenés à température plus favorable, ces filaments donnent des spores qui, réensemencées, donnent des microbes virulents.

MM. Arloing, Cornevin et Thomas ont observé des phénomènes analogues avec la sérosité, riche en bacilles, du charbon symptomatique. La manipulation de la sérosité fraîche est difficile : les limites de temps et de température dans lesquelles il faut se mouvoir étant très étroites, mais on a beaucoup plus de marge en opérant sur de la sérosité virulente préalablement desséchée à 30-35 degrés. On peut alors se mouvoir entre 60 et 110° comme limites de température, et c'est par heures qu'on peut compter la durée du chauffage. Du virus chauffé 6 heures au minimum de 90° devient vaccinal. Il perd sa virulence à 110°. Mais là encore, il n'y a que les bacilles atteints par la chaleur qui soient atténués.

166. Expériences de M. Pasteur. — Si on veut obtenir la transmission héréditaire de l'atténuation et du pouvoir vaccinal, il faut l'infuser peu à peu dans le protoplasma par des cultures successives faites à une température qui permette encore la multiplication, tout en restant une température critique. C'est à quoi Pasteur est arrivé pour la bactéridie charbonneuse, en la cultivant en couches minces dans un liquide très aéré, maintenu à 42-43°.

Maintenue pendant un à deux mois à cette température, la bactéridie finit par mourir, c'est-à-dire qu'elle est incapable de se développer, lorsqu'on l'ensemence à nouveau, soit dans le liquide nutritif le plus favorable, soit dans l'animal le moins réfractaire. Ceci est le terme extrême. La veille de sa mort, la bactéridie se développe dans le bouillon avec un léger retard, en conservant pourtant ses formes ordinaires. Mais elle ne manifeste aucune virulence, même chez les êtres les plus accessibles au charbon, lorsqu'on la leur inocule sous la peau. Elle peut donc vivre et se conserver sans être virulente, c'est-à-dire être cultivée *in vitro* et non *in vivo*.

Avant qu'elle n'ait atteint ce stade de virulence nulle, elle tue les cobayes qui viennent de naître ou les très jeunes souris. Un peu auparavant, elle pouvait tuer les cobayes adultes. Bref, l'expérience montre que sa dégradation est graduelle, et qu'elle peut passer par tous les degrés d'atténuation entre la virulence originelle et la virulence nulle ou presque nulle, qui est son lot à la fin.

La présence de l'oxygène joue certainement un rôle dans cette dégénérescence graduelle, en même temps que l'action de la chaleur : c'est ce qui nous empêche d'insister sur ce fait pour le moment. Je me contente de faire remarquer que dans ce cas, cette atténuation lente et graduelle est tellement imprimée dans la bactéridie qu'elle est devenue héréditaire. Si, à un moment quelconque, on prend de la semence dans cette culture de bactéridies qui va s'atténuant peu à peu à 42-43°, et si on la porte dans un bouillon chauffé à une température plus favorable, la culture possède à très peu près le même degré d'atténuation que celui de ses générateurs, de sorte que si on considère comme des races diverses ces bactéridies diversement atténuées, on peut dire que la race est fixée. On obtient ainsi une foule de races toutes semblables entre elles au point de vue de leurs caractères extérieurs, mais différentes au point de vue de leur action sur des êtres sensibles au charbon. Cette fixité, il est vrai, n'est pas absolue. Même réensemencées indéfiniment dans le même milieu, les bactéridies atténuées reprennent peu à peu leur virulence ou la perdent de plus en plus, suivant les cas. Le bacille est donc en évolution perpétuelle, mais cette évolution est lente, et on peut toujours en resserrer les limites de façon à ce que la puissance comme vaccin ait une certaine stabilité.

BIBLIOGRAPHIE

MARSHALL WARD. On the biology of Bacillus ramosus, a schizomycete of the river Thames: *Proceed. of the royal Society*, t. LVIII.

CRAMER. *Archiv. f. Hygiene*, t. XIII, p. 71,

WASSERZUG. Variations durables de la forme et de la fonction chez les bactéries, *Ann. de l'Institut Pasteur*, t. II, p. 153, 1888.

TOUSSAINT. Recherches expérimentales sur la maladie charbonneuse, Paris 1879.

— De l'immunité pour le charbon à la suite d'inoculations préventives *Comptes rendus*, t. XCI, p. 301, 1880.

CHAUVEAU. Etude expérimentale des conditions qui permettent de rendre usuel l'emploi de la méthode de M. Toussaint pour atténuer le virus charbonneux, *Comptes rendus*, t. CIV, p. 1694, 1882.

— De l'atténuation directe et rapide des cultures virulentes par l'action de la chaleur. *Id.*, XCVI, p. 553, 1883.

— De la faculté prolifique des agents virulents atteints par la chaleur, etc. *Id.* p. 612.

— Du rôle de l'oxygène de l'air dans l'atténuation. *Id.* p. 678.

CHAPITRE XVIII

ACTION DE L'ÉLECTRICITÉ SUR LES MICROBES

On a beaucoup étudié l'action de l'électricité sur les microbes, sans arriver à aucun résultat très concluant. C'est que le sujet est difficile, plus difficile qu'on ne le croit généralement. Il semble simple, par exemple, de faire passer un courant au travers d'un liquide contenant une culture microbienne, et de comparer ce qu'elle était avant l'opération et ce qu'elle est après. En réalité c'est opérer à l'aveuglette, et lors même que l'expérience ainsi conduite donnerait des résultats, on ne saurait à quoi les attribuer. C'est ce dont il est facile de se convaincre.

167. Conditions d'une étude précise. — Tout d'abord, rien n'assure, dans ce dispositif, que le courant agisse réellement sur les microbes, et non sur leur milieu de culture. Il traversera les microbes et agira éventuellement sur eux s'ils sont plus conducteurs que le liquide qui les contient, s'ils sont, par exemple, dans de l'eau distillée. S'ils sont, au contraire, dans un liquide nutritif, surtout riche en sels, l'électricité les contournera, et n'agira que sur le milieu ambiant. On peut penser que cela importe peu. Notons pourtant que dans ce dernier cas, il n'y a pas action de l'électricité sur les microbes, mais sur le liquide qui les contient, et qu'il y aura, *a priori*, autant d'actions que de liquides.

Admettons qu'on ait pris des précautions de ce côté, et que l'on soit assuré que le courant traverse, au moins en partie, les microbes qu'il rencontre sur sa route. Il faut quelque chose de plus. Il faut qu'il les traverse tous également ; or, cela n'est pas facile. Le courant suit les lignes de moindre résistance qui, partant des électrodes, s'épanouissent à l'intérieur du liquide, mais ne pénètrent pas dans les coins des vases, de sorte qu'un plus ou moins grand nombre de microbes a toujours chance d'échapper à son action. On n'évite pas complètement cette difficulté en donnant une forme cylindrique à la colonne liquide traversée par le courant. Il faut encore que les électrodes soient de forme convenable pour assurer la diffusion égale du courant ; si on commet en outre la faute de se servir d'un tube en U, qui est si commode, on peut être assuré que le courant ira *au plus près* d'un électrode à l'autre, et traversera le haut de la courbure sans en toucher le fond.

Cela fait, il restera à éviter deux causes d'erreur toujours présentes, les effets chimiques et calorifiques du courant. Il est relativement facile de se mettre à l'abri de l'échauffement, si le courant employé est faible. Il suffit d'immerger dans un bain d'eau froide ou de glace le liquide soumis à l'épreuve. Avec des courants un peu intenses, et quelle que soit leur origine, on a des élévations de température notables, *locales* et *rapides*, contre lesquelles il faut être constamment en garde. Au voisinage des électrodes, par exemple, l'échauffement est toujours plus grand. Quant à la rapidité, il faut toujours avoir présent à l'esprit que les pertes de chaleur par conductibilité, au travers des parois du vase et dans le liquide ambiant, sont lentes, de sorte que même un bain de glace et l'emploi d'un vase mince ne suffisent parfois pas à éviter les élévations locales de température. On croit les surveiller en mettant un thermomètre dans le liquide traversé par le courant, mais le thermomètre ne donne qu'une moyenne entre son point le plus chaud et son point le plus froid, et c'est son point le plus chaud que les microbes redoutent.

Enfin, tout cela fait, il reste encore à éviter les décompositions électrolytiques du liquide. Si ce liquide est de l'eau pure, il donnera au pôle positif un peu d'eau oxygénée ou d'ozone, corps antiseptiques tous deux, mais faiblement antiseptiques. Si pour rendre l'eau plus conductrice on y ajoute des sels, il y aura bientôt de l'acide à un des pôles, de l'alcali à l'autre, et non seulement le liquide aura ainsi perdu toute homogénéité, mais l'effet de l'acide ou de la base pourront l'emporter sur celui de l'électricité. C'est ce qui arrivera par exemple sûrement dans un tube en U. Dans un vase cylindrique où les deux électrodes occupent les extrémités d'un même diamètre, les mouvements du liquide amèneront une recombinaison continue des éléments séparés aux deux pôles. Mais on aurait tort de croire que la cause d'erreur est éliminée par là. Il y aura toujours un moment pendant lequel l'acide et la base seront séparés, et pourront agir de façons différentes sur les microbes.

Enfin, si le milieu de culture contient des chlorures, ce qui est fréquent, une grosse cause d'erreur apparaît avec le chlore et les hypochlorites produits par la décomposition électrolytique. Tous ces corps sont des antiseptiques puissants, et il faut éviter d'attribuer à l'électricité ce qui serait leur œuvre.

Ces décompositions électrolytiques sont non pas évitées, mais masquées quand on emploie non les courants continus, mais les courants alternatifs. Si les alternances sont rapides, il n'y a plus à chaque pôle qu'une série de dislocations et de reconstitutions moléculaires dont la somme est arithmétiquement nulle. Il n'est pas sûr qu'elle le soit aussi physiologiquement. Mais s'il y a une différence physiologique, on peut dire qu'elle représente précisément l'effet cherché, et qu'on peut l'appeler *action de l'électricité sur les microbes*. Il reste seulement alors à éviter l'élévation de température, élévation très facile quand on emploie les courants à haute fréquence, et qui peut amener à l'ébullition en quelques minutes le liquide sur lequel on opère.

Ces notions générales nous permettront d'être brefs dans l'examen des travaux publiés sur ce sujet.

168. Premières expériences. — Les études sur l'action de l'électricité sur les microbes ont été inaugurées par MM. Cohn et Benno Mendelsohn qui, pour avoir un liquide de composition bien définie à soumettre au courant, ont pris une solution purement minérale renfermant par litre 5 grammes de phosphate de potasse, 5 grammes de sulfate de magnésie, 10 grammes de tartrate neutre d'ammoniaque formant la seule source d'aliment hydrocarboné, et 0 gr. 5 de chlorure de calcium. C'est un milieu très maigre, premier défaut, et contenant en outre des chlorures, second défaut, plus grave à cause du premier.

De plus, le procédé expérimental le plus souvent employé a été de faire passer au travers d'un tube en U, contenant la solution nutritive, le courant de quelques éléments de pile Marié-Davy. Cette solution ayant été ensemencée au préalable, quand elle se troublait après l'expérience, c'est que le courant était resté sans action ; lorsqu'elle ne se troublait pas, cela pouvait tenir, soit à ce que les bactéries y avaient été tuées par le courant, soit à ce que le liquide était devenu stérile, soit aux deux effets à la fois. Pour être renseigné à ce sujet, on portait dans un nouveau milieu une goutte du liquide traversé par le courant, et on cherchait si elle peuplait ce milieu nouveau. En même temps, on réensemençait dans ce liquide une goutte d'une culture de bactéries en plein développement, et on voyait s'il se peuplait. L'expérience ainsi faite parlait évidemment toute seule, sauf la restriction faite plus haut au sujet de la mauvaise qualité du milieu nutritif.

En opérant ainsi, MM. Cohn et Benno Mendelsohn ont vu que tant que l'action du courant était courte et faible, son effet sur les bactéries était nul. Avec une action plus longue et plus intense, par exemple avec le courant de deux puissants éléments pendant 24 heures, le liquide voisin du pôle positif reste intact, mais les bactéries n'y sont pas tuées, car, ensemencées ailleurs, elles se développent ; c'est le liquide qui semble lui-même devenu stérile, car il ne laisse pas se multiplier la semence qu'on y introduit. On constate en effet qu'il est fortement acide. Avec le courant de 5 éléments pendant 24 heures, on observe à la fois et aux deux pôles, la mort des bactéries et la stérilité du liquide traversé par le courant. Ce liquide a subi une transformation chimique marquée. Au pôle négatif se sont accumulées les bases et l'ammoniaque, la réaction y est alcaline. Au pôle positif sont venus les acides et en particulier l'acide phosphorique, en sorte que le milieu, auparavant assez médiocre, est devenu tout à fait mauvais. Tout se réunit donc pour qu'on ne puisse tirer de l'ensemble de ces faits aucune conclusion relative à l'influence de l'électricité sur les bactéries, et MM. Cohn et Benno Mendelsohn ont eu assez de perspicacité pour ne rien conclure.

Pour éviter ces décompositions produites par le courant, MM. Cohn et Benno Mendelsohn ont essayé des courants d'induction, mais n'ont alors observé aucun effet appréciable.

C'est qu'en effet l'expérience devient alors assez confuse. Quand on enveloppe d'une spire métallique un tube à essai contenant une culture, et qu'on fait parcourir la spirale par un courant continu ou par la décharge d'une bobine, que peut-il bien se passer dans le liquide ? On admet souvent qu'il s'y produit des courants d'induction qui se ferment sur eux-mêmes. On ne voit pas bien ces courants traversant le corps des microbes, ou agissant sur eux s'ils ne les traversent pas. On ne voit surtout pas pourquoi ces microbes redouteraient davantage l'action de l'électricité lorsqu'ils sont en dehors du courant que quand ils en sont traversés.

Dans une autre série d'expériences, mieux combinées au point de vue de la convenance du milieu nutritif, MM. Cohn et Benno Mendelsohn ont essayé de la culture du *micrococcus prodigiosus* sur une tranche de pomme de terre parcourue par un courant galvanique circulant entre deux lames de platine parallèles, enfoncées dans la pomme de terre. Mais là aussi il se forme deux pôles et deux régions, l'une positive, l'autre négative, dans laquelle se réalisent des décompositions chimiques. La première devient acide et semble se dessécher plus vite que l'autre. La région négative devient gélatineuse. Dans les deux régions, le développement du *M. prodigiosus* est entravé par de faibles courants, et au pôle positif il l'est plus qu'au pôle négatif. Il est complètement arrêté quand l'action du courant devient plus intense ; les micrococcus sont tués et les portions de pomme de terre voisines des lames de platine sont même stérilisées. Mais ici encore, il n'est pas question d'une action *physique* du courant électrique, et ce sont les modifications *chimiques* amenées par l'électrolyse qui produisent le résultat.

169. Recherches plus modernes. — Ces travaux datent de plus de dix ans, et malgré les recherches récentes, nous en sommes au même point. Ni MM. Apostoli et Laquerrière, ni MM. Prochownick et Spaeth, qui ont étudié depuis le même sujet, n'ont réussi à mettre en évidence une action directe du courant galvanique sur les bactéries. Il est vrai que, préoccupés sans doute des applications pratiques, ils semblent s'être tous attachés à ne pas dépasser des intensités de 250 à 300 milliampères, qui représentent les doses médicales maximum des courants continus.

MM. Apostoli et Laquerrière donnent sur leurs expériences des renseignements trop insuffisants pour qu'on puisse les juger. Par exemple ils indiquent la chute électrique entre les deux pôles sans indiquer la largeur de la colonne que parcourt le courant ; il est donc impossible d'en calculer la densité, c'est-à-dire l'intensité par millimètre carré. De sorte que lorsqu'on se trouve en présence d'une affirmation d'apparence paradoxale comme la suivante : « Pour une même intensité, et toutes choses égales d'ailleurs, il convient de tenir peu de compte de la durée de l'application du courant », on reste surpris sans comprendre.

MM. Prochownick et Spaeth opéraient dans un vase dans lequel trempaient les électrodes. Alors, si les électrodes sont voisins, les courants produits dans le liquide par les dégagements gazeux en mélangent plus facilement les couches, recombinent constamment les éléments dissociés par le courant, et il se produit alors un état moyen. Par ce procédé, MM. Prochownick et Spaeth n'ont pu en effet réaliser que des effets insignifiants du courant, en agissant sur le bacille du foin, le *staphylococcus pyogenes aureus*, et même la bactéridie charbonneuse. Mais quand ils sont revenus à examiner l'action au voisinage des pôles, ils ont retrouvé les résultats de Cohn et de Benno Mendelsohn. Ils n'ont pourtant pas employé le classique tube en U. Ils ont recouvert leurs plaques polaires d'une couche de gélose nutritive, dans laquelle ils ont ensemencé les microbes à étudier. Quand ces microbes ont été développés, ils ont plongé les plaques dans une solution physiologique de sel marin, et ont fait passer le courant. En faisant des prises d'essai avant et après le traitement électrique, on pouvait savoir comment les microbes l'avaient supporté.

Cette fois ils ont trouvé, comme Cohn et Benno Mendelsohn, que le pôle positif était beaucoup plus bactéricide que l'autre, et que l'effet produit dépendait, comme on pouvait s'y attendre, de l'intensité et de la durée du courant. Un courant de 50 milliampères, passant pendant un quart d'heure, ne tue pas le *Staphyl. pyog. aureus*, mais un courant de 60 milliampères de même durée le tue. Pour tuer la bactéridie charbonneuse garnie de spores, il faut au moins un courant de 200 à 230 milliampères passant pendant une ou deux heures ; avec un quart d'heure, on tue peut-être les bacilles, mais pas les spores.

MM. Prochownick et Spaeth attribuent avec justice cet effet au chlore dégagé au pôle positif dans leur solution physiologique de sel marin. Les plaques polaires ressortaient en effet du bain recouvertes de chlorure de cuivre. On sait qu'il se dégage aussi du chlore pendant les opérations de galvanothérapie. Les sondes de cuivre employées dans la galvanisation de l'utérus sortent couvertes de chlorure de cuivre quand elles ont formé le pôle positif, et soit ce sel, très antiseptique comme on sait, soit le chlore dégagé, ont certainement une action.

MM. Apostoli et Laquerrière ont aussi observé cette influence du pôle positif sur la vitalité de la bactéridie et l'attribuent à l'action de l'oxygène dégagé. Comme ils ne disent pas quelle est la composition de leur liquide d'expérience, il est difficile de savoir si leur explication est au fond aussi différente de celle de MM. Prochownick et Spaeth qu'elle semble l'être.

Nous allons retrouver des conclusions analogues dans le travail de M. Kruger, qui a opéré sur des courants plus forts, en ayant soin d'éviter l'échauffement. Il interrompait pour cela le courant quand la température s'élevait au delà d'un certain degré, pour recommencer ensuite. Il a toujours trouvé que le courant, faible ou fort, avait une action, et naturellement, il a vu apparaître cette influence du temps que niaient MM. Apostoli et Laquerrière. Les courants continus sont d'autant plus actifs qu'on les laisse agir plus longtemps. Mais, ici comme tout à l'heure, leur action est indirecte ; elle est due aux acides et aux alcalis, à l'ozone et à l'eau oxygénée produite aux deux pôles, et, en somme on voit que personne n'a encore mis en évidence un effet quelconque des courants continus sur les microbes.

Je ne signalerai ici que pour mémoire les tentatives diverses faites pour stériliser l'eau au moyen des courants électriques. Tous les savants qui se sont occupés de ce sujet ont eu franchement recours aux agents antiseptiques développés par le courant, et en particulier au chlore et aux hypochlorites. Hermite, après avoir constaté que l'eau de mer électrolysée est non seulement stérile, mais a des propriétés désinfectantes, en ajoute aux matières qu'il veut désinfecter, ou ajoute son équivalent en chlorures, et fait traverser le mélange pendant un temps suffisant par le courant. Il peut y avoir alors non seulement destruction des microbes, mais destruction par le chlore des matières organiques, de sorte qu'Oppermann a pu se proposer ainsi de transformer l'eau d'égout en eau potable. Le problème ne semble pas avoir un grand intérêt industriel, mais il est curieux de le voir résolu par l'application d'un simple courant électrique.

170. Courants d'induction. — D'Arsonval et Charrin ont les premiers essayé ces courants sur les microbes. Ils ont opéré sur le *Bac. pyocyaneus*, dont une culture était placée dans un solénoïde parcouru par un courant à très haute fréquence (800.000 oscillations par seconde environ). Comme nous l'avons dit, on ne sait guère ce qui se passe dans ces conditions. Ces savants ne disent pas à quel degré ils ont arrêté l'élévation de température. Quoiqu'il en soit, l'effet après une heure a été très médiocre. La vitalité du microbe n'était pas atteinte, ni sa puissance pathogène. La couleur de la culture avait seulement un peu varié, et il n'y a eu qu'une expérience.

MM. Spilker et Gottstein, en employant ces mêmes courants d'induction, tournant dans une spirale autour de la culture, ont observé une mort rapide des bactéries. Cela est tellement surprenant qu'il ne faut pas se hâter d'y croire. Friedenthal a recommencé leurs expériences en faisant passer un courant de 15 à 20 ampères dans une spirale de 10 tours, formant une épaisseur de 3 mm. 5, autour d'un tube de 15 millimètres de diamètre contenant une émulsion de bactéries. Le champ magnétique était très intense, et on n'a pourtant observé aucune action après des durées d'action de 1 heure 1/2. Le *M. prodigiosus* avait conservé ses propriétés chromogènes et son pouvoir liquéfiant. Il en a été de même pour la levure de bière, qui s'était développée pendant l'expérience. Il faut seulement empêcher le liquide de s'échauffer. On n'a rien obtenu non plus en étalant l'émulsion en surface au moyen d'un tube de verre qu'on y enfonçait, et qui ne laissait que 1 mm. 5 d'épaisseur à la couche annulaire de liquide soumise à l'action de la spirale.

En résumé, aucun de ces travaux n'a révélé une action directe de l'électricité voltaïque sur les microbes. Partout où il y a eu action, c'est soit à cause des phénomènes physiques, soit à cause des phénomènes chimiques que produit l'électricité. Peut-être rendra-t-elle un jour des services comme agent producteur de chaleur qu'elle permet, comme on sait, d'accumuler sur un point avec beaucoup plus d'abondance que n'importe quel autre moyen de chauffage. On a déjà commencé à en tirer parti comme agent chimique producteur de chlore, d'hypochlorites, d'eau oxygénée ou d'ozone. Nous retrouverons, dans une autre partie de cet ouvrage, l'étude de quelques-uns de ces antiseptiques. Le seul que nous ayons à étudier ici, tant parce qu'il se rattache à des notions d'oxydation qui s'imposent dès qu'on commence à étudier les microbes, que parce qu'il peut servir industriellement à la purification de l'eau, est l'ozone, sur lequel des travaux intéressants ont été faits. Voici le résumé de ce qu'ils nous ont appris.

171. Action de l'ozone. — Les recherches d'Oppermann,

dont nous avons dit un mot plus haut, avaient appris que l'électricité agissait surtout en fournissant de l'ozone, dont il fallait un excès dans le liquide pour qu'on pût s'assurer que la destruction des microbes était terminée : quand ce liquide était riche en matières organiques, il devenait coûteux de l'amener à ce point. Mais le même obstacle n'existait pas pour l'épuration des eaux de rivière destinées à l'alimentation, et c'est Ohlmüller qui a le premier montré que la stérilisation d'une eau par l'électricité pouvait être économique.

Il s'est servi, pour ses expériences, d'un petit ozonisateur, peu différent des tubes de Siemens. Il avait à sa disposition un moteur à gaz, de la force d'un cheval-vapeur, et une dynamo de 65 volts et 8 ampères. L'air qu'il électrisait n'était pas refroidi, mais desséché, au préalable, par son passage au travers d'un flacon laveur contenant de l'acide sulfurique.

La quantité d'ozone, ainsi obtenue, a varié notablement. Quand l'air s'écoulait lentement, avec une vitesse de 7 minutes par litre, l'état de la concentration était de 36,2 milligrammes par litre. Avec une vitesse beaucoup plus grande, l'air contenait seulement 5,8 milligrammes par litre, la rapidité d'écoulement allant jusqu'à 10 litres en 42 secondes.

Dès ses premiers essais, l'auteur dut renoncer à détruire les microbes répandus sous forme de *poussières sèches* sur les parois des murs, à la surface des objets. Mais il trouva qu'il était facile de détruire les microbes contenus dans les liquides, en y faisant barboter de l'air chargé d'ozone.

Ainsi en faisant passer pendant 10 minutes 5 litres d'air, dosant 15,2 milligrammes d'ozone par litre, dans un litre d'eau distillée contenant 3,717,000 spores charbonneuses par cc., le liquide était tout à fait débarrassé de ces germes.

Des quantités bien moindres suffirent pour rendre stérile de l'eau distillée chargée d'innombrables germes de la fièvre typhoïde, du choléra, etc. En ajoutant de la matière organique sous forme de sérum (0,25 à 1 0/0), on met naturellement obstacle à la destruction des microbes. Plus une eau est souillée, plus son titre en permanganate est élevé, et plus grande sera la quantité d'ozone nécessaire pour la stériliser. Au contraire, le nombre de microbes qu'elle renferme est pour ainsi dire sans influence aucune, une eau pauvre en matières organiques dissoutes ne demandant pas plus d'ozone pour être stérilisée, quand elle contient plusieurs millions de microbes par c. c. que quand elle en renferme quelques centaines.

Dans une des expériences de M. Ohlmüller, on voit, entre autres, qu'une eau d'égout fortement diluée, titrant 67, 8 milligrammes de permanganate au litre, après avoir été traitée pendant 10 minutes par de l'air électrisé contenant 95,8 milligrammes d'ozone, est débarrassée seulement de 70,8 0/0 des bacilles typhiques qu'on y avait introduits.

La même eau, encore plus diluée, ne titrant plus que 21,7 milligrammes est à peu près stérilisée : elle a perdu 99,9 0/0 des microbes cholériques qui l'infectaient, après avoir subi pendant 10 minutes l'action de 85,4 milligrammes d'ozone. Une dilution absorbant seulement 11, 3 milligrammes de permanganate est totalement débarrassée de ses microbes après traitement par 12,8 milligrammes d'ozone en 2 minutes.

Enfin, une eau de rivière, de l'eau de la Sprée, titrant en permanganate 4,6 milligrammes, avait été additionnée de bacilles typhiques de telle manière qu'un cc. de cette eau en contenait 9 millions ; cette eau a été rendue stérile en 5 minutes par 40,6 milligrammes d'ozone.

Notons, en regard de tous ces chiffres que, dans tous les cas, le *poids* total de microbes contenus dans un litre d'eau n'est qu'une fraction du *poids* total d'ozone nécessaire pour le stériliser.

Ces résultats intéressants ont tout de suite été portés sur le terrain industriel à Oudshoorn, près de Leyde, où le baron Tindal les a employés pour l'épuration des eaux du vieux Rhin. Ces eaux sont très impures. On commence par les soumettre à une filtration au travers du sable. Elles en ressortent avec une couleur jaune paille, un goût et une odeur désagréables, et une richesse en germes comprise entre des centaines et des milliers par cent. cube. On la fait alors passer dans des stérilisateurs, où elle reste en contact pendant des temps variables entre quelques minutes et une demi-heure avec de l'air ozonisé à un degré variable.

Cet air passe d'abord par un dessiccateur à chlorure de calcium, barbote ensuite dans l'acide sulfurique, se débarrasse enfin de ses poussières en traversant un filtre d'ouate ou de feutre. Il passe ensuite dans des ozoniseurs que parcourent des courants de haute tension, pouvant atteindre 50.000 volts. On vise à atteindre le maximum de concentration de l'ozone réalisable économiquement et industriellement. Les rendements sont encore faibles. Ils sont encore inférieurs à 10 milligrammes d'ozone par seconde et par cheval-vapeur. Mais, comme il faut peu d'ozone pour stériliser une eau, l'équilibre se rétablit entre le bénéfice et la dépense.

M. Van Ermengen a étudié avec beaucoup de soin l'effet chimique et bactériologique de ce mode de traitement. Il a constaté que l'eau traitée perdait une quantité notable de sa matière organique, sa couleur jaune paille, son odeur désagréable. Il ne se forme ni nitrates ni nitrites ; la proportion d'eau oxygénée est négligeable ; l'ozone n'y persiste pas au delà de quelques heures, soit qu'il y ait oxydation, soit qu'il y ait décomposition. Quant aux microbes, on arrive parfois à des stérilisations absolues. Parfois, il ne reste que quelques unités vivantes, empruntées surtout aux espèces les plus résistantes, telles que le *B. subtilis*. Une eau qu'on avait chargée de 7.830.000 germes du *B. coli* par cent. cube a été stérilisée en 10 minutes. Bref, la puissance et l'innocuité de cette méthode de désinfection n'est pas douteuse ; elle réalise artificiellement, dans une certaine mesure, les effets de l'épuration naturelle que nous verrons se produire sous l'influence de l'oxygène.

172. Action de l'électricité statique. — Au sujet de l'influence de l'électricité statique sur les microbes, rien n'est encore connu. Ce sujet mériterait pourtant d'être étudié. On sait que cette électricité exerce une action sur l'éclosion des œufs de ver à soie. Peut-être est-ce aussi par l'ozone qu'elle développe. En tout cas, il serait intéressant de la faire agir sur les mycodermes ou les microbes aérobies, ou bien encore sur les *beggiatoa*, ou sur le ferment de l'urée de Van Tieghem, qui recherchent la lumière.

BIBLIOGRAPHIE

COHN et BENNO MENDELSOHN. Action du courant électrique etc. *Cohn's Beiträge* ; III, 1879.

SCHIEL. Etudes électro-thérapeutiques. *Deutsche Archiv. f. Klin. Med.* ; XV, 1885.

APOSTOLI et LAQUERRIÈRE. *Comptes rendus*, 1890.

PROCHOWNICK et SPAETH. Sur l'action microbicide du courant galvanique. *Deutsche med. Woch.* 1890.

WEBSTER. *Journal of the Soc. chim. Industr.* ; IX, 1891.

SPILKER et GOTTSTEIN. Sur la destruction des bactéries par l'électricité d'induction. *Centralbl. f. Bakt.* ; IX, 1891.

PROCHOWNICK. Traitement de la gonorrhée récente de la femme par un courant continu. *Id.* : IX, 1891.

VERHOOGEN. *Bull. soc. belge de microscopie* ; XI, 1891.

CLAUDIO FERMI. Purification des eaux d'égout par l'électricité. *Archiv. f. Hyg.*; XII, 1892.

D'ARSONVAL et CHARRIN. *Comptes rendus de la Soc. de biologie*, 1893.

KRUGER. *Zeitschrift f. klin. med.*; XXII, 1893.

SMIRNOW. *Berl. klin. Woch.* ; 1894, 6.

E. KLEIN. Sur le système Hermite. *Hyg. Rundschau*. 1894.

OPPERMANN. *Hyg. Rundschau* ; 1894.

KRUGER. *Deutsche med. Woch.* ; 1894.

FRIEDENTHAL. Influence de l'électricité sur les bactéries, revue critique. *Centralbl. f. Bakt.*; 1896.

OHLMULLER. Sur l'influence de l'ozone sur les bactéries. *Arb. a. d. k. Gesundh.* ; VIII, 1893.

VAN ERMENGEN. De la stérilisation des eaux par l'ozone. *Ann. de l'Institut Pasteur* ; t. IX, 1895.

CHAPITRE XIX

INFLUENCE DE LA LUMIÈRE SUR LES HYPHOMYCÈTES

Je pourrais commencer ce chapitre comme le précédent : il semble très facile de juger de l'influence de la lumière en faisant simultanément, au jour ou même au soleil, et à l'obscurité, deux cultures parallèles, et en cherchant comment elles se comportent. En réalité, la chose est presque aussi difficile que pour l'électricité, et pour les mêmes raisons : c'est qu'il se produit simultanément des influences latérales qui superposent leur action à celle qu'on veut étudier. L'arrivée de la lumière amène presque inévitablement une élévation de température et des transformations chimiques dans la culture éclairée. Examinons séparément ces deux phénomènes.

173. Élévation de température. — Elle est en général d'autant plus grande que la lumière est plus vive. Si, pour l'éviter, on prend des lumières faibles, on risque de n'avoir plus d'action, ou de n'en trouver qu'au bout d'un très long temps, ce qui augmente les chances d'erreur. Même la lumière diffuse ordinaire peut amener des élévations de température qui ne semblent plus négligeables, quand on songe à la sensibilité de certaines espèces vivantes au sujet de cet agent. Nous en avons vu un exemple à propos de l'*aspergillus niger*. Ce que j'ai dit (**161**) du *bacillus ramosus*, montre qu'au voisinage des températures critiques, un degré ou un demi-degré de différence entre deux cultures peut amener chez elles des différences profondes. On peut dire, d'une manière générale, que l'effet de l'éclairement ou celui de l'obscurité sont faibles vis-à-vis de ceux du réchauffement ou du refroidissement. Nous avons pu négliger les premiers en étudiant les derniers. Ce serait faire une grosse faute que de croire la réciproque vraie. Il faudra donc s'attacher à maintenir, par un moyen quelconque, la température absolument égale entre les deux cultures au jour et à l'obscurité.

On a essayé parfois, pour arriver à ce résultat, de supprimer dans le spectre sa partie la plus calorifique au moyen d'écrans colorés. Plus généralement, quand on a voulu, après avoir constaté ou cru constater une action de la lumière *in toto*, savoir auquel de ces éléments, auxquelles de ces radiations on pouvait attribuer l'effet observé, on s'est servi pour cela soit d'un spectre étalé, dans les diverses parties duquel on exposait le tube de culture, soit d'écrans de diverses teintes. Ce dont il faut se préoccuper de suite, dans l'emploi de l'un quelconque de ces moyens, c'est de l'énorme diminution d'intensité qu'ils produisent parfois. Quand l'image d'une fente de 1 millimètre est étalée en un spectre de 10 centimètres, si l'énergie était également répartie sur toute cette surface, il n'y en aurait sur un centimètre de largeur que de 1/100 de ce qui en serait tombé directement, et l'absorption par la lentille ou le prisme, si on emploie ce moyen, réduit au moins à moitié cette fraction déjà très faible.

Avec les verres colorés, l'absorption est plus faible, à moins qu'on ne les prenne très foncés. On choisit d'ordinaire, comme écrans pour l'expérience, une solution de bichromate de potasse et une solution de sulfate de cuivre dans l'ammoniaque. Ces deux liqueurs ont l'avantage de partager le spectre visible en deux parties : l'une, tamisée par le bichromate, contient les rayons rouges, jaunes, et une partie du vert; l'autre, transmise par *l'eau céleste*, contient le reste des rayons verts, le bleu et le violet. On peut, par une dilution convenable, amener ces deux côtés du spectre à se raccorder et à ne pas empiéter l'un sur l'autre. Pour éliminer dans un pinceau lumineux les radiations d'ordre chimique, les plus réfrangibles, on s'est aussi souvent servi d'une solution de sulfate de quinine, à un degré de concentration suffisant pour que la lumière qui l'a traversée n'amène plus aucune fluorescence sur une autre solution fluorescente.

Quand on emploie ces verres colorés, ou ces liqueurs nécessairement contenues dans du verre, il faut ne jamais perdre de vue l'influence du milieu traversé, le tamisage inégal des rayons calorifiques, et les inégalités de température qui peuvent survenir de ce fait dans deux cultures qu'on suppose identiques. Je donnerai une idée des causes d'erreur qui peuvent provenir de cette source en disant que dans son travail très soigné sur la biologie du *bacillus ramosus*, M. Marshall Ward a trouvé indispensable d'éliminer constamment le verre dans ses expériences, et de faire en quartz toutes les lames planes que la lumière devait traverser.

174. Transformations chimiques. — Cet ordre de perturbations, qui jouait le rôle principal quand il s'agissait de l'électricité, n'a plus ici qu'un rôle secondaire, mais qui n'est pourtant nullement négligeable. J'ai montré que la lumière solaire, en agissant sur les matières organiques du milieu de culture, les détruit presque toutes plus ou moins rapidement, avec formation intérimaire fréquente d'acide formique, qui est un antiseptique actif. Nous verrons aussi qu'il y a formation fréquente, dans ces conditions, d'eau oxygénée et d'ozone, qui sont aussi deux antiseptiques. Il en résulte que l'action sur le microbe, la seule qu'on cherche, se superpose souvent à une action sur le milieu, qui est contingente et variable, et qu'il faudrait éliminer. Or nous connaissons la sensibilité des microbes vis-à-vis de la composition chimique de leur milieu nutritif. La lumière acidifie en général les milieux de culture. Même avec les matières grasses, elle donne une saponification acide. Qu'on se représente, par exemple, une mucédinée ensemencée en milieu neutre et exposé au soleil ; si la lumière acidifie le liquide nutritif, il favorise la culture ; s'il agit, au contraire, seulement sur le mycélium, il en retarde le développement. Comment se débrouiller entre ces deux résultats contradictoires, si on n'est pas prévenu ? Si on ne veut pas se tromper, il faut éliminer le premier pour observer le second.

La méconnaissance ou le dédain de ces causes d'erreur ont introduit dans cette partie de la science une foule de contradictions qu'il serait oiseux de relever. On trouvera, dans les bibliographies de ce chapitre et des suivants, une liste étendue des travaux qui ont visé ce sujet. Je ne parlerai ici que de ceux qui me paraissent dignes de créance.

175. Champignons. — L'observation et l'expérience ont appris depuis longtemps que certains champignons et beaucoup de mucédinées peuvent vivre et se développer dans une obscurité complète, et même qu'à la lumière, comme cela arrive à certains Coprins, le *facies* du champignon n'est pas le même qu'à l'obscurité. Brefeld a fait à ce sujet des études nombreuses, évidemment exposées, à raison de la façon dont elles étaient conduites, à des résultats contradictoires qui, du reste, n'ont pas manqué : dans leur ensemble, ces études peuvent être considérées comme assez probantes. Elles se résument en ceci : beaucoup de champignons ne sont pas influencés par la lumière ; cependant quelques Basidiomycètes ont besoin de lumière et surtout de lumière bleue. Pour quelques-uns d'entre eux, le développement à l'obscurité n'est pas normal, le chapeau se rapetisse et le pied s'allonge énormément (*Coprinus stercorarius*, *C. plicatilis* et *C. ephemerus*). Pour d'autres (*C. niveus*, *C. nycthemerus* et *Sphœrobolus*), les myceliums restent absolument stériles à l'obscurité. Les organes de fructification n'apparaissent que sous l'influence de la lumière et surtout des rayons les plus réfrangibles. Un point à remarquer, c'est qu'ils n'ont pas besoin pour cela d'une lumière continue. Il suffit qu'ils en aient subi l'action pendant un certain temps à un moment convenable ; ils se développent et mûrissent ensuite normalement à l'obscurité, quoique plus lentement qu'à la lumière. La lumière a donc ici un effet excitateur. Enfin, Brefeld a remarqué aussi qu'avec le *Pilobolus microsporus*, l'organe de fructification reste stérile, même à la lumière jaune, dans laquelle il prend pourtant de fortes courbures héliotropiques. Il suffit d'une action lumineuse de quelques heures pour provoquer à l'extrémité des filaments fructifères, stériles jusque-là, la formation d'un sporange.

Ces premiers résultats, relatifs à un ordre de champignons dont nous n'avons pas à nous occuper dans ce livre, nous montrent que nous n'avons pas le droit de confondre les différentes phases de la vie d'un être aussi nettement différencié. Autant qu'on peut le voir, le mycélium est l'organe principal de la vie du champignon, et pour ainsi dire, le champignon tout entier. C'est lui qui est chargé de l'élaboration des matériaux qui s'édifient ensuite rapidement sous la forme d'appareil fructifère. En exagérant un peu les choses, on peut dire qu'il est l'organe de construction et de synthèse, tandis que le chapeau ou les tubes sporifères sont un organe d'épuisement et de dépense. Il ne serait donc nullement étonnant que la lumière agisse différemment sur la formation du mycélium et sur celle des organes de fructification.

176. Hyphomycètes. — A ce point de vue, les expériences

sont plus faciles et plus nettes avec les Hyphomycètes, dont quelques-uns vivent facilement sur les milieux liquides.

Cherchons d'abord l'effet produit sur le mycélium, et demandons nous s'il croît aussi vite à la lumière qu'à l'obscurité. Nous avons, pour répondre à cette question, un intéressant travail de M. Elfving, qui a opéré sur deux espèces voisines, une *Briaræa* et un *Penicillium*, cultivées sur des milieux liquides à la lumière et à l'obscurité. On savait par les résultats de Pasteur et par les expériences de Raulin que, lorsqu'on offre à la spore du sucre, des matières minérales convenables, et des sels ammoniacaux comme unique source d'azote, la plante peut se développer. Le mycélium, qui forme dans ces conditions son protoplasma de composition si complexe, ne peut pas évidemment se comporter comme il le ferait si on lui donnait uniquement de la peptone pour aliment. C'est alors la composition de son protoplasma qui est voisine de celle de sa matière alimentaire, tandis que, avec le sucre, c'est l'enveloppe cellulaire qui ressemble le plus à l'aliment fourni. Le travail synthétique à l'intérieur du mycélium a donc chance d'être très différent dans ces deux cas extrêmes. M. Elfving s'est demandé si la lumière l'influençait toujours de la même façon, et, plus généralement, si l'action de la lumière ne dépendait pas à la fois, et du champignon, et de la composition de son milieu nutritif.

Il a composé pour cela divers milieux, avec de la peptone comme représentant des matières albuminoïdes, avec le dextrose ou la mannite, comme représentant des hydrates de carbone, avec l'acide malique, comme représentant des acides végétaux fixes. Ce dernier choix semble ne pas avoir été très heureux : l'acide malique était connu comme un acide très résistant, presque comme un antiseptique. L'acide lactique eut été préférable. En fait, les cultures avec acide malique ont été très médiocres, et nous pourrons les passer sous silence.

Pour faire une expérience, on semait dans 20 cc. de liquide nutritif, contenus dans un vase d'Erlenmeyer de 100 c.c., bouché au coton, une très légère émulsion de spores, et on exposait les vases, par couples, à la lumière et à l'obscurité. Les conditions de la culture, dans ces divers milieux, n'étaient malheureusement pas aussi bien connues que celles de *l'aspergillus niger* dans le liquide de Raulin, et on n'était nullement assuré que tous les vases ensemencés, et maintenus à la lumière, donneraient le même poids de récolte au bout du même temps, ce qui eut été nécessaire pour qu'on pût apprécier nettement l'effet de l'obscurité. Mais les variations à la lumière étaient faibles, faibles aussi les variations à l'obscurité, de sorte qu'il suffisait que la variation de l'obscurité à la lumière fût notablement plus grande pour qu'on puisse conclure à son existence propre.

Treize séries d'expériences faites dans des milieux variés, et dans lesquelles il y a eu parfois fructification, ont montré qu'avec le dextrose et la mannite le poids de plante obtenu à la lumière était la moitié seulement, et quelquefois moins encore, du poids dans l'obscurité. Avec la peptone, et même avec la peptone additionnée de dextrose, les récoltes à la lumière et à l'obscurité sont les mêmes, dans les limites d'erreur de la méthode. En outre le *Penicillum* est, toutes choses égales d'ailleurs, plus sensible à la lumière que le *Briaræa*.

Il y avait bien, entre ces deux séries d'essais, de petites différences de température, mais c'était la culture éclairée qui était la plus chaude, et comme on opérait à une température au-dessous de la température optima, cette cause d'erreur forçait le rendement. Il restait néanmoins plus faible qu'à l'obscurité. La conclusion restait donc solide.

La lumière est donc nuisible à la formation du mycélium, et il ne s'agissait ici que de lumière diffuse. Quand on fait intervenir une lumière plus intense, par exemple celle du soleil, l'élévation de température qui intervient rend l'expérience comparative plus difficile, mais on voit tout de même en gros que l'action devient nuisible ou même mortelle, surtout lorsque la plante n'a à sa disposition que du dextrose ; c'est une question que nous retrouverons bientôt.

177. Influence des diverses radiations. — Voyons d'abord ce que donnent les diverses radiations. M. Elfving a fait pour cela des cultures comparatives sous des cloches à double paroi, dites de Sénebier, et contenant de l'eau et des solutions de sulfate de quinine, de bichromate de potasse, et de sulfate de cuivre ammoniacal. Ici, ses résultats sont moins nets, car, tant au point de vue des effets de l'absorption que des variations de température, la comparabilité des essais était moins bien assurée. Quand l'absorption réduit trop la quantité de lumière qui pénètre sous la cloche, il est clair que le développement doit se faire dans l'obscurité, quelle que soit la catégorie des rayons supprimés. Les expériences montrent pourtant que l'action nuisible de la lumière provient surtout de ses radiations les plus réfrangibles, de ce qu'on appelle son spectre chimique : c'est là une notion qui est antérieure à M. Elfving, et que nous retrouverons à plusieurs reprises dans notre étude.

178. Action sur le procès nutritif. — Nous venons d'étudier l'action en bloc. Il faudrait maintenant la voir en détail. Sur quel rouage agît la lumière ? Pour tâcher de le savoir, M. Elfving a comparé la composition des mycéliums récoltés à la lumière et à l'obscurité, dans les milieux peptonisés et les milieux sucrés. Trois cultures de *Briarœa* sur dextrose ont donné :

	5,16 0/0	6,29 0/0	5,69 0/0	d'azote à l'obscurité
et respectivement	6,13 0/0	6,78 0/0	6,32 0/0	d'azote à la lumière

Il y a donc proportionnellement plus d'azote à la lumière, et par conséquent, moins de matériaux hydrocarbonés. La lumière agirait donc à la fois pour diminuer la quantité totale de matière cellulosique, et pour en diminuer la proportion dans les cellules qu'elle laisse se former. Mais ici, nos conclusions deviennent un peu douteuses, parce que les chiffres dont nous les tirons sont un peu contingents. La proportion d'azote n'est, en effet, pas constante dans une culture, elle décroît à mesure que la culture vieillit, et il est toujours imprudent, en outre (93), de conclure de la quantité d'azote à la quantité de matière albuminoïde.

179. Action sur les organes de fructification. — Nous avons vu que quelques-uns des ensemencements de M. Elfving avaient fructifié, à peu près aussi bien à la lumière qu'à l'obscurité. Ce sujet a été étudié depuis par M. Lendner, qui a trouvé, comme Brefeld, des résultats différents suivant les espèces.

Vines avait déjà vu que les filaments fructifères du *Phycomyces nitens* étaient moins longs à la lumière qu'à l'obscurité, que dans la partie la moins réfrangible du spectre ils se comportaient comme dans l'obscurité, et dans la plus réfrangible comme à la lumière. L'action est donc la même que chez les végétaux supérieurs. M. Lendner trouve des différences au sujet desquelles on a le droit de rester indécis, car il ne semble s'être préoccupé nulle part de l'uniformisation des températures. Il fait ses cultures à la température du laboratoire, et admet qu'elle est égale pour toutes ses cultures. C'est peut-être à cela que sont dues quelques contradictions singulières dans ses résultats. Dans leur ensemble ils confirment pourtant ceux de Vines. La lumière rouge, le jaune et l'obscurité favorisent la maturation des sporanges ; à l'autre extrémité du spectre, tout se passe à peu près comme en pleine lumière.

180. Héliotropisme. — A cette question de l'action de la lumière se rattachent naturellement les phénomènes d'héliotropisme positif ou négatif des filaments fructifères de beaucoup d'Hyphomycètes. Les cas d'héliotropisme positif sont les plus fréquents. Ils ont été observés d'abord par Fries, puis par Léveillé chez certains Agarics, tels que les Coprins, par Duchartre sur le *claviceps purpurea*, par Woronine sur le *sordaria decipiens* et le *peziza Fuckeliana*, par Kraus chez le *mucor mucedo*, le *pilobolus microsporus*, par Boudier chez *l'ascobolus*. Puis sont venues les recherches de Wiesner et de Regel. Dans l'ensemble, on peut dire que l'héliotropisme peut se faire indifféremment sur les diverses parties du spectre, mais qu'il est cependant plus actif vers les rayons les plus réfrangibles.

Tout ceci montre qu'en restant dans les limites des actions physiologiques, la lumière peut agir de façons différentes sur les divers organes d'un même champignon, et on devine tout de suite ce que peuvent apporter de différences l'illumination continue ou l'éclairement intermittent. Dans les plantes supérieures, l'aliment se forme et s'emmagasine pendant le jour, il se dépense surtout la nuit dans la formation de nouveaux tissus. Une fois le fruit formé, il a besoin de soleil pour mûrir. On retrouve sinon les mêmes phases, du moins des phases analogues dans le cycle nutritif d'une mucédinée. Le mycélium est le sac aux provisions, qui s'allonge de jour en jour. Le filament fructifère est un organe de dépense, non pas, comme le mycélium, un organe de dépense de l'aliment accumulé dans le milieu ambiant, mais un organe de dépense de l'aliment accumulé dans le mycélium. Il se comporte comme lui sous l'action de la lumière.

181. Respiration. — La respiration est une résultante de l'ensemble de ces phénomènes et doit en indiquer la marche. Malheureusement, la complication du phénomène est très grande, surtout avec les mucédinées, qui ont besoin de l'oxygène de l'air. Dans quelle mesure l'acide carbonique qu'elles produisent provient il d'une combustion extérieure et directe, provoquée par cet oxygène, ou bien d'une combustion intérieure, faite avec de l'oxygène déjà combiné ? Comment distinguer celui qui provient de la partie de la plante qui est en train de croître, de celui que fournissent les parties dont la croissance est terminée ? On peut prévoir qu'à raison de la multiplicité des sources de ce gaz, il pourra être difficile d'interpréter les nombres fournis par l'expérience.

Au sujet de la respiration des Hyphomycètes, nous avons des résultats en apparence absolument contradictoires. MM. Bonnier et Mangin ont vu qu'avec le *phycomyces nitens*, qui ressemble en cela à des Agarics et à beaucoup d'autres plantes, la lumière diminuait d'une façon très sensible la quantité d'acide carbonique produit par le végétal. Detmer avait, au contraire, trouvé la lumière sans action, et M. Elfving montre, dans une série d'expériences concordantes, que, s'il y a des différences dans la respiration à la lumière et à l'obscurité, elles ne sont pas supérieures aux inégalités possibles entre deux expériences à la lumière ou à l'obscurité. Mais il fait remarquer lui-même que cette contradiction n'est qu'apparente, et tient aux conditions différentes dans lesquelles s'étaient placés les expérimentateurs. Quand l'Hyphomycète a cessé de pousser, sa respiration n'est pas influencée par la lumière. Quand il se fait, au contraire, de nouveaux tissus, la lumière, qui entrave ce travail de synthèse, entrave aussi la respiration, et la partie du spectre qui retarde le plus le premier travail est aussi celle qui retarde le plus le second.

En somme, en poussant un peu les choses à l'extrême, il semble qu'on pourrait dire que c'est ce que nous avons appelé le *travail de construction* qui seul est influencé par la lumière, et que le *travail d'entretien* ne l'est pas. Faut-il en conclure que ces deux travaux sont foncièrement différents ? Non évidemment. Ce peuvent être aussi deux mécanismes identiques, mis en train par des causes différentes. Nous ne pouvons pas plus juger de ce qui se passe à l'intérieur de la cellule, par ce qu'elle laisse échapper de gaz à l'extérieur, que deviner quel est le mécanisme d'une machine à vapeur en étudiant ce qu'elle envoie dans sa cheminée.

182. Modifications de forme et de fonctions sous l'influence de la lumière. — Jusqu'ici nous avons vu toutes les influences physiologiques mises en jeu s'imprimer peu à peu dans les protoplasmas, et y amener une modification plus ou moins sensible de propriétés et même de forme. Divers phénomènes montrent qu'il en est de même pour la lumière, et qu'un tissu qu'elle a frappé, même seulement pendant quelques heures, n'est pas identique à ce qu'il était avant, et conserve trace de l'impulsion reçue, de ce qu'on pourrait appeler l'*induction lumineuse*. Brefeld a vu que quelques heures d'insolation permettaient à certains Coprins de parfaire à l'obscurité leur fructification comme s'ils étaient exposés à la lumière, et cela rappelle la curieuse observation faite sur le *Tropæolum* qui, élevé dans l'obscurité, donne des fleurs blanches, mais qu'il suffit d'exposer à la lumière pendant quelques heures avant qu'il ne fleurisse, pour que les premières fleurs qu'il produira ensuite à l'obscurité soient colorées de leur teinte normale.

Laurent a donné le premier exemple d'une modification de propriétés plus profonde, aboutissant à un changement de forme. En étudiant les relations de parenté de deux Hyphomycètes, le *Dematium pullulans* et le *Cladosporium herbarum*, il a vu qu'on pouvait faire dériver le premier du second par l'action de la lumière. Il suffit pour cela d'ensemencer des spores du *Penicillium Cladosporioïdes*, qui n'est qu'une forme du *Cladosporium*, dans du moût de bière qu'on expose au soleil. On trouve ainsi, après quelques jours en été, après quelques semaines au printemps, que, semées de nouveau dans du moût de bière, ces spores insolées se développent en donnant des formes de *Dematium*, accompagnées même des formes-levures, réunies en paquets, qui ont frappé depuis si longtemps l'attention dans le *Dematium pullulans*. La forme a donc changé, et aussi les propriétés, car le *Cladosporium* est un être très aérobie, se développant en mycélium à la surface des liquides nutritifs, tandis que, modifié par l'action de la lumière, il acquiert la propriété de se développer dans les profondeurs du liquide et même dans le vide. Il est donc devenu un peu anaérobie.

Presque au même moment, M. Elfving découvrait un autre fait du même ordre, qu'il n'a publié qu'en 1890. Il a vu l'*Eurotium herbariorum*, espèce voisine de l'*Aspergillus glaucus*, ensemencé dans du moût de bière et exposé à une lumière d'intensité moyenne, donner des filaments mycéliens dont les uns meurent sous l'effet de l'illumination prolongée, dont les autres prennent des formes renflées, globuleuses, vacuolées, et finissent par donner des formes-levures, dépourvues de tout pouvoir ferment, mais se développant comme tous les Blastomycètes, par bourgeonnement. Il se produit ainsi, non pas une seule variété de formes-levures, mais au moins 3, présentant, à côté de caractères communs, des différences assez constantes. Enfin ces levures ne reviennent pas à l'*Eurotium* quand on les ramène à l'obscurité. Elles redonnent des formes-levures, et quand elles s'allongent de nouveau en filaments, ce qui a lieu dans des conditions dont M. Elfving n'est pas encore maître, elles donnent un mycélium qui donne des conidies, non du type initial de l'*Aspergillus*, mais du type *Penicillium*, et cette dernière forme se reproduit indéfiniment. Elle est fixée, comme l'est la forme *Dematium* produite par Laurent au moyen du *Cladosporium*. Tous ces faits ont besoin d'être confirmés et précisés dans leurs détails. Mais la conclusion à laquelle ils conduisent ne semble pas douteuse, c'est que la lumière du soleil est un agent modificateur puissant, non seulement des propriétés physiologiques, mais encore de la forme de tous les végétaux à la surface du globe.

183. Influences nocives de la lumière. — Nous avons vu jusqu'ici toutes les actions physiologiques qui s'exaltent devenir nocives. Il en est de même de l'action de la lumière sur les Hyphomycètes. Quand on prolonge trop l'action d'une lumière faible, ou qu'on fait agir une lumière trop forte, le mycélium ou les organes de fructification, ou même les spores périssent. La question du mécanisme de la mort n'a pas été étudiée, mais nous retrouverons cette question dans le chapitre suivant au sujet des bactéries, pour lesquelles elle a été creusée davantage.

184. Action de la lumière sur d'autres espèces microbiennes. — Il nous reste, pour terminer, à rassembler quelques notions éparses sur des espèces microbiennes autres que les Blastomycètes ou les Bactéries. Kny n'a trouvé aucune différence entre deux cultures de levure de bière, l'une à l'obscurité, l'autre à la lumière du gaz. Dumas a vu, en gros, que la fermentation marchait plus lentement à l'obscurité qu'à la lumière, mais ne donne pas assez de détails sur cette observation pour qu'on puisse juger de sa valeur probante.

Hofmeister a étudié l'influence de la lumière sur les Myxomycètes. Il a vu que l'*OEthalium septicum* changeait à l'obscurité de forme de développement et perdait sa couleur. Les jeunes plasmodies se traînent vers la lumière, les plasmodies plus âgées vont vers elle ou la fuient, mais toujours dans la direction du rayon lumineux, jamais latéralement. Ce dernier point a été contesté par Baranetzky. Strasburger a pu appeler à la surface d'une fosse à tan une plasmodie d'œthalium, à l'aide d'une faible lumière, et la faire s'y renfoncer par une lumière plus vive.

Pour les bactéries, les faits découverts sont beaucoup plus nombreux et constituent les matériaux d'une étude presque complète que nous allons aborder.

BIBLIOGRAPHIE

BREFELD. Botanische Untersuch. uber Schimmelpilze.
DE BARY. *Ann. des Sc. Natur.*, IV° S. *Botanique* ; XXX, 1863.
LOEW. *Verhandl. d. zool. bot. Gesells. in Wien* ; 1867.
HOFMEISTER. Die Lehre von der Pflanzenzelle, 1867.
HOFFMANN. Untersuch. üb. die Keimung der Pilzsporen. *Pringsh. Jahrb.*; II, 321.
DUCHARTRE. *Comptes rendus*, 1870.
DE BARY et WORONINE. *Abhandl. d. Senckenberg Gesells* ; t. 7, 1870.
WINTER. *Abhand. d. natur. Gesells. zu Halle*, 1873, et *Bot. Zeitung*, 1874.
KRAUS. *Bot. Zeitung*, 1876, 505.
VAN TIEGHEM. *Bull. soc. bot. de France*, 1881, p. 186, et 1884, p. 356.
BOUDIER. *Ann. des Sc. Nat.* V° Ser. Bot.; t. X, p. 298.
DUMAS. *Ann. de ch. et de phys.*, 1874.
KNY. *Ber. d. d. botan. Gesellsch.* II, 1884, p. 129.
WIESNER. *Die Heliotropischen Erscheinungen im Pflanzenreiche*, 1880.
REGEL. *Bot. Zeitung*, 1882.
WETTSTEIN. *Sitzungsber der Wiener Akad*, 1885, XCI, Abth. I. p. 39-40.
KLEIN. *Bot. Zeitung* 1885, et *Pringsheim'Is Jahrbuch* VIII, 1872.
VINES. *Arb. d. botan. Institut in Wurzburg.* t. II, p. 132.
BONNIER et MANGIN. Recherches sur la respiration des champignons. *Ann. des Sc. nat. Bot.* 6° série ; t. 17, 1881.
DETMER. *Schenks Handbuch. d. Botanik*, p. 133.
LAURENT. *Ann. de l'Institut Pasteur* 1888, et *C. R. Soc. royale Bot. de Belgique* ; t. 28, 1889.

COSTANTIN. Recherches sur le *cladosporium herbarum*. *Journal de botanique*, 1889.
ELFVING. *Studien über d. Einwirkung d. Lichtes auf die Pilze*. Helsingfors, 1890.
LENDNER. Des influences combinées de la lumière et du substratum sur le développement des champignons. *Ann. sc. nat. Bot.* VIIIe S. t. 3.
HOFMEISTER. Pflanzenzelle p. 21, et Allgemeine Morphologie p. 625.
BARANETZKY. *Mém. de la Soc. des Sc. nat. de Cherbourg* t. XIX, 1875.
STRASBURGER. Wirkung d. Lichtes und d. Warme auf Schwarmsporen ; 1878, p. 70.
STAHL. Zur Biologie d. Myxomyceten, *Bot. Zeitung*, 1884.

CHAPITRE XX

ACTION DE LA LUMIÈRE SUR LES BACTÉRIES COLORÉES

Il faut diviser ce sujet si on veut le bien connaître, et nous devons d'abord envisager l'action de la lumière sur les bactéries colorées.

184. Bactériopurpurine. — Encore toutes ces bactéries colorées ne se comportent pas de la même façon. Il en est qui semblent seulement recouvertes d'un pigment qui, placé en dehors du protoplasme, ne peut évidemment jouer le même rôle que les pigments protoplasmiques. Ceux-ci semblent, en outre, avoir des actions différentes qui ne sont pas encore bien débrouillées. Nous ne parlerons ici que des microbes colorés qui ont depuis longtemps attiré l'attention des bactériologistes, et qui ont été décrits sous les noms de *Monas Okeni* et *Vinosa* Ehrenberg, *M. Warmingi* Cohn, *Ophidomonas Sanguinea* Eb, *Rhabdomonas rosea* Cohn, *Spirillum rubrum* Esmarch, *S. violaceum* Warming, *Bacterium roseo-persicinum* Cohn, *rubescens* Ray-Lankester, *sulfuratum* Warming, *Beggiatoa roseo-persicina* Zopf, *Bacterium photometricum* Engelmann. La plupart de ces espèces font partie de celles que M. Winogradsky a étudiées récemment sous le nom de *bactéries sulfureuses* et dont il a essayé de débrouiller l'écheveau emmêlé. Nous retrouverons ces bactéries à propos de leur action sur l'hydrogène sulfuré. Nous n'étudierons ici que la fonction protoplasmique due à l'existence, chez certaines d'entre elles, d'un pigment coloré spécial dont la composition n'est pas bien connue, mais que, pour abréger, nous appellerons la *bacteriopurpurine*.

Toutes ces bactéries présentent, en effet, une coloration que vise, sans toujours l'atteindre, leur nom spécifique, et qui, avec une teinte pourprée générale, vire tantôt au rouge, tantôt au bleu, tantôt au brun. Ce ne sont pas seulement des questions de saturation de couleur qui sont en jeu, chacun de ces pigments est probablement un mélange analogue à celui qu'on devine dans la chlorophylle, ou, si on veut, de même qu'il y a plusieurs chlorophylles, il y a plusieurs bactériopurpurines. La couleur d'une même espèce incline au pourpre bleuâtre quand la végétation est vigoureuse, au brun quand il y a état de souffrance.

Cette couleur est surtout visible quand les microbes sont réunis en masses compactes et en zooglées. Elle s'altère et tourne au brun sous l'influence de certains réactifs tels que le chloroforme, l'acide acétique ou l'acide chlorhydrique. Quand on veut l'étudier au spectroscope, le mieux est de la laisser en place. On dessèche rapidement, à une température de 50° environ, une accumulation ou une zooglée de *Bact. photometricum* ou de *Monas vinosa*, et on humecte la préparation avec du baume du Canada, qui l'éclaircit, la rend homogène, et assure la stabilité des matières colorantes.

En l'étudiant à cet état au spectroscope, on voit qu'elle laisse très bien passer le rouge extrême, mais présente au voisinage de la raie D une bande d'absorption très nette. Une deuxième bande d'absorption apparait au voisinage de la raie E et s'étend avec des variations d'intensité jusqu'à F, où existe une troisième bande d'absorption extrêmement faible. Au delà, et vers le violet, l'intensité croît de nouveau, et notablement.

Voilà pour le spectre visible. En faisant tomber sur un bolomètre des rayons lumineux qui avaient traversé une des ces préparations, M. Engelmann a vu qu'il y avait une nouvelle bande d'absorption très intense dans l'ultra-rouge, s'étendant entre $\lambda = 0,75\ \mu$, et $\lambda = 1,0\ \mu$, avec un maximum compris entre 0,80 et 0,90 μ : cette bande de l'ultra-rouge est totalement absente dans le spectre des chlorophylles, et cela seul suffit à prouver que la bactériopurpurine n'est pas un mélange de chlorophylles avec d'autres pigments qui en masquent la couleur.

185. Action de la lumière sur les bactéries pourprées. — Ces faits connus, essayons de l'effet de la lumière blanche sur ces bactéries. On sait qu'elles sont mobiles, au moins dans une certaine période de leur existence. Les *Beggiatoa* filamenteuses rampent sur les corps solides qu'elles rencontrent. Les monades colorées, les bactéries nagent librement en tournant sur elles-mêmes, au moyen d'un ou de plusieurs flagelles dont elles sont munies. Ce sont ces mouvements sur lesquels agit la lumière : ils sont en général d'autant plus accélérés que la lumière est plus vive, d'autant moins qu'elle est plus faible.

Les variations à cette règle générale sont nombreuses, suivant l'espèce, l'individualité, la température, les conditions d'aération. Il semble même que quelquefois la variation devienne une contradiction, et qu'on puisse arriver également bien à arrêter les mouvements des bactéries en faisant agir une forte lumière ou l'obscurité. M. Engelmann n'a pas réussi, malgré ses efforts, à trouver le déterminisme exact du phénomène. Ce qui reste assuré, c'est que le passage de l'obscurité à la lumière, ou de la lumière à l'obscurité, n'est pas indifférent à ces espèces colorées, et que la forme et l'amplitude de leurs mouvements changent quand elles passent de l'une à l'autre.

L'une des actions les plus curieuses, sous ce rapport, est celle qu'on détermine en faisant diminuer brusquement l'intensité de la lumière qui éclaire la préparation. Les formes qui nagent librement se rejettent tout à coup en arrière, en même temps que la rotation de leur corps se renverse, et le recul atteint souvent de 10 à 20 fois leur longueur. Si l'affaiblissement de la lumière persiste, les bactéries reprennent ensuite leur mouvement progressif habituel, avec une vitesse qui, d'ordinaire, dans les premiers moments, n'est que peu diminuée. Il va sans dire qu'elles reprennent aussi leurs mouvements si on leur rend la lumière dont on les avait privées.

Voilà donc un exemple d'un mouvement brusque dû à une diminution brusque de l'intensité lumineuse. Les autres actions de la lumière que nous avons déjà appris à connaître ne se traduisent d'ordinaire qu'à plus longue échéance, et semblent surtout des phénomènes de nutrition. Ici, le phénomène ressemble à une décharge nerveuse. Il ne faudrait pourtant pas aller jusqu'à l'assimilation, d'autant mieux que le mot de *nerveux* n'explique rien. Il y a là un problème intéressant à résoudre.

Cette sensibilité à une diminution brusque de l'intensité lumineuse varie du reste d'espèce à espèce, d'individu à individu. Elle s'épuise en outre par l'usage et, sur les bactéries qui ont subi une première excitation, une seconde, à courte distance de la première, ne produit plus autant d'effet. Elle semble s'accomplir dans toute l'épaisseur du protoplasma. Ce qui le prouve, c'est que le *Monas Okenii*, lorsqu'on le dépouille des granules de soufre qui pénètrent son protoplasma, en le laissant 24 ou 48 heures sous le verre couvre-objet, dans de l'eau exempte d'hydrogène sulfuré, réagit beaucoup plus que lorsque son protoplasma était opacifié par les inclusions sulfureuses. Il s'agit donc, ici, non d'une action sur les flagelles qui donnent le mouvement, mais d'une action protoplasmique.

De ce que nous venons d'apprendre résulte une conséquence curieuse. Un espace nettement circonscrit et constamment éclairé, dans une goutte partout ailleurs laissée dans l'obscurité, doit agir comme un piège sur les bactéries pourprées. Elles peuvent bien y entrer, car l'augmentation de la lumière qu'elles subissent en franchissant ses limites les pousse en avant ; elles ne peuvent pas en sortir, car la diminution de clarté qui les attend au passage les pousse en arrière et les ramène dans le champ éclairé.

Quand il s'agit de formes à dimensions assez grandes, comme *Monas Okenii*, *Ophidomonas sanguinea*, il suffit souvent que la partie antéreure du corps soit engagée dans l'espace obscur pour qu'il y ait recul. Les organismes plus petits et à mouvements rapides ne reculent qu'après leur entrée complète dans l'ombre. Ces rassemblements ne se dissipent pas de suite quand la cause qui les a produits cesse d'agir. On peut les fixer, les teindre avec une matière colorante, et obtenir ce que M. Engelmann appelle *bactériogramme*, conservant l'image caractéristique de l'espace lumineux qui a servi de piège aux bactéries.

186. Action des diverses radiations de la lumière blanche. — Les bactéries pourprées ne sont pas moins sensibles aux diverses radiations qu'aux variations d'intensité de la lumière blanche. C'est ce que M. Engelmann a le premier découvert avec son *Bacterium photometricum*. Lorsque, par un dispositif approprié, on projette un spectre solaire sur une goutte de liquide, contenant un grand nombre de ces bactéries, et étalée sous le microscope, on voit que ces formes mobiles s'accumulent avec une prédilection particulière sur certains points où elles forment de véritables bandes sur toute la largeur du spectre, et ce qu'il y a d'intéressant, c'est que ces bandes sont identiques, dans leur distribution générale, avec les bandes d'absorption de la bactériopurpurine.

Il y a une forte accumulation de bactéries dans l'ultra-rouge de $\lambda = 0,90\ \mu$ à $\lambda = 0,80\ \mu$. Elles se rassemblent en quantité moindre dans une zone étroite de l'orangé et du jaune, voisine de D ; puis dans deux autres moins distinctes, au voisinage de E et de F. On peut, comme précédemment, fixer et rendre permanente cette distribution inégale, et obtenir des images du spectre d'absorption dessinées par les bactéries elles-mêmes. Ces bactéries se réunissent donc de préférence et se concentrent sur les parties du spectre où dominent les rayons qu'elles peuvent absorber au passage, et dont elles peuvent profiter.

En se rappelant que les rayons qu'absorbe la chlorophylle sont aussi les seuls qui servent à la végétation, on est conduit à penser que les rayons absorbés par les bactéries pourprées servent aussi à des actions protoplasmiques, et M. Engelmann s'est demandé s'ils ne pourraient pas également permettre des décompositions de corps oxydés et des dégagements d'oxygène.

La vérification était difficile à faire, car, d'une part, il n'avait pas de culture pure de ces microbes ; de l'autre, ces bactéries colorées sont certainement aérobies dans l'obscurité, et si elles produisent de l'oxygène à la lumière, c'est sans doute pour leur consommation. M. Engelmann a pourtant tourné la difficulté de la façon suivante.

Sous un couvre-objet occlus par de la vaseline, on introduit des amas zoogléiques de bactéries pourprées et des spirilles incolores analogues au *Spirillum tenue* ou *undula* ; ces êtres ont besoin d'oxygène, mais craignent le contact de l'oxygène gazeux. Dans un liquide qu'ils peuplent, ils ne se tiennent pas à la surface, où l'oxygène se renouvelle trop facilement. Ils se tiennent à une petite profondeur, souvent très faible, n'atteignant souvent qu'une fraction de millimètre, mais suffisante pour que la tension de l'oxygène, qui résulte en ce point de l'équilibre entre la pénétration et la consommation de ce gaz, soit réduite au niveau voulu. En somme, grâce à cette propriété, ces spirilles sont des réactifs pour de très faibles proportions d'oxygène.

Voici alors ce qu'on observe. Lorsqu'on éclaire un peu fortement, par la lumière du soleil ou celle d'une lampe, les amas zoogléiques rouges dont je parlais tout à l'heure, ils s'entourent en 2 ou 3 minutes d'une auréole de spirilles, parfois assez épaisse pour devenir visible à l'œil nu. Dans l'obscurité, ces accumulations se dispersent en un temps variant de quelques secondes à quelques minutes, pour se reproduire bientôt, après une nouvelle exposition à la lumière.

On peut observer les mêmes phénomènes autour d'individus isolés de la grosse *Monas Okenii*, autour de laquelle, lorsqu'elle est sous un couvre-objet luté et qu'on l'éclaire, on peut assembler une chevelure de spirilles, qui se dégagent de leurs entrelacements et se dispersent lorsqu'on ramène l'obscurité.

Ces mêmes espèces colorées restaient inactives lorsqu'on les avait tuées en les chauffant à 75°, ce qui ne fait subir aucune modification appréciable à la matière colorante. Cela prouve que ce n'est pas l'échauffement produit par les radiations absorbées que les spirilles recherchaient dans l'expérience de tout à l'heure. Ce qui le prouve encore, c'est que, lorsque la goutte n'est pas recouverte, ou lorsqu'elle a été aérée depuis peu, il ne se forme aucun rassemblement sous l'influence de la lumière, autour des zooglées pourprées, et même que celles-ci exercent nettement une action répulsive, comme si elles amenaient la tension de l'oxygène à un trop fort degré pour les spirilles aérobies.

On n'a même pas besoin de recourir à ces spirilles étrangers pour constater ces dégagements d'oxygène des bactéries pourprées sous l'influence de la lumière. Quelques-unes d'entre elles sont en effet adaptées, comme les spirilles, à rechercher de faibles tensions d'oxygène. Tel est par exemple, le *Bacterium photometricum*. Dans une goutte recouverte d'un couvre-objet, il ne s'accumule pas aux bords de la goutte, mais à une certaine distance de ce bord, et encore il ne fait cela que dans l'obscurité, ou au moins à une lumière très faible. Plus fortement éclairés, et la lumière diffuse du jour suffit pour cela, les amas se dispersent immédiatement, et jamais vers le bord de la goutte, mais toujours vers l'intérieur, c'est-à-dire vers la partie ou l'oxygène est le plus rare. Le *Monas Okenii* réagit de la même façon, bien qu'il soit habitué à des tensions d'oxygène plus fortes. Il ne tient plus autant au voisinage de ce gaz, dès que l'action de la lumière lui permet d'en fabriquer lui-même.

187. Vie aérobie à l'obscurité, et anaérobie à la lumière. — Voici donc des êtres aérobies qui peuvent mener plus ou moins longtemps une vie en apparence anaérobie, dès qu'on les éclaire. En réalité, c'est le même mode d'existence dans les deux cas. Seulement dans le second, l'oxygène est emprunté à une combinaison oxygénée sur laquelle on ne sait rien, qui peut être une matière alimentaire, mais qui peut être aussi de l'acide carbonique, comme dans les végétaux. La bactériopurpurine serait alors la chlorophylle des bactéries pourprées.

Nous ne serons autorisés à faire cette assimilation que lorsqu'il sera démontré que les bactéries pourprées peuvent vivre à la lumière en décomposant l'acide carbonique. Pour le moment nous ne pouvons tirer de ce qui précède qu'une seule conclusion. Cet oxygène dégagé à la lumière est évidemment employé, comme l'oxygène libre consommé à l'obscurité, à des actes de nutrition. Le développement des bactéries pourprées, surtout dans les profondeurs des liquides, doit donc être favorisé par la lumière ; c'est en effet ce qui a été remarqué par tous les observateurs, Ehrenberg, Ray Lankester, Cohn, Zopf, etc. Tous ont vu que les bactéries pourprées se multipliaient de préférence du côté éclairé des récipients où on les a introduites.

Ces bactéries se comportent donc, à ce point de vue, comme les végétaux supérieurs. La lumière est favorable à leur accroissement, mais elles l'emportent sur un point sur les espèces chlorophylliennes. Elles peuvent utiliser les radiations ultra-rouges qu'absorbe leur bactériopurpurine, et, par conséquent, à la rigueur, se développer en dehors de toute espèce de radiations visibles, par exemple derrière une solution d'iode dans le sulfure de carbone. Par conséquent le dégagement d'oxygène dans une plante n'est pas nécessairement lié à l'absorption de rayons visibles, et il ne faudrait pas s'étonner si on rencontrait des espèces végétales capables de décomposer de l'acide carbonique dans l'obscurité.

En somme, les bactéries pourprées sont à la fois plantes supérieures et bactéries, plantes supérieures à la lumière, et bactéries à l'obscurité. On peut même se demander si elles sont en réalité des bactéries, et s'il y a pour elles de l'obscurité. Sans vouloir pour le moment descendre dans les profondeurs de cette question, remarquons qu'on y trouvera sans doute l'explication de quelques-unes des irrégularités et des contradictions que nous avons signalées en commençant ce chapitre, au sujet de l'identité d'action que peuvent exercer parfois la lumière et l'obscurité.

BIBLIOGRAPHIE

COHN. *Beit. z. Biol. d. Pflanzen*, t. I, 1875.

RAY LANKESTER. On a peach-coloured Bacterium. *Quart. Journ. of mic. Science*, t. 13, 1873, et t. 16, 1876.

WARMING. *Videnskabelige Meddelelser fra den naturhistorische Förening in Kjobenhavn*, 1875.

ZOPF. *Zur morphologie der Spaltpflanzen*, Leipzig 1882.

ENGELMANN. *Pflüger's Archiv.*, t. 30, 1883 et *Archives néerlandaises des sc. naturelles*, t. 23, 1889.

WINOGRADSKY. Die Schwefelbacterien.

CHAPITRE XXI

ACTION DE LA LUMIÈRE SUR LES BACTÉRIES NON COLORÉES

188. Expériences de Downes et Blunt. — L'étude de l'action de la lumière sur les bactéries non colorées a été faite pour la première fois dans un remarquable mémoire de MM. Downes et Blunt, qui date de 1877, et sur lequel nous insisterons, car il a si nettement indiqué les divers facteurs dont dépend l'action étudiée, que tous les travaux publiés depuis n'ont pu que préciser leur influence, sans rien ajouter d'essentiel à ce qu'il nous apportait. Mais ces travaux ont fait une chose essentielle : ils ont nettement démontré ce que le mémoire de Downes et Blunt avait seulement rendu très probable.

Ces savants s'étaient en effet servi de solutions minérales, dites de Pasteur, et comprenant du sucre, du tartrate d'ammoniaque et des sels minéraux. Ce liquide était abandonné à l'ensemencement spontané, ou bien on l'infectait avec la pointe d'une baguette qu'on venait de plonger dans une infusion fourmillant de bactéries. Des flacons contenant ce liquide étaient exposés pendant des jours et des semaines devant une fenêtre orientée au sud-ouest, et recevant le soleil pendant un petit nombre d'heures par jour. Les uns recevaient librement la lumière, les autres étaient couverts de papier d'étain opaque. Suivant que la liqueur se troublait ou restait claire, on jugeait que les germes qu'elle contenait étaient ou non stérilisés, et en constatant qu'après un certain temps d'exposition, ceux qui avaient été exposés à la lumière restaient stériles, tandis que leurs voisins à l'obscurité se peuplaient, Downes et Blunt avaient conclu que la lumière exerçait une influence fâcheuse sur les bactéries et les espèces microscopiques qui prennent part à la putréfaction. Dans certaines conditions favorables, elle empêche totalement le développement. Dans des conditions moins favorables, et pour une plus faible durée d'exposition, elle se contente de le retarder. La lumière directe du soleil est, ainsi qu'il fallait s'y attendre, la plus puissante dans ce sens ; mais la lumière diffuse est suffisante.

En entrant dans le détail, MM. Downes et Blunt ont cherché quelles étaient les radiations actives, en exposant leurs flacons sous des verres colorés en rouge, jaune, bleu, ou en les immergeant dans des solutions d'acide picrique à des degrés divers de concentration. Ils ont ainsi constaté, dans un second travail sur ce sujet, que la partie chimique du spectre est la seule active.

A quoi est due cette action de la lumière ? MM. Downes et Blunt l'ont très habilement rattachée à la présence de l'oxygène, et l'ont attribuée à un procès d'oxydation engagé par les rayons lumineux. Ce procès, disent-ils, porte surtout sur le protoplasma bactérien, et non sur le liquide, et la preuve qu'ils en donnent, c'est que les liquides de culture qui n'ont rien donné au soleil se troublent et se peuplent quand on les réensemence et qu'on les garde à l'obscurité. Ce qui prouve en outre qu'il y a oxydation, c'est que les germes ne périssent pas quand on les expose au soleil dans le vide.

Comme exemple d'oxydation de matériaux protoplasmiques, MM. Downes et Blunt choisissent l'oxydation de la sucrase de la levure de bière, qui ne résiste pas à l'action du soleil, à moins qu'elle ne soit dans le vide, et ils rapprochent cette oxydation de celle que subissent à l'air et à la lumière les solutions d'acide oxalique. Enfin, dans une dernière série d'expériences, ils montrent que les bactéries sont beaucoup plus résistantes à l'insolation quand elles sont plongées dans l'eau que dans tout autre milieu.

189. Tyndall. — Toutes ces notions sont exactes dans leurs traits généraux. Mais il faut dire qu'aucune d'elles ne ressortait sûrement du mémoire de MM. Downes et Blunt, parce que le milieu de culture sur lequel ces savants opéraient était mal choisi. Il nourrit péniblement les diverses espèces qui s'y développent, et, dans toutes les expériences, il superposait son infériorité propre aux autres causes d'infériorité que pouvaient amener l'insolation ou l'oxydation, de sorte que tout ce qu'on pouvait conclure, c'est que MM. Downes et Blunt avaient observé un affaiblissement des germes sous l'influence de la lumière, mais pas du tout, comme ils le croyaient, une destruction. Ils avaient, il est vrai, insolé aussi de l'urine, de l'infusion de foin, de la décoction de betteraves ; mais leurs expériences sur ce sujet n'étaient pas nombreuses, et s'ils les avaient multipliées, ils auraient rencontré les résultats que Tyndall observa l'année suivante. En exposant pendant des périodes variées, au soleil des Alpes, des infusions végétales, il trouva qu'elles se peuplaient aussi vite à la lumière qu'à l'obscurité. L'année suivante, en variant davantage ses expériences, et en prenant des liquides plus favorables, il trouva que les rayons du soleil étaient décidément dangereux pour les bactéries, mais qu'ils ne les détruisaient pas, car les flacons qui étaient restés intacts à la lumière se troublaient quand, sans les ouvrir, on les ramenait à l'obscurité Ces conclusions sont aussi exactes que celles de Downes et Blunt, bien qu'elles leur soient, en apparence au moins, tout à fait contradictoires.

190. Jamieson — A ces contradictions, Jamieson en ajouta bientôt une nouvelle. Après avoir observé qu'à Melbourne la température d'un flacon de culture exposé au soleil était montée à 51°, il attribua l'action observée par Downes et Blunt, non à la lumière, mais à la chaleur qui l'accompagne, et il ajouta qu'en opérant en avril, où la température au soleil n'avait pas dépassé 36°, il n'avait observé aucune destruction de bactéries.

A ces critiques, Downes et Blunt répondirent en les acceptant sur certains points, en montrant, d'un autre côté, qu'il y a des spores qui sont tuées par la lumière, alors qu'elles résistent à la plus haute température qu'elles trouvent au soleil. Mais nous avons vu que la durée de l'exposition à la chaleur a une grande influence que Downes et Blunt ne visaient pas. Pour faire disparaître toute indécision, il fallait d'abord opérer avec des espèces pures, car une partie des contradictions soulevées pouvait tenir à ce que les espèces en jeu n'étaient pas partout les mêmes. Ces espèces pures, il fallait leur offrir le milieu nutritif le plus favorable pour ne pas superposer des difficultés de nutrition aux difficultés au problème à résoudre ; enfin, il fallait éviter toute élévation de température capable de produire par elle seule tout ou partie de l'effet observé.

191. Duclaux. — C'est ce que j'ai essayé de faire en opérant sur des spores d'un bacille du lait, le *Tyrothrix scaber*, que son caractère granuleux rend très reconnaissable, et qui se cultive très bien dans le lait et dans le bouillon. Une goutte de la culture, contenant des spores, était évaporée à sec dans le fond d'un matras, qu'on exposait ensuite à la lumière pendant des temps variables. D'autres flacons pareils étaient laissés pendant le même temps à l'obscurité, dans une étuve chauffée constamment à une température supérieure ou égale à celle qu'atteignaient quelques heures par jour les flacons restés au soleil. A des intervalles variables, on introduisait du lait stérile dans deux de ces matras, l'un à la lumière, l'autre à l'obscurité, et on cherchait si le bacille se développait. On évitait ainsi les objections relatives à l'insolation du liquide de culture.

J'ai vu ainsi qu'après 14 jours il n'y avait encore aucun effet sur les spores venant du lait, et insolées à l'état sec. Après un mois, il y avait un retard de développement dans les matras insolés. Après 2 mois, deux d'entre eux, sur quatre, restèrent stériles. Avec des spores sortant d'une culture dans du bouillon, l'action de la lumière était plus rapide. Enfin, divers bacilles du lait, cultivés dans les mêmes conditions, ont des résistances inégales, de sorte que l'espèce microbienne et son milieu de culture ont une influence, qui apparaissait pour la première fois.

Dans un second travail, j'ai montré qu'un certain nombre de coccus, entre autres un coccus rencontré dans un cas de clou de Bistera, et qui est probablement identique au *Streptococcus pyogenes*, mouraient en quelques jours sous l'influence de la lumière : ils étaient donc moins résistants que les spores des bacilles.

Les chiffres auxquels j'arrivais ainsi, pour les durées de résistance, sont très supérieurs à ceux qu'avaient observés MM. Downes et Blunt. Ils avaient vu une fois une solution de Pasteur être stérilisée après 9 heures et demie d'exposition à la lumière dont trois heures et demie d'insolation. Je trouvais au contraire qu'il fallait des semaines et des mois. C'était une raison de croire que les spores avaient été seulement affaiblies, mais non tuées, dans les expériences de Downes et Blunt. Mais nous allons retrouver des exemples d'action très rapide dans un travail de M. Arloing publié presque immédiatement après le mien, et qui a porté sur la bactéridie charbonneuse.

192. Arloing. — Opérant sur une espèce pathogène bien

connue, M. Arloing s'est préoccupé avec juste raison de faire marcher de pair l'étude des variations de la virulence avec celle des variations de vitalité produites par la lumière. Il a constaté que la lumière du gaz suffit à retarder l'évolution des spores ensemencées dans un milieu nutritif, mais n'altère pas sensiblement leur virulence, même au bout de plusieurs générations. Celle du soleil gêne au contraire notablement le rajeunissement des spores et le développement du bacille. De plus elle transforme graduellement les cultures en une série de vaccins graduellement atténués.

En outre, et c'est ici que nous retrouvons, sur le terrain commun aux deux mémoires, les différences dont nous parlions tout à l'heure, la durée de l'insolation n'a pas besoin d'être longue. Deux heures d'exposition au mois de juillet, par une température comprise entre 35° et 39°, suppriment toute végétabilité dans des cultures en bouillon de poule, fraîchement ensemencées avec des spores de *Bacillus anthracis*. C'est beaucoup moins que ce que j'avais trouvé pour les spores des bacilles du lait, et même pour des micrococcus sans spores.

Comme, d'un autre côté, il faut, d'après M. Arloing, et dans des expériences conduites de la même façon, 27 à 30 heures d'insolation pour frapper de stérilité du mycélium du même bacille en plein développement, on est amené à conclure que la spore est plus sensible que l'être adulte vis-à-vis de l'influence solaire, tandis qu'elle nous apparaissait comme beaucoup plus résistante vis-à-vis de toutes les autres influences nocives étudiées jusqu'ici.

193. Straus. — Cette contradiction a paru surprenante, et on a cherché à l'expliquer. L'idée la plus naturelle était que les spores ensemencées commençaient à germer malgré les rayons solaires, dont le jeune mycélium, issu des spores, subissait au contraire rapidement l'influence. Conformément à cette idée, M. Straus a montré que la résistance des spores est plus grande quand elles sont immergées dans l'eau pure, où aucun acte végétatif ne se produit, que dans un bouillon nutritif, où on a le droit de supposer que ce travail commence en deux heures, puisqu'il est en pleine activité au bout de 12 heures. C'est ce qu'avaient signalé MM. Downes et Blunt. Mais M. Arloing a obtenu la mort des spores après une heure d'exposition à la lumière électrique, les spores étant maintenues en contact avec la glace, et par conséquent à une température qui y paralyse tout commencement de développement. Le mécanisme de l'action est sans doute plus profond, et, dans une *Revue critique* des *Annales de l'Institut Pasteur*, je l'avais attribué à ce que, lorsqu'on expose des spores dans du bouillon au soleil, il y a un effet d'oxydation sur le liquide, qui ne se produit plus quand les spores sont immergées dans l'eau. L'exactitude de cette explication résulte d'un travail très concluant de Roux, dont voici les éléments principaux.

194. Roux. — Des spores de bacilles charbonneux, provenant d'une culture dans de l'humeur aqueuse de bœuf, sont introduites, après un chauffage à 70° qui les débarrasse de tous les bacilles adultes, dans des ampoules pleines, fermées aux deux bouts, et dans des tubes à essai stérilisés, d'un volume de 20 cc. environ, qu'on ferme à la lampe après avoir introduit quelques gouttes de liquide sporifère. Les spores sont donc dans un liquide limpide, dans lequel elles ne peuvent germer, attendu qu'elles y ont terminé leur évolution, et les unes sont en présence d'un volume d'air notable, tandis que les autres n'en ont à leur disposition qu'un volume très faible.

Ces tubes sont exposés pendant le même temps au soleil de juillet suspendus à l'air par une ficelle : on évite de les placer sur un support ou de les appuyer contre un mur pour qu'ils ne s'échauffent pas trop. La température à l'intérieur des tubes n'a pas dépassé 39° par le plus radieux soleil de juillet. On retire en même temps un tube à air et un tube fermé ; dans le premier on ajoute un peu de bouillon nutritif non insolé et on le porte à l'étuve à 37° après l'avoir refermé. Les germes contenus dans le tube fermé sont puisés au moyen d'une pipette effilée et ensemencés dans le même bouillon nutritif, mis à 37°.

En opérant ainsi, on voit que la vitalité des spores se conserve à l'air pendant un temps assez long, qui varie suivant l'intensité du soleil. Dans une expérience, les germes ne poussaient plus après 30 heures d'insolation, dans un autre ils étaient morts après 29 heures. La résistance la plus longue observée a été de 54 heures.

Quant aux spores insolées à l'abri de l'air, elles restent vivantes pendant des temps beaucoup plus long. Après 83 heures d'insolation, elles donnaient une belle culture, alors qu'exposées à l'air dans les mêmes conditions, elles périssaient en moins de 30 heures.

Tous ces chiffres-là sont d'ailleurs des chiffres extrêmes, et correspondent à la destruction totale des spores. Mais l'expérience montre que la résistance des spores est variable suivant les conditions dans lesquelles elles se sont formées, et que, dans une même culture, chaque germe a pour ainsi dire une résistance qui lui est particulière.

Ces résultats témoignent que les spores charbonneuses ont une résistance très supérieure à celle qui ressort des essais de M. Arloing. Mais la contradiction est apparente, et tient à ce que, dans les expériences de ce savant, le liquide de culture était insolé en même temps que les spores. Il y a action sur le milieu et action sur ses habitants. Les conditions de l'expérience, ainsi conçue, sont donc assez compliquées. Il faut faire la part de chacune de ces influences diverses.

Exposons en même temps au soleil, et côte à côte, des flacons à culture contenant : les uns du bouillon nutritif pur, les autres du bouillon nutritif, plus des spores de bactéridies. Le bouillon employé est du bouillon de veau légèrement alcalin, très peu coloré, fait avec une partie de viande et deux parties d'eau. La couche de liquide sur le fond du flacon a une épaisseur de cinq millimètres environ. Toutes les heures, retirons un flacon de chaque espèce ; celui (A) qui ne contient que du bouillon pur est ensemencé avec des germes, et mis à l'étuve en même temps que le bouillon (B) qui contient déjà des spores en suspension. En général, après deux heures d'exposition en plein soleil, les flacons B ne se peuplent pas quand on les met dans l'étuve, tandis que dans les flacons A il y a le plus souvent culture. Mais si l'insolation a été prolongée 3 ou 4 heures, le bouillon pur ne laisse plus germer les spores qu'on y sème. Sous l'action du soleil et de l'air, il s'est produit, dans le milieu nutritif, un changement chimique qui arrête l'évolution des germes. Les spores, cependant, ne sont tuées ni après deux heures, ni même après sept heures d'exposition au soleil ; il suffit, en effet, de les puiser dans le milieu insolé où elles ne poussent pas, et de les semer dans le même liquide qui n'a pas été mis à la lumière, pour qu'elles donnent une culture avec des germes. La germination sera d'autant plus retardée que les spores auront été insolées plus longtemps, ou qu'elles seront restées plus longtemps en contact avec le bouillon modifié par le soleil et l'air.

Si, dans le bouillon insolé qui ne permet plus aux spores de germer, on sème, non plus des spores charbonneuses, mais de la bactéridie filamenteuse (une trace de sang charbonneux par exemple), celle-ci y pullule abondamment. La modification du milieu qui était suffisante pour arrêter l'évolution de la spore, n'est pas assez profonde pour entraver celle des bacilles déjà formés. Cette particularité donne l'explication de l'anomalie signalée par M. Arloing, à savoir que le mycélium de la bactéridie résiste mieux au soleil que les germes. Elle nous fait comprendre aussi pourquoi MM. Downes et Blunt trouvaient que les qualités nourricières de leur liquide insolé n'étaient pas changées, puisqu'il se troublait, quand ils l'ensemençaient directement. Cela ne prouvait pas, contrairement à ce qu'ils pensaient, que les germes contenus dans ce liquide étaient morts. Ce sont les difficultés de rajeunissement de la spore, si souvent visées déjà, qui l'immobilisent, et permettent de la croire morte dans des conditions dont la bactéridie adulte s'accomode encore assez bien et qui lui permettent de se développer.

Le bouillon exposé au soleil se décolore bientôt et s'oxyde d'autant plus vite qu'il a plus d'oxygène à sa disposition.

Avec un flacon à culture où l'air a libre accès, où le bouillon chargé de spores est étalé sur le fond en faible épaisseur, il n'y a déjà plus de développement lorsqu'on le porte à l'étuve après deux heures d'insolation. Dans un tube à essai profond et presque rempli de bouillon, les spores pourront soutenir bien plus longtemps l'action du soleil. La forme des vases est donc loin d'être sans importance, et il faut tout spécifier quand on décrit une expérience d'insolation.

Un milieu de culture qui est devenu, sous l'influence du soleil, impropre à la germination des spores du charbon, peut après un certain temps reprendre ses qualités premières, si on le garde à la lumière diffuse ou à l'obscurité, soit que l'oxydation mise en train par la lumière solaire, s'étant continuée, ait fait disparaître les produits nuisibles, soit que de nouvelles réactions chimiques inverses, ou peut-être aussi l'évaporation, aient amené le même résultat. Il est probable que dans un milieu peu sensible à l'action de l'oxygène, un milieu albumineux, par exemple, les spores de la bactérie germeraient malgré l'insolation, et pourraient ainsi paraître moins sensibles à l'action solaire.

BIBLIOGRAPHIE

DOWNES et BLUNT. Recherches sur les effets de la lumière sur les bactéries et autres organismes. *Proceedings of the Royal Society of London*, 1877, t. XXVI, p. 488.

DOWNES et BLUNT. Influence de la lumière sur le protoplasme. *Proceedings*, 1878, t. XXVIII, p. 199.

TYNDALL. Note sur l'influence exercée par la lumière sur les infusions organiques. *Proceedings*, 1878, t. XXVIII, p. 212.

TYNDALL. Sur l'arrêt de la vie des infusoires, *Nature*, 1882, t. XXVI, p. 466.

JAMIESON. Influence de la lumière sur les bactéries. *Trans. and proceed. of the Royal Society of Victoria*, t. XX, p. 2-6. — Influence de la lumière sur le développement des bactéries, *Nature*, 1882, t. XXVI, p. 244.

DUCLAUX. Influence de la lumière du soleil sur la vitalité des microbes. *Comptes-rendus*, 1885, t. C. p. 119 et t. CI. — Sur la durée de la vie chez les germes de microbes. *Ann. de ch. et de phys.* 1885, 6e S., t. V., p. 57.

ARLOING. Influence de la lumière sur la végétation et les propriétés pathogènes du *Bacillus anthracis*. *Comptes-rendus*, 1885, t. C. p. 378, et t. C I, p. 501 et p. 535.

DOWNES. Sur l'action de la lumière du soleil sur les microorganismes. *Proceedings*, 1886, t. XI, p. 14.

ARLOING. Influence de la lumière blanche et de ses rayons constituants sur le développement et les propriétés du *bacillus anthracis*. *Archives de physiologie normale et pathol.* 1886, t. VII, p. 209.

STRAUS. Note sur l'action de la lumière solaire sur les spores du *bacillus anthracis*. *Soc. de Biol.* 1886, p. 473.

LUBBERT. Le *staphylococcus pyogenes aureus* et le coccus de l'ostéomyélite. Wurtzbourg, 1886, p. 14.

ARLOING. Les spores du *bacillus anthracis* sont réellement tuées par la lumière. *Comptes-rendus*, 1887, t. CIV, p. 701.

ROUX. De l'action de la lumière et de l'air sur les spores de la bactéridie charbonneuse. *Annales de l'Institut Pasteur*, 1887, t. I, p. 445.

GAILLARD. De l'influence de la lumière sur les microorganismes, 1888, Lyon.

DANDRIEU. Influence de la lumière dans la destruction des bactéries. *Annales d'Hygiène*, 1888, p. 448.

PANSINI. Action de la lumière solaire sur les microorganismes. *Rivista d'Igiene*, 1889.

BUCHNER. Influence de la lumière sur les bactéries. *Centralblatt f. Bact.* 11, 1892, p. 781 et 12, p. 217.

MARSHALL WARD. *Proceedings*, 1893, t. III, p. 310.

CHAPITRE XXII

ÉTUDE DÉTAILLÉE DE L'INFLUENCE DE LA LUMIÈRE SUR LES MICROBES

Nous avons maintenant à étudier en détail l'influence dont nous venons d'apprécier l'ensemble, et à préciser les notions que nous avons vues apparaître dans leur ordre historique. Et d'abord les radiations qui entrent ici en jeu sont-elles les mêmes que celles dont les microbes colorés subissent l'influence ?

195. Influence des diverses radiations du spectre. — Sous ce rapport, les progrès de la science n'ont fait que confirmer, en les précisant, les résultats de Downes et Blunt. Ce sont surtout les rayons chimiques qui sont actifs. Si parfois l'expérience n'a révélé aucune différence bien sensible entre les diverses couleurs du spectre, c'est que ces couleurs étaient trop affaiblies, soit par absorption, réflexion, ou dispersion dans le prisme, soit par absorption dans les milieux colorés, pour pouvoir exercer une action quelconque. Janowski, Geisler, Kotliar, Galeotti, Dieudonné sont d'accord sur l'influence prépondérante de la partie chimique du spectre solaire.

La même conclusion ressort de l'étude des sources de lumière artificielle. Geisler a comparé à la lumière solaire celle d'un arc électrique de 1000 bougies environ, placé à une distance d'un mètre de cultures du bacille typhique dans de la gélatine-peptone. Six tubes ensemencés étaient placés, 2 à l'obscurité, 2 au soleil, 2 devant l'arc. Sur ces derniers on observait un retard à la culture qui, déjà sensible après 3 heures d'exposition, était très manifeste après 6 heures. Au soleil, deux heures d'exposition suffisaient à produire un retard beaucoup plus marqué, et même à tuer une grande partie des germes. Il était intéressant dans ce cas de séparer l'effet de l'échauffement de l'effet lumineux. Dans ce but, Geisler tamisait les rayons incidents au travers d'une solution d'alun, qui absorbe une grande partie du spectre calorifique. Il a vu que deux ou trois heures d'exposition au soleil, dans ces conditions, ou six heures à la lumière électrique, permettaient encore une culture faible, tandis qu'il n'y en avait plus quand on supprimait l'écran d'alun. Santori avait bien indiqué déjà cette superposition de l'effet lumineux et de l'effet calorifique. Kotliar, en étudiant le même sujet, a vu que les rayons rouges semblaient favoriser le développement des microbes, sans doute parce qu'ils suppriment en partie le rayonnement chimique antagoniste que ces microbes subissent dans la lumière blanche. Par contre, les rayons violets sont nettement retardateurs. Il y a pourtant d'après Kotliar une exception pour les spores du *B. anthracis*, qui se développent plus vite dans la lumière violette. Mais ce fait, d'apparence paradoxale, est resté jusqu'ici isolé.

Comme exemple synthétique de ces diverses notions, on peut citer une expérience, faite à Naples par Kruse, sur des spores charbonneuses desséchées sur une lamelle de verre, et exposées : (1) à la lumière directe du soleil ; (2) à cette lumière tamisée par **2** ou **3** centimètres d'épaisseur d'eau, qui arrête une partie des rayons calorifiques ; (3) au travers d'une même épaisseur d'une solution d'alun ; (4) au travers d'un verre rouge ; (5) au travers d'un verre bleu ; (6) au travers d'un verre noir imperméable à la lumière. Il est clair que, dans tous ces essais, l'influence de la lumière et celle de la chaleur se superposaient en quantités inégales, mais comme il s'agissait de spores desséchées, l'influence calorifique, même du soleil de Naples, était insuffisante pour produire un effet quelconque, et dès lors on peut négliger en partie ses variations. De temps en temps, on prenait une des lamelles de chaque série d'expériences, et on s'en servait pour un ensemencement sur gélose ; voici les nombres de colonies trouvées dans chaque cas :

	1	2	3	4	5	6
Durées d'exposition	Lumière directe	Ecran d'eau	Ecran d'alun	Verre rouge	Verre bleu	Verre noir
1 heure	∞	∞	∞	∞	∞	∞
2 heures	10000	11000	10000	∞	∞	∞
3 »	64	5600	4000	∞	∞	∞
4 »	210	1160	750	∞	∞	∞
5 »	0	730	132	∞	∞	∞
6 1/2 »	0	8	1	∞	∞	∞
10 »	—	—	—	∞	11000	∞
14 »	—	—	—	∞	6100	∞
20 »	—	—	—	4000	0	∞

La comparaison de 1 et 6 montre bien les différences de la lumière et de l'obscurité ; celle de 4, 5 et 6 prouve l'influence très faible des rayons rouges et un peu plus forte des rayons violets ; 4 et 5 ne sont malheureusement pas comparables à 1, à cause de l'énorme différence d'intensité. Il est fâcheux que M. Kruse n'ait pas essayé, comparativement, l'influence d'une so-
de quinine qui, transparente pour la lumière, est très opaque
lution de sulfate pour les rayons chimiques.

196. Influence de l'intensité. — Cette influence est évidente : l'action dépend à la fois et de l'heure, du jour et du moment de l'année, et du ciel plus ou moins couvert, et de la lumière plus ou moins diffuse. Mais aucune expérience n'a été faite pour préciser cette notion, ni pour savoir si l'action croît proportionnellement à la durée de l'insolation, ou suivant une autre loi. On n'a mesuré qu'en gros ces influences. Par exemple, Dieudonné a vu que le *B. prodigiosus* et le *B. fluorescens putidus* étaient retardés dans leur développement après une demi-heure d'insolation, et tués après une heure et demie, en mai, juillet, et août, tandis que les durées correspondantes en novembre étaient 1 h. 30′ et 2 h. 30′. La lumière diffuse est très peu active, et même il peut arriver que si les conditions du milieu sont favorables, la culture se fasse à la lumière diffuse aussi bien que dans l'obscurité. C'est ce qui est arrivé à Kruse dans une de ses expériences.

197. Buchner. — Les recherches que nous venons de voir se dérouler nous montrent le gros du phénomène. Il nous reste à examiner en détail les diverses influences que l'étude a successivement fait apparaître. Mais il est utile, auparavant, de synthétiser tout ce qui précède dans quelques expériences qui, sans apporter de contingent nouveau donnent une forme nouvelle et saisissante aux résultats acquis.

Ce sont celles de M Buchner, faites avec la gélose comme milieu de culture. Après avoir liquéfié par la chaleur un bouillon glucosé, on y ensemence des cultures pures de diverses bactéries, et, après avoir bien réparti la semence par l'agitation, on coule dans une boîte de Petri (**62**), qu'on recouvre immédiatement de son couvercle. Quand le contenu est solidifié, on applique sur le fond de la boîte un disque de papier noir portant des découpures de forme déterminée, par exemple des lettres ou bien un mot. On assujettit le couvercle au moyen d'un anneau de caoutchouc, et on expose la boîte, le fond en haut, à une ou deux heures d'insolation, ou à 5 à 10 heures de lumière diffuse. En remettant la boîte à l'étuve, on y voit apparaître, au bout de 24 à 36 heures, l'inscription portée par l'écran noir. Sous les découpures, les germes ont été tués, et la gélose reste limpide. Partout ailleurs, ces colonies se sont développées, et si l'ensemencement a été assez copieux pour qu'elles soient très nombreuses, elles restent petites parce qu'elles se nuisent mutuellement, et leur ensemble forme une sorte de nébuleuse blanche, sur laquelle se détachent nettement les lettres de l'inscription. En collant au contraire des caractères noirs sur le fond de la boîte, on aurait des lettres blanches sur fond transparent. L'expérience est jolie et bien saisissante.

On peut mettre en évidence, par le même procédé, les retards à la germination apportés par une insolation trop courte pour tuer les germes. En n'exposant la boîte au soleil que 10 minutes à un quart d'heure, on a, 24 heures après, l'inscription reproduite sur la gélose. Mais, 48 heures après, elle est moins nette, parce que les germes insolés ont germé à leur tour. Puis ils regagnent l'avance, et les caractères deviennent indistincts, puis s'effacent.

Enfin M. Marshall Ward sépare, par la même méthode, les effets de la lumière sur les germes et sur le milieu de culture. On commence par insoler les spores dans les boîtes de Petri, après les avoir étalées au fond du vase, soit dans une mince couche d'eau qu'on laisse sécher, soit dans une couche très mince de gélose. Quand la lumière a agi sur elles, on coule sur le fond de la boîte une couche de gélose nutritive non insolée, sur laquelle apparaissent les figures de l'écran, ce qui témoigne que la lumière peut agir sur les spores elles-mêmes. Dans une expérience inverse, on commence par insoler sous son écran la couche de gélose, et on étend ensuite à la surface, en couche mince, des spores non insolées ; on peut alors, suivant les cas, avoir un développement uniforme, témoignant que la gélose n'a pas été atteinte par l'insolation, ou bien un développement sous les parties opaques de l'écran, témoignant que là où elle a pénétré, la lumière a rendu moins propre ou même impropre à la germination la couche de gélose. Nous trouverons bientôt de nouvelles applications de cette méthode, qu'il nous suffit d'avoir signalée ici.

Retournons-nous maintenant du côté du microbe et cherchons de quoi dépend pour lui l'influence de la lumière. Et tout d'abord se pose la question générale de savoir si tous les microbes d'une même culture ont le même sort, et sont détruits en même temps sous l'action du soleil.

198. Différences de résistance individuelle. — Nous avons retrouvé, dans les expériences de M. Roux (**194**) sur l'action de la lumière, des différences de résistance individuelles de même ordre que celles que nous avons relevées au sujet de l'action de la chaleur. Elles apparaissent plus nettement quand on emploie la méthode des cultures sur milieux solides, et elles sont inscrites dans l'expérience de Kruse que nous avons résumée plus haut (**195**). C'est Pansini qui les a mises le premier en évidence. A son mémoire, qui confirme sur beaucoup de points les résultats antérieurs, nous n'emprunterons que les nombres relatifs à l'action de la lumière sur les bacilles d'une même culture.

Pour faire l'expérience, M. Pansini employait des cultures en goutte pendante. Quand elles étaient poussées au degré voulu, la goutte de bouillon contenant des microbes était placée sur une lamelle renversée sur une petite cuvette, et scellée sur ses bords avec de la vaseline. Après un certain temps d'exposition au soleil, on l'enlevait, on la nettoyait de sa vaseline adhérente, et on l'immergeait dans de la gélatine nutritive dans laquelle on l'agitait, de façon à bien répartir ses microbes dans la masse, qu'on étalait ensuite sur une lame de verre pour en faire la numération selon les méthodes connues.

On pouvait ainsi voir, d'une façon plus précise que cela n'avait été fait jusque-là, comment se fait la destruction des microbes. Est-elle brusque, simultanée pour tous les habitants d'une même culture, ou bien, comme cela est plus probable, y a-t-il, chez ces descendants d'une même origine, des inégalités de résistance, et comment se distribuent-elles? Comme réponse à ces questions, je citerai l'une des expériences de M. Pansini, un peu plus complète que les autres. Elle a porté sur le *B. anthracis*, et a été faite en exposant le 12 mai, à une température qui a varié de 32 à 40°, 12 cultures en gouttes pendantes, dont on a retiré une toutes les dix minutes pour compter ses germes par la méthode des plaques. Le lendemain on comptait 2.520 colonies provenant de la lamelle exposée à la même température, mais à l'obscurité. Il n'y en avait encore aucune avec les lamelles exposées au soleil. Le surlendemain on relevait sur ces dernières les chiffres suivants :

Lamelle	exposée	10 minutes	au soleil	360	colonies.
—	—	20	—	130	—
—	—	30	—	4	—
—	—	40	—	3	—
—	—	50	—	4	—
—	—	60	—	5	—
—	—	1 h. 10, et suivantes		0	—

On voit nettement, sur ce tableau, que la destruction des microbes est surtout rapide pendant les premières minutes, mais qu'elle respecte un petit nombre d'individus, plus résistants, qui mettent trois et quatre fois plus de temps à éprouver les effets de l'action solaire. Malheureusement, dans cette expérience, on n'a pas assez séparé les effets calorifiques des effets purement lumineux. Mais, dans d'autres expériences, faites à des températures plus basses, les effets sont du même ordre.

A sec, les spores de bactéridie se comportent de même. Elles sont pourtant plus résistantes, non pas qu'il n'en périsse beaucoup dans les premières heures de l'exposition, mais parce qu'il y en a qui exigent un temps beaucoup plus long. C'est ce que montre le tableau suivant, dont la signification est la même que celle de celui qui précède. Les spores avaient été exposées à sec sur une lamelle couvre-objet.

Lamelle exposée à l'obscurité			1015	colonies.
—	30 minutes à la lumière		396	—
—	1 heure	—	208	—
—	2 heures	—	48	—
—	3 —	—	30	—
—	4 —	—	34	—
—	5 —	—	8	—
—	6 —	—	3	—
—	7 —	—	3	—
—	8 heures et plus		0	—

199. Influence de la dessiccation ou de l'humidité. — Nous savons maintenant, d'une façon plus précise, ce que signifient ces mots retard à la culture ou mort à la suite de l'insolation.

Le retard correspond en partie à la diminution du nombre des germes, la mort à leur disparition complète, qui exige un temps beaucoup plus long que la mort des plus fragiles d'entre eux. Nous verrons bientôt les influences physiologiques qui interviennent dans ces deux phénomènes. Contentons-nous pour le moment de les examiner en bloc. Nous venons de voir que les spores sèches sont plus résistantes que les bacilles dans leur bouillon de culture. Essayons de démêler l'influence de la sécheresse ou de l'humidité sur le même microbe au même état. Nous examinerons ensuite l'influence des divers milieux liquides.

Nous avons sur ce point, en dehors des résultats de Roux que nous avons déjà signalés, des expériences bien faites de Momont, qui opérait en exposant au soleil des spores charbonneuses desséchées et des spores en suspension dans l'eau. L'exposition terminée, on ensemençait dans du bouillon nutritif non insolé. Il a vu ainsi que ces spores supportaient plus de cent heures d'exposition à l'état sec, et périssaient après 44 heures d'exposition à l'état humide.

La même expérience, faite sur des bacilles charbonneux asporogènes, c'est-à-dire incapables de donner des spores, a donné le résultat suivant. Des cultures de 24 heures, desséchées et exposées au soleil, ont péri après 5 h. 30′ et 5 heures. Les mêmes cultures, introduites en volume d'une goutte au fond d'un tube scellé qu'on exposait au soleil, périssaient après 2 h. 30.

200. Influence du milieu. — Le milieu dans lequel se fait l'exposition au soleil intervient aussi dans le résultat et modifie la résistance. Seulement, pour apprécier cette influence, il faut que le microbe insolé soit ensemencé dans un milieu neuf, et que le liquide d'exposition ne soit pas aussi le liquide de culture. En même temps qu'il faisait les expériences ci-dessus sur la résistance des bactéries et des spores dans l'eau, M. Momont essayait de même la résistance du sang charbonneux desséché ou humide. Dans le sang desséché, les bactéries ont été tuées au bout de 8 heures, tandis qu'elles ont vécu 12, 13 et 14 heures dans le même sang maintenu humide. Le degré de résistance est donc inverse de ce qu'il est dans l'eau et à sec. Nous essaierons de trouver une explication de ce fait quand nous étudierons le phénomène au point de vue chimique. Contentons-nous pour le moment de l'enregistrer.

Dans ces expériences, le sang était étalé sur les parois d'un tube de verre, et desséché sous l'action du vide sec. M. Momont a aussi opéré en imprégnant de sang des morceaux de papier buvard stérilisé qui furent placés dans des vases flambés laissés au soleil. Toutes les heures, des fragments de ce papier étaient ensemencés dans du bouillon et d'autres introduits sous la peau de cobayes. Les papiers insolés 1 heure, 2 heures, 3 heures... jusqu'à 15 heures, amènent la mort des cobayes dans un temps qui a varié de 36 heures à 3 jours. Après 16 heures d'insolation, le papier inoculé directement ne tua pas les cochons d'Inde, mais donna des cultures qui étaient virulentes. La résistance est donc voisine ici de ce qu'elle est à l'état humide.

La même expérience fut faite en étalant du sang en couche mince sur des lamelles stérilisées que l'on exposait ensuite au soleil. Au bout de 6 heures 1/2 d'insolation, un fragment de lamelle, introduit dans le tissu cellulaire d'un cobaye, ne lui donne pas le charbon. Un autre morceau de la même lamelle est mis dans du bouillon : il se développe des bactéridies qui sont virulentes pour le cobaye. Les bactéridies protégées par les fibrilles du papier sont mortes moins rapidement que celles étalées sur le verre. Nous aurons à nous souvenir bientôt de ce fait. Il a été fait beaucoup d'études analogues, surtout à propos de la durée de conservation des bacilles pathogènes dans l'eau. Nous les retrouverons dans l'étude spéciale que nous ferons de ce liquide.

201. Influence de l'air. — Nous arrivons à l'influence maîtresse en l'espèce, celle de l'air, qui a été reconnue dès l'origine par MM. Downes et Blunt, mais que nous devons étudier de plus près. Est-elle d'abord indispensable, et l'action de la lumière ne suffit-elle pas, à elle seule, pour affaiblir et tuer des bactéries ?

On peut déjà affirmer que tel est bien le cas, d'après les expériences de Roux (**194**), que confirment celles de Momont, qui, dans presque tous ses essais, a opéré comparativement dans l'air et dans le vide fait à la trompe à eau avec 7 ou 8 rentrées successives d'hydrogène, de façon qu'on était assuré d'avoir éliminé toute trace d'oxygène gazeux. Voici quelques-uns des résultats trouvés pour les durées de résistance dans l'air et le vide :

			Air	Vide
Sang desséché, conservé	à 16-22°	à l'obscurité	57 jours	48 jours.
»	à 33°	»	45 »	50 »
Id. autre série	à 16-22°	»	60 »	48 »
»	à 33°	»	48 »	52 »

La dessication dans le vide suffit donc à tuer la bactéridie filamenteuse, et la présence de l'air augmente sa résistance à la température ordinaire, la diminue à celle de l'étuve.

Des essais analogues ont été faits avec des cultures de bactéridie en bouillon. On a choisi la bactéridie asporogène, pour être sûr qu'elle ne contenait pas de spores. Les durées de résistance ont été :

			Air	Vide
Bouillon de culture desséché, conservé		à 16-22°	18 jours	48 jours.
»		à 33°	12 »	8 »
Id. autre série	»	à 16-22°	21 »	17 »
»	»	à 33°	10 »	12 »
Même bouillon avec 50 0/0 sérum	»	à 16-22°	23 »	25 »
»	»	à 33°	14 »	15 »

La bactéridie filamenteuse résiste donc moins dans le bouillon que dans le sang, et l'addition au bouillon, avant dessiccation, de 50 0/0 de sérum de mouton, n'ajoute guère à la résistance. On voit encore qu'ici l'action du vide suffit à tuer la bactéridie desséchée.

Toutes ces expériences sont faites à l'obscurité. Voyons maintenant ce que donne la lumière solaire. Voici les durées maximum de la vie chez les bactéridies sans spores, insolées dans diverses conditions.

			Air	Vide
Sang desséché, au soleil (25°-35°)			8 heures	11 heures.
Bouillon desséché	»	»	5 h. 30 m.	6 h. 30 m.
Id. autre série	»	»	5 h.	6 h. 30 m.
Id. avec 50 0/0 sérum		»	4 h.	7 heures.
Bouillon ordinaire	»	»	2 h. 30 m.	50 heures.
Spores sèches	»	»	plus de 100 h.	plus de 100 h.
Spores dans l'eau	»	»	44 h.	plus de 110 h.

L'action du soleil dans le vide est donc variable suivant les circonstances, mais elle se produit toujours, et la présence de l'air ne semble pas nécessaire pour que la lumière détruise les microbes exposés à son action. Toutefois, quand l'air est présent, l'action marche plus vite, et l'effet produit augmente en quelque sorte avec la quantité d'air présent, et diminue avec la quantité de bactéries exposées à son action. Il faut, quand on veut avoir des résultats homogènes et réguliers, que l'air puisse bien pénétrer dans toutes les couches de la culture insolée. Il faut étaler celle-ci en surface et non la mettre en profondeur, préférer, dans ce dernier cas, les milieux liquides aux milieux gélatinisés. Il faut enfin proportionner, dans une certaine mesure, les facilités de renouvellement de l'air au nombre des microbes présents. C'est ce que montre une expérience de Kruse, faite avec des spores charbonneuses exposées au soleil pendant le même temps dans une goutte pendante où elles étaient plus ou moins nombreuses. Voici la façon dont elles ont été atteintes :

	1re goutte	2e goutte
Avant	7 200	70 000
Après 40 min. d'insolation	2 176	2 970
60 » »	1 452	5 800
75 « »	112	2 850
90 » »	186	2 078
105 » »	2	1 902
120 » »	1	3 200

Il y a eu, dans les premiers moments, une destruction plus considérable de spores dans la goutte la plus chargée que dans l'autre, mais tandis que la destruction se poursuivait dans cette dernière, l'action solaire semblait avoir épuisé en 40 minutes son action dans l'autre, qui ne manifeste plus à partir de ce moment que des changements insignifiants.

Cette action de l'air est évidemment une action d'oxydation qui s'exerce, nous le savons déjà, à la fois sur le liquide où est contenu le microbe insolé, et sur le microbe lui-même. Suivons cette action chimique dans ces deux directions.

202. Oxydations dans le milieu insolé. — Les oxydations qui se produisent dans le milieu exposé à la lumière sont certainement multiples, et se mélangent et se superposent parfois. Nous n'étudierons ici que celles qui conduisent à des actions antiseptiques. On en connaît en ce moment trois : 1° le changement de réaction des liquides, qui en change parfois si notablement la valeur nutritive, 2° la formation d'acide formique, 3° la formation d'eau oxygénée.

J'ai montré que l'action solaire oxyde les corps gras, et les saponifie, de sorte qu'elle peut augmenter de ce fait l'acidité du milieu de culture. Elle n'oxyde les sucres qu'en milieu alcalin, dont elle fait disparaître l'alcalinité. Dans les deux cas, il y a formation d'acide formique, substance antiseptique, mais que les microbes peuvent utiliser comme aliment, lorsqu'il n'y en a pas trop.

Nous allons trouver des résultats analogues avec l'eau oxygénée, dont M. Richardson a le premier signalé l'existence dans les liquides de culture exposés au soleil. Dans de l'urine on peut, au bout de quelques jours d'insolation, déceler la présence de l'eau oxygénée, et même la doser colorimétriquement, au moyen de l'acide titanique. Non seulement cette urine ne se peuple pas, mais elle peut servir à arrêter la putréfaction de l'urine fraîche à laquelle on en ajoute une certaine quantité. Lorsqu'il y en a trop peu, le mélange se trouble et l'eau oxygénée disparaît, comme cela a lieu aussi pour l'acide formique.

L'urine neutre ou de préférence alcaline est celle qui donne le plus d'eau oxygénée. Il ne s'en forme plus quand on acidule avec un acide minéral quelconque, même de l'acide nitrique. Enfin ce n'est pas l'urée qui agit dans l'urine, car des solutions pures de cette substance ne donnent pas d'eau oxygénée au soleil : l'acide urique et les urates n'en donnent que des traces.

M. Marshall Ward, qui a étudié ensuite ce sujet, confirme ces conclusions, montre que l'eau oxygénée, produite en dehors de toute action des microbes, est au contraire détruite par eux, et lui attribue un rôle prépondérant, sinon exclusif, dans la stérilisation que l'urine subit au soleil.

Dieudonné a cherché si d'autres milieux nutritifs ressemblaient sous ce point de vue à l'urine. Il a utilisé, pour déceler l'eau oxygénée, la réaction très sensible que donne en sa présence un mélange d'empois ioduré d'amidon frais et d'une solution étendue de sulfate de fer. Il se forme une couleur bleue très intense. Ce réactif permet de découvrir de l'eau oxygénée à la surface d'une plaque de gélose après 10 minutes d'insolation. Cette eau oxygénée disparaît à l'obscurité et se reforme à la lumière. On n'en trouve pas quand les rayons solaires ont traversé une dissolution de bichromate de potasse ; il s'en forme au travers de l'alun et du sulfate de cuivre ammoniacal : sa production se fait donc sous l'influence des rayons chimiques ; en ajoutant de l'éther, on favorise sa formation. M. Berthelot en a du reste découvert dans une foule de substances organiques même pures, exposées à l'air.

Il doit y avoir autre chose dans l'action solaire que cette formation d'eau oxygénée ou d'acide formique, autre chose même qu'une action oxydante, puisqu'elle se produit encore dans le vide. Il est vrai que même dans le vide, le protoplasma emporte encore sa provision d'oxygène à l'état demi-combiné, dont l'utilisation rapide et irrégulière pourrait encore lui être fâcheuse. Mais précisément dans ces conditions, il résiste très longtemps. L'action solaire ne se résume donc pas toute entière en une action d'oxydation, et les modifications protoplasmiques que nous allons relever ont peut-être une origine plus complexe qu'on ne le suppose en les attribuant à l'influence de la lumière sur la respiration des microbes.

203. Action sur les pigments. — Gaillard a cherché en 1888 ce que deviennent, sous l'action du soleil, divers microbes dont quelques-uns colorés, comme le *Suphylococcus pyogenes aureus*, le *B. prodigiosus*, la levure rose, et il a vu que la lumière était préjudiciable à la production du pigment. Cette question a été reprise par Laurent, qui a opéré sur le *Bacille de Kiel*, découvert par Breunig dans les eaux potables de la ville de Kiel, et qui, cultivé sur pomme de terre, la recouvre en 24 heures d'une couche rouge pourpré. Lorsqu'on expose à la lumière une tranche de pomme de terre qu'on vient d'ensemencer sur toute sa surface avec le bacille de Kiel, on voit que la matière rouge ne résiste pas à une très vive insolation et se décolore. Trois tranches exposées 1, 3 et 5 heures aux rayons directs du soleil de juillet, puis reportées à l'étuve à 33°, ont donné les résultats suivants. La culture exposée au soleil pendant une heure a donné des colonies blanches et un petit nombre de colonies roses. Celle qui avait subi l'influence solaire pendant 3 heures a donné des colonies incolores, sauf quelques-unes qui étaient rose pâle. Cinq heures d'insolation avaient stérilisé la troisième culture.

Les colonies blanches des deux premières cultures ont été ensemencées sur tranches de pommes de terre placées à l'étuve à 33°. La coloration rose se développa dans presque toutes les colonies issues de la culture exposée pendant une heure au soleil. Sauf quelques exceptions, toutes les colonies qui provenaient de la semence insolée pendant trois heures étaient restées incolores. Au troisième passage de ces colonies sur pomme de terre, il n'y eut plus la moindre trace de coloration rouge, et cette variation s'est maintenue intacte dans des conditions déterminées. La lumière avait donc modifié la physiologie du bacille au point d'en faire une race décolorée des plus stables, capable de garder indéfiniment l'impression de la radiation solaire.

Il n'est pas assuré que les rayons qui interviennent dans ce phénomène soient les mêmes que ceux que nous avons trouvés actifs sur la croissance et la multiplication. N'oublions pas qu'il s'agit de bactéries colorées, et que celles-ci semblent se comporter autrement que les autres. M. Laurent a donc bien fait d'essayer quelles étaient les radiations les plus capables de produire ces décolorations. Il a séparé les radiations calorifiques au moyen d'une solution d'alun, les radiations chimiques avec une solution de sulfate de quinine, et a comparé avec la lumière directe.

Sous l'alun, le bacille est impressionné aussi vivement qu'à la lumière directe ; il en est à peu près de même sous la solution de sulfate de quinine. Ce sont donc les rayons lumineux du spectre qui ont l'action prépondérante sur le bacille rouge. Cependant les cultures, dont les semences avaient été exposées au soleil sous la solution de bichromate de potassium, n'en avaient gardé aucune modification bien apparente. Sous le sulfate de cuivre, la perte du pouvoir chromogène était un peu plus marquée. Il semble que toutes les radiations lumineuses interviennent dans la destruction du pigment et la reproduction de races incolores chez le bacille rouge, mais que le maximum d'action appartienne à la partie la plus réfrangible de ces radiations.

La variété incolore du bacille rouge, obtenue sous l'influence de la lumière, ne diffère du type ni par la taille des bâtonnets, ni par la rapidité du développement.

Sur gélatine, les colonies ont le même aspect que celles du type originel ; celles qui sont superficielles se colorent, à 18-20°, en rouge pâle.

Au contraire, les cultures sur gélose et surtout sur tranches de pommes de terre, placés à l'étuve à 15-35°, restent complètement incolores. A cette température, le type originel est toujours rouge violacé.

Trente-deux cultures successives de la race incolore ont été faites sur pomme de terre à la température indiquée. *Jamais* il n'est apparu la moindre trace de coloration.

Dans les liquides nourriciers, la constance de la même variété n'est pas moins remarquable. A la température ordinaire, de même qu'à l'étuve à 30-35°, le bacille demeure incolore, non seulement dans le bouillon, mais dans tous les mélanges qui se sont montrés les plus favorables à la production du pigment, tels que les albuminoïdes, la peptone, les sucres en solution alcaline, le lactate de calcium. La variété semble donc fixée, mais elle ne l'est pas d'une manière définitive, car quel que soit le milieu de culture où le bacille s'est maintenu incolore, la matière colorante reparaît toujours quand on le reporte sur tranches de pommes de terre, à une température comprise entre 10 et 25°. La coloration est tout aussi vive que celle du type placé dans les mêmes conditions. Mais le retour de la fonction chromogène n'est à son son tour pas définitif : dès que la race se retrouve dans les conditions indiquées plus haut, elle donne de nouveau des cultures tout à fait incolores. M. Laurent a fait une douzaine de cultures successives sur pomme de terre, alternativement à 18-20° et à 30-35°, sans jamais avoir vu une colonie incolore à 18°, ni une trace de coloration à 35°.

Une colonie née à haute température ne devient pas colorée si on la porte ensuite à basse température. Lorsque la pomme de terre n'est pas complètement recouverte, on voit un bord rouge se former autour des colonies incolores. Inversement, une culture rouge à 18-20° ne se décolore pas à 35° ; elle devient plus violacée par suite de l'activité des phénomènes respiratoires. Mais si la croissance continue, les nouvelles cellules sont tout à fait incolores. Tous ces faits témoignent à la fois que c'est bien le même être qui présente ces alternatives de coloration et de décoloration, et aussi que la lumière et la chaleur, qui dans ce cas peuvent ajouter ou opposer leurs effets, agissent probablement sur le même mécanisme protoplasmique.

Plus récemment MM. d'Arsonval et Charrin ont étudié l'action des rayons du soleil sur la fonction chromogène du bacille du pus bleu. Ils ont vu qu'après 3 à 6 heures d'exposition au soleil dans un liquide qu'ils ne mentionnent pas, une goutte de ce liquide, ensemencée sur de la gélose, ne donnait que des colonies incolores. Après une plus longue durée d'exposition, les germes sont tués. Sous la lumière rouge, l'effet est moindre : il est inappréciable après 6 heures, et les colonies sur gélose ont leur fluorescence verte. Des faits du même ordre ont été souvent observés depuis avec d'autres microbes colorés, mais leur étude n'a pas été poussée assez loin pour qu'il soit utile d'insister.

204. Action sur la virulence. — Nous savons déjà que la virulence n'est pas une propriété protoplasmique. Il faut, dans sa définition, tenir compte à la fois du microbe inoculé, et de l'animal auquel on l'inocule. Mais, malgré cette complication, le mot virulence implique une question de sécrétions microbiennes, capables ou bien d'intoxiquer l'animal inoculé, ou de paralyser ses leucocytes. Il est donc intéressant de voir ce que deviennent ces sécrétions sous l'action de la lumière.

Dans la plupart de ses expériences, Momont a cherché comment se comportaient, sur le lapin, les spores et les bacilles qu'il avait insolés dans diverses conditions, dans de l'eau et dans du sang, à l'état sec et à l'état humide. De l'ensemble de ses résultats, on peut conclure que la virulence va en décroissant à mesure que le bacille se rapproche de la durée d'exposition mortelle, quelles que soient du reste les conditions de cette exposition. Cela revient à dire que quelques-unes de ses sécrétions, sinon toutes celles qui jouent un rôle dans la virulence, s'éteignent peu à peu, sans qu'on ait encore relevé de différences soit dans leur ordre de disparition, soit dans la façon dont elles sont atteintes par les divers modes d'insolation. Leur suppression marche de pair avec l'affaiblissement général du microbe, qui aboutit à la mort.

Cette action de la lumière est en général rapide, et on comprend qu'elle n'ait pas le temps de s'imprimer dans les propriétés du protoplasma. Elle est bornée aux microbes qui l'ont subie, et n'affecte pas leur descendance. Les cultures filles de cultures insolées, et par là plus ou moins atténuées, reprennent de suite leur virulence, si elles sont faites dans un milieu favorable. En général, la lumière peut donc atténuer les microbes qui subissent son action, mais seulement eux, et non leurs descendants.

S'il en était autrement, le soleil, depuis qu'il brille, aurait détruit tous les microbes pathogènes et en aurait fait des êtres inoffensifs.

Pourtant on ne saurait douter qu'une action plus faible et plus prolongée de la lumière ne soit capable de produire des races atténuées au moins aussi persistantes que les races incolores du Bacille de Kiel. Mais il n'y a rien de connu encore sur ce sujet. Il faudrait, pour l'étudier, faire des cultures de microbes pathogènes, à une lumière à la fois assez intense pour qu'elle soit active, et assez faible pour quelle permette la multiplication. C'est en effet par des générations successives que se fixe l'influence à laquelle on les soumet. Il y a beaucoup de découvertes, importantes au point de vue de l'hygiène, à faire dans cette voie.

BIBLIOGRAPHIE

JANOWSKI. Sur la biologie du bacille typhique. *Centralbl. f. Bact.*, t. 8, 1890.

GEISLER. Action de la lumière sur les bactéries. *Id.*, t. II, p. 161.

KOTLIAR. Influence de la lumière sur les bactéries. *Id.* t, 12. 1892, p. 836.

KRUSE. Sur l'importance hygiénique de la lumière. *Zeitschr. f. Hyg.*, 19, 1895.

GAILLARD. De l'influence de la lumière sur les microorganismes. Lyon, 1889.

PANSINI. Action de la lumière solaire sur les microorganismes. *Rivista. d'Igiene.*

MOMONT. Action de la dessiccation, de l'air et de la lumière sur la bactéridie charbonneuse. *Ann. de l'Institut Pasteur*, t. 6, 1892, p. 21.

RICHARDSON. Influence de la lumière pour prévenir la putréfaction. *Journal of the chem. Soc.*, t. 63, p. 1109.

MARSHALL-WARD. L'action de la lumière sur les bactéries. *Proceed*, t. 54., 1893.

DIEUDONNÉ. Importance de l'eau oxygénée dans le pouvoir bactéricide de la lumière (*Arb. a. d. k. Gesundh.*), t. 9, p. 357.

LAURENT. Étude sur la variabilité du bacille rouge de Kiel. *Ann. de l'Institut Pasteur*, t. 4, 1890.

D'ARSONVAL et CHARRIN. Influence des agents atmosphériques sur le bacille pyocyanogène. *Comptes-rendus*, t. 118, 1894, p. 151.

CHAPITRE XXIII

DURÉE DE CONSERVATION DES MICROBES

Des faits contenus dans les chapitres précédents découlent des conclusions relatives à l'hygiène dont nous avons à développer l'étude. Mais auparavant nous avons à examiner une question plus étroite, qui n'a guère d'importance que pour les laboratoires, et que voici : Dans quelles conditions faut-il se mettre pour conserver le plus longtemps possible les germes microbiens, et sur quelle durée maximum de vie peut-on compter?

Tous les détails que nous avons fournis sur la variabilité morphologique et physiologique des microbes prouvent combien il est difficile de découvrir l'espèce et le genre d'un microbe qu'on rencontre fortuitement, et de savoir s'il est nouveau ou s'il a été déjà décrit. On ne peut y arriver avec quelque sûreté que lorsque son inoculation amène sur un animal des désordres caractéristiques. Lorsque tel n'est pas le cas, ou lorsque le microbe n'est pas pathogène, son identification est un problème très difficile, et qu'on ne peut résoudre qu'à l'aide de comparaisons très soigneuses de cultures simultanées du microbe à l'étude et de ceux qui lui ressemblent le plus.

Pour cela, il faut donc avoir une collection et ne pas la laisser perdre. Soyka et Kral ont proposé de faire des cultures sur tranches de pommes de terre qu'on enferme dans des tubes cylindriques hermétiquement clos, ou sur plaques de gélatine qu'on introduit dans des flacons plats lutés à la paraffine. On les protège ainsi contre la dessiccation et les impuretés. On peut aussi les protéger contre la lumière. Mais on ne les protège pas contre l'action de l'air, ni contre les influences nocives du milieu de culture, ou, du moins, on ne voit pas en quoi, sous ces deux points de vue, ces cultures sur gélatine ou sur pomme de terre sont supérieures aux cultures en bouillon, bien plus faciles à manier et à conserver qu'elles.

Si nous nous demandons, avec ce que nous savons déjà, quelles sont les conditions les plus favorables à la conservation de la vie chez un germe de microbe, nous trouvons 1° la spore ; 2° l'élimination aussi complète que possible de l'air et de la lumière ; 3° la séparation entre les germes et leur milieu nutritif contenant des substances antiseptiques pour eux. D'autres conditions interviennent sans doute sur lesquelles nous sommes moins bien renseignés, mais voilà les principales.

La question qui se pose est de savoir si les microbes, même à l'état de spores, peuvent résister longtemps dans ces conditions, et à cette question, l'expérience seule peut répondre. Encore doit-elle être faite avec quelques précautions que nous allons énumérer.

205. Conditions d'une bonne expérience. — La première est de porter sur une espèce unique. On élimine ainsi les questions confuses de concurrence vitale, et on supprime tous les résultats contradictoires qu'on ne manquerait pas de rencontrer si on opérait sur un mélange de microbes.

Cette condition en permet une autre. Nous savons déjà que la mort n'est pas un phénomène brusque ; elle est le terme d'une série de dégradations successives. Tant que le microbe n'est pas mort, il est très malade, difficile comme tous les malades, et très exigeant sur les conditions de milieu qui peuvent lui permettre de se réparer et de se rajeunir. Il faut, quand on veut voir si un germe est encore vivant, lui fournir les conditions de température et de nourriture qui lui conviennent le mieux. Pour cela il faut les connaître, et, en règle générale on rajeunira plus facilement un microbe dont on connaîtra bien la physiologie et les besoins. Quand on n'a aucun renseignement particulier sur ce sujet, on recourt aux notions générales. On fournit par exemple, de préférence, des solutions sucrées et légèrement acides aux levures, sucrées et plus acides aux moisissures, des bouillons neutres ou légèrement alcalins aux bactéries et aux coccus. En général, quand on est dans l'incertitude, une décoction ou une macération de légumes, tels que les navets, où il y a des sucres, des matières albuminoïdes et pectiques, rend de bons services. Il en est de même du bouillon exactement neutralisé, avec adjonction de 1/2 0/0 de peptone. Trop de peptone lui enlève ses qualités.

Enfin, il faut être très prudent dans le maniement des températures, qu'on élève peu à peu du niveau auquel était conservée la semence aux niveaux plus élevés. La progression doit être graduelle et lente comme pour toutes les éclosions. Il faut savoir aussi que le temps est un élément important de l'action, et que certains germes ne commencent à pousser qu'au bout de quelques jours d'étuve. Toutes ces conditions de succès n'ont pas toujours été réalisées, et les nombres trouvés alors pour la vitalité des microbes sont probablement de beaucoup inférieurs à la réalité.

206. Conservation à sec. — Étudions d'abord les résultats de la conservation à sec, qui est normale pour les spores de mucédinées.

Les spores de la muscardine des vers à soie, produite par le *botrytis bassiana*, sont encore capables de germer après deux ans, mais pas davantage. La limite est à peu près la même pour l'*ustilago maïdis*, le *tilletia caries*. L'*ustilago destruens* peut aller jusqu'à trois ans et demi. L'*ustilago carbo* a pu encore germer après 31 mois. Cette étude sur les Ustilaginées est due à Hoffmann. On voit que les diverses espèces d'un même genre paraissent présenter des degrés différents de résistance.

Il en est de même dans les Urédinées. Les spores d'*uredo* et d'*æcidium*, qui peuvent germer aussitôt mûres, ne conservent cette faculté que quelques semaines tout au plus, jusqu'à la fin de l'été où elles sont nées. Les spores du *puccinia graminis*, qui traversent l'hiver, germent très facilement au printemps de l'année suivante, plus lentement et plus rarement pendant l'été, et sont presque toutes mortes en août. D'autres spores de Pucciniées et d'Uromycètes n'ont pas pu aller jusqu'au second été après l'année de leur formation.

De même dans les Péronosporées. La faculté germinative périt après trois semaines dans les spores mal desséchées du *peronospora infestans*, après six à huit chez le *cystopus candidus*.

Tous ces nombres me paraissent un peu faibles, et je serais tenté de croire qu'il y a eu une erreur provenant d'un mauvais ensemencement, dans un liquide par exemple trop acide. Le milieu de rajeunissement doit en général être moins acide que le milieu de culture. Même lorsqu'on connaît bien ce dernier, comme tel est le cas pour l'*aspergillus niger* ou le *penicillium glaucum*, il faut réduire l'acidité au tiers ou au quart pour favoriser le développement d'un germe vieilli. Avec ces précautions, j'ai pu trouver des spores de *penicillium* vivantes depuis 6 ans. C'est une durée de beaucoup supérieure à celles que pouvaient faire prévoir les expériences de Hoffmann, citées plus haut. *L'aspergillus niger* pousse péniblement après 2 ans, et, après 3 ans, j'ai toujours trouvé ses spores stériles.

Mais on peut montrer que cette durée n'est pas très longue. J'ai étudié, en 1882, des bourres de coton chargées de poussières de l'air par M. Pasteur dans ses expériences de 1859 et 1860, et enfermées dans des tubes de verre : elles avaient donc à ce moment-là 22 ans. Quelques-unes étaient tout à fait noires, et renfermaient sûrement des millions de germes divers, protégés, depuis leur immobilisation dans les mailles du coton, par un mince bourrelet de cire à cacheter, contre toute immixtion de germes nouveaux. Toutes ces bourres de coton, ensemencées dans de l'eau de navets sucrée, s'y sont montrées stériles.

Six bourres d'amiante chargées en 1860 de spores de *penicillium*, ensemencées dans de l'eau de navets sucrée, n'y amènent aucun développement.

Deux autres bourres chargées de spores diverses laissent aussi ce bouillon stérile. Il en est de même d'une bourre portant depuis 1860 des spores de *bothryosporium pulchrum* et de *mucor candidus*.

Quatre bourres de coton chargées des poussières de l'air, dont deux de façon à en être noires, laissent parfaitement intact le liquide d'ensemencement.

On a donc le droit de conclure qu'après vingt-trois ans de conservation à sec et à l'obscurité il n'y a plus un seul germe vivant, non seulement de mucédinées, mais encore des autres microbes. Nous allons voir au contraire qu'il y en a qui résistent pendant des temps plus considérables, dans d'autres conditions de conservation.

207. Conservation en vases clos. — En regard des faits qui précèdent, je peux placer le cas d'un *penicillium*, provenant d'un ensemencement fait en 1860 au moyen d'air pris au sommet du Panthéon, dans de l'eau de levure sucrée, contenue dans un ballon clos, et qui avait formé à la surface du liquide 3 petits îlots ayant fructifié. Il y avait sûrement eu assez d'air pour suffire à l'évolution complète de la plante, mais peut-être l'oxygène avait-il peu à peu été absorbé en entier. En tout cas, les spores ne s'étaient pas desséchées, ayant au contraire toujours été dans un air saturé d'humidité. Elles étaient encore vivantes en 1882 après 22 ans. C'est une durée notablement plus longue que dans les essais qui précèdent.

Dans ces mêmes conditions de conservation, c'est-à-dire en liquides nutritifs conservés en vases clos, j'ai trouvé morts, après 22 ans, 28 myccéliums de végétations cryptogamiques ; ces mycéliums n'ont pas la même vitalité que des spores.

208. Conservation à l'humidité et à l'air. — La seule incertitude au sujet de ces expériences porte sur la dose d'oxygène resté dans les ballons pendant cette longue durée de conservation. Mais on peut la faire disparaître en conservant les cultures, non plus dans des vases clos, mais dans des vases fermés avec des tampons de coton, qui permettent la pénétration de l'oxygène. Seulement ces vases ne sont pas anciens dans la science, et mes plus vieilles réserves n'ont pas encore 20 ans. Voici les résultats qu'elles m'ont fournis dans une étude récente inédite, qui a porté sur des microbes dont je connaissais bien la physiologie, ceux de mes études sur le lait.

Trois matras datant de 8, 9 et 17 ans, et contenant des spores de *Tyrothrix tenuis* dans un milieu de culture qui avait fini par devenir alcalin, ont donné tous trois des cultures.

Il en a été de même pour 2 matras, contenant des spores de *T. scaber*, vielles de 11 et 18 ans ; pour 3 matras, contenant des spores de *T. distortus* vieilles de 8, 10 et 15 ans ; pour un matras de *T. filiformis* vieux de 8 ans Un autre matras pareil au précédent, mais où le liquide s'était desséché, ne contenait plus rien de vivant au bout de la même période, ce qui confirme ce que nous avons dit plus haut au sujet de l'influence fâcheuse de la dessiccation. Par contre, un ballon clos, provenant des expériences de Pasteur en 1860, contenait en 1882 des spores bien vivantes d'un bacille que j'ai identifié sûrement avec mon *T. filiformis*, et quatre autres ballons, de même origine, contenaient de même des *T. tenuis*. On voit que dans ces conditions la persistance de vie est longue pour certaines spores. Aujourd'hui encore, après 20 ans, elles ne montrent aucun signe de faiblesse, et se développent dans les délais normaux quand on les ensemence dans un liquide convenable.

209. Conservation à l'état humide et à l'abri de l'air. — Il n'est pas étonnant que nous n'ayons pas trouvé de grandes différences, dans les essais que précèdent, entre les matras fermés au coton, où le renouvellement d'air se faisait, et les ballons clos de Pasteur. Nous allons trouver des résultats de même ordre avec des cultures conservées sûrement à l'abri de l'air. Pour cela j'en aspirais une goutte dans une ampoule effilée que je fermais ensuite au chalumeau à ses deux extrémités, et que je conservais à l'obscurité, dans un tiroir rarement ouvert. En les réensemençant récemment dans des liquides appropriés, voici celles où j'ai trouvé des cultures vivantes :

T. tenuis. Ampoules vieilles de 10, 14, 17, 17 et 18 ans.

T. scaber. Ampoules vieilles de 9, 11, 14, 18 et 19 ans.

T. distortus. Ampoules vieilles de 9, 13, 14 et 18 ans. Dans une ampoule, la culture, vivante encore après 16 ans, était morte au bout de 17 ans.

T. geniculatus. Ampoules vieilles de 11, 14, 16, 16 et 18 ans.

T. filiformis. Ampoules vieilles de 8, 11, et 18 ans.

T. turgidus. Ampoules vieilles de 11, 14, et 18 ans.

On voit que, chez ces microbes du lait, la persistance de la vie est très longue. Ils étaient tous conservés dans le liquide, bouillon ou lait, où ils s'étaient développés, et qui était devenu plus ou moins alcalin. J'étais sûr avec eux de la bonne convenance de leur liquide de rajeunissement, et c'est peut-être à cela qu'on serait tenté d'attribuer ce qu'ils montrent de vitalité : mais j'ai observé des résistances aussi longues chez deux bacilles sur lesquels je ne savais rien, et auxquels je me contentais d'offrir de l'eau neutre de navets sucrée, ou du bouillon léger et neutralisé. La conservation avait encore eu lieu en ampoules. On est donc autorisé à croire que les spores de certaines espèces peuvent durer très longtemps, maintenues en vases clos à l'abri de la dessiccation, et au contact ou à l'abri de l'air.

Voici maintenant qui prouve qu'il n'en est pas de même pour toutes. Une espèce vivant dans le lait, plus anaérobie que les précédentes, et produisant des fermentations avec dégagements gazeux, le *T. urocephalum*, était vivant après 11 ans, mais mort après 18. Deux autres bacilles que j'avais rencontrés dans le lait, et dont l'un, le *T. claviformis*, ressemble au bacille du tétanos, se sont refusés à toute revivification. Ils étaient morts après 4 ans. Une autre espèce que j'ai décrite en 1880 sous le nom d'*actinobacter polymorphus*, et qui est une des bactéries du lait filant, est restée vivante en ampoules pendant 10 ans, mais n'a plus donné aucune culture après cet intervalle.

J'ai de même trouvé stériles un bacille du lait rouge et le *Proteus* d'Hauser, conservés 10 ans en ampoules. On voit donc que ces conditions de conservation ne sont pas favorables à toutes les espèces. Il est vrai que ces deux dernières ne forment pas de spores.

Nous allons voir cette importance des spores s'affirmer encore à propos des coccus, qui, n'en possédant pas, sont très fragiles. Je citerai, parmi les coccus non pathogènes, morts au bout de 8 ans en ampoules, une sarcine jaune et divers ferments de l'urée : ensuite, parmi les microbes pathogènes, le *M. pyogenes citreus*, après 10 ans, et tous ceux que j'avais recueillis, en 1885 et 1886, sur des malades de l'hôpital de St-Louis atteints de diverses affections, clou de Biskra, *Pemphigus*, folliculite agminée, acné, nodosités rhumatismales, furoncle, zona, herpès *impetigo contagiosa*. Tous ces coccus, conservés en ampoules depuis ce moment, étaient morts en 1897. De même pour le microbe du *rouget* des porcs, vieux de 10 ans.

Par contre, j'ai retrouvé vivants, après 10 ans d'ampoule, le *micrococcus prodigiosus*, avec tous ses caractères, le bacille pyocyanique, et la bactérie du *Pemphigus ;* après 14 ans de séjour dans un matras fermé au coton, le microbe que j'ai décrit en 1885 sous le nom d'*urococcus minor*, et, après 13 ans en ampoules closes, un autre microbe que j'ai décrit sous le nom d'*oxycoccus*.

On voit donc que malgré l'absence de spores, la vitalité peut parfois être très longue chez les coccus.

210. Levures. — Nous arrivons, pour terminer, aux levures. Pour elles, j'ai eu des matériaux d'étude plus anciens que pour les bacilles ou les micrococcus. J'ai pu en effet disposer de toute une collection de ballons, provenant des expériences de M. Pasteur en 1875 et 1876, et renfermant des échantillons de bières ensemencées avec des levures pures. Ces ballons n'étaient pas hermétiquement clos : ils portaient deux tubulures dont l'une était fermée par un bouchon de caoutchouc, mais dont l'autre communiquait avec l'extérieur par un tube effilé, recourbé en col de cygne, suffisant pour arrêter l'évaporation et l'arrivée des poussières, sans s'opposer aux échanges gazeux entre l'air du ballon et le dehors. La conservation avait donc eu lieu à l'air ; aussi les bières contenues étaient éventées. Elles avaient perdu leur acide carbonique, et sans doute aussi une portion de leur alcool ; elles avaient subi des changements de goût par suite de phénomènes d'oxydation, mais leur saveur était restée franche. La levure en occupait le fond en poids variable, ses globules étaient parfaitement reconnaissables. Ils présentaient seulement des parois épaissies et de nombreuses granulations protoplasmiques.

J'ai transporté, avec toutes les précautions requises, une goutte du liquide préalablement agité de ces ballons dans de nouveaux ballons ou, de préférence, dans des matras Pasteur, contenant soit du moût de bière, soit, ce qui est à peu près l'équivalent, de l'eau de navets sucrée. Le liquide d'ensemencement doit être à peu près neutre. Voici les résultats obtenus.

En 1885, après des durées de conservation de 6 à 9 ans, je n'ai observé, sur 15 ballons de bière étudiée, que 3 cas où la levure était morte. Encore leur signification était-elle des plus discutables. Dans un cas, il y avait eu invasion du liquide par un *penicillium*. Dans un autre, les ascendants et descendants de la levure étudiée étaient vivants, lorsque cette levure était morte. Bref, il y avait à faire la part des accidents.

En 1889, après des durées de conservation comprises entre 11 ans et 17 ans, j'ai eu six cas de mort sur 26 essais. La proportion est à peu près la même.

En 1897, dans deux bières, âgées respectivement de 22 ans et 23 ans, je trouve des levures qui se rajeunissent, l'une au moins sans peine apparente, en donnant des formes identiques à celles qu'on avait trouvées en 1889. Tout cela montre que les levures de bière ont une vitalité très grande.

Il est vrai qu'elles ne restent pas inertes dans les milieux qu'elles ont fait fermenter. J'ai démontré qu'elles y consomment peu à peu la glycérine qu'elles ont produite, et, dans les bières, qu'elles commencent l'attaque des dextrines. C'est en somme la vie qui s'y poursuit, et c'est peut-être là ce qui explique la persistance de la vie chez des cellules. Il n'y a pas inanition, et corrélativement, les spores y sont rares.

Tout ceci n'est vrai que pour les levures de bière, les seules que j'ai étudiées : je n'ai pas eu l'occasion d'étudier des levures de vin. J'ai rencontré souvent des levures de fruits acides, que j'ai essayé de conserver. Il m'a paru qu'elles étaient toutes très fragiles. J'ai trouvé bien fragiles aussi ce que M. Laurent appelle les formes-levures (**182**). Je tenais de lui, depuis 1885, des formes-levures d'*oïdium lactis*, de *cladosporium*, de levure rose, de mycodermes du vin et de bière, du champignon du muguet. Toutes ces formes, conservées en ampoules fermées, étaient mortes en 1897, au bout de 10 ans.

Encore tout ce qui précède n'est vrai pour les levures de bière que dans les conditions où elles ont été conservées, c'est-à-dire dans un volume assez grand du liquide peu acide qu'elles avaient fait fermenter. Voici qui le prouve.

En 1889, on a conservé les semences des levures trouvées dans les bières de 11 et 17 ans, et rajeunies dans du mout de bière non houblonnée ou dans de l'eau de navets sucrée. Ces semences avaient été laissées dans des matras Pasteur bouchés au coton, où il n'y avait qu'une faible épaisseur de liquide. De 20 de ces matras, 10 seulement, en 1897, c'est-à-dire huit ans après, avaient conservé leurs levures vivantes. C'étaient pourtant les mêmes levures qui avaient résisté 11 et 17 ans dans des ballons à 2 tubulures. Et l'une d'elles provenait d'un des ballons dans lesquels j'ai retrouvé de la levure vivante après 22 ans. Ainsi cette levure, vieille déjà de 14 ans en 1889, a continué à vivre dans son ballon d'origine, tandis que, rajeunie, elle est morte depuis. En étudiant la réaction dans les matras Pasteur où la levure était morte, on a l'explication de ce paradoxe apparent. Tous étaient plus ou moins alcalins, et quelques-uns l'étaient fortement. Il est facile de comprendre ce qui y était arrivé. La levure avait continué à y vivre, et n'ayant que peu de liquide autour d'elle, n'avait pas tardé à n'y avoir qu'une nourriture hydrocarbonée insuffisante, et à s'y attaquer aux aliments albuminoïdes auxquels elle touche peu d'ordinaire. Elle avait fini par en faire de l'ammoniaque et, comme elle n'aime pas les milieux alcalins, elle avait péri.

211. Conclusions générales. — L'alcalinité ainsi produite était pourtant notablement plus faible que celle des liquides au milieu desquels persiste la vie des *Tyrothrix*. C'est que ceux-ci acceptent les milieux alcalins. Concluons donc qu'il n'y a pas de formule générale de conservation pour les semences de microbes. Les levures, les moisissures préfèrent les milieux acides ; encore ne faut-il pas qu'ils soient trop acides. Les ferments des matières albuminoïdes préfèrent les milieux alcalins, à la condition aussi qu'ils ne soient pas trop alcalins. En moyenne, ce sont les liquides neutres qui conviendront le mieux, à la condition qu'ils conservent leur réaction. Pour éviter qu'il ne la perdent, il est sage de les préserver du contact de l'oxygène, soit en scellant les vases qui les contiennent, soit en les enfermant en ampoules closes, lorsqu'ils contiennent des spores dont les besoins sont devenus très restreints. Il est sage aussi de les soustraire à l'action de la lumière. On peut compter alors sur des durées de conservation très longues, et dont la limite supérieure n'est pas encore connue.

BIBLIOGRAPHIE

DUCLAUX. Sur la durée de la vie chez les germes de microbes. *Ann. de ch. et de phys.* 6e S. 1885.

— Sur la conservation des microbes. *Ann. de l'Inst. Pasteur*, t. III, 1889.

— Sur la conservation des levures. *Id.* t. III, 1889

SOYKA et KRAL. *Zeitschr. f. Hyg.* 1888, p. 143.

DUCLAUX. Sur la nutrition intracellulaire. *Ann. de l'Institut Pasteur*, t. IX, 1895.

CHAPITRE XXIV

ETUDE MICROBIENNE DU SOL

Nous pouvons maintenant tirer des faits que nous venons d'exposer quelques-unes de leurs conséquences hygiéniques, et nous allons commencer par l'étude du sol, qui est le grand réservoir, duquel tout part et auquel tout revient dans le monde vivant. Mais, pour faire cette étude avec méthode, et pour pouvoir en tirer profit, il faut d'abord exposer quelques notions générales relatives aux couches superficielles du sol et à leur propriétés.

212. Distribution de la matière organique. — Les microbes sont des agents de transformation de la matière organique, et plus elle est abondante, plus ils seront eux-mêmes abondants et variés. Abondants, on le voit de suite ; pour variés, il faut quelques mots d'explication.

Le cycle de dégradation que subissent les matières organiques non azotées, en se détruisant, les amène à une série de formes de plus en plus simples, dont la dernière, l'acide carbonique, est commune à toutes, dont les avant-dernières, acides formique, acétique, oxalique, sont communes à beaucoup, et ainsi de suite. Ce sont des routes qui, distinctes au point de départ, se fusionnent peu à peu au fur et à mesure qu'elles approchent du terme où elles aboutissent toutes, et ont des parcours communs à plus ou moins grande distance de ce terme. C'est à leur origine qu'elles sont indépendantes, et que, les corps dont elles partent étant les plus variés, les microbes qui entrent en action seront les plus variés aussi, car nous savons que la fonction biologique de chacun d'eux est en général bien déterminée et très étroite.

Noüs pourrions dire la même chose à propos des substances azotées, dont l'histoire générale est évidemment la même que celle des corps ternaires. Il y a pourtant une petite différence au sujet du confluent des routes dont nous parlions tout à l'heure.

L'ammoniaque est pour l'azote des substances quaternaires exactement l'équivalent de ce qu'est l'acide carbonique pour le carbone organique. C'est à l'ammoniaque ou aux sels ammoniacaux qu'aboutit le travail microbien. Cette ammoniaque n'est pourtant pas arrivée au terme qui lui permet de rentrer immédiatement dans le courant de la nutrition végétale. Elle n'est assimilable facilement que par un certain nombre d'espèces microscopiques. Les végétaux supérieurs réussissent parfois à s'en contenter, mais ils préfèrent de beaucoup les nitrates, dont la formation exige l'intervention d'espèces microscopiques nouvelles, étudiées par M. Winogradsky, et qui sortent du type des bactéries communes, de celles que nous cultivons facilement dans les milieux organiques.

Il en résulte que, en ce qui concerne l'azote et ses migrations, nous devrons faire une place, dans nos conceptions, non seulement aux bactéries qui font de l'ammoniaque avec de l'azote organique, mais aussi aux êtres, très différents par leurs conditions de culture, qui ne peuvent se contenter de matière azotée plus ou moins dégradée, et qui exigent des sels ammoniacaux. Il faudra y faire entrer aussi les microbes encore plus curieux qui sont capables d'organiser l'azote gazeux, et qui, plus ou moins spécialisés dans cette fonction, fuient le contact non seulement de la matière azotée, mais même des sels ammoniacaux, ou ne les prennent que pour amorcer leur nutrition avec l'azote gazeux.

En résumé, les microbes présents dans les couches du sol y seront d'autant plus abondants et plus variés que la matière organique y sera elle-même plus abondante et plus variée, et quand la matière azotée aura atteint le terme ammoniaque, elle aura encore, pour achever son cycle, à subir l action d'êtres microscopiques différents de ceux qui l'auront travaillée jusque là.

Cela posé, il est facile de se faire une idée générale de la distribution des bactéries dans le sol, en y étudiant la distribution de la matière organique.

Supposons d'abord un sol abandonné à ses forces intérieures, et où nous supprimerons même, par la pensée, la petite perturbation que peut produire la pénétration des eaux de pluie. Dans ce sol, il est clair que la plus grande partie de la matière organique serait à la surface, car c'est en dehors du sol que la grande majorité des végétaux crée sa matière vivante. Ne pénètrent dans les profondeurs que les racines, dont la masse totale, surtout lorsqu'on laisse le végétal vider celles qui sont temporairement des réservoirs de matières alimentaires, n'est pas comparable à celle des tiges, ni surtout à la masse sans cesse renouvelée des feuilles, des fleurs et des fruits.

Dans une terre ainsi faite et non traversée par l'eau des pluies, la matière organique en voie de destruction serait à la surface, et c'est aussi à la surface qu'il y aurait le plus de microbes et les plus variés. Au fur et à mesure que la matière organique se dégrade, elle devient plus soluble dans l'eau et plus diffusible. L'aire d'extension des microbes déborderait donc un peu l'aire de la matière organique, et, tout à fait sur les bords de l'aire, nous aurions la région de nitrification, où l'ammoniaque reprend une forme utile à une végétation nouvelle.

213. Influence de la pénétration de l'eau. — A cette distribution, il semble, au premier abord, que la pénétration incessante des eaux de pluie va apporter des modifications profondes, qu'elle va entraîner tout ce qui est soluble dans des régions où les racines des végétaux ne peuvent pas pénétrer, et égaliser, ou à peu près, la distribution de la matière organique à tous les niveaux. C'est ce qui se produit en effet, mais sur une échelle beaucoup plus petite qu'on n'est tenté de le croire, à cause de certaines propriétés de la terre que nous devons maintenant envisager. Supposons d'abord, pour simplifier, que ce soit de l'eau tout à fait pure, de l'eau distillée, qui pénètre dans un sol dont les particules sont insolubles, dans une masse de sable de Fontainebleau, par exemple. Quelles sont les forces qui entrent en action par suite de ce contact entre l'eau et le sable ?

214. Mouillage. — La première, la plus puissante et la mère de toutes les autres, est cette force mystérieuse dont nous exprimons l'effet en disant que l'eau mouille le corps. Il s'installe à la surface du corps mouillé une couche liquide si fortement adhérente, malgré les apparences contraires, que ni la pesanteur, ni la force centrifuge la plus puissante, ne suffisent pas à la détacher. Il faut, pour sécher une baguette de verre mouillée, soit recourir à la force si active de l'évaporation, qui encore n'enlève pas tout, soit à une force adhésive encore plus puissante que celle de l'eau pour le verre, mais de même nature qu'elle, celle de l'eau pour une feuille de papier buvard ou un linge qui a déjà servi. On combat une adhésion par une autre.

215. Capillarité. — Cette adhésion de l'eau pour quelques solides se manifeste quelquefois sous une forme en apparence paradoxale. Quand on enfonce dans l'eau un tube capillaire propre dans tout son intérieur, et capable d'être mouillé, on voit sa surface intérieure se tapisser de proche en proche d'une couche liquide. Mais ce n'est pas tout. L'eau est elle-même, dans une certaine mesure, un corps visqueux, dont les molécules adhèrent faiblement les unes aux autres. L'adhésion du verre pour les couches liquides qui viennent le mouiller entraîne donc le liquide placé à une certaine distance des surfaces de contact, et on voit s'élever peu à peu dans le tube une colonne liquide. La physique nous dit par quel jeu la longueur de cette colonne se limite ; il se forme (**86**) sur sa surface supérieure, celle par laquelle elle est en contact avec l'air, une sorte de membrane élastique, née du jeu naturel des adhésions des molécules d'eau pour les molécules d'eau, et c'est cette membrane superficielle qui, adhérant de son côté aux parois intérieures du tube capillaire, au-dessus du sommet de la colonne liquide, la tient suspendue, de sorte que le poids de la colonne mesure l'effort total de la membrane qui la supporte. Si r est le rayon du tube capillaire, h la hauteur de la colonne, d la densité du liquide qui la forme, le poids de cette colonne est $\pi r^2 hd$. D'autre part, si on coupe horizontalement par la pensée le tube capillaire, mouillé à l'intérieur, au-dessus du ménisque, on fait, dans la couche qui le tapisse, une section dont la longueur totale est $2\pi r$, et si on appelle f la force nécessaire pour tenir unies, par millimètre de longueur, les deux lèvres de la section, la force totale sur tout le pourtour sera $2\pi rf$, de sorte qu'on aura :

$$2\pi rf = \pi r^2 hd$$

d'où :

$$f = \frac{rhd}{2}$$

ou :

$$rh = \frac{2f}{d}$$

f est ce que nous avons appelé (**86**) la *tension superficielle* du liquide, et on voit comment on peut la mesurer : il suffit de mesurer r, h et d. D'autre part, pour un même liquide, f et d sont constants, de sorte que le produit rh l'est aussi. C'est là la *loi de Jurin :* la hauteur de la colonne soulevée dans un tube capillaire est en raison inverse du diamètre du tube. Si le tube est très étroit, cette hauteur peut être très grande, et si on remplace le tube par les espaces irréguliers, mais plus fins, que présente une masse de terre qu'on enferme dans un large tube de verre plongé dans l'eau par sa partie inférieure, on aura une masse poreuse qui pourra s'humecter d'eau à une hauteur d'autant plus grande que ses éléments seront plus ténus.

Notons encore que la hauteur d'ascension capillaire ne dépendant, comme nous venons de le voir, que de la résistance de la membrane élastique qui couvre le liquide et s'accroche aux parois du tube capillaire, ne dépend pas de la nature de celui-ci. Le seul rôle du corps solide est de se laisser mouiller. Une fois qu'il l'est, ce sont les forces moléculaires du liquide qui entrent seules en jeu. D'où cette conséquence que si l'attraction de mouillage, c'est-à-dire la cause motrice du phénomène, dépend à la fois de la nature du solide et de celle du liquide, les hauteurs d'ascension capillaire, et généralement, les phénomènes capillaires ne dépendront plus ensuite que de la nature du liquide. Il n'y a qu'un même mot pour désigner les deux choses, et cela est fâcheux, car il en est parfois résulté de la confusion dans l'esprit de ceux qui ont étudié ce sujet, comme on pourrait le montrer par des exemples ; mais cela est inutile, il nous suffit d'être prévenus contre ce genre d'erreurs. Concluons seulement que comme tous les éléments d'un sol pulvérulent se laissent à peu près également mouiller, les phénomènes d'ascension capillaire dans le sol ne dépendront que de la grosseur des éléments, non de leur nature.

Il est bien entendu que la hauteur atteinte dépendra de la dimension des espaces lacunaires dans la région que l'eau a gagnée : peu importe à une colonne qui monte par capillarité qu'il y ait au-dessus d'elle un sol plus fin où elle pourrait monter encore plus haut, si elle ne peut pas l'atteindre. Pourtant cette couche de sol fin peut jouer aussi un rôle dans l'établissement de l'état d'équilibre, mais nous négligerons cette face de l'action.

Pour l'étudier, il faudrait faire intervenir des considérations plus délicates, et que nous n'avons pas à exposer ici.

Voici enfin une notion importante. Un tube capillaire qu'on retire de l'eau où il plongeait ne se vide pas pour cela. Un nouveau ménisque, revêtu d'une sorte de membrane élastique, se forme à l'ouverture inférieure, et si sa courbure, dirigée dans le même sens que celle de la partie supérieure de la colonne, lui est égale, il peut supporter à son tour le poids d'une colonne liquide égale à la première, de sorte que le tube peut contenir et maintenir suspendue, malgré les lois de la pesanteur, une colonne de liquide double de la hauteur capillaire.

Il en va de même pour une masse de terre qui se serait imprégnée du liquide qui en baigne les régions inférieures. Elle ne laisse pas dégorger son eau quand on la retire du sol, ou quand la couche qui en baignait le pied s'écoule. Elle ne contient même pas d'ordinaire toute celle qu'elle pourrait immobiliser, et pour savoir jusqu'où va sa puissance sous ce rapport, il faut la délayer dans l'eau, et verser ensuite la bouillie dans un entonnoir dont la douille est obstruée par un petit tampon de coton hydrophile, qui ne laisse échapper aucune particule solide. La terre ou le sable humectés se tassent; l'excédant du liquide s'écoule, et on a alors une masse saturée d'eau qui jouit de quelques propriétés intéressantes.

216. Capacité pour l'eau. — Sur une masse ainsi constituée, Biot a remarqué ceci, c'est que si on ajoute une goutte de liquide à sa partie supérieure, immédiatement, ou au bout d'un temps très court, une goutte de liquide *égale* s'échappe à la partie inférieure. La masse ne peut donc pas absorber plus d'eau : elle en est saturée, et celle qu'on y ajoute par le haut s'en échappe par le bas, poids pour poids.

L'ensemble du sable et de l'eau constitue donc une masse qui jouit, à la fois, de quelques-unes des propriétés des solides et des liquides. Elle est solide à l'égard de la pesanteur, qui ne la dépouille pas de l'un de ses éléments, l'eau, retenue à la fois par son adhésion au corps solide et, dans les points où elle est en contact avec elle-même, par sa viscosité. Mais la masse est liquide au point de vue de la transmission des pressions, puisque toute goutte qu'on verse à sa surface, ou qu'on cherche à faire pénétrer dans son intérieur, en pousse une égale par le bas, après le temps nécessaire pour vaincre la résistance au mouvement qu'exercent les parois lacunaires. En tout cas, nous pouvons, si nous le voulons, appeler *capacité pour l'eau* ce volume maximum d'eau retenue dans un poids donné de sable ou de terre.

La notion n'est pas très précise, il est vrai, et il y a danger à encombrer la science de termes mal définis qui finissent par se dépouiller peu à peu de toutes leurs contingences, si bien qu'on s'en sert comme s'il étaient précis. Dans l'espèce, il semble que cette *capacité* mesure à peu près, pour les sables fins et les corps analogues, le volume total des espaces lacunaires. Mais outre que ce volume est variable, pour un même sable, avec le degré de tassement, il faut bien remarquer qu'il y a beaucoup de corps pulvérulents dont les éléments ne se tiennent pas à la même distance les uns des autres quand ils sont secs et quand ils sont humides, de sorte que le volume des espaces lacunaires occupés par l'eau ne sera pas le même avant et après l'humectation. L'argile, par exemple, subit un retrait en le desséchant, *foisonne* quand, sèche, on l'humecte ; elle se gélatinise au contact de l'eau : chaque particule s'entoure d'une enveloppe liquide qui l'empêche de venir au contact de ses voisines, de sorte que pour ce corps et ses pareils, il pourra se faire que la *capacité pour l'eau*, qui est censée représenter le volume total des espaces vides, soit supérieur au volume total de la masse à l'état sec. Il est clair qu'alors le terme de *capacité du sol pour l'eau* n'a plus de sens, et qu'il serait imprudent de lui appliquer, sans autre examen, les déductions qui peuvent être vraies pour une masse de sable.

En fait, Schubler, qui l'a mesurée approximativement sous le nom, du reste très mal choisi, d'*hygroscopicité*, en cherchant ce qui restait d'eau dans 20 grammes de terres diverses délayées en bouillie claire, jetées sur un filtre, et pesées au moment où l'égouttage est terminé, a trouvé les nombres suivants :

Sable	25 à 60 0/0
Sol calcaire	27 0/0
Glaise et argile. . . .	40 à 70 0/0
Terres diverses. . . .	48 à 89 0/0
Terreau	190 0/0
Carbonate de magnésie .	456 0/0

Si intéressants que soient ces chiffres, on peut leur reprocher de manquer de netteté. Ils nous disent bien, par exemple, que le terreau peut retenir environ 2 fois son poids d'eau ; mais des relations de volume seraient bien plus intéressantes que des relations de poids, et la notion la plus frappante et la plus intelligible, c'est celle du volume d'eau que peut retenir un volume de terreau. Par contre, cette notion est moins précise à déterminer, parce que le volume de terreau n'est pas, comme nous l'avons vu, le même avant et après humectation, tandis que son poids reste constant. Quoiqu'il en soit, voici qui donne une idée du phénomène, quand on prend comme terme de comparaison les poids et les volumes.

Voici, d'après Schubler, ce qui reste d'eau dans un kilogramme et dans un litre de diverses terres, supposées sèches au moment de la mesure du poids et du volume.

	Par kilog.	Par litre
Sable quarzeux	250	450
Sable calcaire	270	582
Lehm sableux	400	682
Argile pure	700	875
Lehm calcaire	850	808
Humus.	1900	935

Avec du coton non tassé, avec une éponge fine, on trouverait encore des nombres plus grands pour la première colonne, mais toujours plus petits que 1000 pour la seconde.

217. Volume des espaces lacunaires. — C'est qu'en effet, chez un corps qui ne change pas de volume en s'humectant, le volume des espaces lacunaires ne saurait dépasser le volume du corps. Il faut même remarquer que ce volume des espaces lacunaires varie beaucoup moins qu'on ne serait tenté de le croire au premier abord avec la grosseur des éléments. Supposons en effet une masse sableuse formée de grains égaux parfaitement sphériques et empilés les uns sur les autres. Il y a des vides que ferait disparaître la substitution, à chacune de ces sphères, du cube dans lequel elle est inscrite, et le rapport du plein au vide, dans toute la masse, est le même que, dans chacun de ces cubes, le rapport du volume de la sphère à la partie du cube qui reste en dehors d'elle. Or, une sphère inscrite dans un cube dont la hauteur est égale à son diamètre en remplit, comme on sait, à peu près la moitié du volume : le rapport du creux au plein est donc l'unité, et le rapport du creux au volume total est d'à peu près 1/2. La grosseur des grains sphériques peut donc diminuer indéfiniment, s'ils restent égaux, il y aura toujours théoriquement 500 litres de vide par mètre cube. En supposant les cubes non empilés, mais superposés à la façon des piles de boulets ou des piles de bouteilles, le volume des vides diminue, et il représente alors environ le tiers des pleins, ou le quart du volume total ; mais le rapport reste encore invariable, quelle que soit la grosseur des éléments de la masse. Dans la pratique, l'existence de grains plus petits, qui viennent se loger entre les gros, diminue un peu les vides, mais il est curieux de voir que le rapport de l'espace vide au volume total reste à peu près constant, comme le veut la théorie, et à peu près égal à la moyenne entre les deux évaluations précédentes. Dans cinq espèces de sable de plus en plus fin, étudiées à ce point de vue par M. Piefke, il a seulement varié de 29 à 34 p. 100, et d'une manière générale, on peut admettre que, dans une masse sableuse filtrante quelconque, il y a environ 1/3 de vide, occupé par l'air quand elle est sèche, par l'eau quand elle fonctionne comme filtre.

A quoi sert donc que le sable devienne fin, si cela ne diminue pas le volume total des vides ? La finesse des éléments augmente le nombre des espaces lacunaires, par conséquent, leur surface totale et le rapprochement moyen des parois qui les limitent : de là naissent deux avantages : l'un d'ordre purement physique, l'autre d'ordre intermédiaire entre la physique et la chimie.

218. Résistance au mouvement. — Lorsque de la pluie tombe sur le sol, ou, pour prendre un autre exemple pratique, qui nous sera aussi utile, lorsqu'on fait arriver de l'eau, sous une certaine épaisseur, à la surface d'un filtre de sable, la résistance de ce sol ou de ce filtre à la pénétration de l'eau dépendra non du volume total des espaces lacunaires, mais de leur degré de finesse et, par conséquent, du degré de finesse des éléments du sol et du filtre. La résistance au mouvement est proportionnelle à la fois à l'épaisseur de ce filtre, si le filtre est homogène, et à la vitesse du liquide dans les espaces lacunaires, toutes les fois que cette vitesse n'est pas trop grande. Quand ces espaces lacunaires sont irréguliers, l'eau ne les traverse pas tous avec une vitesse constante. Mais la loi reste vraie pour la vitesse moyenne. C'est ce qu'avait entrevu Darcy, sans le démontrer avec précision. J'ai fait cette démonstration pour les cloisons poreuses, et M. Brunhes pour les masses filtrantes de gravier. On peut donc écrire, en s'appuyant sur l'expérience, l'équation

$$v\,e = m\,h$$

où h représente la pression en eau sur la partie supérieure du filtre, v la vitesse moyenne dans le filtre et e son épaisseur. On exprime ainsi qu'il y a égalité, c'est-à-dire équilibre entre la puissance motrice, représentée par la pression d'écoulement h, et la résistance, et que le mouvement de l'eau est uniforme, avec une vitesse v dont la valeur est

$$v = m\frac{e}{h}$$

Pour avoir une idée de ce qu'est le facteur m introduit dans l'égalité, il faut supposer $h = 1$ et $e = 1$, c'est-à-dire se représenter un filtre d'épaisseur égale par exemple à 1 mètre, fonctionnant sous la pression de 1 mètre d'eau : on aurait alors $v = m$, ce qui revient à dire que m est, en mètres, la vitesse d'un courant d'eau traversant un pareil filtre Cette vitesse étant évidemment d'autant plus faible que le filtre est formé d'éléments plus fins, m diminue avec la grosseur des éléments du filtre, et même beaucoup plus vite qu'elle. La loi de variation est impossible à donner quand les espaces lacunaires sont irréguliers : on ne peut s'en faire une idée qu'en empruntant un exemple aux tubes capillaires. Or, dans ces tubes, et pour des longueurs égales, m diminue comme la quatrième puissance du diamètre. Elle se réduit à 1/10.000 quand le diamètre du tube devient le 1/10 de ce qu'il était. On conçoit que dans un filtre poreux la vitesse diminue beaucoup plus vite que la grosseur des éléments, et même qu'il y ait des filtres poreux presque imperméables.

Nous pouvons résumer l'ensemble des notions physiques que nous venons de rappeler en examinant ce qui va arriver dans des cylindres poreux de sable ou de terre tassée sèche, que nous plongerons dans l'eau par la partie inférieure. Nous pouvons prévoir :

1° Que l'eau va s'élever dans tous, s'ils sont *mouillables* par l'eau ;

2° Que la hauteur maximum atteinte sera d'autant plus grande que les éléments de la colonne seront plus fins ;

3° Que le temps employé à atteindre cette hauteur, exigeant une circulation d'eau dans les espaces lacunaires, sera d'autant plus grand que le sable sera plus fin, et croîtra beaucoup plus vite que la hauteur atteinte.

Ce sont là précisément les conditions et les conclusions d'une expérience de M. Edler, qui opérant sur une terre d'alluvion dont les grains étaient de diverses grosseurs, a trouvé pour les hauteurs atteintes après 24 heures, pour les hauteurs d'ascension maximum, et pour les temps mis à atteindre ce maximum, les chiffres suivants, pour des diamètres des grains sableux indiqués dans la 1re ligne en millimètres :

	I	II	III	IV
Diam. des grains.	1,0-0,5	0,5-0,25	0,1-0,05	0,05
Haut. en 24 heures.	6	16	56	11
Haut. maximum.	10	27	70,5	97,25
Durée d'ascension.	126 jours	55 j.	38 j.	142 j.

On voit que c'est sur le filtre III que la circulation de l'eau, relativement facile, et combinée à une force motrice plus grande, a amené l'état stable au bout du temps minimum. En IV, la force motrice était plus grande, puisque l'eau devait s'élever plus haut, mais la résistance l'était beaucoup plus, et il a fallu 3 fois plus de temps pour arriver au maximum. En I et en II la force motrice était très faible et la circulation facile. L'équilibre était presque atteint pour I au bout de 48 heures. Mais il a mis très longtemps à se compléter. Nous aurons à nous souvenir de ces résultats quand nous étudierons la circulation des eaux pluviales.

219. Pouvoir absorbant de la terre. — Nous avons maintenant à viser d'autres forces, qui sont de l'ordre physicochimique, et qui naissent au contact du sol et des liquides qui le baignent. Nous avons supposé jusqu'ici que ce liquide était de l'eau. Si au contaire, c'est une solution saline, l'expérience montre que le sel se répartira différemment dans la couche liquide qui tapisse chacun des éléments du sol, et dans l'eau interposée entre ces éléments, de sorte que si on renouvelle l'expérience de Biot, (**216**) si on ajoute un peu de liquide à la surface de la masse pour en obtenir une quantité égale à la partie inférieure, le liquide qui s'écoule n'aura pas la même composition que celui qu'on aura versé ; tantôt il sera plus concentré et tantôt moins. Il le sera moins avec la plupart des sels ; il le sera d'ordinaire plus avec les nitrates et les chlorures. On exprime brièvement ce fait en disant que le sol absorbe certains éléments en dissolution dans l'eau et en laisse passer d'autres. On peut dire encore, et d'une façon plus nette, que certains corps solides mouillables par les solutions salines retiennent à leur surface tantôt de préférence le sel, tantôt de préférence l'eau, tantôt indifféremment l'un et l'autre.

L'état d'équilibre qui s'établit alors entre le corps solide, l'eau et le sel, dépend de la température; mais, ce qui nous intéresse davantage, il dépend aussi du temps du contact. Il n'est pas immédiat et demande quelquefois plusieurs heures pour s'établir. En outre, il dépend aussi de la concentration. Si on remplace la solution qui imprègne la terre par une nouvelle solution plus concentrée, cette solution cède de nouveau sel à la couche aqueuse adhérente au solide. Si on la remplace, au contraire, par de l'eau, c'est la couche adhérente au corps solide qui cède à cette eau une partie du sel qu'elle avait immobilisé.

En partant de ces faits, on se rend un compte exact de ce qui se passe quand on verse une solution à la surface d'une couche épaisse d'une substance poreuse et absorbante tassée dans un tube de verre. Si cette substance retient le sel de préférence à l'eau, la liqueur s'appauvrira à mesure qu'elle descendra et rencontrera des couches neuves qui réclameront leur part de la substance dissoute. Les premières gouttes qui viendront perler à la partie inférieure pourront être totalement dépouillées. Puis viendront successivement des portions de plus en plus concentrées, jusqu'au moment où, l'équilibre étant établi dans toute la hauteur, la concentration du liquide qui s'écoule restera constante.

Inversement, si, dans cette masse que nous supposons en équilibre au point de vue des actions moléculaires dont elle est le siège, nous faisons passer de l'eau distillée, nous verrons cette eau chasser d'abord devant elle la solution et emprunter ensuite aux parois solides le sel qui s'y trouve emmagasiné, de sorte que si nous continuons assez longtemps ces affusions d'eau, nous pourrons enlever au filtre solide tout le sel absorbé et le voir ne débiter que de l'eau pure. Mais il faudra plus ou moins longtemps, suivant que l'adhésion du solide pour la substance absorbée sera plus ou moins grande, et il y a même des cas où cette substance est si fortement retenue qu'on ne peut plus la retirer.

Voilà en quelque sorte le *schema* des phénomènes, réduit à ses traits essentiels. Les forces qui y jouent un rôle ne sont pas, à proprement parler, des forces chimiques, puisqu'il n'y a aucun changement de nature dans les substances employées. Il n'y a qu'un changement d'état. Mais toutes les distinctions et classifications que nous sommes obligés de faire dans les sciences deviennent subtiles et s'évanouissent quand on les regarde d'un peu près, et il y a des cas où ces forces adhésives sont de véritables forces chimiques, et président à de véritables transformations. De l'argile en contact avec une solution de chlorure de potassium, cédera une partie de sa chaux en échange de la potasse et remplacera une partie du chlorure de potassium par du chlorure de calcium ; mais même alors, il arrivera souvent que ces transformations, d'ordre chimique, aboutiront avec le temps à un état d'équilibre entre les forces en jeu, et seront par suite réversibles dans une certaine mesure, comme celles auxquelles président des forces purement physiques. Nous pouvons donc ne pas trop les séparer des autres, et les introduire au même niveau dans le cadre de notre étude.

Toutes ces actions physico-chimiques ont, en effet, un caractère commun, celui de l'instabilité ; instabilité faible chez les actions qui sont surtout d'ordre chimique, mais très grande pour celles qui sont à l'autre extrémité de la série. Ici, les causes les plus faibles et souvent les plus insaisissables suffisent à modifier et même à renverser le jeu des phénomènes d'adhésion, surtout au voisinage de l'état d'équilibre, qui souvent se résume, non dans un état de repos, mais dans une série d'oscillations à droite et à gauche d'une position moyenne.

Telles sont les règles générales auxquelles obéit ce qu'on appelle le *pouvoir absorbant* du sol, et qui serait mieux nommé *pouvoir sélectif*. Il y a longtemps qu'il a été observé. Le premier savant qui en fasse mention est un apothicaire du dernier siècle, nommé Bronner, qui, en faisant passer des liquides putrides sur de la terre de jardin contenue dans une bouteille de verre, trouva qu'ils arrivaient à la partie inférieure décolorés et désodorisés. En 1848 Huxtable et Thompson observent le même fait à propos des purins et en tirent des conséquences agricoles.

En même temps, H. S. Thomson découvre que cette puissance absorbante ne s'exerce pas seulement sur la matière organique complexe, et qu'une dissolution d'ammoniaque ou d'un sel ammoniacal s'appauvrit au contact d'une terre arable. En 1850, Th. Way étend cette observation à diverses bases, l'explique inexactement en y voyant des actions de l'ordre chimique, mais n'en tire pas moins la conclusion, neuve et hardie pour son époque, que la forme sous laquelle on donne l'engrais aux plantes est indifférente. Cette conclusion fut confirmée quelque temps après par Liebig, à la suite de recherches dans lesquelles il avait constaté que, quand on filtrait sur de la terre des solutions de silicates alcalins, la silice était retenue avec l'alcali, et qu'il en était de même pour les phosphates.

C'est Brustlein qui montra le premier que cette absorption n'avait, à aucun degré, le caractère d'une action chimique. L'absorption de l'ammoniaque en dissolution varie avec la concentration, le temps du contact, et s'observe avec des corps de structure et de constitution chimique très variées, le terreau, la tourbe, le noir animal, etc. De plus l'ammoniaque absorbée n'a pas été transformée ni insolubilisée, car on peut l'extraire à nouveau par un lavage. Il ne s'agit là que d'actions de contact, analogues à celles qui fixent une matière colorante sur un tissu, ou même de puissance moindre, car l'adhésion d'un sel ammoniacal pour le sol est beaucoup moins intime que celle d'une tache de vin sur une nappe.

Les recherches faites depuis, surtout par M. Schlœsing, ont confirmé cette manière de voir, et l'image d'une tache, à laquelle nous venons d'arriver, est la meilleure façon de se représenter ces phénomènes. Une goutte de vin qui tombe sur une nappe, une goutte de teinture de tournesol ou d'indigo sur une feuille de papier, donnent deux cercles concentriques d'une remarquable netteté, dont les diamètres sont toujours dans le même rapport l'un par rapport à l'autre, tant qu'on ne change que le volume de la goutte qui tombe. Le cercle intérieur est seul coloré. Cela témoigne que la matière du corps absorbant retient plus activement la matière colorante que l'eau, et c'est là en gros l'image de ce qui se passe dans la terre arable, qui retient facilement les éléments organiques en solution dans l'eau, et ne laisse passer que de l'eau à peu près pure.

Mais à côté des corps qui sont retenus plus énergiquement que l'eau, il y en a qui ne subissent aucune action élective, et donnent sur le papier à filtrer des taches de coloration uniforme. Tel est le cas pour les solutions d'alun de chrome, de protochlorure de fer un peu concentré, de sulfate de cuivre ammoniacal, et, sans aller si loin, d'encre ordinaire, qui teint le papier buvard d'une teinte plate, sans aucune trace des cercles concentriques que montre une tache d'orseille ou d'indigo. C'est là l'image des corps poreux qui laissent traverser intégralement la solution dont on les baigne. Tel est par exemple le sable quartzeux, quand il est un peu gros, pour les dissolutions organiques qu'il laisse filtrer : c'est à peine s'il les appauvrit au passage. Enfin, nous avons aussi des exemples de solutions qui donnent sur le papier des taches à cercles concentriques, dont le plus extérieur est le plus coloré, c'est-à-dire qui retiennent l'eau plus puisamment que la matière colorante. Tel est par exemple le cas pour les solutions de cyanure rouge de potassium, ou pour les solutions étendues de perchlorure de fer. Une dissolution de sel marin se comporte de même, et du papier qu'on y plonge absorbe plus d'eau que de sel. C'est l'image de ce que fait le sol avec les chlorures et les nitrates, qu'il laisse disparaître trop facilement avec les eaux de drainage ; une partie importante des substances salines qu'on trouve actuellement dans la mer était certainement répartie autrefois dans les couches terrestres d'où les eaux les ont éliminées peu à peu, par des actions capillaires analogues à celles que nous essayons de décrire, pour les amener à la mer d'où elles ne peuvent plus revenir. C'est un mécanisme identique qu'on a fait fonctionner, depuis quelques années, pour le *dessalage* des terrains de la Camargue.

220. Distribution quantitative de la matière organique. — Revenons maintenant, avec ces notions, au problème que nous nous étions posé au commencement de ce chapitre. Les microbes détruisent et rendent soluble la matière organique constamment renaissante à la surface du sol. Les pluies tendent à entraîner dans les profondeurs les substances solubilisées par les microbes, et la terre les leur dispute sur tout leur parcours. Quelle va être, d'une manière théorique, la situation résultant de cet ensemble de forces ? Commençons par la matière organique.

On voit, sans que j'aie besoin d'insister, que le pouvoir absorbant du sol maintiendra, dans l'ensemble, la matière organique à la surface. La pénétration sera, il est vrai, plus profonde que s'il n'y avait pas de pluies, précisément parce que ce n'est pas une action chimique qui intervient. L'action d'adhésion de surface est limitée. Le corps le plus absorbant, quand il est teint à saturation, n'emprunte plus rien aux liqueurs qui le traversent, et qui doivent aller chercher plus bas des surfaces non saturées. Mais la masse du sol est si grande, comparativement à la masse de matière organique, que le trajet d'épuration n'est jamais long. Au bout de quelques mètres de trajet souterrain, l'eau de purin la plus concentrée, l'eau d'égout la plus chargée sont devenues limpides. De sorte qu'en somme la terre maintient confinée la matière organique dans ses couches superficielles, où la végétation pourra venir les utiliser.

221. Distribution qualitative de la matière organique. — Ce n'est pas tout : à côté de cette distribution en *quantité*, il y a une distribution en qualité, et une sorte de *classement*. En effet, toutes choses égales d'ailleurs, ce sont les matériaux les plus solubles qui pénètrent le plus profondément dans le sol, les matériaux les plus colloïdaux et les plus voisins de l'état insoluble qui restent les plus voisins de la surface. La profondeur à laquelle les uns et les autres s'enfoncent dépend de la nature, de la porosité et de la compacité du sol, c'est-à-dire, en somme, de la composition et de la surface de développement de la paroi absorbante.

Au sujet de la composition du sol, il y a à remarquer que ce sont les corps colloïdaux qui ont, toutes choses égales d'ailleurs, la plus grande puissance absorbante. Ainsi l'humus et l'argile sont de plus puissants absorbants que les calcaires cristallins et le sable quartzeux. Quant à l'influence de la porosité du sol, nous allons nous en faire une idée en cherchant comment sont retenus, dans la filtration au travers du sol, les corpuscules solides et en particulier les germes de microbes que les eaux de pluie tendent constamment à entraîner dans les profondeurs.

222. Distribution quantitative des microbes. — Nous pouvons pour cela revenir à notre comparaison avec le papier à filtrer. Lorsqu'on filtre à travers du papier un précipité d'oxalate de chaux ou de sulfate de baryte, ou une eau trouble à travers une bougie d'amiante ou de porcelaine, si le liquide passe limpide, ce n'est pas du tout que les éléments retenus soient de dimension plus grande que celles des pores à traverser, et soient retenus à la façon de la salade dans un panier. Nous avons déjà effleuré ce sujet (**46**), et nous y reviendrons à propos des filtres. Contentons-nous de dire pour le moment que les corpuscules en suspension pourraient au contraire très facilement traverser le papier ou la porcelaine, si, dans ce passage, ils n'étaient obligés de circuler à petite distance de surfaces absorbantes qui les attirent, les happent au passage, et s'en recouvrent comme d'un vernis. Les chances qu'ils ont d'être immobilisés dépendent donc directement du rapport des surfaces filtrantes au volume du filtre, c'est-à-dire de sa porosité ou du degré de ténuité capillaire des canaux irréguliers et anastomosés qui le traversent. De sorte qu'en révisant d'un coup d'œil l'ensemble des conclusions auxquelles nous sommes arrivés, nous voyons que ce sont les mêmes forces d'adhésion capillaire qui retiennent dans les couches superficielles du sol les substances organiques et les germes de microbes, c'est-à-dire la matière alimentaire et les êtres microscopiques qui s'en nourrissent.

223. Distribution qualitative des microbes. — Il y a plus. En amenant, comme nous l'avons vu, une distribution qualitative de la matière organique suivant l'épaisseur, les mêmes forces amènent aussi, et simultanément, une distribution qualitative des microbes. Il est clair que la matière organique la plus voisine de son état primitif, la plus colloïdale, étant cantonnée de préférence dans les couches superficielles, c'est là qu'habiteront aussi de préférence les microbes chargés de la transformer. Ces microbes sont naturellement les plus difficiles sur leur alimentation, ceux qui ont besoin des matériaux les plus nutritifs, c'est-à-dire de ceux que nous utilisons nous-mêmes. Il faudra, pour les cultiver, leur offrir de la gélatine, du bouillon, des peptones en solution concentrée, des solutions sucrées, des liquides très chargés de matières organiques. Si nous considérons ce premier groupe, nous pouvons conclure de ce qui précède qu'il restera dans son ensemble très voisin de la surface du sol, et que sa courbe de distribution aura à peu près la forme de la courbe AA' de la fig. 52, dans laquelle l'axe vertical Oy représente les profondeurs, et ou les abscisses horizontales sont proportionnelles au nombre des microbes dans 1 c. c. de terre à diverses profondeurs. Cette courbe pourra présenter des irrégularités locales,

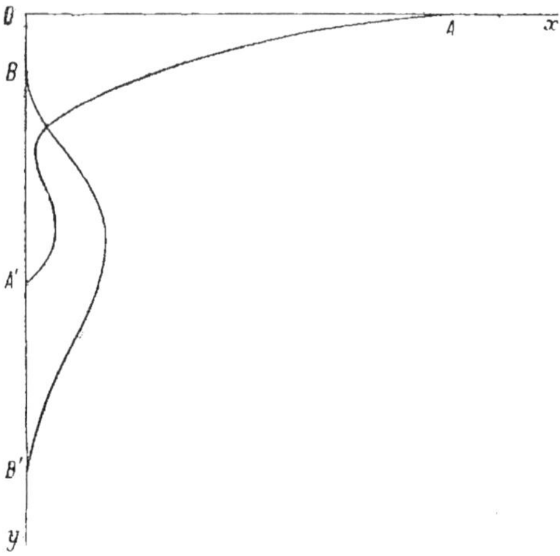

Fig. 52.

figurées par des changements de courbure, par suite des inégalités dans la constitution physique du sol, dans le volume de ses lacunes, dans le pouvoir absorbant des éléments qui le constituent. Mais dans l'ensemble, elle aura la forme indiquée, et le nombre des microbes ayant besoin d'alimentations complexes ira en décroissant rapidement à partir de la surface.

Allons maintenant à l'autre extrémité de la série, et préoccupons-nous des microbes nitrificateurs des sels ammoniacaux. Il est clair, sans qu'il soit besoin d'insister, que ceux-ci vivront à la périphérie des premiers, et qu'ils s'enfonceront plus qu'eux dans la terre, d'abord parce que leur action succède à celle des autres et ne supporte pas de lui être mélangée, puis parce que les matières sur lesquelles ils agissent sont moins absorbables par le sol que les matières colloïdales et humiques, et pénètrent beaucoup plus profondément. La courbe BB' de distribution de ces microbes aura donc dans son ensemble la forme indiquée sur la figure. Entre ces deux termes extrêmes de la série des microbes, nous pourrions placer maintenant beaucoup d'intermédiaires dont chacun aurait sa courbe de distribution. Mais bornons-nous à ce qui précède, et qui donne une idée suffisamment nette du problème à résoudre. C'est à l'expérience à nous dire maintenant si ces conclusions sont conformes à la réalité.

224. Etudes expérimentales. — Les conditions dans lesquelles il faut se placer pour l'étude de la distribution des microbes dans le sol sont faciles à indiquer en partant de ce qui précède. Un centimètre cube de terre étant prélevé *purement* à diverses profondeurs, il faudra tâcher que chacun des germes qu'il contient donne une colonie visible. Et comme ces germes sont *certainement* très variés, il faudra varier beaucoup leurs milieux d'ensemencement. Non seulement il faudra surveiller à la fois les aérobies et les anaérobies, mais il faudra offrir des milieux nutritifs concentrés et variés aux microbes qui commencent la destruction de la matière organique, des milieux très pauvres à ceux qui la finissent, des sels ammoniacaux aux ferments nitrificateurs Ce ne sera qu'après avoir offert une nourriture favorable à tous ces microbes si différents qu'on pourra se faire une idée de leur nombre total.

Or, il n'existe aucun milieu pouvant satisfaire à la fois les uns et les autres. Il faudra donc varier ces milieux, et, dès lors, il y aura nécessairement des doubles emplois. Tel germe qui se développera dans deux milieux différents sera compté double quand on fera la somme. Pour éviter cette cause d'erreur, il faut faire l'étude individuelle de chacune des colonies. Réduite à une inspection microscopique, cette étude serait déjà fort longue. Elle aurait de quoi occuper la vie d'un homme si elle voulait être tout à fait sûre, et faire intervenir les divers moyens de différentiation que la science possède. Il faut donc se contenter de résultats approximatifs. Mais, en même temps, il faut se garder de toute illusion sur la valeur de ces résultats.

La méthode la plus employée consiste à répartir les germes du sol dans des gélatines ou des géloses nutritives, qu'on étale sur des plaques, et où il se forme des colonies qu'on compte. Il est clair qu'on n'a ainsi que les microbes aérobies du groupe auquel correspond la courbe AA′ de la figure 52 ; on détermine seulement une fraction *variable* et *inconnue* de l'abscisse. Il resterait encore à connaître la partie de cette abscisse correspondant aux anaérobies, puis la valeur de l'abscisse de la courbe BB′ correspondant aux ferments nitrificateurs, puis les abscisses des courbes afférentes aux microbes qui, n'étant pas placés aux extrêmes, refusent également de vivre dans des gélatines très nutritives et dans de simples solutions ammoniacales à peine chargées de matières organiques.

Pour ajouter à toutes ces causes d'incertitudes, nous avons encore à viser une notion que nous avons suffisamment développée dans les pages qui précèdent. Je veux parler de cette sensibilité exquise des microbes vis-à-vis de la composition chimique de leur milieu nutritif. Une quantité impondérable d'un élément utile ou nuisible peut changer les conditions de nutrition d'un germe vivant et valide (277), à plus forte raison celles d'un germe plus ou moins affaibli par la vieillesse ou l'inanition. Des bouillons ou des liquides nutritifs qu'on croira identiques, parce qu'on les aura fait pareils, pourront donner des résultats très différents avec le même sol.

Il semble donc qu'on opère à l'aveuglette dans ces déterminations, et, à envisager le fond des choses, il en est bien ainsi.

Tous les expérimentateurs ont mesuré avec des unités inégales des fractions variables et inconnus du nombre total à évaluer, et on pourrait en conclure qu'il n'y a rien à tirer de leurs travaux. Ce serait excessif. Tout ce qu'on peut affirmer, c'est que leurs chiffres ne sont pas comparables. Mais chacun de ces savants reste comparable à lui-même, ou à peu près, s'il n'a pas changé son mode opératoire : envisagées à ce point de vue, les numérations faites ont donné des résultats intéressants, que nous devons passer en revue, mais dont l'étude devait être précédée de cette démonstration expresse, trop souvent oubliée à leur sujet, qu'ils sont très incomplets, très contingents, et peuvent devenir très fallacieux.

BIBLIOGRAPHIE

DARCY. Les fontaines publiques de Dijon. Paris, 1862.

DUCLAUX. Recherches sur l'écoulement des liquides à travers les espaces capillaires. *Ann. de ch. et de phys.* ; t. 25, 1872.

BRUNHES. Recherches expérimentales sur le passage des liquides à travers les substances perméables. *Mém. de l'Acad. des Sciences de Toulouse*, 1881.

CHEVREUL. *Mémoires du Muséum*, t. 13, et *Comptes rendus de l'Ac. des Sc.* ; t. 36, 1853.

SCHUBLER. *Annales de l'agriculture française*, 1854.

SCHLOESING. *Comptes rendus de l'Ac. des Sciences, passim.*

H. VON KLENZE. Recherches sur la circulation capillaire de l'eau dans le sol, et la capacité de saturation capillaire de ce sol pour l'eau. *Landw. Jarhbücher v. Thiel*, 1877.

A. VON LUBENBERG. Sur l'état actuel de la physique du sol. *Forschungen auf d. Agricultur-Physik*, 1878.

G. AMMON. Recherches sur la perméabilité du sol pour l'air. *Id.*, 1880.

RENK. Sur la perméabilité du sol pour l'air. *Zeitschrift f. Biologie*, 1879.

FLECK. Sur un nouveau moyen d'évaluer la perméabilité des sols. *Id.*, 1880.

—. Recherches hygiéniques sur l'air, le sol et l'eau. Brunswick, 1882.

FODOR. Hygiène du sol. *Handbuch d. Hygiene* de Weyl, Iéna, 1893.

HOFFMANN. Nappe souterraine et humidité du sol. *Archiv. f. Hygiene*, 1883.

WELITSCHOWSKY. Contribution à la connaissance de la perméabilité du sol pour l'air. Recherches expérimentales sur la perméabilité du sol pour l'eau. *Id.*, 1884.

ESER. Recherches sur l'influence de la composition chimique et physique du sol sur son pouvoir évaporant. *Forschungen auf. d. Agricultur-Physik*, 1884.

WOLLNY. Recherches sur la capacité pour l'eau des diverses espèces de terre. *Id.* 1885.

SOYKA. Recherches sur les rapports de porosité des sols. *Id.*, 1885.

— Recherches expérimentales sur les oscillations du niveau de la nappe soutérraine. *Prag. med. Wochenschr.*, 1885.

— Le sol. *Handbuch d. Hygiene, Pettenkofer et Ziemsen*, 1887.

DE PETTENKOFER. *Passim* ; *Zeitschrift f.* Biologie et *Archiv. f. Hygiene.*

CHAPITRE XXV

DISTRIBUTION DES MICROBES DANS LE SOL

Les savants qui se sont occupés de ce sujet ont employé des méthodes variées, qui se sont perfectionnées au fur et à mesure des progrès de la connaissance. Nous n'indiquerons ici que les plus parfaites, c'est-à-dire celles qui évitent le mieux les causes d'erreur connues en visant les divers points suivants : 1° Prélever un échantillon à la profondeur voulue, sans mélange avec les terres des autres niveaux, et sans produire à son voisinage de remuement de terre qui en changerait les conditions physiques, chimiques ou physiologiques ; 2° Mettre en expérience l'échantillon aussitôt prélevé ; 3° Séparer aussi parfaitement que possible les germes de leur support solide, pour que leurs colonies soient à la fois isolées et plus visibles. C'est le procédé de Fraenkel qui réalise le mieux ces divers desiderata.

225. Méthode de Fraenkel. — C. Fraenkel recueille l'échantillon avec un perforateur portant à sa partie inférieure une cavité creusée dans le métal, cavité dans laquelle un petit biseau saillant force la terre à s'introduire. Cavité et biseau sont dissimulés, pendant que le perforateur s'enfonce, par un petit volet qu'un mouvement de rotation du manche du perforateur découvre lorsque la sonde est arrivée à la profondeur voulue. On remplit alors la chambre en faisant tourner sans enfoncer. On referme le volet par une rotation du manche et on ramène l'échantillon à la surface du sol.

Pour mesurer la partie sur laquelle on va opérer, on pourrait chercher son poids ou son volume. Le poids serait plus précis, mais le volume parle mieux à l'esprit. Eu égard à l'incertitude générale du procédé, il n'a du reste pas besoin d'être connu avec une grande précision. Fränkel se sert d'une petite cuiller de platine, à bords bien dressés, et qui, pleine au ras des bords, contient environ 1/50 de c.c. Il prend plein cette cuiller de terre, la tasse modérément mais toujours aussi également que possible, de façon à ce que les nombres soient comparables, et en porte immédiatement le contenu dans de la gélatine liquéfiée.

C'est ici que commencent vraiment les difficultés, car le difficile va être de répartir uniformément dans la gélatine les germes de la terre. Nous savons que cette terre est mieux faite pour saisir et coller à sa surface les germes qui pourraient être contenus dans le liquide que pour lui céder les siens, lorsqu'on l'agite dans la gélatine fluide. Dans ce cas, la gélatine et la terre se font des concessions réciproques : quelques germes se répartissent dans le liquide nutritif, mais les particules de terre en retiennent beaucoup.

Il est vrai que si ces particules sont très petites, les germes qu'elles portent donneront des colonies visibles. Mais on ne saura jamais si ces colonies sont parties d'un seul germe ou bien s'il n'y avait pas à l'origine deux ou plusieurs germes qui ont subi un commencement de développement, et ont ensuite cédé toute la place à l'un d'eux, le plus vivace ou le plus approprié au milieu. De là une incertitude très sérieuse qu'on diminue, sans la faire disparaître, en écrasant, à l'aide d'un petit pilon stérilisé formé d'un gros fil de platine élargi à son extrémité, les particules de terre contre les parois du vase, de façon à les réduire en poussière aussi fine que possible. Mais il y a des sols ou des fragments qui résistent à cet écrasement, et voilà, au départ, une cause d'erreur qui n'est pas négligeable.

Pour l'atténuer, Beumer jette la terre dans un volume notable d'eau stérilisée, 100 à 1.000 c.c., et agite violemment. Puis il étudie une ou plusieurs gouttes du liquide. En augmentant son volume, on modifie à son profit la distribution des germes entre la terre et lui, mais on en laisse sur les particules solides. Il en est de même avec le procédé d'Emmerich, qui consiste à laver avec de l'eau stérilisée, l'échantillon de sol, contenu dans un fin tamis de métal. En renouvelant l'eau de lavage, on nettoie sûrement mieux les particules de terre, mais on ne peut espérer les nettoyer complètement, et c'est pourtant le résultat qu'il faudrait atteindre.

On évite en partie ces erreurs dans le procédé C. Fraenkel, qui consiste à tout noyer dans une gélatine, dont on fait ensuite un tube d'Esmarch, en l'enroulant sur les parois intérieures d'un tube à essai ou d'un flacon d'Erlenmeyer. On pourrait, avec tout autant de sécurité, se servir d'une large fiole à fond plat. L'avantage de protéger la gélatine ensemencée contre toute contagion atmosphérique, c'est qu'on peut attendre la formation de certaines colonies qui sont toujours en retard sur les autres, et n'apparaissent quelquefois que six à huit jours après l'ensemencement. Il faut cependant une autre condition pour pouvoir les attendre, et de celle-ci on n'est pas maître. Il faut qu'il n'y ait pas de colonies liquéfiantes. Quand il s'en rencontre, on n'a que la ressource, bien précaire,que recommande C. Fraenkel, de tâcher de saisir et de compter au moyen d'une loupe, ou mieux d'un microscope à faible objectif, à fort oculaire, et fortement diaphragmé, les colonies à leur tout premier début. Il vaut mieux se dire que dans de pareilles conditions la numération devient tout à fait incertaine.

M. Fraenkel a aussi essayé d'employer la même méthode pour la numération des anaérobies,en coulant dans le tube d'Esmarch, après solidification, de la gélatine fluide pour remplir le tube, et laissant refroidir. Il est clair qu'on gêne ainsi l'accès de l'air dans les profondeurs, mais il est douteux qu'on l'empêche. La gélatine n'absorbe pas assez vite l'oxygène pour que la diffusion ne renouvelle pas la provision. Aussi cette méthode n'a-t-elle rien donné. Il faut, pour la culture des anaérobies, des procédés spéciaux. En somme,la méthode n'indique approximativement qu'une chose : le nombre des êtres aérobies capables de vivre dans une gélatine légèrement acide et sans sucre. Dans ces limites étroites, elle a pourtant donné quelques résultats intéressants qu'il nous reste à résumer.

226. Variation avec la profondeur. — Koch avait vu que le nombres de microbes allait en décroissant avec la profondeur, mais cette notion avait paru moins claire à la suite des travaux de Beumer et de Maggiora, qui n'avaient pas su éviter toutes les causes d'erreur que présentent ces mesures. C. Fraenkel a montré que dans tous ses essais, cette diminution était constante, bien qu'irrégulière, et même qu'il y avait intercalation et feutrage de couches très inégalement peuplées, dont même quelques-unes sont stériles *au regard de la méthode employée.*

Voici un premier exemple emprunté au sol d'une colline boisée, le Pfingstberg, aux environs de Postdam, qu'on a étudiée à diverses reprises en enfonçant la sonde à diverses profondeurs. Les chiffres donnés sont les nombres de germes trouvés par centimètre cube de terre.

Profondeurs	27 mai.	15 juin.	3 novembre.
0	150.000	140.000	55.000
0m 50	200.000	145.000	75.000
1m	2.000	1.000	7.000
1m 50	15.000	500	200
2m	2.000	0	100
2m 50	500	0	0
3m	3.000	700	1.500
3m 50	0	700	50
4m	0	150	0
4m 50	100	100	0

Il n'y a pas d'habitations sur le Pfingstberg, et le sol, cultivé en forêt, et ne recevant pas d'engrais, peut être considéré comme un sol vierge. Voici, comme comparaison, l'étude de quelques sols de la ville de Berlin, qu'on peut considérer comme très souillés par le contact de l'homme. On est allé moins profond, parce que la nappe souterraine des eaux, qui était à 5m environ au Pfingstberg, était ici plus voisine de la surface.

Profondeurs.	I Jardin.	II Sol de maison.	III Sol de maison.
0	450.000	160.000	»
0m 50	300.000	40.000	»
1m	150.000	10.000	80.000
1m 50	80.000	»	20.000
2m	200.000	6.000	49.000
2m 50	700	»	650
3m	100	600	600

Je me borne à ces exemples, que j'ai choisis parce qu'ils nous donnent une idée de l'ensemble de la question, et que je ne multiplie pas parce que le détail n'est pas intéressant, étant infini. On voit suffisamment :

1° Que la population microbienne va en décroissant partout, à mesure qu'on s'enfonce, mais que la décroissance est irrégulière. C'était bien ce que nous avions prévu. Ce qui serait imprévu, si on n'était pas prévenu, et si on devait prendre ce mot dans son sens absolu, c'est la stérilité de quelques-unes des couches : on ne voit pas comment une couche peut se conserver stérile entre deux couches contaminées. Quand on songe à la peine que nous avons, dans les laboratoires, à empêcher la transmission des bactéries au travers d'une cloison humide, d'un filtre poreux, d'un tampon de coton simplement humecté d'eau, il paraît étrange que dans la nature, une couche de terre se maintienne stérile à 50 centimètres d'une autre très peuplée.

2° Que, à quelques mois de distance, la même couche peut être peuplée ou stérile. Cette nouvelle constatation, très nette pour le Pfingstberg, n'est pas faite pour diminuer la surprise que peut provoquer la première.

3° Que l'hiver amène une diminution des germes de la surface, ce à quoi il était cette fois naturel de s'attendre, parce qu'il diminue à la fois la température et la quantité de matières organiques.

4° Qu'il n'a guère d'action sur le sol des profondeurs, ce qui semblera très naturel aussi, si on songe que, à petite distance de la surface, il n'y a plus, à proprement parler, ni hiver ni été. Il y a de faibles variations de température qui, suivant la profondeur, sont tantôt d'accord, tantôt en désaccord avec le cours des saisons.

5° Que les différences ne sont pas grandes entre des sols très différents par le mode de culture et la quantité de matières organiques qu'ils reçoivent. Ceci se comprend moins, quand on songe que tout est variable d'un échantillon de terre à l'autre : grosseur des éléments du sol, nature et proportion de la matière alimentaire, etc. Toutes ces variations se traduisent seulement par une variation de 1 à 3 dans la quantité de germes superficiels, et quand on compte que les 500.000 germes au maximum trouvés par C. Fraenkel ne pèsent pas un millième de milligramme, et ne représentent, en volume, que un millionnième du volume de la terre qui les contient, on ne peut pas recourir, comme explication, à des questions de densité de population ou de concurrence vitale : on est conduit à penser qu'il y a autre chose.

Cet autre chose, c'est probablement l'ensemble de tous les autres germes présents, et qui ne se développent pas. La population trouvée par C. Fraenkel est en effet très peu variée. Ce sont surtout des bacilles, parmi lesquels on rencontre souvent le *bacille du foin* et le *bacillus ramosus* (*Wurzelbacillus*) que nous avons vu (**33, 38**) étudié par M. Marshall Ward. On rencontre des bacilles liquéfiants surtout dans les couches superficielles. Mais il y a peu de micrococcus, les myféliums sont rares, les Blastomycètes sont exceptionnels. Toutes les espèces vivantes banales sont pourtant dans le sol, car où seraient-elles ? Il y a même constamment des espèces pathogènes, par exemple le vibrion septique ou bacille de l'œdème malin, que C. Fraenkel n'a jamais rencontré, même dans ses cultures anaérobies. Tout nous engage donc à nous méfier de ses chiffres, et avant d'interpréter les nombres fournis par l'expérience, il faut se demander dans quel rapport ils sont avec la réalité.

227. Variation dans un même échantillon avec le temps. — Nous allons pouvoir tirer quelques lumières d'un fait bien mis en évidence par Fraenkel, et qui, bien qu'il soit donné comme secondaire, est la partie principale de son œuvre. Nous avons dit qu'il fallait mettre en expérience l'échantillon de terre aussitôt qu'on l'a retiré du sol. Quand on retarde l'examen, le nombre des germes y augmente, puis y diminue à nouveau, de sorte que la numération devient tout à fait illusoire. Quelques exemples sont nécessaires pour donner une idée des phénomènes.

Voici les nombres de colonies trouvées dans 1/50 de c. c. de sable blanc des environs de Postdam, examinés au moment de la prise et à divers intervalles depuis ce moment :

Profondeurs	12 juin.	14 juin.	16 juin.	20 juillet.	5 octobre.
0	2.200	2.800	2.000	1.650	1.320
0m50	1.630	1.830	1.600	1.100	530
1m	40	160	14.000	1.300	580
1m50	40	63.000	190	150	120
2m	12	3.200	1.680	1.200	12
2m50	14	24	180	0	0
3m	2	0	0	0	0
3m50	16	4.000	320	0	0
4m	3	23.000	18.000	380	0
4m50	4	1.630	12.000	1.320	13

On voit qu'à toutes les profondeurs, le nombre des colonies va en augmentant après la prise pour aller en diminuant ensuite. Cette augmentation, faible pour les couches voisines de la surface est énorme pour les couches profondes, qui dépassent momentanément de beaucoup, en population, les couches superficielles, mais chez lesquelles la décroissance est aussi prompte qu'elle a été rapide, si bien que, 5 mois après, on trouve à peu près la même loi de décroissance, avec la profondeur, que celle qu'on avait constatée au début.

On peut même remarquer que certaines couches, qui s'étaient beaucoup peuplées, reviennent à la stérilité, ce qui, comme la plupart des autres faits que nous avons visés dans cette étude, serait en désaccord avec quelques-unes des notions les mieux établies de la physiologie des bactéries, si cette stérilité était absolue.

Enfin, il faut savoir aussi que l'accroissement de population ne porte en général que sur un petit nombre des espèces présentes. Presque toujours, c'est un bacille facilement reconnaissable qui prend un développement extraordinaire, puis subit un déclin rapide. Quand il est à son maximum, bien que, comme tous les bacilles, il soit sûrement difficile sur le choix de sa matière alimentaire, il en trouve assez pour dépasser en nombre la totalité des êtres présents dans les couches superficielles, là où la matière organique est la plus abondante. En revanche, comme il est seul ou à peu près seul, il a bientôt fait d'épuiser le milieu des éléments qui lui conviennent, et c'est alors que commence son déclin.

A quoi sont dus son déclin et sa disparition éventuelle ? Ce n'est pas en quelques mois qu'une espèce périt lorsqu'elle est seule dans son milieu de culture. Il n'y a que des concurrences vitales qui puissent expliquer sa disparition dans les terres de C. Fraenkel, et si ce savant a trouvé ses échantillons stériles en apparence au bout de 5 mois, c'était sûrement que les bactéries qui s'y étaient développées auparavant y étaient mortes, et aussi qu'elles avaient été remplacées par des bactéries que le procédé de culture ne décelait pas.

On s'explique de la même manière la diminution des germes avec la profondeur et la stérilité apparente des couches profondes, même et surtout de celles qui sont intercalées entre deux couches peuplées. M. Fraenkel a cherché en vain l'explication de ces phénomènes. Après les avoir attribués à l'influence de la température, il a reconnu que la multiplication du nombre des colonies, dans les échantillons ramenés au jour, se faisait aussi bien, quoique un peu moins vite, dans une glacière qu'à la température du laboratoire. Il a pensé aussi que l'air des profondeurs était un obstacle à la multiplication. Mais il s'est assuré que rien ne changeait quand, au lieu de conserver à l'air les échantillons de terre, on les faisait traverser par de l'air puisé par un trou de sonde à 3 m. de profondeur. Les variations dans la proportion d'humidité ne jouent non plus aucun rôle. Il faut, pour bien comprendre ce phénomène, revenir aux notions que nous avons développées en commençant ce chapitre et se dire que ce qui est surtout en jeu ici, bien plus que l'influence physique de la profondeur, ou l'influence chimique du milieu de culture, c'est un antagonisme de bactéries. En dehors de la zone qu'occupent celles qui se développent dans les bouillons de culture, il y a celle des bactéries, nitrifiantes et autres, qui aiment les milieux pauvres et que les gélatines laissent inaperçues. Il y a, dans la même zone que les espèces que découvre M. Fraenkel, d'autres espèces qu'il ne découvre pas ; et en somme l'erreur à laquelle on est exposé en interprétant les résultats de ce mode d'expérience est analogue à celle qu'on commettrait en ne comptant que les blancs dans une ville habitée par toutes les races humaines, et en jugeant de la répartition de la population totale dans les divers quartiers par la répartition de la population blanche.

Il y a une dernière conclusion à tirer de ces faits. Ce que donne l'expérience, c'est une traduction de l'état d'équilibre existant à la profondeur à laquelle a été pris l'échantillon. Si, pour arriver jusqu'à lui, on a remué et déblayé les terres supérieures ou voisines, on a amené par ce fait des modifications d'ordre chimique ou physique suffisantes pour modifier, en un temps très court, cet état d'équilibre. Il faut donc non seulement se hâter de mettre en expérience l'échantillon recueilli, mais encore le recueillir en changeant le moins possible les conditions autour de lui. C'est à quoi se prête admirablement la sonde de C. Fraenkel.

228. Microbes pathogènes dans le sol. — Parmi les microbes que découvre péniblement la méthode que nous venons d'appliquer, les microbes pathogènes sont les plus intéressants. Chacun veut être recherché par des moyens appropriés. Il faudra, pour découvrir même le bacille typhique, qui est un des moins exigeants, des conditions de milieu très étroites et très spéciales. Pour le bacille de l'œdème malin, rien ne remplace l'inoculation à un animal d'une émulsion de terre. De même pour le bacille du tétanos. Qu'il y ait constamment, dans la masse du sol, des germes de toutes les maladies humaines, animales, et végétales, c'est ce qui ne semble pas douteux, Beaucoup de germes de ces maladies sont aussi des saprophytes et peuvent non seulement vivre, mais faire leur évolution complète sur un milieu inerte. Pour ceux qui sont exclusivement pathogènes, et qui sont constamment en transit par des êtres vivants, outre que leur nombre diminue à mesure qu'on les connaît davantage, il arrive toujours un moment où le cadavre de l'être qu'ils ont tué arrive au sol, et la question se pose de savoir ce qu'ils deviennent à ce moment.

Cette question a été longuement étudiée pour les bacilles du charbon, du choléra, de la fièvre typhoïde, de la fièvre jaune, des fièvres paludéennes, etc. Il suffit de songer à la diversité de ces maladies pour conclure que les solutions trouvées à ces divers problèmes ne peuvent pas être les mêmes. Nous ne pouvons, dans cette étude générale, qu'indiquer leurs points communs, faciles à énumérer à *priori*, suivant le mode synthétique d'exposition employé dans ce chapitre.

En premier lieu, les germes des maladies humaines que nous venons d'énumérer sont évidemment des microbes exigeants, au point de vue de leurs matières alimentaires. Bolton, Herœus ont montré que même le bacille typhique, qui semble le plus facile à satisfaire, a besoin d'une petite quantité de substance très alimentaire pour sa multiplication. Comme conséquence, ces microbes habiteront de préférence les couches superficielles du sol, où il y a le plus de matières organiques, ou encore les eaux souillées.

En second lieu, comme ils habitent les êtres vivants, ils préfèrent les températures voisines de 35°, et seront gênés pour vivre aux températures ordinaires : ils seront donc plus à l'aise dans les pays chauds ; dans un même pays, pendant les chaleurs de l'été ; sur un sol, dans les couches de la surface que le soleil échauffe. A la profondeur où la température devient à peu près constante, et qui ne subit qu'imperceptiblement l'influence de la chaleur de l'été, il ne fait pas assez chaud, en général, dans nos climats, pour l'évolution complète de quelques bacilles pathogènes. Ainsi C. Fraenkel a étudié ce que deviennent, au bout de 2 à 3 semaines, des ensemencements sur gélatine des bacilles du charbon, du choléra et de la fièvre typhoïde, enfoncés à diverses profondeurs dans le sol. Il a trouvé qu'à 2 mètres de profondeur, dans le sol de Berlin, c'est exceptionnellement que le bacille du charbon pousse : il ne pousse plus à 3 mètres. A cette même profondeur, les bacilles du choléra n'ont donné des colonies que dans les mois d'août, de septembre et d'octobre. Ils sont restés stériles pendant les autres mois. D'avril à juillet, ils sont même restés inertes à 2 mètres. Le moins sensible a été le bacille typhique, qui ne s'est arrêté à 3 mètres que d'avril à juillet, mais a donné de belles colonies tout le reste de l'année.

Ces cultures, il est vrai, avaient lieu sur gélatine, mais on aurait sûrement empiré la situation en prenant un autre milieu, et en laissant en outre la culture exposée à la concurrence des autres microbes. Soyka a bien montré que le mélange avec de la terre favorisait quelquefois la formation des spores de la bactéridie charbonneuse. Mais d'abord, il s'agissait de terre stérilisée, puis c'était sans doute en favorisant l'aération que la terre agissait. Schrakamp a aussi réussi à faire développer le bacille charbonneux dans des terres stérilisées qu'il avait additionnées d'urine, de sérum, ou de gélatine nutritive. Mais ici il y avait beaucoup de matière organique. Koch s'est placé dans des conditions plus naturelles quand il a cherché ce que devenaient des bacilles charbonneux dans de la terre de jardin, de l'humus ou de la boue. Il a vu qu'ils n'y poussaient pas. Praussnitz a de même vu que ni le changement de terre, ni le changement de mode de fumure n'était favorable ou défavorable à la multiplication des bactéries pathogènes. Il faut en conclure que ces bactéries sont constamment en mauvais terrain dans le sol, et que, sauf quelques circonstances de temps et de lieu tout à fait rares, la question est de savoir combien de temps elles résistent aux causes de destruction accumulées autour d'elles.

Ainsi envisagé, le problème change de face, car il revient à se demander les chances que peut avoir un bacille pathogène de donner des spores, la seule forme vraiment sous laquelle puisse être assurée pendant quelque temps la conservation d'une espèce vivante. Les conditions principales de la formation de la spore sont un milieu médiocre ou mauvais, la température et l'aération. Les conditions de milieu existent, l'aération est en général aussi assurée, car, surtout dans les couches superficielles, il y a partout de l'oxygène. Seules les conditions de température feront parfois défaut. Soyka n'a jamais vu le bacille charbonneux sporuler dans de la terre au-dessous de 18°, et il y a beaucoup de pays où cette température n'est pas souvent atteinte, sauf dans les couches superficielles du sol, et temporairement. Bien que le sujet ait été peu étudié, on peut croire que les autres bacilles pathogènes sporifères se comportent de même.

Les expériences faites par l'Office impérial allemand concordent avec cette conclusion. On a vu que les germes charbonneux avaient totalement disparu d'un cadavre, quelques mois après l'enfouissement. C'est seulement lorsque la formation des spores avait commencé à la surface du cadavre avant la mise en terre que l'inoculation à la souris a permis de trouver quelques rares germes, après 2 et 3 ans. On n'a retrouvé qu'avec peine des bacilles du choléra après 12 jours. Après 19 jours, il n'y en avait plus. Les bacilles typhiques avaient disparu après 17 jours, mais comme ils sont très difficiles à découvrir, quand ils sont peu nombreux, ce chiffre est peut être un peu trop faible. Quant aux bacilles tuberculeux, au bout de 3 mois on n'en trouvait plus.

Rappelons pourtant, en présence de ces chiffres, que, dans une expérience célèbre, MM. Pasteur, Roux et Chamberland ont trouvé des germes charbonneux vivant sur la ferme de Rozières, au-dessus d'une fosse où, 17 ans auparavant, on avait enfoui un animal charbonneux. S'il n'y a pas eu ici, en vertu de circonstances exceptionnelles, transmission par une série de générations successives, on voit que par places la persistance peut être longue et cette conclusion nous ramène à celles du chapitre XXIV.

Peut-être aussi faudrait-il faire une place, dans ces réserves, aux bacilles tels que celui du tétanos, qui semblent persistants dans certains sols, sans doute parce qu'ils sont aussi des saprophytes. J'ai trouvé et décrit dans le fromage, sous le nom de *Tyrothrix claviformis*, un bacille à spore en forme de tête de clou, dont j'ai malheureusement trouvé la semence morte quand la découverte du bacille du tétanos m'a donné l'idée de la comparer avec lui. Les deux bacilles sont sûrement très voisins, et peut-être y a-t-il de même un certain nombre de bacilles pathogènes qui, étant aussi saprogènes, peuvent vivre dans le sol et y prospérer ?

Pour nous borner à ceux que nous avons pris comme exemples, nous pouvons conclure de ce qui précède qu'ils ne sont jamais qu'en transit dans le sol, et que ce n'est pas en général de là que viennent ni la contagion, ni le développement épidémique. Cette conclusion, en désaccord avec les théories hygiéniques de Pettenkofer, reparaîtra quand nous parlerons des eaux, et nous l'encadrerons alors comme elle mérite de l'être.

BIBLIOGRAPHIE

MIQUEL. Ann. de l'observatoire de Montsouris, 1879 et suiv.
KOCH. *Mittheilungen a. d. k. Gesundheitsamte*, t. I, p. 35.
BEUMER. Sur la bactériologie du sol, *Deutsche med. Woch.* ; 1886.
SOYKA. Sur la théorie des oscillations des eaux profondes. *Prager med. Wochenschr* ; n° 28 à 31, 1885.
A. PFEIFFER. Rôle de la capillarité du sol dans le transport des bactéries. *Zeitschr. f. Hyg.* ; t. I, p. 34.
SOYKA. Réponse à M. le Dr Pfeiffer ; Id. t. II, p. 96.
L. PAGLIANI. A. MAGGIORA, FRATTINI. Contribution à l'étude des microbes du sol. *Giornale d. R. S. d'Igiene*, 1887.
A. MAGGIORA. Recherches quantitatives sur les microbes du sol. *Giorn. d. R. Acc. di medic.* 1887, n° 3.
C. FRAENKEL. Recherches sur la présence des microorganismes dans les diverses couches du sol. *Zeitchr. f. Hyg.*, t. II, 1887.
HERÆUS. *Zeitschr. f. Hyg.*, t. I 1886.
SCHRAKAMP. *Arch. f. Hyg.*, t. II.

CHAPITRE XXVI

MICROBES DE L'AIR

La complexité du sujet nous conduit à la même méthode d'exposition que pour les microbes du sol. Nous allons déduire, des faits que nous connaissons, un certain nombre de conclusions que nous essaierons ensuite de vérifier par l'expérience.

229. — **Circulation générale de l'air.** — Nous avons d'abord besoin de quelques notions générales sur la circulation de l'air à la surface des continents et des mers. L'influence hygiénique de cette circulation atmosphérique ne sera évidemment pas la même si elle se borne à une courte promenade sur un même continent ou si elle y apporte des germes empruntés à des régions lointaines.

Je me bornerai à résumer la circulation de la zone chaude et de la zone tempérée, les seules qui nous intéressent. La circulation des régions polaires a pourtant, d'après les résultats de Nansen, sa répercussion sur les autres, mais cette répercussion nous ferait sortir de notre cadre. Bornons-nous à établir le lien qui existe entre la circulation de l'équateur et celle des régions tempérées.

230. — **Circulation équatoriale.** — Le rouage moteur est dans la zone équatoriale, dont l'atmosphère, plus régulièrement et plus fortement chauffée que sur les autres régions du globe, est en quelque sorte le siège d'une intumescence continue, formant comme une espèce de bourrelet roulé le long de l'équateur, et qui y élève les couches au-dessus de leur niveau. Dès lors, les couches de même pression ne sont plus des couches sphériques et concentriques, elles se renflent le long de l'équateur, et il y a une *pente* sur laquelle les couches chauffées peuvent rouler. Elles se déversent donc vers le Nord et vers le Sud sur les pentes

du bourrelet, et si la terre était immobile, il y aurait, dans les hautes régions de l'atmosphère, un vent du Sud dans l'hémisphère Nord, un vent du Nord dans l'hémisphère Sud. Ces deux vents, entraînant constamment de l'air de l'équateur vers les pôles, auraient nécessairement comme contre-partie d'autres vents de direction inverse dans la région où se fait l'alimentation de l'air du bourrelet. On aurait ainsi, au niveau du sol, un vent du N. dans l'hém. N., un vent du S. dans l'hém. S.

Le mouvement de rotation de la terre incline vers l'O. les lignes N.S. et vers l'E. les lignes S. N. que suivraient ces vents si la terre était immobile. Les vents voisins du sol se tournent au N.-E. dans l'hémisphère N. au S.-E. dans l'hémisphère S., ce sont les *vents alisés*. Les vents des régions supérieures, les *contre-alisés*, dont la direction est Sud-Ouest dans l'hémisphère Nord, Nord-Ouest dans l'hémisphère Sud, n'intéressent pas le navigateur, mais ils intéressent l'hygiéniste, par ce qu'ils se rapprochent de plus en plus du sol à mesure qu'ils arrivent aux limites du bourrelet, et même par ce qu'ils servent d'amorce et communiquent leur direction à une circulation superficielle des régions tempérées, dans laquelle ils apportent l'air et les germes puisés dans la région équatoriale.

231. Circulation des régions tempérées. — La mieux connue et la plus nécessaire à connaître pour nous est celle de l'Océan Atlantique. On voit apparaître vers le 30e ou le 35e degré de latitude, sous la double influence du contre-alisé qui est revenu à la surface du sol, et du Gulfstream qui a la même direction que lui, un puissant courant aérien du S.-O., apportant avec lui de la chaleur et de l'humidité qu'il déverse sous forme de pluies, à mesure qu'il s'avance vers le Nord. Après avoir alimenté les grands lacs de la Suède et du nord de la Russie, il tourne à l'Est, et longe pendant quelque temps, par le Nord, le continent asiatique. C'est ce que nous appellerons le *courant équatorial*, par ce qu'il a l'équateur pour origine et nous apporte une partie de la chaleur qu'il y a puisée.

Il revient ensuite refroidi et desséché, sous forme de courant de retour du Nord-Est au Sud-Ouest à travers l'Europasie, plus ou moins loin à l'Est ou à l'Ouest. Il se réchauffe peu à peu en abordant des contrées plus chaudes, et comme il est sec, il devient encore plus sec et plus desséchant. C'est en grande partie à lui qu'est due la guirlande de déserts qui accompagne son parcours sur le Turkestan, l'Arabie et le Sahara jusqu'au moment où, rentré dans la région des alisés qui ont même direction que lui, il peut être considéré comme revenu à son point de départ. Cette partie du courant sera pour nous le *courant de retour*.

On trouve dans le Pacifique une circulation aérienne analogue, où le Kuro-Siwo, ou fleuve noir du Japon, joue le rôle du Gulfstream, et qui, après avoir adouci le climat de la côte ouest de l'Amérique du Nord, revient par le continent à l'état de vent froid et sec, après avoir alimenté de ses eaux les grands fleuves du Canada. Ces deux courants aériens sont ainsi non seulement le plus prodigieux magasin de force mécanique qui existe sur notre globe, mais ils ont encore une importance hygiénique de premier ordre, car ils brassent constamment l'air que nous respirons, l'emportent à de grandes distances, et assurent ainsi son égalité de composition non pas seulement au point de vue chimique, mais encore, ainsi que nous le verrons, au point de vue microbien.

232. Ilot des calmes. — Nous avons d'abord à tracer un dernier trait. Les deux courants superficiels que nous venons de signaler à la surface des deux continents entourent et circonscrivent une espèce d'île, où l'air est en repos relatif, où, par suite du calme de l'atmosphère, les nuages sont rares ou peu épais, où, par suite de l'absence de nuages, la température s'élève beaucoup au voisinage du sol pendant le jour et pendant l'été, se refroidit beaucoup pendant la nuit et pendant l'hiver. Cette masse d'air, large parfois de plusieurs centaines de kilomètres, n'a évidemment aucune consistance. Elle est parfois éventrée et même disloquée par le courant qui l'entoure et qui la limite, et qui, en se déplaçant sous des influences cosmiques, le balaie devant lui, ou bien y envoie, à des hauteurs variables, des courants dérivés qui traversent cette barrière montagneuse en y découpant comme un col.

Mais quand elle est disloquée ou segmentée, elle se reforme, car elle représente la partie de l'air restée en repos, et comme ses caractères météorologiques sont très différents de ceux qu'on rencontre dans le courant d'aller, ou dans le courant de retour, son influence hygiénique lui sera aussi bien particulière.

En résumé, si traçant une ligne quelconque qui couperait à la fois le courant d'aller, l'Ilot des calmes, et le courant de retour, nous traversons le continent dans le sens de cette ligne, nous trouvons :

1° Dans le courant d'aller : en hiver, un temps doux et pluvieux, coupé de bourrasques et de tempêtes que le courant équatorial promène sur son parcours ; en été, la température du courant ayant peu varié, le temps est relativement froid, et toujours pluvieux,

2° Dans l'Ilot des calmes : en hiver un temps froid, d'autant plus froid qu'il dure davantage, à cause des pertes par rayonnement qui s'accumulent : en été, un temps chaud, d'autant plus chaud qu'il dure davantage, à cause des gains superposés de chaleur solaire pendant les jours qui sont plus longs que les nuits ; été comme hiver, un temps sec et sans pluies.

3° Dans le courant de retour, des vents de la région du Nord, froids et secs, tolérables et même agréables dans les basses latitudes, terribles pendant l'hiver dans les régions voisines du cercle polaire.

Si j'ajoute maintenant que l'air de l'Ilot des calmes se renouvelle aussi, parce que cet îlot s'écroule constamment par la base dans le fleuve qui l'entoure, tandis qu'il se reconstitue par l'air froid du courant de retour, on verra que cette circulation aérienne brasse constamment l'atmosphère, ne laisse aucune portion de gaz à l'état stagnant, et dès lors, malgré la variété des conditions météorologiques dont elle est le siège, toutes les masses d'air auront, au bout d'un certain temps, passé par les mêmes péripéties, et nous pouvons, dans l'étude des influences utiles ou nuisibles qui se produisent dans l'air, le considérer comme s'il était homogène, en repos, et admettre que ces influences sont générales.

233. Origine des germes de l'air. — Les germes de l'air ne peuvent évidemment venir que du sol ou des eaux. Du sol, ils ne peuvent venir ni par diffusion, ni par les échanges gazeux qui se font constamment entre la terre et l'atmosphère. Les corps solides pulvérulents se comportent, vis-à-vis des germes en suspension dans l'air, comme vis-à-vis de ceux qui sont en suspension dans l'eau. Ils les retiennent à leur surface. Le coton, dont nous nous sommes si souvent servis comme filtre pour l'air, est un corps solide très divisé, et pourtant facile à manier; car il est cohérent. De même l'amiante ou la soie de verre. D'une manière générale, les solides poreux sont bien mieux en situation d'appauvrir de germes un courant d'air qui les traverse que de lui fournir ceux qu'ils contiennent. Il n'y a guère, pour enlever les germes du sol, que les vents violents qui entraînent des poussières. De ces poussières, quelques-unes retombent vite, mais d'autres restent presque indéfiniment en suspension.

Aux germes de cette origine, il faut ajouter ceux que laisse l'évaporation des gouttelettes enlevées par les vents à la surface de la mer ou des eaux continentales, de sorte que les microbes qu'on est exposé à rencontrer dans l'air sont aussi bien des microbes du sol que des microbes des eaux.

234. Actions nuisibles aux germes de l'air. — Il est clair que les seules influences que puissent subir les germes dans l'air sont des influences nocives, dont nous connaissons les plus puissantes ; ce sont la dessication et l'action de la lumière. Il est difficile de dire *à priori* si ces deux actions sont suffisantes pour contrebalancer, dans l'ensemble, l'apport journalier des germes par l'action des vents : il faudrait connaître mieux qu'on ne le fait le *total* de ces deux influences contraires ; mais l'expérience nous apprend, comme nous l'avons vu à propos des générations spontanées, que le nombre des germes dans l'air est relativement restreint. Tout se passe donc dans l'ensemble comme si la cause de destruction l'emportait de beaucoup sur la cause de peuplement.

Mais c'est dans le détail surtout que cette notion nous intéresse. Quel que soit cet état d'équilibre dans la moyenne, il sera évidemment plus en faveur des germes, dans les lieux bas, humides, chauds, peu éclairés, dans les caves, les égoûts, l'intérieur des appartements. Il se résoudra, au contraire, contre eux dans les lieux élevés, bien ventilés et bien ensoleillés, comme sur les montagnes. Les germes devront être de plus en plus rares à mesure qu'on s'éloignera davantage du sol. Ils devront être moins nombreux à la surface de la mer qu'à la surface de la terre, à la campagne qu'à la ville, sur un glacier que sur la campagne voisine. Bref, sans qu'il soit besoin de spécifier davantage, on peut se faire une idée de la richesse en germes d'un air quelconque.

en faisant intervenir à la fois, dans l'évaluation approximative, le nombre des germes versés dans l'air, d'un côté, et, de l'autre, l'intensité et la durée de la dessication et de l'action lumineuse. Il nous reste à voir si ces notions générales sont d'accord avec la réalité, et ensuite à les préciser par l'expérience.

235. Rareté relative des germes dans l'air. Pasteur. — Les premières expériences qui aient prouvé que les germes vivants ne sont pas très abondants dans l'air sont dues à M. Pasteur. Dans son mémoire *sur les générations dites spontanées*, en même temps qu'il montrait que l'air suffit à peupler les infusions qu'on expose à son contact, il prouvait aussi que l'air était pauvre en germes, et voici le dispositif qu'il employait pour cela.

Dans le ballon A (fig. 53), de 300 à 400 centimètres cubes de capacité, on introduit 100 centimètres cubes environ d'une infusion organique limpide. Puis, on effile le col du ballon en le laissant ouvert.

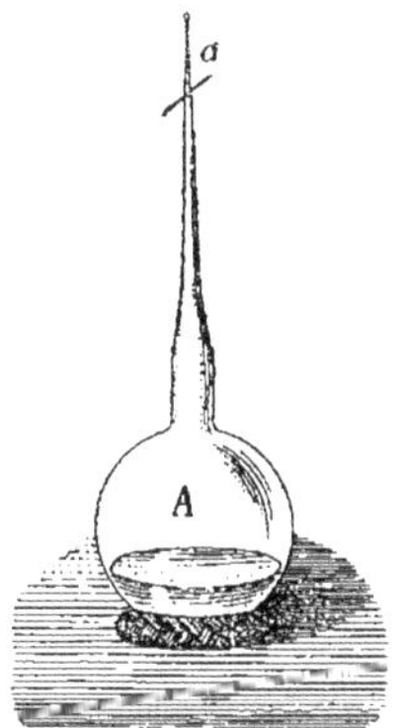

Fig. 53.

On porte l'infusion à l'ébullition, et lorsque la vapeur qui se dégage a chassé tout l'air intérieur par l'extrémité *a*, on ferme celle-ci en fondant brusquement le verre au moyen d'une lampe d'émailleur. Le ballon se refroidit et reste vide d'air. On en prépare quelques douzaines de tout pareils.

On les apporte alors au lieu où on veut faire l'expérience, et on y brise successivement tous les cols à l'aide d'une pince à longues branches, après avoir eu la précaution, à chaque fois, de passer le col et la pince dans la flamme d'une lampe à alcool, pour tuer tous les germes de provenance incertaine qui auraient pu s'y déposer. Il faut, en outre, prendre le ballon par la panse et le tenir aussi élevé que possible au devant de soi, mais non au-dessus de sa tête, de façon à éviter l'influence de la poussière des mains ou des vêtements, et celle des courants d'air qui montent verticalement au-dessus du corps de l'opérateur. Enfin, s'il fait du vent, il est bon de se tenir sous le vent du ballon. de façon à éviter les mêmes causes d'erreur. Le col brisé en *a*, on entend un sifflement ; c'est l'air qui rentre. On referme aussitôt l'effilure à la lampe, et quand tout est terminé, on reporte les ballons à l'étuve.

Presque toujours, on voit dans quelques ballons la liqueur s'altérer, et présenter au microscope des êtres variés. Il y a donc en suspension dans l'air des germes de diverse nature qui, entraînés dans le ballon par la rentrée du gaz, ont pu, grâce au repos qu'ils y ont trouvé, tomber dans le liquide et le féconder.

Mais, d'autre part, il arrive fréquemment, et plusieurs fois dans chaque série d'essais, que la liqueur reste absolument intacte et limpide, quelle que soit la durée de son exposition à l'étuve, absolument comme si elle avait reçu de l'air calciné. Si donc il y a des germes dans l'air, il n'y en a pas partout, disait Pasteur, et, à ce point de vue, l'air est une substance *hétérogène*. Nous savons aujourd'hui que ce mode de démonstration n'est pas absolument péremptoire, que *tous* les germes qui ont pénétré dans le ballon ne se développent pas, et que l'air est par suite *plus peuplé* que ne semble indiquer cette expérience. Mais, ce qu'elle montre bien, c'est que l'air n'est pas partout le même quand aux germes qu'il récèle, tandis qu'il est le même, ou à très peu près, au point de vue chimique.

Les différences qu'il présente, au point de vue des germes, sont, en outre, d'accord avec nos déductions des paragraphes précédents. Ainsi, on peut prévoir que de l'air pris dans des caves profondes, comme celles de l'Observatoire de Paris, où la température est constante, et où l'on ne pénètre que très rarement, doit, au cas où il aurait un jour contenu des germes, les avoir laissé déposer avec ses poussières à la surface du sol, de sorte que les ballons de prise d'air, qu'on ira y ouvrir avec des précautions convenables, se montreront stériles en plus forte proportion que ceux qu'on ouvrira dans la cour du même observatoire. C'est, en effet, ce qui arrive. Sur dix ballons ouverts dans les caves, un seul s'est altéré et a montré une production végétale. Onze ballons, ouverts en même temps dans la cour, se sont peuplés d'infusoires ou de végétaux de genres divers.

De même, on doit présumer *a priori* que les infusoires exigeant tous, pour se reproduire et se multiplier, de certaines conditions de chaleur et d'humidité, l'air se montrera d'autant plus pur qu'il sera puisé dans des régions où ces conditions de chaleur et d'humidité font davantage défaut, qu'il sera plus pauvre en germes sur un coteau que dans la plaine, sur une montagne que sur un coteau, sur la neige que sur un sol fertile.

M. Pasteur a ouvert vingt ballons en pleine campagne, assez loin de toute habitation, au pied des hauteurs qui forment le premier plateau du Jura. Sur les vingt, huit se sont altérés.

Vingt autres ballons ont été ouverts sur le mont Poupet, à 850 mètres au-dessus du niveau de la mer. Cinq seulement ont montré des productions organisées.

Enfin, une autre série de vingt de ces mêmes ballons a été portée au Montanvert, près de la Mer de glace, à près de 2.000 mètres d'élévation, et ouverte par un vent assez fort, soufflant des gorges les plus profondes du glacier des Bois. Un seul s'est altéré.

Dans des expériences faites pour contrôler l'exactitude des résultats qui précèdent, et qui avaient été contestés, une commission de l'Académie des Sciences, ayant Balard pour rapporteur, a observé des faits pareils. Sur dix-neuf ballons ouverts sur les gradins du grand amphithéâtre du Muséum, cinq ont donné des mucédinées.

Sur dix-neuf autres ouverts à l'extérieur, sur le point le plus élevé du dôme de l'amphithéâtre, par un vent assez fort, venant du côté de Paris, six ont donné naissance à des êtres vivants.

Enfin, sur dix-huit ballons ouverts et fermés à Bellevue, dans le jardin de la maison de M. Dumas, au milieu d'un gazon, sous un massif de grands peupliers, et à la nuit tombante, deux seulement sont restés inaltérés.

Beaucoup d'autres expériences de même nature ont été faites. Celles-ci suffisent pour montrer combien est variable la distribution des germes dans l'air. Hippocrate a écrit un traité *Des airs, des eaux et des lieux*. Le perfectionnement des procédés eudiométriques, en montrant que l'air avait partout la même composition, avait conduit, à une certaine époque, les savants à parler de l'air au singulier, comme de quelque chose ayant des propriétés immuables. Voilà que nous sommes obligés de revenir à la conception hippocratique, en découvrant que des airs peuvent se ressembler au point de vue chimique et être pourtant très différents entre eux.

236. Méthodes directes de dénombrement des germes de l'air. — On voit de plus combien il serait intéressant d'être renseigné sur ces différences. Ce serait faire une œuvre de premier ordre que de nous dire, en quantité et en qualité, ce qu'il y a de germes vivants dans l'air suivant les lieux et le moment. La beauté du problème a tenté un grand nombre d'expérimentateurs. Ce n'est faire injure à aucun d'eux que de dire qu'ils en ont à peine effleuré la solution, tant le problème est difficile.

Il me suffira, pour prouver en gros ce que j'avance et éviter ainsi toutes les critiques de détail auxquelles les procédés adoptés pourraient donner lieu, de revenir brièvement sur les faits déjà connus de la physiologie des infiniment petits, et d'examiner quels secours et quels obstacles ils peuvent porter à notre recherche.

Pour étudier d'abord le cas le plus simple, supposons un seul germe présent dans un litre d'air. Voyons comment nous pourrons le découvrir. L'œil ne le distinguera point. Pour le voir, il faut le regarder au microscope et, pour cela, commencer par le saisir.

On peut espérer y arriver par deux moyens, en faisant barboter l'air dans une très petite quantité d'eau, ou en le lançant en très mince filet contre une surface enduite d'un liquide visqueux capable de le retenir.

Le premier moyen est absolument illusoire, si l'on se contente de faire passer l'air, même en très petites bulles, dans l'eau de lavage. Celle-ci ne fait jamais que lécher la surface des bulles, et laisse passer tout ce qui est en suspension dans leur intérieur. De l'air, chargé de farine, d'un blutoir de moulin sort d'un tube à boules encore très chargé de granules, pourtant bien plus volumineux et bien plus faciles à mouiller que le sont d'ordinaire les germes. Ce qu'il y aurait de mieux serait de faire parcourir à l'air les sinuosités d'un tube capillaire mouillé, dont les expériences de M. Pasteur dans des ballons à col effilé et recourbé, que nous avons citées plus haut (**41**), démontrent l'efficacité. Mais alors notre germe se trouverait perdu sur une surface trop considérable pour que l'examen microscopique soit possible.

Quant au procédé du jet d'air contre une surface visqueuse, bien que supérieur au précédent, il est encore d'un effet très incertain. Si mince que soit le jet, il ne s'étale pas en surface infiniment mince contre le liquide visqueux. Une portion de l'air n'arrive jamais à son contact, et rebondit, comme une veine liquide, sur les portions d'air qui le touchent. Le germe peut donc échapper. Il échappera aussi, comme nous l'avons dit, même s'il rencontre le liquide, s'il est poussé trop fort, s'il est un peu gras à sa surface, ce qui arrive toujours aux corps restés longtemps en suspension dans l'air. L'expérience montre, en effet, que l'air qui a déposé une partie de ses poussières sur une première plaque visqueuse, peut en laisser sur une seconde, sur une troisième, ainsi de suite ; et il ne sert à rien de montrer que les quantités qu'il abandonne ainsi successivement sont décroissantes, s'il y a des poussières qui, par leur nature, sont incapables de se fixer par ce procédé. L'air se débarrasse ainsi de mieux en mieux de ce qu'il peut laisser dans le liquide visqueux, mais emporte à chaque fois tout ce qui ne peut s'y attacher. Or, rien ne dit dans quel rapport se trouvent mélangées ces deux sortes d'éléments.

Le moyen de beaucoup le meilleur est de se servir d'un filtre de coton ou de sable fin, qui arrête à peu près tous les germes qui tentent de le traverser. La matière de ce filtre peut être ensuite délayée dans de l'eau ou dans un bouillon, ou une gélatine nutritive, et étudiée par les moyens que nous connaissons. Tel est le cas du filtre de Pétri. Il y a, à l'emploi d'un filtre solide, les inconvénients que nous avons signalés à propos de l'étude bactériologique du sol. Quand un fragment du filtre porte plusieurs germes qui se développent côte à côte et se confondent, on est exposé à n'en compter qu'un là où il y en a peut-être beaucoup. Car les germes de l'air sont rarement isolés. Il n'y a guère que les spores des moisissures qui, détachées par les vents, voyagent indépendantes. La plupart des autres germes, nés dans un milieu liquide ou un milieu solide, marchent mélangés d'un peu de leur substratum qui les alourdit. Dans des expériences qui consistaient à recueillir les germes de l'air en les faisant passer lentement au-dessus d'une surface de gélatine sur laquelle ils tombaient, Hesse avait vu que les spores de moisissures se développent plus loin de l'entrée que les germes de Schizomycètes, et il en avait conclu qu'elles sont plus légères. Une différence de densité n'est guère probable. Mais les premières ne sont pas *lestées*, et les secondes le sont : voilà la différence. Or, un fragment de filtre qui porte un germe et donne une colonie peut aussi bien en porter 100, qui se confondent à la culture.

On diminue cette cause d'erreur en se servant, comme l'a fait M. Miquel, d'un filtre à éléments solubles qui, mis dans l'eau, y disparaît en y laissant ses éléments solides en suspension. Il n'y a plus, dans ces conditions, de cause de groupement nouvelle, et il ne reste que les groupements réalisés déjà dans les poussières de l'air, et qu'on peut essayer de faire disparaître par une forte agitation dans le liquide nutritif.

237. Liquides de culture. — Nous en sommes, en effet, arrivés au dernier acte, et il ne me reste plus à viser que la difficulté qu'il y a à trouver un liquide nutritif qui convienne à la culture de tant de germes divers, encore plus difficiles que les germes du sol sur leurs conditions de rajeunissement, attendu qu'ils sont plus ou moins affaiblis par la dessiccation et par l'action de la lumière. On peut, pour obvier à cette difficulté, multiplier beaucoup les milieux de culture, mais alors la recherche devient interminable, et on se demande s'il y a vraiment intérêt à consacrer tant de temps à une étude qui est forcément incomplète, car, quoi qu'on fasse, on n'arrivera jamais à connaître tous les germes vivant dans un litre d'air.

Il semble que ce raisonnement condamne aussi toutes les recherches faites. « A quoi bon, peut-on dire, déterminer des nombres qui ne sont pas les nombres réels, et n'ont même aucun rapport fixe avec les nombres réels ? C'est conclure la population d'une ville de celle d'un quartier ! » L'objection est juste, et la science ne vise pas encore, en effet, à savoir le total des germes de l'air : elle se contente de déterminer les différences que les divers airs présentent entre eux. Si ces différences existent pour un certain milieu nutritif et se retrouvent pour d'autres milieux, on peut conclure qu'elles se manifesteraient dans le même sens, quel que soit le milieu choisi, qu'elles en sont par conséquent indépendantes, et qu'elles ne tiennent qu'à des différences dans la population totale des deux airs examinés.

Ces indications générales sont les seules que comporte l'expérience, en somme grossière, que nous faisons. Il ne faut ni déprécier l'importance des résultats obtenus, ni surtout en exagérer la signification.

238. Procédés opératoires. — Nous ne décrirons ici que les méthodes qui, étant à la fois les plus sûres et les plus pratiques, sont les plus usitées : elles emploient toutes la culture sur milieux solides. Elles diffèrent surtout sur la manière de happer les germes de l'air. Dans la méthode de Straus et Wurtz, on opère par barbotage, dans celles de Petri et de Miquel, on se sert d'un filtre poreux.

L'appareil de Straus et Wurtz se compose d'un tube de verre A, (fig. 54) renflé à sa partie moyenne, et mesurant 15 millimètres de

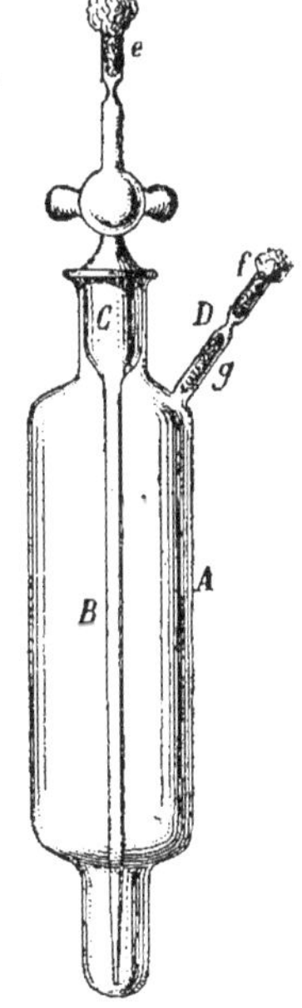

Fig. 54.

diamètre à ses deux extrémités. Ce tube reçoit la gélatine nutritive. Au fond de ce tube plonge un second tube B, de petit calibre, dont l'extrémité inférieure est finement effilée ; à la partie supérieure, il porte un renflement rodé, C, qui ferme hermétiquement le tube A. Celui-ci porte latéralement une tubulure de dégagement D, munie d'un étranglement pour maintenir les bourres.

Pour se servir de l'appareil, on garnit d'ouate l'orifice supérieur *e* du tube B, ainsi que la tubulure de dégagement D, de chaque côté de l'étranglement, et on stérilise l'appareil par la chaleur sèche. Après avoir tiré le tube intérieur B, on verse dans le tube A 10 centimètres cubes de bouillon gélatiné à 10 0/0, liquéfié à une douce chaleur. *On a soin d'ajouter à la gélatine une goutte d'huile stérilisée*, pour empêcher la gélatine de mousser pendant le barbottage et de sortir par le tube de dégagement. Le tout est stérilisé à l'autoclave à 115° pendant un quart d'heure, et l'appareil est dès lors prêt à servir.

On tient, pendant toute la durée de l'opération, l'appareil à la main, pour que la chaleur de celle-ci empêche la gélatine de se solidifier. Par un tube de caoutchouc, on relie le tube latéral D à un aspirateur ; puis on enlève la bourre qui ferme l'extrémité *e*. On fait alors fonctionner l'aspirateur à la vitesse voulue, et on fait barbotter à travers la gélatine un nombre déterminé de litres d'air. Grâce à la présence de l'huile, les bulles formées par le passage de l'air à travers le liquide sont très fines et la mousse très peu accusée, *quelle que soit la vitesse de ce passage.* Il en résulte que l'on peut ainsi faire barbotter un volume notable d'air pendant un temps relativement court (50 litres en un quart d'heure). L'opération terminée, on replace la bourre en *e*, puis, en soufflant par la tubulure latérale D, on fait monter, à diverses reprises, la gélatine à l'intérieur du tube A, pour entraîner les germes qui ont pu y rester adhérents. Cela fait, on retire la bourre de sûreté *f*, et à l'aide d'un fil de platine stérilisé on pousse à l'intérieur du tube A la bourre *g*. On replace la bourre de sûreté et on agite doucement et à diverses reprises l'appareil, pour répartir dans la gélatine les germes qui, ayant échappé au barbottage, ont été retenus par la bourre *g*.

On peut alors procéder de deux façons, selon que l'on veut employer la méthode de culture sur plaques ou utiliser le tube A à la façon d'un tube d'Esmarch (62).

Dans le premier cas on aspire par le tube B, gradué à cet effet,

2 centimètres cubes de gélatine que l'on étale sur une plaque ; la gélatine totale donne ainsi cinq plaques. On additionne le nombre des colonies qui s'y développent à celles qu'on trouve sur la gélatine restée dans le tube. Dans le second cas, on enroule la gélatine sur les parois du tube à la façon d'un tube d'Esmarch.

Cet appareil est maniable, facilement transportable, n'exige qu'une faible puissance d'aspiration, et donne des résultats du même ordre que ceux qu'on obtient à l'aide de la méthode plus compliquée de Petri, que nous allons décrire.

Petri se sert d'un double filtre de sable fin, dont les éléments ont environ 1/3 à 1/5 de millimètre. Deux de ces filtres sont disposés à la suite l'un de l'autre dans un même tube de verre, et dans chacun d'eux, le sable est maintenu à l'aide de deux calottes de toile de cuivre à mailles très fines. Le tube, fermé à ses deux extrémités par deux tampons de coton, est stérilisé. Pour l'expérience, on enlève le tampon d'entrée, et on met l'ouverture de sortie en rapport avec une trompe ou une pompe à main, à l'aide de laquelle on fait passer un volume d'air connu. Là est un des inconvénients de ce système. Le sable doit être tassé, et comme il est fin, il présente au mouvement de l'air une résistance assez grande qui demande un aspirateur assez puissant. Quand l'opération est terminée, on répartit le sable et la toile de cuivre dans des godets de verre, et on les recouvre de gélatine nutritive.

L'emploi de ce sable a les inconvénients que nous avons signalés plus haut (**225**). M. Miquel les a très heureusement évités en formant son filtre de cristaux de sulfate de soude ou de sucre,

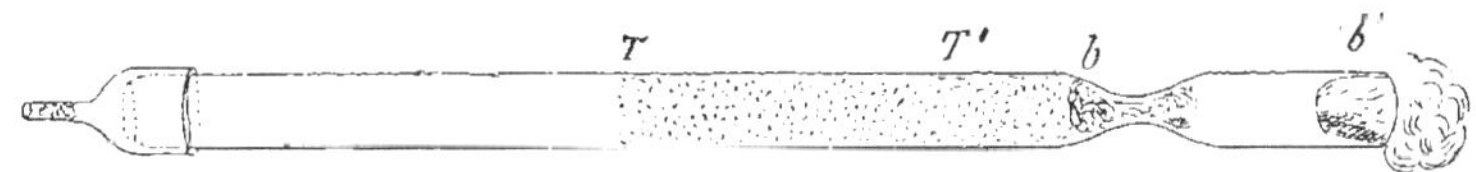

Fig. 55.

finement pulvérisés, et amenés par des tamisages à n'avoir qu'un diamètre moyen de un demi-millimètre.

On introduit 1 à 2 grammes de ces cristaux desséchés dans un tube de verre, ayant la forme dessinée sur la figure 54, portant en avant un capuchon rodé, et en *b* et *b'* deux bourres, l'une *b'*, qui est protectrice, l'autre *b* qui sert de support à la substance filtrante TT'.

Le tube dans lequel le filtre occupe une hauteur de 8 à 10 centimètres est flambé. Pour l'expérience, on le place presque vertical ; à l'aide de quelques petites secousses, on détermine le tassement de la matière pulvérulente et on fait passer l'air après avoir enlevé le capuchon rodé. L'appareil chargé, on verse le contenu dans un volume connu d'eau stérile. La dilution devra être d'autant plus grande qu'on aura plus de raison de supposer l'air chargé de germes. Il faut faire en sorte qu'il n'y ait pas plus de 1 à 5 bactéries par centimètre cube. On distribue ensuite 6, 12 ou 24 cc. de cette eau dans autant de flacons à fond plat, contenant 10 cc. de gélatine fondue. Toutes ces dilutions successives font que la proportion de sulfate de soude dans la gélatine reste voisine de 1/1000. A cette dose, le sel augmente plus qu'il ne diminue les qualités nutritives de la gélatine. On peut d'ailleurs le remplacer par le sucre, qui favorise le développement des mucédinées, de sorte qu'une expérience où on l'a employé indique quelquefois deux fois plus de moisissures que l'on n'en trouve avec le même air, en se servant de sulfate ou de phosphate de soude.

Ce détail montre à nouveau combien sont contingents même les résultats trouvés par la meilleure de ces méthodes de numération. Mais tout ce que nous demandons à ces méthodes, ce sont des nombres non absolus, mais relatifs, et surtout comparables. C'est uniquement à ce point de vue que nous allons envisager ceux que la science a déjà enregistrés.

BIBLIOGRAPHIE

DUCLAUX. Traité de météorologie ; Paris 1891.

PASTEUR. Examen de la doctrine des générations spontanées. *Ann. de ch. et de phys.* ; 1862.

MIFLET. Bactéries en suspension dans l'air. *Cohn's Beiträge*, t. III, p. 119.

DOUGLAS CUNNINGHAM. Examen microscopique de l'air ; Calcutta, 1874.

MIQUEL. Des organismes vivants de l'atmosphère ; Paris 1883, et Annuaire de Montsouris, *passim*.

HESSE. Sur la détermination quantitative des micro-organismes contenus dans l'air ; *Mittheil. a. d. k. Gesundheitsamte*, t. II, p. 182.

PETRI. Nouvelle méthode de recherches et de numération des bactéries et des spores de moisissures de l'air. *Zeitschr. f. Hyg.*, t. III, p. 1-145, 1887.

PERCY FRANKLAND. Nouvelle méthode pour l'estimation quantitative des microbes présents dans l'atmosphère. *Proceed. of the R. Soc.* t. XIII, p. 443.

STRAUS et WURTZ. Sur un procédé perfectionné d'analyse bactériologique de l'air. *Ann. de l'Institut Pasteur*, t. II p. 171 ; 1888.

CHAPITRE XXVII

DISTRIBUTION DES GERMES DANS L'AIR

Le problème de la distribution des germes dans l'air peut être envisagé sous une foule de faces que nous allons successivement passer en revue. Les nombres que nous allons avoir à citer n'ont pas toujours été déterminés par le même expérimentateur, ni par les mêmes méthodes. Ils ne sont donc pas comparables, d'une série à l'autre, mais il nous suffit que ceux d'une même série soient comparables entre eux.

239. Influence de la saison. — La variation saisonnière dans un même lieu résulte de la variation des chiffres suivants, qui sont les moyennes mensuelles des chiffres de bactéries et de moisissures trouvés à Montsouris pendant les 10 années 1885 à 1894. Comme exemple des variations dans une même année, et des différences avec la moyenne, nous donnons, d'après M. Miquel, les chiffres correspondant à 1895.

Moyennes mensuelles des microorganismes trouvés par mètre cube d'air au parc de Montsouris en 1895.

	1895		Année moy.	
Mois	Bactéries.	Moisiss.	Bactéries.	Moisiss.
Janvier	296	112	180	150
Février	30	45	130	135
Mars.	85	280	200	150
Avril.	880	133	340	145
Mai	60	480	255	235
Juin	233	273	295	205
Juillet	250	280	345	215
Août.	280	376	355	275
Septembre . . .	660	240	335	240
Octobre	725	295	235	250
Novembre . . .	220	470	175	260
Décembre . . .	220	160	170	180
Moy. ann . . .	330	260	250	205

D'où l'on déduit, comme moyennes saisonnières, les nombres suivants :

Moyennes saisonnières des microorganismes récoltés par mètre cube d'air au parc de Montsouris.

Saisons.	Année 1895.		Année moyenne.	
	Bactéries.	Moisiss.	Bactéries.	Moisiss.
Hiver.	135	145	170	145
Printemps . . .	390	295	295	195
Été	395	300	345	245
Automne . . .	390	310	195	230
Moyennes . . .	330	260	250	205

Dans l'année moyenne, la croissance du nombre des microbes de l'hiver à l'été et la décroissance de l'été à l'hiver sont bien manifestes. Ce double mouvement est moins visible en 1895, à cause des caractères climatériques de l'année, où l'été n'a guère différé du printemps et de l'automne. D'une manière générale, les nombres individuels, qui sont confondus dans ces moyennes, passent par une série d'oscillations, intimement liées aux conditions météorologiques régnantes.

La relation entre les conditions météorologiques et la quotité des bactéries de l'air est encore confuse. En la prenant comme relation de fait, M. Miquel a essayé d'en trouver la loi. Il a vu, par exemple, que le nombre des bactéries aériennes, toujours peu élevé pendant les temps pluvieux, augmente pendant la dessiccation du sol, puis décroît quand la sécheresse se prolonge au delà de dix à quinze jours. Mais cette règle, si vague et si empirique qu'elle soit, et bien qu'elle se vérifie dans certaines circonstances, ne s'applique pas à la comparaison de l'été et de l'automne, envisagés dans leur ensemble. C'est que l'effet qu'on mesure résulte d'une superposition de causes, qui ne se succèdent ni dans le même ordre, ni avec la même puissance, ni avec la même régularité. Pour n'envisager que deux des principales, la quantité de bactéries vivant dans l'air peut être considérée comme la différence de ce qui en est versé, et de ce qui s'y détruit à chaque instant. La quantité versée est en relation évidente avec l'état d'humidité de la surface du sol, le nombre et la richesse en matière organique des flaques d'eau qui le recouvrent, la température, etc. Ceux des microbes du sol qui passent dans l'air, par dessiccation, par l'action des vents, etc., y périssent plus ou moins rapidement suivant le degré hygrométrique, la température de l'air, l'action plus ou moins directe du soleil, bref, suivant l'action des mille causes qui font que deux jours qui se suivent ne se ressemblent pas. Il ne faut donc pas s'étonner que l'on soit encore si peu avancé sur une question qui a la complexité d'un problème biologique superposé à un problème météorologique.

240. Influence des lieux habités. — L'homme apporte avec lui des nécessités ou des habitudes qui doivent augmenter autour de lui le nombre des germes de l'air. Voici, comme comparaison avec les nombres du dernier tableau, les nombres indiquant les nombres moyens de bactéries et de moisissures trouvées dans l'air de la place Saint-Gervais, en face de l'Hôtel de Ville de Paris, en 1895 et pendant la période décennale 1885-1894 :

Moyennes saisonnières des microorganismes récoltés par mètre cube d'air à l'Hôtel de Ville.

	Année 1885		Année moyenne	
	Bactéries	Moisissures	Bactéries	Moisissures
Hiver. . . .	4.020	1.920	4.305	1.345
Printemps . .	9.815	2.025	8.080	2.275
Été	9.685	4.070	9.845	2.500
Automne. . .	6.970	3.005	5.665	2.185
Moyennes. .	7.620	2.755	6.975	2.705

Les chiffres sont plus de 20 fois supérieurs pour les moisissures, et plus de 10 fois pour les bactéries, à ce qu'ils sont à Montsouris. Malgré cette disproportion entre les deux séries de nombres, elles suivent à peu près la même marche croissante ou décroissante avec la saison, et le parallélisme persiste même dans le détail des mois, où on voit, la même année, se suivre à peu près les deux courbes de Montsouris et de l'intérieur de Paris.

C'est que les causes de production, en ville comme ailleurs, restent sous les mêmes influences. La chaleur, l'humidité, etc., agissent de la même façon dans les deux cas, et se traduisent de la même façon dans les faits généraux.

241. Air des salles d'hôpital. — Mais le parallélisme disparaît et doit, en effet, disparaître quand on compare des lieux où les causes de production, celles de dissémination, celles de destruction n'agissent pas dans le même sens. Tel est le cas si l'on compare, par exemple, l'intérieur d'un égout, celui d'un appartement, celui d'une salle d'hôpital à la rase campagne. Voici une comparaison curieuse entre le nombre des bactériens vivants dans un mètre cube d'air de deux salles de l'hôpital de la Pitié, et celles de la mairie du IVe arrondissement, pendant quelques mois de l'année 1881 :

	Salle Michon (hommes).	Salle Lisfranc (femmes).	Mairie du IVe arrondis'
	—	—	—
Mars.	11.100	10.700	750
Avril.	10.000	10.200	970
Mai	10.000	11.400	1.000
Juin	4.500	5.700	1.540
Juillet	5.800	7.000	1.400
Août.	5.540	6.600	960
Septembre . . .	10.500	8.400	990
Octobre	12.400	12.700	1.070
Novembre . . .	15.000	15.600	810

Ces nombres, qui datent de quelques années, sont inférieurs à ceux qu'on trouverait aujourd'hui que les méthodes sont plus parfaites. Il suffit, pour s'en convaincre, de comparer les chiffres donnés pour la mairie du IVe arrondissement à ceux que nous avons fournis pour l'Hôtel de Ville qui en est voisin. De même, des déterminations faites par Straus dans divers locaux, à l'aide de son appareil, ont fourni des chiffres supérieurs pour des salles de l'hôpital St-Antoine :

Salle Roux . . .	33.500	col. dont	1.500	moisissures
— Marjolin . .	55.500	—	400	—
— Roux . . .	53.100	—	800	—
Lab. de la Faculté	2 820	—	300	—
—	2.500	—	580	—
—	3.700	—	1.800	—
—	3.600	—	860	—
—	800	—	180	—

Tous ces nombres, comparés, prêtent à des remarques diverses :

1° On voit d'abord que le nombre des bactéries vivantes est beaucoup plus grand dans les salles d'hôpitaux qu'à l'extérieur. A cela, nous pouvions nous attendre.

2° On voit, de plus, que l'oscillation est de sens inverse à l'extérieur et à l'intérieur des salles, de l'hiver à l'été. Le nombre des malades est pourtant toujours à peu près le même ; mais, l'hiver, les fenêtres sont closes ; l'été, elles déversent à l'extérieur l'air impur de l'intérieur. L'air de la salle gagne sans doute à cet échange, mais l'air extérieur y perd. En se chargeant de germes dont le plus grand nombre est sûrement formé de germes pathogènes, il devient une source de péril pour le voisinage. Comment, en effet, ne pas rapprocher de cette conclusion cet autre fait, révélé par la statistique municipale, que chaque hôpital devient, à de certaines époques, pour le quartier qui le renferme, un foyer épidémique de la maladie dont il offre le plus de cas, si cette maladie est épidémique et contagieuse. Comme il serait injuste et inhumain de forcer l'hôpital à maintenir ses fenêtres closes, et de tracer autour de lui un cordon sanitaire, il n'y a d'autre remède à cette situation que de le transporter à la campagne, et de renoncer aux pratiques actuelles, qui reviennent plus ou moins à tirer un feu d'artifice au milieu d'un parc d'artillerie. Pour ceux que des nécessités diverses obligeront à laisser dans les villes, on les rendra moins dangereux en y multipliant les précautions antiseptiques.

241. Microbes dans l'air expiré. — Ici se pose tout naturellement la question de savoir ce que deviennent les microbes inhalés dans l'acte de la respiration. Jusqu'où pénètrent-ils ? et en ressort-il autant qu'il en est entré ? Les canaux et canalicules de l'appareil respiratoire doivent évidemment en retenir beaucoup, et on est confirmé dans cette pensée en se rappelant que Tyndall a trouvé que l'air expiré était beaucoup plus pauvre que l'air inspiré en poussières et en matériaux fins capables de diffuser la lumière. Straus et Dubreuilh, Gunning ont en effet constaté directement par l'expérience que l'air se dépouille de ses microbes dans l'acte de la respiration, et que, par conséquent, il est d'autant plus dangereux qu'il est plus chargé de germes. M. Straus a fait depuis des mesures plus précises à l'hôpital Tenon, à l'aide de l'appareil que nous avons décrit plus haut. On comparait au même moment la richesse en germes d'un volume déterminé d'air, barbotant directement dans la gélatine, avec celle d'un même volume d'air sortant des poumons et mesuré après sa sortie de l'appareil, au moyen d'un compteur à gaz. Voici les nombres de colonies par mètre cube d'air inspiré, expiré, et le rapport du premier au second, pris pour unité :

Expériences	Air inspiré	Air expiré	Rapport
I.	20.700	40	517
II	15.300	40	382
III	19.500	20	975
IV. . . .	17.600	20	880
V	233.800	520	449
VI	466.100	1.180	395
VII. . . .	24.400	40	610
VIII . . .	26.000	40	665

On voit donc qu'en moyenne, sur 600 germes de bactéries ou spores de moisissures qui pénètrent dans les poumons avec l'air inspiré, un seul en ressort avec l'air expiré. Si on tient compte des causes d'erreur, on conclura que l'air expiré est presque complètement privé de germes.

Ceci nous explique que l'air devienne parfois le véhicule de la contagion, que la petite vérole se communique parfois par la respiration, en dehors de tout contact médiat ou immédiat, et que d'autres exanthèmes tels que la rougeole, le typhus pétéchial, la scarlatine suivent vraisemblablement la même voie. On s'explique les cas de charbon débutant par le poumon chez les trieurs de laine et autres ouvriers vivant dans les usines où on manipule des toisons ou des peaux chargées de germes du charbon, et les cas de fièvre typhoïde où on ne trouve à incriminer que le transport par la poussière. Les travaux de Villemin, de Koch et de son élève Cornet ont mis en évidence le danger de la contagion de la tuberculose par des poussières chargées de bacilles, et il n'y a pas de laboratoire où on s'occupe de la tuberculose qui ne puisse citer une victime assurée ou au moins vraisemblable de ce mode de contagion.

242. Influence de la ventilation. — Tous ces dangers, il est vrai, sont locaux et d'ordinaire temporaires : ils diminuent par une bonne ventilation et par la dilution de l'air contaminé dans une grande masse d'air constamment en mouvement. Pour la dilution, ses effets sont évidents. Lorsqu'on a réussi, dans les expériences de Buchner, par exemple, à rendre charbonneux des animaux exposés à l'inhalation de poussières charbonneuses, c'est en multipliant énormément les germes dans l'air qu'on leur faisait respirer, en les amenant au chiffre d'environ 100 millions par mètre cube, ce qui représente de 100 à 1.000 fois la densité qu'on lui trouve dans l'air d'une salle d'hôpital. Un long séjour dans un air peu chargé peut évidemment compenser un court séjour dans un air plus chargé ; mais, en somme, comme on voit, le danger de la contagion par l'air, tout en étant réel, est médiocre, ce qui ne veut pas dire qu'il est inutile de s'en préoccuper.

Pour la ventilation, il est clair qu'elle est aussi protectrice, mais on se fait d'ordinaire illusion sur ses effets. Elle peut renouveler l'air d'un appartement sans en renouveler les poussières, et il n'y a qu'un courant d'air violent entrant par les portes et les fenêtres ouvertes, et renouvelant l'air plusieurs centaines de fois par heure, qui puisse enlever, et encore à la condition qu'on les agite et qu'on les remette en suspension par des moyens convenables, toutes les poussières dangereuses qui pourraient y être contenues, en suspension, sur les meubles ou sur les parois.

C'est ce que montrent bien les expériences de M. Stern, faites dans une chambre de 85 mètres cubes, organisée pour qu'on puisse en commander dans une certaine mesure la ventilation. Elle était pourvue pour cela de deux séries de trappes placées les unes en haut, les autres en bas sur deux faces opposées, et en outre de cheminées de ventilation dans lesquelles brûlaient des becs de gaz. Au besoin, on pouvait, à l'aide de ventilateurs, diriger un courant d'air de l'une des séries de trappes à l'autre, et lui faire traverser diagonalement la pièce, soit du plancher au plafond, soit en sens inverse.

Dans cette chambre on répandait, à l'aide d'un pulvérisateur ordinaire à iodoforme, un nuage de poussières empruntées à diverses sources, et tamisées ou lévigées au préalable de façon à leur donner le maximum de légèreté, et à les laisser le plus longtemps possible en suspension dans l'air.

M. Stern a pensé qu'au lieu de laisser dans ces poussières les germes variés et inconnus qu'elles renfermaient, il valait mieux les stériliser par la chaleur, et les imprégner d'une culture d'un microbe unique très reconnaissable, et dont on connaîtrait bien la biologie, de façon à pouvoir toujours lui offrir un milieu convenable de culture. M. Stern a choisi le *Bacillus Megaterium* de M. de Bary, que sa grosseur inusitée permet de reconnaître au milieu de toutes les autres bactéries.

La méthode employée consistait à produire dans l'air un nuage de poussière, humectée avec une culture de ce microbe, puis desséchée et broyée à nouveau. Le nuage répandu, on y puisait aussitôt une prise d'essai, en faisant passer 6 ou 12 litres d'air dans un filtre à sable de Pétri. On faisait de nouvelles prises à divers intervalles, et en répartissant ensuite le sable des filtres dans des gélatines nutritives, on faisait la numération des colonies obtenues. Il va sans dire qu'une fois produit le nuage de poussière, on n'entrait plus dans la chambre, et que toutes les opérations étaient commandées de l'extérieur.

Une expérience donnera une idée des autres. Dans un cas, avec de la poussière recueillie dans une école, on a vu le nombre de germes en suspension, qui était de 629 à l'origine, tomber à 73 après 11 minutes, à 63 après 35 minutes, et à 0 après 4 heures et demie. On voit que la chute est presque complète au bout d'une demi-heure, et que seules les particules les plus fines restent en suspension. De la poussière prise dans une fabrique a mis plus longtemps à se déposer.

Il est clair que, soit naturellement, soit par suite des traitements subis, ces poussières étaient grosses, denses, et se déposaient très vite. Avec des poussières plus légères, par exemple avec un nuage artificiel de spores d'*aspergillus*, M. Stern a trouvé que innombrables à l'origine, elles étaient encore très nombreuses au bout de deux heures. Mais en somme, encore dans ce cas, le dépôt est très rapide, et ne peut guère subir l'influence d'une ventilation ordinaire.

M. Stern a trouvé en effet qu'avec une vitesse de ventilation capable de renouveler de 1 à 3 fois par heure l'air de la chambre, cet air ne se débarrassait pas plus vite de ses germes que s'il avait été laissé en repos. Il n'y a eu une avance un peu sensible (et encore !) qu'avec une ventilation modérée parcourant la pièce du haut en bas, qui pouvait par suite accélérer la chute des germes au lieu de les maintenir en suspension comme la ventilation inverse. Pour obtenir un effet marqué, avec les poussières étudiées par M. Stern, il faut avoir recours à une ventilation exagérée, qui renouvellerait de 6 à 7 fois par heure l'air de la chambre. C'est seulement en ouvrant largement la porte donnant sur le palier de l'escalier, et en produisant le maximum de ventilation possible avec les trappes ouvertes et tous les ventilateurs, que le chiffre des microbes en suspension, qui était de 620 à l'origine, est tombé à 6 après deux minutes de ventilation.

Je passe rapidement sur l'effet de la ventilation sur les germes déposés sur le parquet, les tapisseries, les meubles, les vêtements. Il est trop clair que si elle est impuissante à hâter la disparition des germes de l'air, elle le sera encore plus pour enlever ceux qui ont contracté des adhérences avec les corps solides. Si on veut les faire disparaître, il faudra donc les remettre et les maintenir en suspension dans l'air.

C'est cette chute lente, dans un air en repos, qui explique les résultats obtenus par M. Pasteur dans les caves de l'Observatoire, dont l'air contenait beaucoup moins de germes que l'air extérieur. Le sol de ces caves était certainement très riche en germes, mais il n'y en avait pas dans l'air. Ce contraste entre la pureté de l'air et la saleté du sol est un peu moins net, mais plus paradoxal dans les égoûts.

243. Air des égoûts. — M. Miquel a analysé comparativement, pendant cinq années, l'air de l'égoût collecteur du boulevard de Sébastopol et celui de la place St-Gervais. Il a trouvé, pour l'année moyenne, les chiffres suivants de bactéries et de moisissures. Je mets à côté les chiffres moyens de la place St-Gervais, portant sur une période de 10 ans.

Moyennes mensuelles des microbes trouvés dans un égoût et sur la place St-Gervais.

Mois	Egoût		Place St-Gervais	
	Bactéries	Moisissures	Bactéries	Moisissures
Janvier	2.540	2.250	4.130	1.555
Février	3.035	1.900	4.060	1.270
Mars	2.980	1.880	4.730	1.205
Avril	3.760	7.570	7.360	2.575
Mai	3.985	1.210	7.480	2.590

Juin.	2.685	2.255	9.400	1.655
Juillet.	4.065	3.665	10.630	2 490
Août	4.705	2.605	9.800	2.545
Septembre . . .	3.815	1.250	9.105	2.495
Octobre	3.750	2.525	7.115	2.320
Novembre. . . .	3.125	1.795	5.465	2.492
Décembre. . . .	7.150	1.790	4.410	2.050
	3.800	2.535	6.975	2.075

L'air des égouts est encore en moyenne plus pauvre en bactéries et plus riche en moisissures que l'air d'une place publique. Dans l'ensemble il est plus pur, ce qui ne veut pas dire qu'il est plus agréable à respirer. Mais les variations mensuelles du nombre des germes ne suivent pas la même marche dans les deux airs. C'est que celui des égouts est plus uniformément humide et à température beaucoup plus constante que l'air extérieur.

244. Air des continents et des mers. — Dans un voyage, Fischer a étudié, au point de vue bactériologique, de l'air puisé sur la mer et il a trouvé, ainsi qu'on pouvait s'y attendre, que sa richesse en microbes était d'autant plus faible qu'on le puisait plus loin des côtes. Le voyage à faire depuis la terre ferme était en effet mortel pour beaucoup d'entre eux, et seules les gouttes d'eau enlevées par les vents à la surface des vagues donnent en se desséchant des germes que le petit cristal de sel auquel ils sont collés doit faire tomber rapidement.

245. Influence de l'altitude. — Dans l'influence de l'altitude, il faut distinguer la hauteur vraie de la hauteur au dessus du sol. Nous avons vu, dans les expériences de M. Pasteur, le nombre des germes décroître dans l'air quand on s'élève sur une montagne. Mais ici le sol accompagne l'observateur, et les couches d'air sont souillées des poussières terrestres. Rien ne permet de croire que ces poussières soient plus pauvres en germes sur une montagne que dans une plaine avec la même nature de végétation ; mais, dans la plaine, ces poussières se renouvellent d'une façon continue, tandis que le vent qui, courant horizontalement ou à peu près, aborde une montagne, risque d'avoir perdu une partie des germes qu'il pouvait avoir empruntés au même niveau sur la montagne voisine.

Tout autres sont les conditions d'un air recueilli en ballon. Il est vrai que l'aérostat, les cordages, la nacelle, emportent avec eux des milliers de germes. Mais on peut avec quelques précautions élémentaires se mettre suffisamment à l'abri de leur influence. M. Cristiani a étudié ainsi l'air pendant une ascension en ballon, faite à Genève, et a trouvé les résultats suivants, en se servant d'un aéroscope analogue à celui de Straus et Wurtz. Les chiffres sont rapportés au mètre cube.

Altitude 550 m. (Genève)	3.400 colonies dont	100	moisissures
» 630	2.100	100	»
» 700	0		
» 800	900	100	»
» 900	1.300	0	»
» 1.000	4.900	100	»
» 1.100	100	0	»
» 1.350	0	—	»
» 1.700	0	—	»

On voit que la richesse en germes est très variable suivant la hauteur, et que, dans l'atmosphère comme dans le sol, il y a superposition de couches très inégalement chargées. Mais, dans l'ensemble, le nombre des germes diminue à mesure qu'on s'élève, ainsi qu'on pouvait s'y attendre, et il y a même des couches qui apparaissent tout à fait stériles, pour le volume d'air aspiré, qui était seulement de 10 litres, et pour le bouillon nutritif employé. Cette pureté relative doit être attribuée, d'abord à ce que les grosses poussières n'arrivent que rarement à cette hauteur, ou en descendent vite, puis à ce que la lumière détruit peu à peu les plus fines et les mieux exposées à son action.

En résumé, l'expérience s'accorde, tout en les précisant, avec les conclusions théoriques que nous avions établies dans le chapitre précédent. Il ne nous reste, pour terminer, qu'à attirer l'attention sur un dernier point. Nous avons dit que l'air était beaucoup moins chargé de germes que le sol. La disproportion révélée par l'expérience est véritablement frappante. Dans l'air la moyenne est de beaucoup au-dessous de 100.000 germes par mètre cube ou de 100 germes par litre. Dans le sol le nombre de germes, mesuré par les mêmes moyens, est rarement inférieur à 10.000 par centimètre cube, ou à 10 millions par litre, et il s'agit des mêmes germes, de ceux du moins qui vivent dans les mêmes bouillons. Les deux nombres sont donc comparables, et on voit que le second égale cent mille fois le premier. L'air est donc infiniment moins peuplé que le sol, et cela est heureux, car sa mobilité en rendrait la stérilisation difficile. Les lois naturelles nous protègent donc du côté où il nous est le plus difficile de nous protéger nous-mêmes.

BIBLIOGRAPHIE

MIQUEL. *Annuaires de l'observatoire de Montsouris*, depuis l'origine.

TYNDALL. Les microbes, Paris 1882, p. 52.

STRAUS et DUBREUILH. Sur l'absence des microbes dans l'air expiré. *Comptes rendus*, 1887, 5 décembre.

GUNNING. Les bactéries sont-elles enlevées par l'air expiré ? *Klin. Monatsbl. f. Augenheilk.* ; 1882.

STRAUS. Absence de microbes dans l'air expiré. *Ann. de l'Institut Pasteur*, t. II, p. 181.

BUCHNER. Sur les conditions de passage des microbes dans l'air et sur leur inhalation. *Aertzt. Intelligenzbl.* ; 1880.

BUCHNER. Sur la preuve expérimentale de l'absorption des microbes infectieux par les voix respiratoires. *Munch. med. Woch.* ; 1888.

H. STERN. Influence de la ventilation sur les microbes en suspension dans l'air. *Zeitsch. f. Hyg.*, t. VII, 1889.

H. CRISTIANI. Analyse bactériologique de l'air des hauteurs, puisé pendant un voyage en ballon. *Ann. de l'Institut Pasteur*, t. VII, 1893.

CHAPITRE XXVIII

ÉTUDE MICROBIENNE DES EAUX

Comme celle du sol et de l'air, l'étude microbienne des eaux exige le développement de quelques notions préliminaires sur la circulation générale des eaux, envisagée dans ses rapports avec le transport des microbes. Je n'en dirai ici que ce qui est indispensable, renvoyant aux livres spéciaux indiqués dans la Bibliographie, pour l'étude du détail, qui ne saurait trouver place ici.

246. Circulation dans les océans. — Tous les océans sont le siège d'une circulation continue, qui assure le transport et la diffusion de tous les germes qu'ils contiennent. Dans l'Océan Atlantique, c'est le *Gulf-stream*, qu'on voit se dessiner au large de la côte d'Afrique, au Sud des îles St-Thomas, et qui augmente graduellement d'ampleur et de vitesse, à mesure qu'il s'avance de l'Est à l'Ouest. La pointe avancée du cap St-Roch le divise en 2 branches, dont l'une descend les côtes du Brésil, et dont l'autre, la plus importante, glisse le long des Guyanes, contourne la presqu'île du Yucatan, et entre dans le golfe du Mexique, qui est une des régions les plus chaudes du globe. Là, les eaux du courant tournoient, s'échauffent, et lorsqu'elles en ressortent par le canal de la Floride, c'est sous forme d'un immense courant de plus de 50 kilomètres de large sur 400 mètres de profondeur, avec une vitesse de 6 kilomètres à l'heure, et une température de 30°. C'est ce courant qui, infléchi vers le Nord-Est pour des causes analogues à celles qui inclinent dans le même sens le contre-alizé du même hémisphère, traverse en écharpe l'Atlantique Nord, diminuant de profondeur et augmentant de largeur à mesure qu'il avance.

Dans ce parcours, ses eaux se refroidissent, et d'autant plus vite qu'elles sont plus étalées. Au départ, la perte de chaleur est faible, car il n'y a guère de différence de température entre le courant et l'air ou l'eau qui l'avoisinent. A l'arrivée au voisinage du Cap Nord, la perte de chaleur est encore médiocre, bien qu'elle reste sensible, parce que les eaux du courant se sont refroidies. C'est dans l'intervalle, et de préférence aux latitudes tempérées, que l'influence du courant sur la température de l'air qui le surnage est la plus marquée. C'est de là que partent les vapeurs qui, emportées par le Courant équatorial, viennent fondre sous forme de pluies sur le continent. Et comme la vapeur d'eau emprunte de la chaleur au point où elle se forme, et la rend au point où elle se condense, on voit que le Gulf-stream étend son influence calorifique non seulement sur la mer dans laquelle il coule, mais encore sur tout le continent que viennent aborder les courants aériens qui le surmontent.

Les mêmes raisons font qu'il communique sa puissance de mouvement même aux régions maritimes qu'il n'aborde pas, même aux continents. Sur les mers, il amène la formation de contre-courants d'eaux froides : sur les continents, il est le principal fournisseur du réseau des rivières et des fleuves.

Un courant aussi puissant qui transporte sans trève, vers le Nord, des eaux empruntées à l'équateur, doit avoir en effet un contre-courant, que l'on connaît, et qui se compose même de deux parties. Il y a d'abord une fraction du courant, empruntée à sa rive droite, qui s'en détache sous le nom de *courant de Rennell*, et revient vers l'équateur en décrivant un large circuit dont la branche descendante longe les côtes d'Espagne et du Maroc. Elle contourne et circonscrit une large portion d'océan où les eaux sont calmes, et qu'encombre une végétation vigoureuse de fucus. C'est la *mer des Sargasses*, sorte de Méditerranée maritime où les mouvements sont faibles et irréguliers (fig. 56).

Mais le courant de Rennell n'est qu'une fraction du Gulf-stream. Toute la partie qui remonte vers le Nord et s'enfonce dans la mer polaire a comme contre-partie un courant d'eaux froides, le même sans doute que celui qui, dans les régions polaires, a entraîné vers l'Ouest le *Fram* et Nansen ; on le voit descendre le long de la côte orientale du Groënland, du détroit de Davis, de la mer de Baffin ; massé au débouché de la baie d'Hudson, il emporte vers le Sud, surtout au moment de la débâcle annuelle, des glaces flottantes. D'abord superficiel, ce courant devient profond ; on ne le retrouve plus, par le travers de la Floride, que dans des sondages thermométriques. Mais là, son parcours est à peu près terminé, et le cycle est fermé.

Le Pacifique Nord présente à peu près le même spectacle que

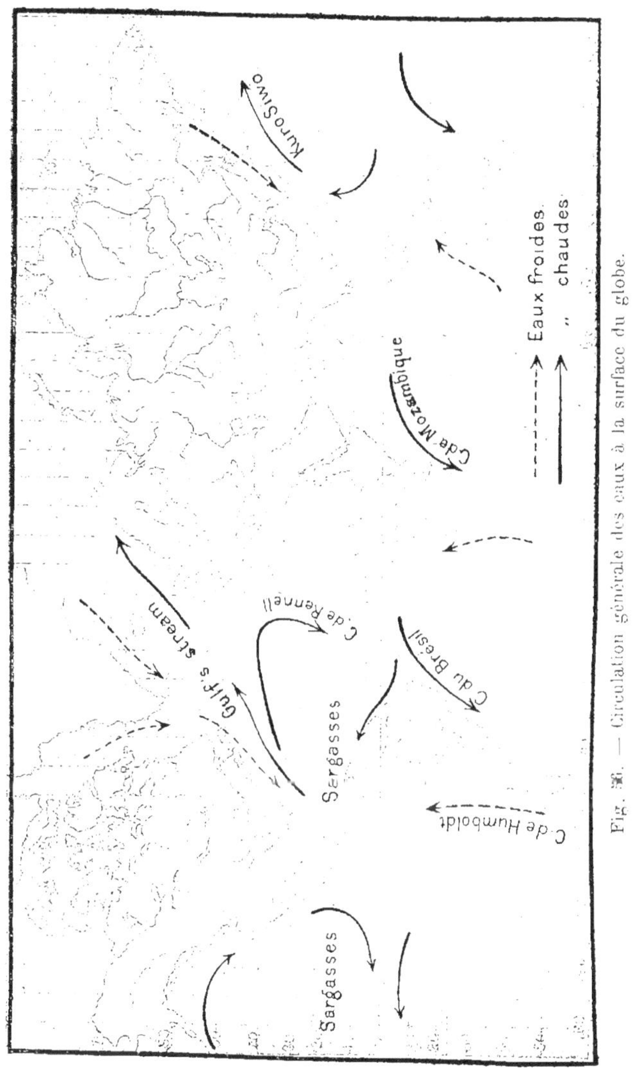

Fig. [illegible]. — Circulation générale des eaux à la surface du globe.

le Nord de l'Atlantique, et le Kuro-siwo remplace le Gulf-stream. Il est seulement moins puissant, pour des raisons diverses, et comme il a un parcours plus étendu, son effet sur chaque point est moins marqué. Dans les mers du Sud, on trouve esquissée une circulation pareille à celle des mers du Nord, mais moins bien connue. La figure 56 montre le schéma des principaux de ces courants d'eaux chaudes et d'eaux froides. En l'envisageant dans son ensemble, on se rend bien compte du mélange incessant des eaux qui couvrent la plus grande partie du globe. Il est clair que cette circulation assure la dissémination des germes microbiens. Cela ne veut pas dire que la population microbienne sera la même partout, cela veut dire seulement que les germes les plus variés ne manquent nulle part et que chaque région a pu choisir dans cette variété celui ou ceux qu'elle était le plus apte à nourrir et à faire prospérer.

247. Circulation continentale. — La circulation aérienne continentale forme aussi, comme la circulation maritime, un cycle fermé, très bien connu en Europasie. Son point de départ est l'évaporation à la surface des mers, et surtout du Gulf-stream. Le Courant équatorial (**231**) enlève ces vapeurs, et nous les amène sous forme de vents chauds et humides, déversant des pluies dès qu'ils ont pénétré sur le continent, surtout s'ils rencontrent des montagnes en travers de leur route. Le refroidissement naturel qu'ils subissent à mesure qu'ils remontent vers le Nord, le refroidissement anormal dû à leur détente quand ils franchissent une chaîne, provoque une condensation plus ou moins abondante, à laquelle viennent se joindre les condensations plus irrégulières que déterminent les mouvements tourbillonnaires, les bourrasques que le courant équatorial promène dans son cours. Les pluies qui en résultent alimentent non seulement la végétation, mais encore les sources, les cours d'eau. Par là, elles se mêlent intimement à la vie de l'homme, et soulèvent sur leur parcours les problèmes hygiéniques les plus importants. C'est par là qu'elles nous intéressent.

De ces pluies, une partie revient à l'atmosphère, par évaporation, avant d'être retournée à la mer, son réservoir naturel. De ces eaux évaporées, nous n'avons rien à dire, et nous pouvons les laisser tout de suite en dehors de notre cadre. Que l'évaporation ait lieu au point de départ, à la surface de la mer, ou en cours de retour à la surface des terres, elle ne s'accompagne d'aucun déplacement microbien. Les vapeurs en s'élevant n'entrainent aucun germe de microbe. Nous n'avons à nous préoccuper que du parcours terrestre de celles qui reviennent à l'Océan. Mais la première chose à faire est de savoir quelle fraction du volume total des pluies elles représentent.

La meilleure manière de mesurer l'effet *in toto* de l'évaporation sur un pays est de comparer la quantité d'eau tombée à celle que la totalité des fleuves ou des rivières de la région a roulée vers la mer. La seule précaution à prendre, en dehors de la précision dans les mesures pluviométriques, et dans celle du débit des fleuves ou rivières à leur embouchure, est d'embrasser dans ces calculs une période aussi longue que possible, de façon à éliminer les influences de l'été sur l'hiver, et des années sèches sur les années humides.

Quand on ne veut pas entrer dans le détail, rien ne vaut cette méthode d'ensemble, où la seule cause d'erreur un peu notable est l'eau des couches dites *artésiennes*, c'est-à-dire des eaux qui, ayant pénétré par imbibition dans une couche poreuse comprise entre deux couches d'argile, ne reviennent plus à la surface du sol, ou n'y reviennent que dans les puits artésiens. Elles s'en vont, d'ordinaire, à l'Océan directement, et sont dès lors comptées dans nos calculs comme eaux évaporées. Mais l'erreur provenant de cette perte n'est pas grande. En la négligeant, on trouve qu'en France, les fleuves et rivières n'amènent à la mer que 57 0/0 d'eau tombée, et que, par conséquent, l'évaporation enlève les 43 centièmes de l'eau de pluie.

Ce chiffre, que j'avais donné en 1891 dans ma *Météorologie*, s'est trouvé confirmé par des études très soigneuses faites en 1892-1893 par la commission météorologique des Vosges, qui établissait de la façon suivante, pour les bassins de la Meurthe et de la Moselle, le rapport entre le volume d'eau tombée dans le bassin et le volume écoulé par la rivière.

Bassin de la Meurthe.

	Eau tombée	Eau écoulée	Rapport
Printemps . . .	124 mm.	110 mm.	89 0/0
Été	220 »	89 »	40 »
Automne. . . .	295 »	95 »	32 »
Hiver	263 »	129 »	49 »
Année entière .	902 »	423 »	47 »

Bassin de la Moselle.

Printemps . . .	224 mm.	205 mm.	92 0/0
Été	396 »	92 »	23 »
Automne. . . .	533 »	213 »	40 »
Hiver	472 »	365 »	77 »
Année entière.	1625 »	875 »	54 »

On voit plus nettement dans ces chiffres l'influence des diverses saisons.

Mais il ne faut pas leur donner un degré de généralité qu'ils ne puisent pas dans leurs origines. Ils se rapportent à une région tempérée, soumise à de certains courants aériens, ayant une certaine constitution géologique, une constitution agricole déterminée, etc. Le chiffre d'eau évaporée, toutes choses égales d'ailleurs, serait plus grand pour des régions plus chaudes, moindre plus près du pôle. La seule chose qu'il soit possible de dire, dans l'ensemble, c'est que les terres évaporent moins qu'elles ne reçoivent de pluie, puisqu'il y a des fleuves, des rivières, et que, par suite, sur les mers, c'est l'inverse. La conclusion a l'air banale. Elle a pourtant été méconnue bien souvent.

Il est difficile de dire, pour l'ensemble du globe, quelle est la fraction des pluies enlevée par l'évaporation. En songeant qu'en France, pays tempéré, elle est voisine de 50 0/0, on peut croire qu'elle est, sur l'ensemble, voisine de ce chiffre, compensation faite des pays plus chauds et des pays plus froids. Mais ce chiffre lui-même n'est qu'une moyenne, et il y a des régions qui évaporent plus de 50 0/0 de l'eau tombée, de même qu'il y en a qui évaporent moins.

Pour évaluer, dans le détail, cette proportion d'une façon un peu précise, nous n'avons qu'à répéter sur une petite surface ces mesures de quantité de pluie tombée, et d'eau drainée superficiellement ou dans la couche souterraine, qui nous ont servi à nous faire une idée de l'évaporation totale en France. Ces mesures ont été faites par M. E. Risler, à Calèves, sur le sol de sa propriété, dans une terre dont il connaissait bien la constitution, reposant sur une couche imperméable et bien drainée. La moyenne de l'évaporation, sur trois années pendant lesquelles la terre a porté des cultures diverses, a été de 75 0/0 de l'eau tombée. Sur d'autres cultures, à Calèves, le chiffre d'évaporation a été de 84 0/0 de l'eau tombée en 1879. On peut donc ici admettre le chiffre de 80 0/0 comme assez voisin de la réalité.

Il se rapporte, remarquons-le, à des terres mises en culture, et dans lesquelles à l'évaporation du sol nu, diminuée par la couverture végétale, vient s'ajouter, mais de façon à combler et au delà la perte, la transpiration du végétal, qui dépend à la fois, et de sa surface foliacée, et de la lumière qui tombe sur lui, et du degré d'humidité de l'air qui le baigne. L'évaporation en sol nu ne monte pas à un chiffre aussi élevé. M. Marié-Davy, qui a essayé de la mesurer en mesurant chaque jour la perte de poids d'un wagonnet rempli de terre maintenue stérile, l'a fixée à environ la moitié de la hauteur de pluie reçue ; mais ce sol artificiel n'était à son tour pas dans les conditions du sol naturel ; il n'était jamais à la même température, et surtout, il ne recevait pas des profondeurs, par capillarité, ces provisions d'humidité que le sous-sol fournit constamment aux couches superficielles, et à l'aide de laquelle la région pénétrée par la chaleur du soleil organise sa résistance aux longues sécheresses.

Concluons de ce qui précède qu'en évaluant à 50 0/0 la proportion des eaux de pluie qui reviennent à la mer après un plus ou moins long parcours terrestre, nous ne nous éloignons pas beaucoup de la réalité. Suivons maintenant dans leur trajet ces eaux déversées à la surface du sol.

Les eaux de pluie, résultant de la condensation de vapeurs qui ont plus ou moins longtemps voyagé dans l'atmosphère, et ayant traversé, à l'état de gouttelettes, une couche d'air plus ou moins épaisse, doivent évidemment apporter à la surface du sol des germes aériens. Elles lavent l'atmosphère, mais comme celle-ci n'est guère peuplée, nous sommes autorisés à penser que les eaux de pluie sont aussi peu chargées de germes. Il en est tout autrement dès qu'elles sont en contact avec le sol. Elles se divisent en deux parties : l'une reste à l'état d'eaux, superficielles, et devient de plus en plus impure en coulant à l'état de ruisseaux, de rivières et de fleuves. L'autre pénètre dans le sol et y devient au contraire de plus en plus pure à mesure qu'elle y fait un plus long parcours. Examinons séparément les unes et les autres.

248. Eaux de profondeur. — D'abord, comment se fait la

pénétration ? Pour bien nous en faire une idée, nous allons nous-faire un schéma théorique, qui est réalisé sur certains points du globe, et dont il reste quelque chose sur tous les autres. Nous allons revenir à l'expérience de Biot (**216**), d'une masse sableuse, contenue dans un tube de verre effilé, humectée à saturation et recevant de la pluie par sa partie supérieure.

Si ce sable est assez perméable, c'est-à-dire si la vitesse d'écoulement à travers la couche toute entière égale la vitesse avec laquelle l'eau arrive, celle-ci est complètement absorbée. Il ne se forme pas de couche superficielle, et toute l'eau qui arrive, à un moment donné, chasse, par la partie inférieure, un volume d'eau précisément égal, tombé depuis un temps d'autant plus long que la pluie est moins abondante, et l'épaisseur du sable plus grande. Il en est toujours ainsi, et lorsque, dans un terrain sablonneux ou perméable, les pluies font grossir les sources, ce n'est pas en y envoyant l'eau qu'elles y apportent, c'est en y déterminant l'écoulement par déplacement d'eaux tombées depuis plus ou moins longtemps, et en suspension jusqu'à ce moment dans le sol.

Le temps qu'une goutte d'eau tombée met à revenir au jour est facile à calculer quand on connaît ce que nous avons appelé (**216**) la capacité totale de la couche filtrante, c'est-à-dire le volume total d'eau emmagasinée, et la vitesse d'arrosement, c'est-à-dire le volume d'eau qui tombe dans l'unité de temps sur l'unité de surface. Il faudra évidemment, pour que la goutte d'eau envisagée reparaisse, qu'il en soit tombé assez, après elle, pour remplir la capacité totale. De sorte que si on désigne par C cette capacité, par V la vitesse d'arrosement, ou d'écoulement, telle que nous l'avons définie plus haut, et t le temps du séjour dans le sol, on a :

$$Vt = C$$

d'où

$$t = \frac{C}{V}$$

Si C est grand et V faible, t pourra être très grand. En particulier, si nous envisageons une couche sableuse terrestre un peu épaisse, sa capacité est environ la moitié de son volume (**217**). Si nous la supposons arrosée par la pluie, d'une façon intermittente, V sera la vitesse moyenne d'une pluie qui répandrait la même quantité d'eau par mètre carré, et serait très petit. La valeur de t pourrait donc être très grande. M. Hoffmann, qui a pris la peine de faire pour Leipzick ce calcul classique, a trouvé que la pluie mettait 124 jours à traverser 1 mètre de sable fin dont les grains avaient de 3 à 5 dixièmes de millimètre de diamètre. Il lui faudrait donc théoriquement plus d'un an pour atteindre la nappe souterraine à laquelle s'alimentent les puits de Leipzick. Cela revient à dire, sous une autre forme, que la réserve de la nappe souterraire représente le total des pluies pendant un an.

On peut objecter que nous sommes là dans des conditions théoriques Mais ces conditions sont toutes, plus ou moins, les conditions des terrains absorbants et poreux. Pour voir, du reste, quel rôle elle jouent dans la conclusion, il n'y a qu'à les supposer disparues, et à passer à l'étude des terrains imperméables. Ici, il n'y a plus d'imprégnation poreuse, mais la compacité de ces terrains est très rarement absolue. Presque toujours, ils sont fissurés, et sillonnés dans tous les sens par des fentes plus ou moins larges dans lesquelles l'eau s'infiltre, et où elle s'écoule lentement, absolument comme dans le sable, par suite de la résistance qu'elle rencontre contre les parois. Là encore, une tranche d'eau qui pénètre par le haut de la fente a pour effet de chasser par le bas une quantité égale après un temps suffisant pour que les déplacements successifs le long des parois aient pu se faire, et, là encore, si l'épaisseur du sol est grande, on peut avoir une masse plus ou moins grande d'eau emmagasinée. Seulement, ici, la capacité C est impossible à connaître. Il faut déduire t d'un autre ordre de considérations. On peut, par exemple, chercher à quel intervalle de temps s'établit un parallélisme exact entre l'abondance et la rareté des pluies, et l'élévation ou l'abaissement du débit des sources. M. Meurdra, qui a fait cette étude pour la région calcaire du Havre, estime que ce n'est qu'au bout de 30 mois que la correspondance exacte s'établit, que ce n'est, par exemple, que 30 mois après un été exceptionnellement sec que les sources tombent à un niveau exceptionnellement bas. Nous voyons donc encore ici que la nappe souterraine contient en réserve le total des pluies infiltrées pendant cette période.

Nous pouvons donc admettre que tel est, en effet, le cas général, et l'expérience, aussi bien que la théorie, témoigne de l'existence et de la puissance de cette réserve, à laquelle s'alimentent les sources profondes, et que nous allons bientôt retrouver. Nous avons d'abord à nous demander quelle est la fraction des pluies qui s'infiltre pour l'alimenter, en d'autres termes quelle est, dans une pluie qui tombe, la part des eaux superficielles et la part des eaux souterraines. Il est évident, *a priori*, que cette distribution sera essentiellement variable.

1° Elle le sera dans un même terrain. Prenons un terrain sablonneux, humecté à fond : il n'y aura pas d'eaux superficielles et tout sera absorbé si le débit par le bas égale l'alimentation par le haut. Des pluies faibles pénétreront complètement, des pluies abondantes couleront à la surface. Supposons ce même sol sec. Les premières portions de la pluie seront absorbées sans difficulté, mais comme elles chasseront devant elles une masse d'air qui opposera une résistance si elle ne trouve pas d'écoulement, la pluie qui viendra ensuite ne pourra plus pénétrer. C'est ce qu'on montre facilement en mettant dans un tube une couche de sable sec au-dessus d'une couche de sable humide. De l'eau versée au-dessus du sable sec s'y imbibe plus lentement que si le sable humide du bas était remplacé par du sable sec, et cette superposition, dans le sol, de couches inégalement sèches ou humides, est fréquemment réalisée. Le ralentissement de plus en plus grand de la vitesse de pénétration, à mesure que la profondeur atteinte devient plus grande, est un autre obstacle à l'absorption, et il arrive, en effet, souvent que les premières portions d'une même pluie sont complètement absorbées, tandis que les dernières restent à l'état d'eaux superficielles.

2° La distribution variera aussi suivant le terrain. Il y aura moins d'eau absorbée dans les terrains argileux que dans les terrains calcaires, dans les terrains granitiques que dans les terrains volcaniques. C'est pour cela que la configuration géographique est liée à la nature géologique du sol, car ce sont les eaux superficielles qui façonnent un pays à leur image.

De même un sol gelé n'absorbera pas comme un sol sec, un sol ameubli par la végétation comme le même sol laissé en friche. Il est donc impossible de rien dire de général sur la façon dont se fera la distribution de la pluie en eaux superficielles et eaux de profondeur, sinon qu'elle sera extrêmement variable. Toutes les eaux de surface coulent vers la mer à travers des couches souillées de germes : elles doivent donc devenir de plus en plus impures, si aucune cause de purification n'intervient. Abandonnons-les un instant pour revenir aux eaux qui s'infiltrent.

249. Eaux d'infiltration. — Celles-ci subissent une filtration poreuse et doivent devenir de plus en plus pures. On peut même dire qu'elles le seraient toutes et absolument, si le mode de pénétration était le mode théorique que nous avons supposé tant pour les sables que pour les terrains fissurés, et si aucune goutte d'eau n'arrivait dans les profondeurs qu'après pénétration lente et de couche en couche. Mais c'est ce qui n'arrive jamais. Même dans les terrains sableux les plus perméables, il y a des lignes de plus facile pénétration, des veines où l'eau circule plus vite. Dans les terrains fissurés comme les terrains calcaires ou volcaniques, il y a des failles ou des cassures où l'eau ne fait que passer. De sorte que l'eau des profondeurs contient toujours une proportion variable d'eaux très bien filtrées et d'eaux de surface, d'eaux stériles et d'eaux plus ou moins peuplées.

Cette situation a été souvent méconnue, et je crois devoir confirmer ce que j'ai toujours dit sur elle par une expérience récente de MM. Abba, Orlandi et Rondelli, sur le pouvoir filtrant des terrains dans lesquels sont creusées les galeries filtrantes des eaux potables de Turin. Au-dessus d'une galerie on a circonscrit, avec un talus de terre suffisamment résistant, une surface de 40 à 50 mètres carrés, et on a fait arriver sur elle l'eau d'un petit ruisseau qu'on a chargée artificiellement d'une culture d'un microbe non présent dans les eaux de la région, et facilement reconnaissable : c'est le *bacillus prodigiosus* qui a été choisi. Quand le niveau de l'eau a atteint une hauteur de 10 centimètres environ sur l'aire choisie, on modère l'arrivée de façon à maintenir le niveau constant pendant un nombre d'heures variable avec la puissance absorbante du sol, et sa distance à la galerie la plus voisine. Pendant que dure cette infiltration, et après qu'elle a cessé, on recueille dans la galerie des échantillons de liquide, et on y recherche le *bacillus prodigiosus*, en ensemençant sur pomme de terre, soit directement, soit après culture préalable dans un bouillon très favorable au bacille. Nous n'entrerons pas dans le détail des expériences. Je dirai seulement que l'on a toujours constaté le passage du *bacillus pro-*

digiosus dans ces conditions, même dans un cas où l'aire choisie, ayant une surface de 200 m. carrés, était à 200 mètres de distance de la galerie. La submersion de l'aire a été maintenue 5 jours. Le *bacillus prodigiosus* a apparu dans l'eau de la galerie 42 heures après le commencement de l'expérience ; il y a persisté 6 jours.

Des expériences faites en ajoutant à l'eau de submersion des matières colorantes comme la méthyléosine ou l'uranine ont donné les mêmes résultats, et tout cela prouve bien qu'il y a pénétration rapide, par places, des eaux superficielles dans les eaux profondes. C'était évidemment par des canaux irréguliers, mais très larges, que se faisait le passage ; ce qui le prouve, c'est que le *bacillus prodigiosus* disparaissait de la galerie après un temps assez court, tandis qu'on le retrouvait encore, après des semaines et des mois, dans le sol et surtout dans le sous-sol de l'aire inondée. Cette expérience est donc des plus intéressantes, car elle montre à la fois, et que les microbes des eaux superficielles peuvent être retenus par le sol dans une filtration capillaire, et qu'ils peuvent le traverser sans grandes difficultés sur certains points. Il faut donc croire au pouvoir filtrant du sol, et cependant ne pas croire qu'il soit absolu.

250. Sources. — Voyons maintenant dans quelles conditions vont revenir à l'air ces eaux profondes dont nous venons d'étudier l'origine. La pesanteur les ferait s'enfoncer verticalement, si elle agissait seule, mais quand elles rencontrent des obstacles, elles biaisent et vont du côté où elles rencontrent le moins de résistance. Deux exemples extrêmes nous permettront de bien comprendre ce qui se passe en général.

Envisageons d'abord un plateau ou un coteau (fig. 57) établis sur une couche imperméable M N, dont le profil est en général très différent de celui de la surface, parce qu'il n'a pas été façonné par les mêmes forces, et que nous supposerons aboutir à flanc de coteau. Il est clair, sans qu'il soit besoin d'insister, que toutes les eaux de pluie infiltrées au-dessus de cette couche vont se réunir peu à peu, avec le temps, dans les parties les plus déclives ; qu'il n'y aura pas de sources en M ; mais qu'en N, tous les plissements que présentera la couche imperméable seront des fonds de cuvette pour les eaux météoriques, et que l'on aura des sources réparties çà et là sur toute la ligne d'intersection de la couche d'argile avec la surface du sol du coteau. On aura là ce que Belgrand appelait une *ligne de sources* ou mieux un cordon de sources. Telle est celle qu'on trouve à la ligne d'affleurement des marnes irisées ou des marnes vertes sur lesquelles reposent les

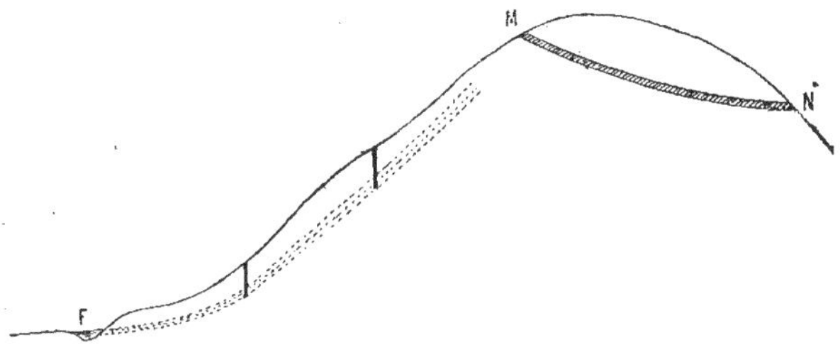

Fig. 57.

plateaux de la Brie, par exemple dans la vallée de l'Yères, où la ligne d'affleurement des glaises vertes est presque marquée par une ligne de châteaux ou de maisons d'habitation qui se sont placées au voisinage des sources de ce cordon. Ces sources sont plus ou moins abondantes, suivant la surface qui les alimente, mais comme elles ne reviennent à la surface qu'après un parcours assez long au travers des meulières de la Brie, elles sont pérennes et à température assez constante. Beaucoup des vallées du Cantal ont de même, à flanc de coteau, un cordon de sources dont l'existence est due non pas à une couche argileuse, mais à la superposition de deux coulées ou de deux couches dont la supérieure est poreuse et l'inférieure compacte. Celle-ci ramasse, canalise et fait déboucher en certains points les eaux que lui envoie la première.

251. Nappe des puits. — Mais il n'est pas du tout nécessaire, pour qu'il y ait formation de sources, qu'une couche imperméable ou peu perméable intervienne, et on peut montrer que, dans certaines conditions, même dans un terrain perméable, il y aura aussi une circulation souterraine venant reparaître au jour. Représentons-nous, en effet, sur la même colline que tout à l'heure, la pente M F faite de terrain perméable et poreux, que nous pouvons même supposer homogène. Les eaux qui vont y tomber à un moment donné y pénétreront, et y formeront, si le sol est homogène, une couche parallèle à la surface, maintenue ou ralentie dans son mouvement par les lois de l'adhésion moléculaire. Mais cette couche, inclinée suivant le relief du sol, ne s'écoulera pas seulement en s'enfonçant verticalement, elle s'écoulera aussi suivant sa ligne de plus grande pente. Elle se comportera dans une certaine mesure comme une eau superficielle dont le lit irait en se creusant et en s'abaissant. A quelque niveau qu'on creuse un puits sur la pente, si ce puits est assez profond, il s'alimentera d'eau en amont, à un niveau variable suivant la hauteur atteinte à ce moment par la couche d'eaux souterraines ; s'il ne s'obstrue pas par suite de la pénétration de la matière organique et du travail de filtration poreuse, dont sa moitié aval est constamment le siège, l'eau s'y renouvellera constamment en s'y tenant à un niveau variable, et si, au fond de la vallée, il y a une dépression quelconque, un ravin creusé par les eaux superficielles ou un lit de rivière dans le thalweg, il pourra y avoir à ce niveau tout le long de la vallée un cordon de sources comme celui de la vallée de l'Yères ; mais cette fois il ne sera plus à flanc de coteau, il sera plus ou moins voisin du fond de la vallée. Tel est le cas pour la vallée de la Vanne où Paris est allé chercher des eaux de boisson.

Il est bien entendu que ces conditions théoriques peuvent être améliorées dans la nature ; que, dans une vallée creusée en terrain primitif, l'ameublissement des pentes sous l'action de la végétation ou des pluies favorisera l'établissement de cette nappe d'eaux souterraines qui, trouvant moins de résistance au voisinage de la surface, la suivront plus volontiers. Dans les vallées d'alluvion, les dépôts alluviaires et poreux déposés par la rivière sur les flancs de la vallée actuelle, dans les temps géologiques, favoriseront aussi la formation de la nappe des puits. Mais il n'en est pas moins vrai que cette nappe n'a pas besoin d'être supportée par une couche imperméable pour rester ainsi à l'état de mouvement continu dans le sol.

L'expérience est parfaitement d'accord avec cette manière de voir. Considérons par exemple avec Belgrand une vaste plaine de craie, à peu près horizontale, comme la Champagne, et où la pluie s'infiltre avec facilité. Cette pluie y descend, par endroits jusqu'à ce qu'elle ait trouvé la couche imperméable de la craie marneuse ; mais il n'y a pas de sources qu'à ce niveau, et dans les vallées comme celles de l'Aube et de la Marne, on en rencontre en plein terrain perméable qui sont dues à ce que les pentes humides se ressuient en versant leurs eaux vers le thalweg, de sorte que les vallées principales et même les vallées secondaires constituent des drains naturels, vers lesquels affluent les eaux absorbées sur les plateaux.

Nous trouvons dans la vallée de la Seine un autre exemple très net de ces couches aquifères voisines de la surface : elles sont dues surtout à la couche alluviale déposée par ce fleuve sur les pentes de la vallée actuelle. La couche des puits de Paris a été étudiée par Delesse, et est partout à un niveau supérieur à celui du fleuve. Elle est à 40 mètres d'altitude à Belleville, à 36 au boulevard Magenta, à 33 aux Buttes-Chaumont, à 28 à la barrière de l'Etoile, tandis que le niveau de la Seine est à 25 mètres environ. Sa pente est donc très forte sur la rive droite de la Seine et en partie calquée sur celle des terrains imperméables sous-jacents. Sur la rive gauche elle est moins inclinée ; son altitude est de 25 mètres au quai des Grands-Augustins, de 29 à la barrière Montparnasse, de 30 à l'Observatoire. On a relevé des faits analogues pour le Rhône à Lyon, la Garonne à Toulouse, le Rhin à Strasbourg, l'Elbe à Dresde, les lacs de Tegel et de Muggel à Berlin. Partout la nappe des puits est plus haute que le fleuve. Le fleuve est son déversoir, et même quelquefois elle donne des sources vives dans son lit. On s'en aperçoit à des différences de température, de composition, de végétation, et aussi, quand la rivière est glacée, à l'absence de tout glaçon autour du point d'émergence de la source dans le lit. Telle est la source qui vient déboucher dans la Seine à l'aval du pont de la Concorde.

Lorsqu'on creuse une galerie sur les bords d'un fleuve pour en filtrer les eaux, c'est donc l'eau de la nappe souterraine qu'on récoltera d'ordinaire. Nous aurons à revenir sur ce point, et à insister sur son importance hygiénique. Je me contente de faire remarquer, pour le moment, que le cycle des eaux souterraines est terminé pour nous lorsqu'elles sont de retour à la rivière ou au fleuve. De ce que nous savons, nous pouvons conclure que ce parcours souterrain les purifie lorsqu'il est long et compliqué, mais que toujours le mélange des eaux superficielles est à craindre, [surtout au voisinage de l'orifice de sortie ; qu'il l'est plus dans la nappe des puits que dans la nappe des sources pérennes, et qu'en somme ce n'est que rarement qu'on trouvera qu'une eau de source est tout à fait stérile à son point d'émergence.

252. Nappes artésiennes. — Pour terminer notre étude au sujet des eaux souterraines, nous n'avons plus qu'un mot à dire au sujet des nappes artésiennes qui sont en quelque sorte à l'antipode de la nappe des puits, attendu que ce sont les eaux qui, infiltrées dans un terrain poreux entre deux couches imperméables, sont entraînées dans les profondeurs en suivant le profil géologique des deux couches entre lesquelles elles sont encastrées. Pour les retrouver, il faut creuser des puits plus ou moins profonds, jusqu'à la rencontre de leur niveau. Alors, elles regagnent dans ce puits, à peu près, le niveau auquel elles se sont infiltrées, et peuvent suivant les cas jaillir ou rester encore à une certaine profondeur dans le puits. Ces sources doivent être pures si la couche qui leur donne passage n'est pas faite d'éléments trop grossiers. Dans l'économie générale du globe ces nappes artésiennes s'écoulent dans la mer, lorsqu'elles l'atteignent, et forment des sortes de fleuves souterrains parfois très puissants. Quand la couche qui les contient forme cuvette, il y reste un volume d'eau plus ou moins grand qui ne se renouvelle pas. Fréquemment elles ressortent sous forme d'eaux thermales quand elles viennent se heurter à des régions volcaniques, où elles rencontrent une température encore élevée, et des failles de dislocations des couches dont elles profitent pour remonter à l'extérieur. Ces nappes artésiennes ont été peu étudiées au point de vue microbien et nous n'en parlerons pas davantage.

BIBLIOGRAPHIE

BELGRAND. La Seine, Paris 1872.

DUCLAUX. Traité de physique et de météorologie, Paris 1891.

HOFFMANN. Nappe souterraine et humidité du sol, *Arch. f. Hyg.* 1883.

SOYKA. Recherches expérimentales sur les oscillations du niveau de la nappe souterraine. *Prager med. Wich*, 1885.

SOYKA. Le sol, Handbuch der Hygiene.

ABBA, ORLANDO et RONDELLI. Essai d'expériences sur le pouvoir filtrant des terrains, *Gazzetta medica di Torino*, n. 28, 1896.

DUCLAUX. Revues critiques, *Annales de l'Institut Pasteur* t. I, IV, V, et VII.

CHAPITRE XXIX

MICROBES DANS LES EAUX

Voyons maintenant si les déductions générales que nous avons tirées au chapitre précédent sont, ou non, d'accord avec la réalité. Examinons pour cela, avec les méthodes que nous connaissons, la richesse en microbes de diverses eaux trouvées à la surface et dans les profondeurs du sol. Rappelons une fois de plus que les nombres fournis par l'expérience n'ont aucune prétention à représenter le total des êtres microscopiques existant dans l'eau, mais seulement le total d'un groupe d'entre eux, de celui auquel convient de préférence le liquide nutritif employé. L'introduction de cette réserve montre que les nombres obtenus par divers observateurs ne sont pas comparables ou ne sont comparables qu'en gros. Seuls les résultats d'un même observateur, s'il opère toujours de la même manière, sont à peu près comparables entre eux.

253. Microbes dans la pluie. — Les études sur les microbes présents dans l'eau de pluie sont très peu nombreuses. On ne connaît que celles de Miquel, qui a trouvé en moyenne, de 1883 à 1886, 4,3 bactéries par cc., à Montsouris et 19 dans l'intérieur de Paris. Les deux expériences ont été faites pendant une saison pluvieuse, et on sait que la pluie lave l'atmosphère. Tissandier a trouvé que l'air de Paris contenait. en moyenne, 23 milligrammes de poussière par mètre cube, et seulement 4 milligrammes à la campagne. Après une pluie, ces chiffres tombaient respectivement à 6 millig. et 0,25 millig. Il est donc probable que les nombres moyens de bactéries dans la pluie sont supérieurs à ceux de Miquel. Ce savant a en outre trouvé 4 moisissures. Ces chiffres sont faibles, M. Miquel fait pourtant observer qu'avec 60 centimètres de pluie par an, cela fait encore cinq millions de germes tombant annuellement par mètre carré.

254. Microbes dans la grêle. — Au sujet de la grêle, nous avons les déterminations de MM. Bujwid, Foutin et Abel. M. Bujwid a étudié de gros grêlons, tombés à Varsovie en 1887. Il en a lavé trois fois la surface à l'eau stérilisée, les a brisés en morceaux qu'il a lavés à nouveau trois fois dans du bouillon stérilisé. L'eau de fusion de ces morceaux, bien débarassés de leurs impuretés superficielles, contenait encore 21.000 bactéries par cc. Quelques-unes étaient des bactéries des eaux de la région, mais une autre, le *b. janthinus*, n'a jamais été rencontrée dans les eaux de Varsovie ou des environs, et est une bactérie des eaux putrides. Il est probable que l'amorce autour de laquelle s'était condensé le grêlon était un fragment de poussière emprunté à une terre marécageuse, et que c'était cette poussière qui avait tant augmenté la population de l'eau de fusion.

Foutin a trouvé des nombres plus faibles. L'eau de fusion d'un gros grêlon contenait par cc. 729 germes, appartenant à 9 genres, dont 5 connus, les *B. mycoïdes*, *liquefaciens*, *luteus*, les *Sarcina aurantiaca* et *lutea*. Les quatre autres genres n'avaient pas encore été décrits, et comprenaient 2 bacilles et 2 coccus. L'un d'eux était pathogène en injection péritonéales chez le rat.

Abel a étudié, en 1894, à Greifswald, des grêlons qu'il avait arrêtés au passage au moyen d'une cuvette stérilisée. Il y a trouvé, pour le nombre des bactéries par cc., des chiffres variables entre 40 et 300 bactéries, dont la plupart, comme le *bacillus ramosus* par exemple, étaient des bactéries du sol et de l'eau.

255. Microbes dans la neige. — M. Janowski a étudié la neige récemment tombée, c'est-à-dire les parties superficielles du tapis de neige qu'on peut enlever de la surface du sol pendant une chute de neige. Il opérait dans une région où on n'avait guère à craindre les impuretés accidentelles, et il a trouvé par centimètre cube d'eau provenant de la fusion de la neige :

Le 2 fév. 1888. Temp. de l'air	= — 7°,2	38 et 34	colonies
20 — —	— 11°,1	203 et 384	—
27 — —	— 12°,2	140 et 165	—
Le 19 fév. pendant une tourmente,	— 3°,9,	139 et 463	—

Ce savant a aussi étudié la neige ancienne tombée depuis quelques jours, et qu'il enlevait en râclant la surface, sur une profondeur de un demi-centimètre, avec une plaque de verre stérilisée. Il a ainsi trouvé par centimètre cube d'eau de fusion :

Le 11 février,	neige d'un jour	2 et 4	colonies
15 —	de 4 jours	18 et 20	—
24 —	3 jours, froid intense	228	—
2 mars	3 —	145 et 212	—

Ces nombres sont du même ordre et subissent les mêmes variations que ceux qui se rapportent à la neige récente. Il ne semble donc pas qu'un séjour prolongé au froid diminue le nombre des germes. Mais on ne saurait rien conclure de cette comparaison. Pour savoir quel peut être l'effet d'un froid prolongé sur les germes, il faut étudier les glaciers, où on doit s'attendre à voir les germes arriver, puisqu'il y en a dans la pluie et dans la neige, et où on peut voir s'ils se conservent longtemps.

256. Bactéries des glaciers. — Dans un voyage en Norvège, M. Schmelck a étudié à ce point de vue le plus grand glacier de l'Europe, le Jostedalsbrä, qui occupe une surface de 1.600 kilomètres carrés, et commence à une centaine de mètres au-dessus du niveau de la mer pour s'élever à près de 2.000 mètres. Des prises d'essai ont été faites à diverses altitudes, soit sur la neige superficielle du glacier, soit dans les ruisseaux qui en découlent, et la richesse en bactéries a été étudiée par la méthode d'Esmarch. Voici, rapportés à 1 centimètre cube d'eau, les nombres de colonies bactériennes fournies par les divers essais :

1.	Ruisseau à 5 kilom. du glacier. . . .	170 et 200 col.
2.	Ruisseau à 50 m. du glacier	4 et 6 —
3.	Neige du glacier 1.800-2.000^{m} d'altitude .	2 —
4.	Autre neige —	2 —
5.	Ruisseau —	9 et 15 —

Dans l'essai n° 2, il y avait en outre de nombreux développements de mycéliums. Il y en avait deux, avec les deux colonies bactériennes, dans l'expérience n° 3 Cette neige et son eau de fusion étaient extrêmement pauvres en germes, et pourtant la surface de la neige n'était pas tout à fait pure. On y trouvait, au microscope, des restes de plantes et d'insectes mélangés à de la neige rouge, à des mucédinées et à des formes de levures.

Ce qu'il faut encore signaler, c'est que dans tous les essais, la plupart des colonies étaient formées par un bacille très semblable au *bacillus fluorescens liquefaciens*. Ce bacille avait surtout été rencontré jusqu'ici dans les eaux les moins pures et les substances en putréfaction, et beaucoup plus rarement dans l'eau des grands fleuves et des mers. M. Schmelck l'a trouvé si souvent dans l'eau de fusion des glaciers de la Norvège qu'il se demande si ce bacille ne joue pas un rôle dans la production de la teinte verte de ces glaciers.

Tous ces renseignements laissent supposer que les matières qui ont formé le glacier, étaient impures à l'origine, et se sont purifiées avec le temps. Cette action nocive qu'exerce sur les bactéries une congélation de quelque durée est d'accord avec les résultats généraux de Prudden. Mais ce savant a constaté que la résistance au froid varie beaucoup chez les microbes. Le *bacillus prodigiosus*, au nombre de 6,300 par centimètre cube d'eau avant la congélation, disparaît entièrement après 5 jours de congélation. Le *proteus vulgaris*, de même. Le *staphyloccus pyogenes aureus* (nombre incalculable avant l'expérience) résiste mieux ; on en trouve 50.000 par centimètre cube après 66 jours de congélation. Le bacille de la fièvre typhoïde résiste bien : en quantité innombrable avant l'expérience, il se trouve encore au nombre de 7.000 par centimètre cube après 103 jours de congélation. Dans une autre expérience, le même microbe ne tombe en 8 jours de congélation que de 378.000 à 76.000 par centimètre cube.

Subsidiairement, M. Prudden a abordé l'influence des congélations et décongélations alternatives. Ici les résultats sont très intéressants et montrent nettement que les congélations successives sont beaucoup plus rapidement mortelles qu'une congélation unique, continue. Ainsi, pour le bacille de la fièvre typhoïde, le chiffre initial étant de 40.000 par centimètre cube, ce chiffre tombe à 90 après 3 congélations en 24 heures, à 0 après 8 congélations en 3 jours, tandis qu'après 5 jours de congélation continue il reste encore à 2,500. Les résultats sont les mêmes, sauf les chiffres, pour les autres expériences : toujours les congélations successives sont plus rapidement mortelles que la congélation unique, si prolongée soit-elle.

Notons pourtant que Prudden ne s'est pas mis en garde contre la cause d'erreur qui provient de ce que, à chaque congélation nouvelle, il y a purification du côté du nombre des bactéries, de même qu'il y a purification du côté de toutes les substances solubles et insolubles. Le cristal, en se formant, évacue peu à peu toutes les impuretés, et les agglomère, de telle sorte qu'elles ne sont plus réparties uniformément dans la masse et qu'on est exposé à croire mortes les bactéries lorsqu'elles sont seulement expulsées. On se rappelle sur ce point les expériences de Tyndall, qui a vu l'eau de fusion d'un morceau de glace, faite artificiellement à l'abri de l'air, ne s'illuminer que faiblement sur le trajet d'un faisceau de lumière, alors que l'eau qui a servi à fabriquer cette glace s'illuminait fortement.

257. Bactéries dans la glace destinée à la consommation. — De ce qui précède résulte que la glace destinée à la consommation pourra présenter une distribution des bactéries autre que dans l'eau originelle; mais qu'elle en contiendra la même quantité, à moins qu'elle ait subi un égouttage qui la purifie. La science a enregistré à ce sujet un grand nombre de résultats.

Fraenkel a étudié la glace fournie par diverses compagnies de Berlin, et fabriquées avec l'eau du lac de Rummelsburg, situé au-dessus de Berlin, et formé par une expansion de la Sprée. On la recueille pendant l'hiver, quand elle a atteint une épaisseur de 15 à 20 cent., et on la conserve en glacières. Deux examens périodiques, faits du milieu de février au milieu d'avril 1886, y ont décélé des nombres de bactéries très variables allant de 21 à 8.800 par cc. D'autres échantillons, fournis à Berlin, ont donné jusqu'à 25.000 bactéries par cc.; tandis que de la glace, fabriquée en petit avec de l'eau distillée, n'en contenait presque pas.

Heyroth a publié une série de recherches sur les glaces vendues à Berlin et recueillies sur divers points au voisinage de cette ville. Les chiffres trouvés sont très variables. En voici quelques-uns, avec leurs dates :

Lac de Plotzen	19. 9.85	490	bact. p. cc.
—	5.10.85	4900	—
—	12.10.85	121	—
Lac de Rummelsburg	19. 9.85	425	—

—	5.10.85	210	—
—	12.10.85	1150	—
Sprée à Treptow..........	17. 5.86	171	—
— autre échantillon	—	30	—
— —	—	1780	—
Lac de Reinickendorf	29. 6 86	47	+
Réservoir à Reinickendorf..	12.10.35	2	—

On voit, par ces quelques exemples, combien sont inégalement riches en germes non seulement les glaces récoltées sur divers points, mais même celles qui sont prises en un même point et le même jour. Tous ces chiffres ont été obtenus en se mettant, autant que possible, à l'abri des causes extérieures de contamination. On brisait la glace en prenant avec des pinces un morceau au milieu du bloc, on le lavait à l'eau stérilisée chaude de façon à fondre la surface. On laissait ensuite fondre le restant dans un tube stérilisé, et on procédait à la façon ordinaire.

Bordoni Uffreduzzi a fait des études analogues sur la glace vendue à Turin. Cette glace est faite avec de l'eau de la Dora, congelée artificiellement par diverses compagnies. Ici, il y avait sans doute égouttage des morceaux, comme cela a souvent lieu du reste dans les congélations avec les machines à glace, car, tandis que l'eau de la rivière contenait des quantités innombrables de bactéries par cent. cube, il n'en restait plus qu'une moyenne de 380 dans la glace obtenue. La congélation avait purifié l'eau par le mécanisme bien connu, mais n'en avait pas fait de la glace pure.

En résumant tout ce qui précède, on voit que les eaux météorique arrivent à la surface du sol relativement pauvres en germes. C'était bien ce que nous avions prévu. Voyons maintenant ce qu'elles deviennent quand elles ont touché le sol. Une portion y pénètre pour en ressortir ensuite à l'état de sources plus ou moins pures. Commençons par celles-ci.

258. Bactéries dans les eaux de sources. — Ce qui nous intéresse n'est pas de savoir s'il y a des sources impures au point de vue des germes : nous savons qu'elles sont toutes exposées à la contamination, c'est de savoir si, conformément à la théorie, elles sont d'autant plus pures qu'elles s'enfoncent davantage, et s'il y en a qui arrivent au griffon tout à fait stériles.

Sur ce point nous avons des expériences de Pasteur et Joubert qui, les premiers, ont montré que des eaux de source pouvaient être parfaitement stériles ; mais il faut, pour les trouver telles, les prendre à leur sortie de la terre, lorsqu'elles n'ont eu encore aucun contact avec les matériaux du sol ni avec les eaux superficielles.

Les milieux nutritifs employés par Pasteur et Joubert étaient plus mauvais que ceux qu'on emploie maintenant, et peut-être auraient-ils laissé se développer quelques germes s'ils avaient été meilleurs. Mais toutes les recherches faites depuis ont confirmé le fait de la pureté très grande, et parfois absolue, de l'eau des sources profondes. Ainsi, Libbertz n'a pas trouvé de germes dans divers échantillons d'eau des sources qui alimentent Francfort-sur-le-Mein : c'était seulement après les pluies qu'on en trouvait des quantités faibles, variant de 40 à 60 au centimètre cube.

Freimuth a fait quatre analyses bactériologiques d'une eau de source de Dantzig, et n'a trouvé qu'une seule fois des microbes, et encore seulement 2 par cc. Buchner, dans une source de Giesing, en a trouvé une fois 0, une autre fois 5 ; il en a trouvé de 4 à 35 dans une source du Brunnthal. Furbringer n'en a trouvé que 32 à 156 par cc. dans une eau de source d'Iéna, et Percy-Franckland 8 dans une source voisine de Reigate.

Mêmes constatations pour les puits artésiens jaillissants. Dans un puits de Mayence, Egger a trouvé seulement 4 germes par cc. Dans les puits artésiens de Kiel, Breunig a trouvé des chiffres variables entre 6 et 30 au centimètre cube.

Nous pouvons donc conclure que les eaux qui circulent à travers des couches poreuses sont très pauvres en germes. Mais il faut pour cela qu'il y ait filtration fine. Tel n'est pas, en général, le cas dans les régions calcaires, où les eaux, arrivant au contact du sous-sol chargées de l'acide carbonique qu'elles ont dissous au passage dans la terre arable, dissolvent peu à peu les parois des canaux irréguliers qu'elles parcourent ; en les élargissant, elles leur enlèvent tout pouvoir filtrant et en font parfois de véritables tuyaux de conduite. Les eaux de la Vanne empruntent ainsi 10 mètres cubes par jour de matériaux au sol crayeux qu'elles traversent, et quand on pénètre dans les galeries de captation, on est surpris de constater qu'elles sont en général sèches, qu'il n'y a point de suintements, point de filtration générale, mais que l'eau y arrive par de larges fissures qui parfois ressemblent à des conduites faites de main d'homme. La filtration capillaire se fait dans les couches superficielles, mais, à une certaine profondeur, il n'y a qu'un réseau de veines qui confluent.

Le nombre des germes apportés à l'air par les diverses sources de la Vanne doit donc être fort variable. Je me suis demandé s'il y en avait d'absolument stériles. Je n'ai trouvé telles, le 25 avril 1884, que la source de Saint-Marcouf (118 litres à la minute), de Saint-Philbert (78 lit.), de Caprais-Roy et Lauze (20 lit.), du Maroy (50 lit.), de Malortie (22 lit.). Toutes ces sources sont faibles. Les sources les plus volumineuses contiennent toutes des germes en petit nombre, dont nous retrouverons bientôt le total, à leur arrivée à Paris.

Le passage au travers du sol n'est donc pas, à lui seul, une protection assurée, comme on se le figure d'ordinaire. Il faut qu'il se fasse dans certaines conditions, qui, lorsqu'elles ne sont pas réalisées, font qu'une eau de source peut être tout aussi bien contaminée qu'une eau naturelle. Les exemples de ce fait abondent maintenant dans la science : nous en avons trouvé un, très topique, au chapitre précédent, (**249**) à propos des galeries filtrantes de Turin. Je ne rapporterai que le premier fourni et de tous le plus probant, c'est celui de l'épidémie de Lausen.

J'en rappelle ici brièvement la curieuse histoire. Le petit village de Lausen, près de Bâle, n'avait pas, de mémoire d'homme, subi d'épidémie typhoïde et ne comptait même pas, depuis de longues années, un seul cas de cette maladie, lorsqu'en août 1882 survint une épidémie qui dura jusqu'à la fin de novembre, attaquant 130 personnes sur les 780 habitants des 90 maisons du village. Les cas étaient à peu près également répartis entre toutes les habitations. Seules, six maisons en furent exemptes. Elles étaient les seules à avoir de l'eau chez elles et à ne pas s'abreuver à la fontaine publique.

L'eau de cette fontaine venait du massif épais du Stockhalden, ancienne moraine de l'époque glaciaire, séparant la vallée de Lausen de la vallée parallèle du Fürlerthal. Cette eau était reçue et conduite, depuis sa source, entre des parois de briques à l'abri de la pollution, et ne semblait pas devoir être soupçonnée. Pourtant la maladie avait été convoyée par elle. Voici comment.

Dix ans auparavant, on avait découvert une communication directe, à travers la montagne, entre les sources de Lausen et un petit ruisseau du Fürlerthal. Tout près de ce ruisseau, au voisinage d'une ferme, un trou d'éboulement s'était creusé dans le sol, et au fond on avait vu couler un petit filet d'eau claire. Le ruisseau voisin, amené dans cette excavation, s'y était englouti tout entier, et, une ou deux heures après, les sources de Lausen, très diminuées à ce moment par suite de la sécheresse, s'étaient mises à couler abondamment, troubles d'abord, claires ensuite, jusqu'au moment où on ramena l'eau du ruisseau du Fürlerthal dans son lit. Depuis, on avait remarqué tous les ans l'augmentation du débit des sources de Lausen au moment où les irrigations de prairies se faisaient dans la ferme du Fürlerthal dont nous avons parlé.

Or, dans cette ferme isolée, le fermier, au retour d'un voyage, avait été pris par la fièvre typhoïde, le 10 juin 1882. Les latrines de la maison et ses fumiers se déversaient dans le ruisseau ; dans ce ruisseau, on vidait les ordures, on lavait le linge du malade, et cela au moment des irrigations. Trois semaines après, la fièvre typhoïde éclatait à Lausen.

La preuve de la contamination des eaux peut sembler acquise par les faits qui précèdent. Le docteur Hägler, de Bâle, eut le mérite de ne pas s'en contenter et de la rendre tout à fait évidente par d'ingénieuses et décisives expériences. Il fit rouvrir le trou du Fürlerthal et y ramena le ruisseau. Trois heures après, le débit des fontaines de Lausen avait doublé. On jeta dans ce trou, après les avoir fait dissoudre, 18 quintaux de sel. L'eau de Lausen devint salée. Mais en remplaçant le sel par de la farine mise en suspension dans l'eau du ruisseau, on n'observa dans l'eau de Lausen ni trouble, ni augmentation des matériaux solides en solution.

La communication était sûre, mais elle se faisait par des conduits assez étroits pour retenir les granules d'amidon. Il y avait donc sûrement une filtration au travers des matériaux poreux de l'ancienne moraine ; mais cette filtration, analogue à celle de nos fontaines filtrantes, s'était montrée incapable de retenir les germes si ténus de la fièvre typhoïde, et n'aurait pas davantage retenu ceux de la diphthérie, de la scarlatine, du choléra, qui viennent si souvent par les eaux potables.

De même les puits artésiens peuvent devenir sujets à caution. C'est ainsi qu'on a fréquemment vu sortir de ceux qu'on a creusés aux environs de Biskra des mollusques et jusqu'à de petits poissons venant de profondeurs de plus de 60 mètres, et dont la présence témoignait d'une communication ouverte, à une distance plus ou moins grande du lieu d'émergence, entre les eaux du puits et les eaux superficielles.

Concluons de tout ce qui précède que si les eaux profondes sont en général pauvres en germes, il y a pourtant des cas où elles peuvent ne pas du tout différer, sous ce point de vue, des eaux superficielles. Nous allons arriver à la même conclusion pour l'eau des puits.

259. Eau des puits. — En principe, comme nous l'avons vu (**251**), l'eau des puits n'est pas de l'eau stagnante, comme on le suppose d'ordinaire. Elle fait partie d'un courant souterrain à niveau variable, qui la renouvelle constamment tant que les parois du puits restent perméables du côté où se fait l'écoulement. Mais il arrive parfois que ce renouvellement est lent, et que l'eau de puits ne peut plus être comparée aux nappes artésiennes jaillissantes. En plus, le revêtement en maçonnerie du puits n'a d'ordinaire pas de fondement, et se fissure ou s'éboule. Sur toute la hauteur du puits s'ouvrent, dans sa paroi, meuble ou maçonnée, des communications faciles avec les eaux superficielles. On peut donc s'attendre à trouver des puits très pauvres et des puits très riches en germes. L'expérience est d'accord avec cette conclusion.

Les puits les plus riches, toutes choses égales d'ailleurs, sont évidemment ceux où les eaux séjournent ou se renouvellent lentement. Elles passent alors, dans une certaine mesure, à l'état d'eaux superficielles, et nous verrons bientôt que si, dans ces conditions, elles se peuplent, ce n'est pas seulement parce qu'elles sont plus exposées aux contaminations extérieures. Quoiqu'il en soit, quand on renouvelle l'eau en la pompant, elle doit s'épurer.

C'est en effet ce qu'Heraeus a vu en étudiant l'eau d'un puits où on n'avait pas pompé depuis 36 heures. Cette eau contenait

5.000 organismes par cc. Mais en pompant continuellement pendant une demi-heure, on n'en trouvait plus au bout de ce temps que 35.

Maschek a trouvé de même les nombres suivants, qui s'expliquent d'eux-mêmes, pour le nombre de germes par cc. :

	I.	II.
après 15 minutes de pompage continu	458	578
» plusieurs heures »	140	179
plus tard	68	73

La conclusion de ce qui précède, c'est que si on veut savoir approximativement quelle est la richesse en germes de la couche qui alimente un puits, il faut mettre ce puits en exploitation continue ; c'est à quoi on arrive facilement dans les services d'alimentation des villes. Londres reçoit ainsi, de diverses compagnies, des eaux de puits profonds, dont Percy-Frankland a fait l'analyse bactériologique. Voici quelques-uns des chiffres qu'il a trouvés pour les divers mois, en 1887 et 1888 :

		Janv.	Fév.	Mars	Avr.	Mai	Juin	Juil.	Août	Sept.	Oct.	Nov.	Déc.
Bath. well	1887	9	19	80	26	27	12	14	5	5	7	3	6
	1888	6	47	6	33	7	17	8	—	8	4	34	—
Garden well	1887	48	24	4	4	—	24	18	—	8	—	5	12
	1888	5	19	8	4	27	71	5	—	10	9	18	—
New well	1887	12	10	5	12	20	14	8	59	27	30	65	67
	1888	12	4	5	7	8	20	4	3	—	96	19	—

On ne relève dans ces chiffres aucune influence apparente de la saison, ce qui est naturel, les eaux étant toujours à peu près à la même température. Les variations semblent tout à fait fortuites, et M. Percy-Frankland augmente cette impression en ajoutant que toutes les fois qu'il lui est arrivé de trouver des nombres disproportionnés avec les précédents, il y avait des irrégularités ou des interruptions dans le travail de la pompe, des réparations, etc.

Dans le même ordre d'idées, Rubner a montré que si on remue la couche de vase qu'on trouve au fond de presque tous les puits, le contenu bactérien augmente et le dépôt ne se fait pas vite, ainsi que l'indiquent les chiffres suivants.

25 août avant l'agitation du fond	1.620	germes par cc.
» à 1 heure, agitation du fond . .	1.475.000	»

» à 4 heures	»	196.000	»
» à 6 »	»	180.000	»
27 août à midi	»	44.000	»
21 septembre	»	960	»

Le puits était neuf, bien construit, et il n'est intervenu aucune pollution extérieure. Il a donc fallu près d'un mois pour que le nombre des bactéries revienne au chiffre normal.

Comme l'eau des sources, l'eau des puits peut donc être viciée à son émergence : elle peut de même l'être à son point de départ, et ne pas se purifier pendant le trajet. Il existe pour les puits une histoire analogue à celle de Lausen. La ville de Schneidemuhl a été menacée un jour par un torrent d'eau sorti d'un puits profond, dans lequel s'était écoulée, par des voies souterraines, l'eau d'un lac distant de plusieurs milles, et dont le niveau baissait tant que dura le courant sorti du puits. Concluons donc comme tout à l'heure, mais encore avec plus de sévérité, que l'eau d'un puits même profond ne présente qu'une garantie médiocre et doit toujours être surveillée.

260. Eaux des sources minérales.—Fazio a étudié, au point de vue des germes contenus, les eaux ferrugineuses de Castellamare, les sources carbonatées et sulfureuses de Telese, et les sources alcalines d'Acetosella et de Muraglione. Les chiffres qu'il a trouvé sont très faibles. Il n'y avait qu'une bactérie par cc. dans l'eau de Telese, 2 dans les sources d'Acetosella, 4 dans celles de Castellamare. Aucun chiffre ne dépasse 50, même lorsque l'eau était récoltée à la distance de quelques mètres du griffon. Fazio attribue à la présence du gaz ou des matières minérales de l'eau leur pureté relative. Aucun gaz ni aucun sel n'est pourtant nettement hostile à la vie bactérienne. Il est probable que la pureté de ces eaux tenait surtout à leur origine profonde, et peut-être à des actions volcaniques, sans cesse en action sur ce sol tourmenté.

Beaucoup d'eaux minérales sont des eaux de couches artésiennes, qu'une faille géologique ramène à la surface du sol après un parcours souterrain plus ou moins long, et après qu'elles ont atteint des profondeurs telles qu'elles ont pu s'échauffer ou se charger de produits divers. Il y aurait à en faire une étude au point de vue microbien, on trouverait ainsi pour beaucoup d'entre elles l'explication du mécanisme qui en a fait des eaux minérales.

261. Eau des lacs. — Dans un lac, les eaux du bord sont constamment en contact avec du limon ou de la terre que les moindres mouvements de l'eau remettent incessamment en suspension. Au milieu du lac, au contraire, la sédimentation fait son œuvre purificatrice, à peine contrariée par les mouvements de la surface. Il faut donc s'attendre à trouver l'eau plus pure à une certaine distance des rives. C'est en effet ce qu'ont vérifié MM. Fol et Dunant, qui ont trouvé 150.000 bactéries par cc. dans de l'eau prise au bord du lac de Genève, tandis qu'il n'y en avait que 38 dans l'eau prise au milieu du lac.

Ces observations ont été confirmées par celles qu'a faites Karlinski sur le lac de Borke, près de Konjca, dans l'Herzégovine. Ce lac est à 403 m. au-dessus du niveau de l'Adriatique ; il est entouré de hautes montagnes et en partie alimenté par de l'eau de fusión des glaces. Au bord du lac, il y avait 16.000 germes par cent. cube ; et seulement 4.000 à 200 mètres de distance du bord. Karlinski a aussi étudié la distribution suivant la profondeur. Il a trouvé qu'elle était très inégale, mais qu'en moyenne le nombre de bactéries par cc. décroissait avec la profondeur, pour augmenter beaucoup quand on arrivait au fond vaseux.

Les lacs de Zurich et de Lucerne, d'après Cramer, le lac Katrine, qui alimente Glasgow, d'après Percy-Frankland, le lac de Lintrathen qui alimente Dundee, le lac Tegel près de Berlin, celui de Schulen, qui est une expansion de l'Eider, contiennent tous, malgré leur caractère d'eaux superficielles, beaucoup moins de bactéries que les eaux courantes et sans cesse en mouvement à la surface du sol. La sédimentation fait son œuvre, mais aussi l'action de la lumière, que nous retrouverons.

262. Eaux de mer. — Nous allons rencontrer des faits analogues dans l'étude de l'eau de mer. De Giaxa, à Naples, a trouvé 298.000 germes dans 1 cc. de l'eau du golfe de Naples, prise, il est vrai, au droit du débouché de l'égout de Chiatamone, tandis qu'il n'y en avait que 10 à 3 kil. du rivage. Russell a fait sur ce point des recherches plus étendues, portant à la fois sur la distribution en surface et la distribution en profondeur. Il a trouvé que les nombres de bactéries en pleine mer étaient toujours très faibles, à la surface comme en profondeur, mais ils ne diminuent pas régulièrement avec la distance à la côte. Il n'y a en effet aucune raison pour cela.

263. Eaux courantes superficielles. — Nous arrivons enfin aux eaux courantes superficielles, et ici les documents sont si multiples qu'il faut faire un choix. Il ne servirait à rien de citer les chiffres obtenus par divers observateurs pour différentes rivières ou différents fleuves : ces chiffres sont à la fois trop nombreux et trop variables. Ils constituent des documents d'importance surtout locale : nous n'en prendrons que ce qu'il nous en faudra pour démontrer des faits généraux, et nous les emprunterons de préférence aux travaux de M. Miquel, le savant qui a fait de toutes ces questions l'étude la plus longue et la plus patiente.

264. Influence de la saison. — Tout d'abord, puisqu'il s'agit ici d'eaux superficielles, dont les variations de température sont sensibles, nous devons trouver, au moins dans les moyennes d'un grand nombre d'années, une influence de la saison. Voyons ce que donne l'expérience. Voici les chiffres moyens trouvés à Paris par M. Miquel, depuis l'origine de ses études, pour l'eau de Marne et pour l'eau de Seine en trois points différents de son parcours dans Paris, à l'entrée, au milieu du trajet et à la sortie.

	Marne à St-Maur	Seine à Ivry	Seine au Pt d'Austerlitz	Seine à Chaillot
Hiver.	158.000	100.000	144.000	274.000
Printemps . . .	46.000	96.000	77.000	162.000
Eté.	23.000	29.000	67.000	415.000
Automne. . . .	120.000	75.000	112.000	232.000

Contrairement à ce qu'on aurait pu croire, c'est au printemps et en été que les chiffres sont les plus faibles, et ce fait est général, ainsi que le montrent les chiffres suivants, relatifs aux deux fleuves qui alimentent Londres, la Tamise et la Léa. Ils ont été déterminés par Percy-Frankland, et sont la moyenne de 1886, 1887 et 1888.

	Tamise à Hampton	Léa à Chingford
Hiver.	38.700	28.700
Printemps . . .	11.000	5.000
Eté.	5.500	5.000
Automne	28.600	27.700

On pourrait relever, dans les nombreuses déterminations faites sur la Sprée à Berlin, sur la Limmat à Zurich, et ailleurs, des faits analogues, qui apparaîtraient peut-être moins nettement, attendu que les observations ont été moins régulières. Ils nous conduiraient à la même conclusion : c'est au moment où la température de l'eau est la plus élevée que les germes y sont les plus rares. Ce paradoxe apparent s'explique facilement quand on songe que, en été, l'alimentation des rivières se fait surtout au moyen des eaux de sources et des eaux de la couche des puits, tandis qu'en hiver, ce sont des eaux de ruissellement qui en augmentent le volume. C'est surtout ce ruissellement par les eaux d'arrosage qui provoque l'augmentation considérable en été du nombre des microbes dans les eaux de la Seine étudiées à Chaillot.

A cette première cause il faut en ajouter une autre, que nous examinerons bientôt à loisir : c'est l'influence purificatrice de la lumière solaire, plus active en été qu'en hiver.

On retrouve les mêmes influences saisonnières dans l'étude des eaux de sources qui alimentent Paris. Ces sources sont d'inégale valeur. Celles de la Vanne surtout, maintenant qu'on a supprimé l'apport d'un certain nombre de drains superficiels exposés aux contaminations, proviennent de filtrations poreuses assez parfaites et sont les plus pures. Viennent ensuite celles de l'Avre, où la filtration poreuse est moins assurée. En dernière ligne viennent celles de la Dhuis. Avec ces sources, la variation de température de l'hiver à l'été est très petite, même après le parcours plus ou moins long fait pour arriver aux réservoirs. Elle ne peut donc jouer qu'un rôle secondaire, mais nous allons retrouver dans la moyenne la variation saisonnière due à l'intervention des eaux superficielles dans l'alimentation des sources.

Voici les chiffres indiquant les nombres moyens de bactéries par cc. trouvés pendant la période inscrite à côté du nom de la source. Les eaux ont été prélevées à l'arrivée dans les réservoirs :

	Vanne 1888-1895	Dhuis 1889-1895	Avre 1893-1896
Hiver	1840	6565	3185
Printemps. . . .	940	1910	1115
Eté	720	1045	1935
Automne	940	6680	1490
Moy. annuelle . .	1110	4050	1930

265. Influence des agglomérations humaines. — Cette influence se traduit déjà dans les chiffres ci-dessus par l'augmentation notable du nombre des bactéries dans la traversée de la Seine à Paris. Cette augmentation est trop naturelle pour que nous insistions. Nous nous bornerons à fournir quelques chiffres qui peuvent en donner une idée pour divers fleuves.

Rhône au-dessus de Lyon (G. Roux, 1890).	75
— au-dessous — —	800
Saône au-dessus de Lyon —	586
— au-dessous — —	4 280
Sprée en entrant à Berlin (Frank, 5 mai 1886)	4.300
Sprée en sortant de Berlin (Frank, 5 mai 1886)	97.400
Main avant Wurtzboug (Rosenberg, février 1886)	520
Main après Wurtzbourg (Rosenberg, février 1886)	15.500
Limmat avant les égouts de Zurich (Schlatter, 1889)	1.620
Limmat après les égouts de Zurich (Schlatter, 1889)	27.040

Toute agglomération animale ou humaine, si petite qu'elle soit, doit, en effet, augmenter le nombre des microbes des eaux courantes, en se déchargeant sur elles de tous ses résidus. La force des choses fait des fleuves et des rivières des égouts, et il ne servirait à rien de s'y opposer. Nous verrons bientôt qu'à côté de ce phénomène naturel qui les souille, il y en a d'autres qui les purifient. Pour le moment, nous aboutissons à cette conclusion, que si l'eau est moins peuplée que le sol, il y a au moins des chances pour que les germes soient les mêmes. Et comme *tous* les germes, pathogènes ou non, sont contenus dans le sol, tous les germes, pathogènes ou non, peuvent arriver dans les eaux. Tous, il est vrai, n'y ont pas la même fortune : les uns y persistent et y vivent, les autres y périssent plus ou moins vite. Mais tous peuvent y exister et nous revenir avec les eaux ménagères ou les eaux potables. De là une nouvelle question qui se dresse. Nous venons d'étudier la *quantité*, étudions la *qualité*.

266. Qualité des germes contenus dans les eaux. —

Dans l'étude de cette qualité, nous pouvons laisser de suite de côté tous les germes banaux, tous les saprophytes. S'il n'y avait qu'eux au monde, la question des eaux n'existerait pas au point de vue microbien, et toutes nos numérations seraient des chimères. Qu'importerait, en effet, qu'une eau contienne quelques centaines de germes de plus ou de moins par cent. c., lorsqu'arrivée dans la bouche, dans l'estomac et surtout dans l'intestin, elle y en trouve des milliards? Mais il y a les bactéries pathogènes, et parmi celles-ci il y a surtout les agents des maladies transmissibles par l'eau. Quelle est la grandeur du danger qu'ils nous font courir? Existent-ils dans l'eau seulement en temps d'épidémie, ou y séjournent-ils d'une façon continue, une fois qu'ils y ont été implantés, de façon à pouvoir y devenir l'origine d'épidémies nouvelles, filles posthumes de la première? Voilà évidemment une question importante, purement bactériologique, et qu'on a beaucoup étudiée.

Elle l'a été d'autant plus et d'autant mieux qu'elle a été le champ clos de deux écoles rivales, l'École de Munich et l'École de Berlin. La première, dont le chef est Max de Pettenkofer, soutient depuis longtemps que l'explosion d'une épidémie dépend d'une certaine combinaison temporaire de circonstances locales dont elle s'efforce de saisir la loi. Dans ces circonstances locales entrent beaucoup d'éléments, la nature du sol, du sous-sol, le niveau des eaux souterraines, etc. Je ne parle pas du microbe, qu'on ne connaissait pas au moment où la théorie est née, qu'on appelait un *miasme*, et qu'on faisait provenir tantôt de l'air et tantôt du sol, c'est-à-dire qu'on considérait tantôt comme une circonstance locale, tantôt comme une circonstance de temps. A côté des conditions de lieu que nous venons d'énumérer, il y avait, en effet, des conditions de temps et de saison, température, degré d'humidité, direction du vent, qui étaient nécessaires pour l'apparition et l'évolution d'une épidémie, et c'était à préciser la nature et la proportion de ces conditions diverses que s'employaient l'École de Munich et son illustre chef.

En présence de cette École, Koch en avait élevé une autre, qui s'inspirait davantage des données de la bactériologie, et qui, étudiant des microbes qu'elle voyait, et non des miasmes qu'elle ne voyait pas, était plus disposée que la première à prendre pied dans les réalités. Pour elle, c'était le microbe qui faisait tout, et qui, passant du malade au sol, du sol à l'eau, et revenant par les eaux potables, était le seul élément qu'il fût nécessaire d'arrêter au passage pour supprimer l'épidémie et l'empêcher de renaître.

On voit par là que ce n'était pas seulement une question de doctrine et de théorie qui se discutait entre les deux écoles : c'était aussi une question d'application et d'hygiène. La doctrine qui attribue les maladies microbiennes au transport des germes par les eaux de boissons est simple, nette, précise dans ses indications, et, par conséquent, dans ses méthodes prophylactiques. Elle nous dit où est l'ennemi, nous apprend à le connaître en nous décrivant sa physiologie, et nous met ainsi dans les meilleures conditions pour l'atteindre. Toute autre est la doctrine de Pettenkofer, qui, en accusant des influences vagues de temps, de lieu, en faisant dépendre d'une foule de facteurs le développement d'un cas isolé ou d'une épidémie, nous laisse à la fois ignorants des diverses sources de dangers et effrayés de leur multitude. La *Trinkwassertheorie* de l'École de Berlin est *active*. La *Grundwassertheorie*, qu'elle le veuille ou non, est *passive*, et l'hygiéniste doit faire un choix. Voyons, à propos de quelques maladies, ce que dit l'expérience.

267. Choléra. — C'est le choléra qui a fait naître la théorie de Pettenkofer, et qui est resté depuis son terrain de prédilection. S'il y a, en effet, une maladie dont l'étiologie mette en jeu des conditions de temps et de lieu, c'est bien celle-là. Le choléra est endémique dans certaines régions. Voilà le *lieu*. Dans ces régions, il ne sévit pas constamment. Il a des sommeils plus ou moins prolongés et des réveils brusques. Voilà la question de *temps*. Quand il quitte les régions dont il est originaire, il tient compte aussi des temps et des lieux. Il préfère certaines saisons à d'autres, et ne préfère pas les mêmes partout. De plus, dans une même contrée, il respecte telle partie, telle ville, tel quartier, alors qu'il dévaste le voisinage. Cette espèce d'inondation ne recouvre pas tout le territoire qu'elle envahit. Elle a ses îlots qui demeurent intacts, et ses bas-fonds ou ses courants où les désastres s'accumulent. A quoi peut tenir cette localisation dans le temps et dans l'espace ?

A cette question, l'École de Berlin a répondu d'abord que la dissémination de l'épidémie était en rapport étroit avec la dissémination variable du bacille cholérique, et, en conséquence de cette idée, elle s'est attachée à rechercher le microbe là où la maladie existait, et à constater son absence là où il n'y avait pas d'épidémie. Koch est arrivé le premier à ce résultat à Calcutta, au moyen de cultures sur gélatine alcaline, et, depuis lui, beaucoup de savants ont trouvé des bacilles cholériques dans les puits, rivières ou fleuves de régions ayant subi depuis plus ou moins longtemps une épidémie de choléra (Nicati et Rietsch à Marseille, Cunningham dans l'Inde, Pasquale à Massaouah, C. Fraenkel à Duisbourg, Biernacki à Lublin, Lubarsch à Hambourg, etc.).

Mais il y avait des cas où on ne découvrait pas de bacilles dans des eaux auxquelles on était obligé, par d'autres arguments, d'attribuer un rôle actif dans la propagation d'une épidémie. On a imaginé alors des méthodes de plus en plus délicates de recherche, en précisant les conditions de culture qui pouvaient convenir au microbe du choléra, et ne convenir qu'à lui. On peut, ces conditions connues, les faire servir à multiplier les germes du choléra dans une eau qui n'en contient que quelques unités, et permettre ainsi de les déceler. La méthode la meilleure est aujourd'hui d'ajouter directement à 100 cc. de l'eau suspecte 1 gr. de peptone et 1 gr. de sel marin, et de porter le tout à l'étuve à 37°. Après 10, 15 ou 20 heures, on fait avec ce liquide des plaques de gélatine ou de gélose. On étudie au microscope les colonies obtenues. On les ensemence, de façon à voir si elles donnent la réaction de l'indol, et on les inocule à des animaux.

Mais alors il est arrivé que cette méthode perfectionnée a montré des bacilles cholériques, non pas seulement dans les eaux de régions ayant ou ayant eu le choléra, mais dans celles de régions depuis longtemps indemnes, ou n'ayant jamais souffert de cette maladie (Rénon à Billancourt, Russell dans le golfe de Naples, Fokker à Groningue, Kiessling à Blankenese, Blachstein et Sanarelli dans l'eau de Seine). Dunbar, Oergel et Willgerodt, sur 1.100 échantillons d'eaux puisées le long du cours de divers fleuves, l'Elbe, le Rhin, l'Oder, l'Amstel, etc., ont retrouvé dans une centaine de cas des vibrions en tout identiques, au moins en apparence, aux vibrions du choléra les plus authentiques. Très souvent, ces vibrions des eaux provenaient de régions où le choléra avait fait une apparition, mais il y en avait aussi provenant de localités indemnes, et, après avoir bien cherché, il a fallu renoncer à trouver des caractères différentiels saisissables et constants entre les vibrions de ces diverses origines.

La dernière tentative, et jusqu'à ce moment la plus fructueuse dans ce sens, est celle de M. R. Pfeiffer, qui met à profit le phénomène qu'il a découvert de la dissolution lente des bacilles cholériques, injectés dans le péritoine d'un animal avec un peu de sérum d'un animal vacciné contre le choléra. Après avoir fait une culture sur gélose de la bactérie suspecte, on râcle, au moyen d'une anse de fil de platine, un peu de la pellicule, et on la dilue dans 1 cc. de bouillon, avec 0,01 cc. de sérum d'animal immunisé contre le choléra. Le mélange est injecté dans le péritoine d'un cobaye de **200** à **300** gr. Au bout de **20** minutes, on prend, au moyen d'un tube capillaire, une goutte du liquide péritonéal, et on l'étudie en goutte pendante et par la méthode de coloration. Si, en goutte pendante, on trouve encore des vibrions actifs et mobiles, les microbes inoculés ne sont pas de vraies bactéries du choléra. Si, au contraire, les microbes sont immobiles, et si, en préparations colorées, on les voit granuleux et comme segmentés sur toute leur longueur, il y a encore deux possibilités : ou bien la culture à l'épreuve n'a aucune propriété pathogène, ce qui veut dire que les bactéries sont dissociées et dissoutes dans l'animal normal sans l'intervention du sérum ; ou bien c'est le contraire. On fait le contrôle en inoculant une anse de la même culture à un animal avec 0,01 cc. de sérum normal Si, après 20 minutes, les bacilles du péritoine de cet animal sont encore vivants et mobiles, leur nature cholérique est certaine.

On voit que cette réaction, comme toutes les autres, est très assurée dans tous les cas extrêmes, mais reste indécise dans les cas moyens, les plus nombreux et les plus intéressants pour la théorie. Y a-t-il une limite entre le bacille cholérique virulent et celui qui ne l'est pas ou qui ne l'est plus ? Si oui, on peut affirmer qu'elle n'est pas trouvée. Si non, il faut admettre que le bacille n'est pas tout, que l'École de Berlin avait tort en ne voyant que lui, et que l'École de Munich avait raison d'accuser des circonstances de temps et de lieu, car ces circonstances peuvent augmenter ou diminuer la virulence du microbe. Metchnikoff a commencé à marcher dans cette voie en découvrant l'influence que peut avoir l'association du microbe cholérique avec des microbes favorisant son développement dans l'intestin, et il ne semble pas douteux qu'il y ait de ce côté de grandes découvertes à faire.

268. Fièvre typhoïde. — Les développements dans lesquels je viens d'entrer au sujet du choléra me permettront d'être bref au sujet de la fièvre typhoïde, dont l'histoire est pour ainsi dire la même. Ici les tenants des deux théories rivales. Murchison d'un côté, Budd de l'autre, sont en présence depuis 1856, Murchison ne niant pas le rôle des eaux potables, mais accusant surtout des influences vagues de putréfaction ; Budd, au contraire, ne parlant pas de microbes, mais croyant à un germe spécifique. Le difficile, là comme dans le choléra, a été de montrer les coïncidences entre la présence du bacille de Gaffky et l'existence de la maladie. Il y avait des cas nombreux où cette existence se manifestait, et de nombreux cas où on ne trouvait aucune trace de bacilles typhiques dans les eaux les plus suspectes d'avoir disséminé la fièvre typhoïde (Gaffky à Wittenberg en 1882, Cramer à Zurich en 1884, Hauser à Freiberg en 1884 et 1885, Hueppe à Wiesbaden, Vilden à Francfort, Löffler à Stettin en 1888, Brouardel et Chantemesse à Lorient, Pouchet à Joigny, etc.) A ces incertitudes se joignaient des doutes sur les bacilles trouvés : étaient-ce bien réellement des bacilles typhiques ? Il a donc fallu étudier la physiologie des bacilles tirés de la rate des typhoïsants, pour les différencier d'un bacille normal de l'intestin qui lui ressemble beaucoup, le *bacillus coli*, et des autres bacilles qui l'accompagnent dans les eaux souillées. Le meilleur procédé de distinction a consisté longtemps à ensemencer simultanément, dans des expériences de comparaison, les bacilles suspects, le *b. coli*, et un bacille typhique authentique, sur divers milieux. On choisissait la pomme de terre, le lait stérilisé, que le bacille typhique ne coagule pas, le bouillon où il ne forme pas d'indol, le jus de viande sucré où il ne donne pas de dégagement gazeux, le lait alcalinisé et bleui par le tournesol, dont il ne change pas la couleur, etc. Toutes ces réactions séparent assez bien le *b. coli* du bacille typhique, mais restent souvent indécises en présence des pseudo-typhiques qu'elles rangent, les unes du côté du *b. coli*, les autres du côté du bacille typhique.

M. Widal a proposé tout récemment une autre méthode de distinction. Quand on met en contact du sérum de typhique avec une culture jeune de bacille typhique, cette culture, uniformément trouble, s'agglomère en fins grumeaux qui nagent dans un liquide limpide. C'est un phénomène analogue à celui de la clarification d'une eau tenant en solution des substances argileuses. Ce phénomène de coagulation peut être produit avec les mêmes caractères extérieurs par un certain nombre de substances coagulantes, et aussi par d'autres corps agissant, en proportions très faibles, à la façon des sels de calcium, de magnésium ou d'aluminium sur les eaux tenant de l'argile en suspension. Mais la substance inconnue qui donne au sérum de typhoïsant cette propropriété coagulante pour les cultures a ceci de curieux, qu'elle coagule et agglomère les cultures de bacille typhique et point celles de *b. coli*.

Son importance est donc grande au point de vue médical, car elle permet de savoir si un malade souffre de la fièvre typhoïde ou d'une autre maladie. Mais quand il s'agit de distinguer les bacilles pseudo-typhiques rencontrés dans les eaux des vrais bacilles typhiques, elle reste parfois indécise, et nous laisse dans le même embarras qu'à propos des bacilles pseudo-cholériques.

269. Charbon. — Nous retrouverions ce même embarras à propos de beaucoup d'autres microbes. Voici, par exemple, la bactéridie charbonneuse. Elle est assez facilement reconnaissable quand elle est douée de toute sa virulence. M. Pasteur nous a appris à la séparer du sol en soumettant la terre suspecte à une lévigation qui laisse déposer les parties les plus lourdes. On chauffe à 90 degrés, pendant 20 minutes, les dépôts les plus fins, on les délaie ensuite dans un peu d'eau de levure, et après les avoir laissés quelques heures, en mince surface, à l'étuve à 30-35°, on les inocule à des cobayes et des lapins, qui meurent lorsqu'il y a, dans le mélange inoculé, des bactéridies virulentes.

C'est par cette méthode que Diaptroptoff a retrouvé, en 1893, des bactéridies virulentes dans l'eau des puits d'une propriété où, trois fois de suite, des moutons bien portants, venant d'une autre propriété, avaient été atteints par le charbon. Mais Pasteur nous a montré que cette bactéridie pouvait, par des voies naturelles, être destituée peu à peu de toute virulence, et devenir par suite méconnaissable. Si ces actions se produisent dans un cadavre charbonneux ou dans la terre qui l'entoure, et précédent, ainsi qu'il est logique de le croire, la mort de la bactéridie, qui survient toujours, comme nous l'avons vu, au bout d'un temps plus ou moins long, quel moyen aurons-nous de distinguer ces bacilles dégénérés, ces fausses bactéridies des vraies ?

Nous sommes évidemment là en présence d'une question générale. Pour les bacilles cholériques comme pour les bacilles typhiques et pour les bactéridies, il y a probablement toutes les transitions possibles entre l'état virulent qui les rend pathogènes, et l'état non virulent qui en fait des espèces saprophytes. C'est pour cela qu'aucune méthode, si délicate qu'elle soit, n'arrive à les distinguer. Et de même que nous avons trouvé que le sol et les eaux contenaient toutes les espèces de germes vivants, de même nous concluons maintenant qu'ils contiennent toutes les variétés d'une même espèce, depuis la plus dangereuse jusqu'à la plus inoffensive.

Cela ne veut pas dire, bien entendu, qu'il y en a partout, et de tous les degrés de virulence. Il est clair que les plus virulentes se rencontreront autour d'un foyer d'épidémie, au voisinage d'un cholérique, du cadavre d'un typhique ou d'un charbonneux. Par là, les mesures d'hygiène auxquelles nous sommes astreints sont les mêmes que si les bacilles typhiques, cholérique, charbonneux étaient des espèces fixes et toujours dangereuses. Théoriquement et pratiquement, rien n'est changé à nos devoirs en matière de prophylaxie par ce que nous savons de la variation de virulence dans une espèce pathogène. Nous contractons seulement un devoir en plus. Nous savons que ces espèces, lorsqu'elles ne sont pas atténuées à fond, peuvent récupérer leur virulence dans certaines conditions. De là la nécessité de les surveiller, même lorsqu'elles sont inoffensives. De là aussi cette conclusion que le choléra, pas plus que la fièvre typhoïde, pas plus que le charbon, ne sont pas nécessairement d'importation extérieure quand ils éclatent quelque part. Toutes ces notions, importantes pour l'hygiène et l'étiologie, méritaient d'être mentionnées dans ce livre, car elles résultent, comme on voit, uniquement, des découvertes de la bactériologie.

BIBLIOGRAPHIE

Miquel. Annuaire de Montsouris, 1888.

Th. Janowski. Sur la richesse de la neige en bactéries ; *Centralbl. f. Bact.*, t. IV, p. 547, 1888.

O. Bujwid. Sur des bactéries trouvées dans la grêle ; *Annales de l'Institut Pasteur*, t. I, 1887.

W. Foutin. Recherches bactériologiques sur la grêle ; *Centralbl. f. Bact.*, 1890.

L. Schmelck. Une bactérie de glacier ; *Id.*, t. IV, p. 545, 1888.

M. Prudden. Sur les bactéries de la glace, etc. ; *New-York medical Record*, 26 mars et 8 avril 1887.

Bordoni-Uffreduzzi. Etude bactériologique de la glace dans les rapports avec la santé publique ; *Centralbl. f. Bakt.*, t. II, 1887.

Breunig. Recherches bactériologiques sur l'eau potable de Kiel en août et septembre 1887 ; Kiel 1888.

Libbertz. *Arb. a. d. k. Gesundheitsamt*, t. I, p. 560, 1886.

Percy-Frankland. Nouveaux aspects de la filtration et des autres méthodes de traitement de l'eau ; *Journal of the chem. industry*, 1885.

Heyroth. Sur la pureté des glaces naturelles et artificielles ; *Arb. a. d. k. Gesundh*, t. IV, 1888.

Heræus. Sur la manière d'être des bactéries dans l'eau des puits ; *Zeitschr. f. Hyg.*, t. I, 1886.

Fraenkel. Sur la désinfection des puits et la richesse en germes de la couche souterraine ; *Ibid.*, t. VI, 1889.

— Sur la richesse de la glace en bactéries ; *Id.*, t. I p. 302, 1886.

Mascher. Kubel-Tiemann-Gärtner « Wasser », p. 576 ; Brunschwig, 1889.

Rubner. Contribution à l'étude des bactéries de l'eau ; *Arch. f. Hyg.* t. XI, 1890.

Schlatter. Influence des eaux d'égoût de Zurich sur le nombre des bactéries dans la Limmat ; *Zeitschr. f. Hyg.*, t. IX, p. 56, 1890.

G. Roux. Précis d'analyse microbiologique des eaux ; Paris 1892.

Widal et Sicard. Etude sur le séro-diagnostic et sur la réaction agglutinante chez les typhiques ; *Annales de l'Institut Pasteur*, t. XI, p. 353 1897.

Diatroptoff. Bactéridies charbonneuses dans l'eau d'un puits : *Ibid*, t. VII p. 296, 1893.

Flugge. Mode d'extension et prévention du choléra d'après les nouvelles données épidémiologiques et les recherches expérimentales ; *Zeitschr. f. Hyg.*, 1893, avec une bibliographie.

Lœsener. *Arb. a. d. kais. Ges.-Amte*, t. XI, 1895 avec une bibliographie complète sur le bacille typhique.

Fazio. Les microbes des eaux minérales ; Naples, 1885.

Fol et Dunant. Recherches sur le nombre des germes vivants que renferment quelques eaux de Genève ; Genève 1884.

Karlinski. Sur la distribution des bactéries dans les grands réservoirs d'eau ; *Centralbl. f. Bact.*, t. XII, p. 220, 1892.

De Giaxa. *Zeitschr. f. Hyg.*, t. XI, p. 186, 1889.

Russell. *Zeitsch. f. Hyg.*, t. XII, p. 177, 1891.

CHAPITRE XXX

MULTIPLICATION DES BACILLES DANS L'EAU

Que deviennent dans l'eau les bacilles empruntés aux couches du sol ? A cette question les notions que nous possédons nous permettent de faire une réponse théorique. Il y a toujours, dans les eaux les plus pures, assez de matière organique pour nourrir, au moins pendant un certain temps, des millions d'individus. D'un autre côté, les germes étant très variés dans le sol, ils sont aussi très variés dans l'eau, et il y en aura toujours quelques-uns qui pourront s'accomoder de la matière organique présente. Une eau quelconque est donc un bouillon de culture pour quelques-uns au moins des germes présents, et s'ils ne sont pas trop nombreux déjà, ceux-là vont se multiplier, pour disparaître ensuite en plus ou moins grand nombre lorsque le milieu sera épuisé. C'est ce que nous avons déjà vu pour les microbes du sol (**227**). S'ils sont au contraire très nombreux au début, comparativement à la quantité totale de matière organique présente, ils ne se multiplieront guère, et entreront plus ou moins vite dans une période de déclin. Voyons si l'expérience est d'accord avec ces conclusions générales, et en quoi elle les précise.

270. Augmentation et diminution ultérieure du nombre des microbes. — Percy-Frankland paraît avoir le premier observé la multiplication rapide des microbes dans une eau additionnée de quelques gouttes d'urine. Leone a fait ensuite la même observation pour une eau pure, celle de Mangfall, à Munich. Il a trouvé les chiffres suivants pour le nombre des bactéries par cent. cube.

Au moment de la prise d'eau	5
Après 24 heures en flacon stérilisé.	100
» 2 jours »	10.500
» 3 » »	67.000
» 4 » »	315.000
» 5 » » plus de	500.000

Meade Bolton et Heraeus ont fait des constatations analogues, et nous pouvons de suite en tirer une conclusion pratique : c'est que l'analyse bactériologique d'une eau doit, autant que possible, être commencée à la source. Il faut au moins répartir de suite l'eau qu'on vient de puiser dans les gélatines nutritives. En aucun cas, il ne faut la laisser séjourner dans les flacons ni la faire voyager trop longtemps, même en présence de la glace, qui gêne, comme nous le verrons, mais n'arrête pas la multiplication. Ces notions sont donc très importantes au point de vue pratique, nous allons voir qu'elles ne le sont pas moins pour la théorie.

Cramer, en conservant pendant 70 jours des eaux du lac de Zurich, a fait en effet cette découverte importante que leur multiplication originaire est suivie d'une diminution. Le tout se traduit par les chiffres suivants :

Au début	143 mic.	par c. c.
Après 24 heures	12.457	»
» 3 jours	328.543	»
» 8 »	233.452	»
» 17 »	17.436	»
» 70 »	2.500	»

Et Miquel, dans le même ordre d'idées, a vu que de l'eau de Seine, contenant à l'origine 4.800 bactéries par cc., n'en contenait plus que 220 après 9 ans de conservation. Un échantillon d'eau de Vanne, contenant 66 microbes, était devenu stérile au bout de 10 ans.

Les expériences ultérieures de Percy-Frankland en Angleterre, de Meade Bolton et de Krüger en Allemagne, montrèrent ensuite que la multiplication était plus ou moins rapide dans les diverses eaux, qu'elle dépendait de la température, et surtout, ce qui est plus important, qu'elle était proportionnellement moins grande dans une eau naturelle, qui contient beaucoup de microbes, que dans la même eau filtrée, qui en contient moins. Voici quelques chiffres à l'appui de cette notion.

Tamise à Hampton au moment de la prise	12.250 mic.	par cc.
même eau après 4 jours à 20°	2.018	»
Tamise, eau filtrée par la *grand Junction Co*	4.894	»
même eau après 5 jours à 20°	15.950	»

271. La multiplication est réelle. — Ces phénomènes

d'augmentation et de diminution du nombre des bactéries, même dans les proportions indiquées par quelques-uns des chiffres qui précèdent, n'avaient rien de bien mystérieux. Les 250.000 microbes trouvés dans chaque cent. cube de l'eau du Mangfall ne pesaient sûrement pas, à eux tous, 1/1000 de milligramme, et avec 1/100 de milligramme de matière organique, c'est-à-dire avec 10 milligrammes par litre, ils auraient eu chacun plus de 10 fois son poids d'aliments à consommer. Les bactériologistes ont pourtant été surpris de ces augmentations rapides, et se sont demandé s'ils n'étaient pas victimes d'une cause d'erreur.

On pouvait expliquer ce qu'on observait en admettant que l'augmentation était due, non à une multiplication, mais à la dislocation de zooglées, de colonies qui, agglutinées au début, se dissémineraient ensuite dans le liquide, et s'agglutineraient à nouveau ensuite de façon que chacune d'elles, ne formant qu'une colonie sur la gélatine, ne serait comptée, à l'origine et à la fin, que pour un seul germe, alors qu'elle comprendrait des milliers d'individus. Pour éliminer cette objection, Meade Bolton a fait une expérience dans laquelle il a ensemencé 7 fois de suite en série, dans une même eau stérilisée, un bacille de l'eau qui s'y cultivait bien, le *bacillus aquatilis*, en empruntant à chaque fois la semence à l'échantillon d'eau ensemencé précédemment, au moment où le peuplement était le plus abondant. La multiplication s'est toujours faite de la même manière. On ne saurait donc accuser aucune dislocation de zooglées, et c'est bien une série de générations qui peuplent le liquide.

Naturellement ces générations se succèdent plus rapidement à l'étuve. Naturellement aussi, comme l'eau contient toujours des espèces que nous avons appelées psychrophiles (147), et qui s'accomodent de la température moyennement assez basse des eaux du globe, la multiplication pourra continuer, tout en restant moins active, à des températures voisines de zéro. Je n'insiste pas sur toutes ces notions, qui découlent de ce que nous avons appris dans les chapitres précédents. Il y a quelques points plus intéressants qui méritent de nous arrêter.

272. Influence du nombre initial des bactéries. — Nous avons vu qu'avec la même eau de Tamise, filtrée et non filtrée, c'était la première, la plus pauvre, qui se peuplait le plus. Ceci a le droit de nous surprendre. L'eau filtrée était plus pure et contenait moins de matière organique que l'eau non filtrée, au moins selon toute apparence. Comment était-elle plus nutritive ? ou, si elle ne l'était pas, de quoi dépend l'augmentation survenue ?

Nous allons trouver quelques lumières sur ce point dans un travail de M. Miquel, qui a étudié la multiplication des bactéries dans un certain nombre d'échantillons d'eau dont nous ne re-

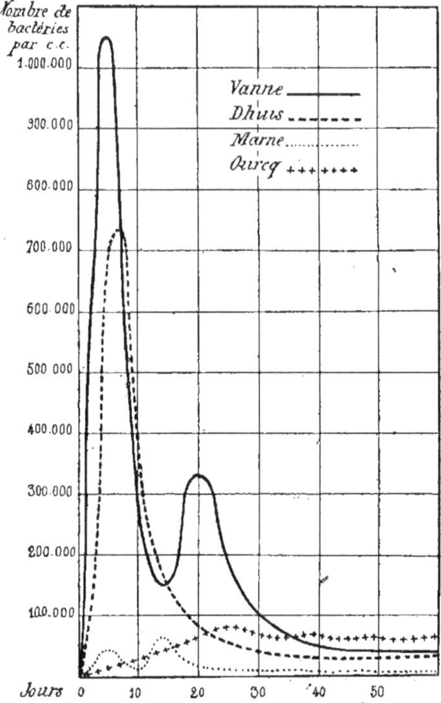

Fig. 58. — Variation avec le temps des nombres de bactéries contenues dans deux eaux de source et dans deux eaux de rivière.

tiendrons que 4 : deux échantillons d'eaux de sources, la Vanne et la Dhuis, contenant tous deux à l'origine moins de 500 germes par centimètre cube, et deux échantillons d'eaux de rivières, la Marne et l'Ourcq, ce dernier contenant au départ 8.000 germes par cc.

La figure ci-dessus donne une idée très nette des différences présentées. En prenant les deux extrêmes, dans l'eau de Vanne, le nombre, primitivement de 150, dépasse un million le 6e jour, et retombe ensuite, après une oscillation, à quelques milliers. Dans l'eau de l'Ourcq, le chiffre initial de 8.000 a mis 22 jours pour monter à son maximum de 60.000 environ, et s'y est maintenu à peu près jusqu'au 60e jour.

On pourrait croire qu'il y a là une question de nature chimique d'eaux. Mais on retrouve les mêmes phénomènes avec la même eau. L'eau de Seine, puisée à Ivry, montre une tendance à se comporter comme les eaux de sources. Les germes s'y multiplient d'abord beaucoup pour y décroître ensuite. Mais au moment des crues, quand le nombre des microbes atteint 20.000 et 30.000 par cc., elle se comporte comme l'eau de l'Ourcq ; elle ne peut plus donner les multiplications rapides et peu durables que l'eau de la Vanne présente d'une façon presque régulière. Nous avons vu d'ailleurs (**227**) qu'il en est de même pour les germes du sol. Ceux de la surface, très nombreux, n'augmentent guère avec le temps dans l'échantillon prélevé ; ceux des profondeurs, plus rares, subissent au contraire une forte augmentation temporaire suivie d'une diminution. Le phénomène est donc général, et son explication doit l'être aussi.

En somme, à ne consulter que les apparences extérieures, cette augmentation des germes ressemble à l'explosion d'une maladie épidémique dans l'échantillon de sol ou d'eau qui en est le siège, et la ressemblance s'accuse en ce que une eau, déjà fortement envahie, ne permet plus la facile évolution des bacilles qui l'habitent. Vis-à-vis de ses microbes, l'eau de l'Ourcq est *vaccinée*, et ne peut plus être malade. Des questions de concurrence vitale, que nous retrouverons, font même qu'elle est protégée par sa population contre une invasion extérieure. L'eau de Vanne au contraire est vierge, et celui de ses germes qui peut s'y développer l'envahit dès que les circonstances lui deviennent favorables.

273. Influence du chauffage. — Suivons cette idée qui attribue l'immunité relative des eaux de l'Ourcq à des matières vaccinales ou toxiques qu'y aurait déposées un premier développement. Que peuvent être ces substances ? M. Miquel a montré qu'il y en avait de volatiles ou de destructibles par la chaleur, et d'autres qui sont fixes. Une eau qui ne donne pas de multiplication microbienne les premiers jours prend cette propriété quand on l'a soumise à l'ébullition. Et, d'autre part, quand on évapore à douce température, sans dépasser 30° à 35°, une eau de l'Ourcq, la solution concentrée qu'on obtient peut, introduite dans l'eau de Vanne, enlever à celle-ci la faculté de favoriser la multiplication de ses microbes.

On trouve une confirmation intéressante de cette observation dans le Compte-rendu des travaux du Bureau d'hygiène de Massachusets. On a fait bouillir pendant 1 heure de l'eau du service dans un ballon relié avec un condenseur, de façon qu'il y eut chauffage sans pertes par évaporation. Après refroidissement, on a mélangé cette eau stérilisée avec 1/10 de son volume d'eau non bouillie, pour l'ensemencer. A côté on a disposé un flacon de contrôle, rempli d'eau non bouillie, et les 2 flacons ont été conservés à la même température. Voici les nombres de bactéries par cent. cube.

	Eau non bouillie	Eau bouillie
14 mai, au début	196	3
17 »	79	74.880
21 »	31	162.800
27 »	759	90.000
4 juin	12	103.500
7 »	—	63.000
10 »	—	128.000
13 »	—	530

La substance qui empêche la multiplication est donc une substance que la chaleur détruit et qui n'est pas minérale, car, à ce dernier point de vue, les deux eaux que nous venons de comparer sont tout à fait identiques.

274. Influence de l'oxygène. — Mais nous n'avons résolu un premier problème que pour en soulever un second. Pourquoi les eaux relativement pures des sources attendent-elles le moment de leur récolte pour se peupler? Il y en a qui ont sûrement un parcours souterrain plus ou moins long. Comment ne le mettent-elles pas à profit pour la multiplication des germes qu'elles contiennent? Quand on se pose cette question, on songe de suite, pour répondre, à l'influence de l'oxygène.

Une expérience de Percy-Frankland la démontre. Ce savant a rempli, avec de l'eau de la Tamise à Hampton, une bouteille qu'il a fermée par un bouchon et laissée en repos, pendant 7 jours, à une température moyenne de 10°. Au bout de ce temps elle contenait 300 bactéries par cc. On la distribua alors dans des vases fermés par des tampons de coton, qui furent exposés les uns à 8°, les autres à 19°, et qui, examinés à divers intervalles, donnèrent les chiffres suivants :

	à 8°	à 19°
Le 6e jour	560.000	45.000
« 12e «	166.000	30.000
« 19e «	58.000	31.000

L'eau portée à l'étuve à 19° avait évidemment passé par son maximum avant le 6e jour et déclinait depuis. Elle était arrivée au bout de 12 jours à un état moyen d'équilibre. Celle qu'on avait mise à 8° avait subi une multiplication plus lente, dès qu'elle avait été au contact de l'air.

Wolfhugel et Riedel avaient déjà observé des différences analogues dans des flacons fermés avec des bouchons de caoutchouc ou des tampons de coton, et les avaient attribuées à la plus ou moins facile pénétration de l'oxygène.

275. Influence de l'acide carbonique. — Ces résultats sont d'accord, dans leurs traits généraux, avec ceux qu'a fournis l'étude de l'action de l'acide carbonique, commencée par Hochstetter, et restée malheureusement trop confinée depuis sur le terrain de la pratique. Les savants qui s'en sont occupés nous disent bien ce qu'il y avait de bactéries dans les diverses eaux de Seltz qu'ils ont étudiées, mais non quelle influence avait eu l'acide carbonique sur leur multiplication. Leone et Sohnke sont les seuls qui aient abordé ce sujet. Leone a vu que l'acide carbonique, passant sans et sous pression dans une eau, arrête l'évolution des bactéries, et cela parce qu'il les tue, non parce qu'il leur enlève l'oxygène. Sohnke a confirmé ces résultats. Il est impossible de ne pas remarquer combien toutes ces conclusions sont incertaines. Les bacilles ou les espèces sur lesquels ont opéré Leone et Sohnke étaient certainement des espèces aérobies. Mais il y a des anaérobies que l'acide carbonique favorise, au lieu de les tuer. C'est ici que nous rencontrons, pour la première fois, ce défaut capital de toutes les expériences qui précèdent, c'est qu'elles portent sur les *bactéries de l'eau*, c'est-à-dire sur un ensemble généralement très varié, toujours très variable et très mal défini.

De l'ensemble des résultats trouvés par divers savants, on peut pourtant conclure que si l'acide carbonique ne détruit pas les bactéries, ce que démontre la richesse en microbes d'eaux de Seltz, vieilles de plusieurs mois, il est, en général, défavorable aux microbes de l'eau, qui, naturellement, sont de préférence des aérobies.

Cela explique à la fois qu'ils soient favorisés par le contact de l'oxygène et qu'ils craignent celui de l'acide carbonique. Mais on ne saurait méconnaître que ces deux influences sont impuissantes à nous fournir l'explication que nous leur avions demandée, de la multiplication des microbes dans une eau qui vient jaillir à une source. Les variations du fait des gaz qui y sont contenus sont trop faibles. Une eau est aérée avant de sortir du sol, et même, à moins de circonstances exceptionnelles, n'est jamais désaérée. La dose d'acide carbonique, à moins aussi de circonstances exceptionnelles, est faible. Enfin, la multiplication rapide et passagère des bacilles dans les eaux pauvres en germes, dont nous cherchons l'explication, se réalise non seulement dans les eaux de sources profondes, mais aussi dans celles des lacs. Voici, par exemple, les résultats trouvés par Percy-Frankland pour le lac Katrine, qui dessert Glasgow. C'est une eau très douce, presque privée de matières minérales, parce qu'elle a à peine pénétré dans le sol, très chargée en échange de matières végétales, parce qu'elle a beaucoup circulé à sa surface. Elle est très pure et très pauvre en germes. Voici la façon dont elle se peuple, conservée à 9° et à 19° :

Eau du lac Katrine	A 9°	A 19°
Au début (6 juillet 1892).	74	74
Après 2 jours.	785	785
— 6 —	14.426	42.537

Concluons donc qu'il y a, pour expliquer la multiplication des microbes dans une eau en repos, une autre influence plus puissante que l'arrivée de l'oxygène ou la perte de l'acide carbonique, et qui reste à découvrir.

Notre conclusion ne peut évidemment être différente en ce qui concerne la cause de la diminution rapide des bactéries après leur période d'augmentation. En rapprochant ce fait de celui que nous avons constaté plus haut, qu'il y a, dans une eau peuplée, une substance, altérable à la chaleur, qui arrête le développement des bactéries, nous voyons bien que ces deux faits sont du même ordre, et que si les bactéries diminuent après avoir largement peuplé une eau, c'est qu'elles y ont déposé des substances nuisibles ou toxiques. Mais elles font cela, et plus abondamment encore, dans leurs milieux de culture ordinaires, où leur vie est pourtant beaucoup plus longue. Si donc cette cause intervient, ce dont il ne faut pas douter, elle n'est pas la seule, et il doit y en avoir une plus puissante.

276. Influence de la concurrence vitale.— Il semble pourtant y avoir une différence entre les cultures pures, dont nous venons de parler, et les cultures des microbes de l'eau, c'est que celles-ci sont toujours des mélanges. Mais cela n'est pas très assuré. Nous avons vu (**227**), à propos du sol, pour lequel nous avons rencontré aussi ces phénomènes de multiplication, que c'était souvent une espèce de bactérie qui se multipliait seule ou à peu près seule dans une masse de terre soustraite aux influences naturelles qui la maintenaient très pauvre en microbes. Il en est sans doute de même pour les eaux. D'ailleurs, il faut remarquer qu'en principe, un mélange d'espèces doit vivre plus longtemps dans son milieu de culture qu'une espèce unique. Celle-ci évacue sûrement, dans le liquide ambiant, des matériaux qui lui sont nuisibles, tandis qu'il est possible que, dans le mélange, il y ait des accommodations mutuelles.

Par contre, il est possible aussi qu'il s'y produise des antagonismes, surtout pendant le développement. C'est ce que montrent nettement certains résultats de Kraus, obtenus avec l'eau de Mangfall, à Munich. Dans cette eau, il a ajouté des bacilles typhiques et cholériques, et a cherché comment ils se comportaient, en concurrence avec les bacilles de l'eau. Il a trouvé que, ensemencés simultanément avec des bacilles de l'eau, dans de l'eau stérile, ces bacilles pathogènes disparaissaient rapidement à mesure que les bacilles de l'eau se multipliaient, et cela alors même que, à l'ensemencement, ils étaient de beaucoup les plus nombreux : c'est ce que montrent les nombres suivants :

Bacille typhique

Au début. . . .	0 (?)	bacilles de l'eau et	57.000 bac. typhiques.
Après 5 jours.	80	—	9.000 —
— 7 —	288.000	—	0 —
— 20 —	970.000	—	0 —
— 150 —	1.080	—	0 —

Bacille de Koch

Au début. . . .	30	bacilles de l'eau et	10.100 bac. cholériques.
Après 2 jours.	400	—	0 —
— 8 —	1.400.000	—	0 —
— 135 —	2.040	—	0 —

Ces conclusions, sur la rapide disparition des bacilles pathogènes dans une eau ordinaire, sous l'influence des microbes inoffensifs, seraient très rassurantes, si on pouvait leur accorder une confiance absolue. Mais elles se heurtent aux mêmes incertitudes que toutes les autres conclusions de ce chapitre : qu'est-ce que les bacilles de l'eau? Se comportent-ils tous de la même façon? Et ne peut-il pas y en avoir qui agissent à l'inverse des autres, auquel cas toutes nos conclusions s'évanouissent ou changent de sens ?

Jusqu'ici, nous nous sommes contentés de mettre des mélanges inconnus d'espèces inconnues dans des conditions variables, mais toutes mal connues. Il n'y a rien d'étonnant à ce qu'une pareille méthode nous ait laissé dans l'incertitude. Elle nous a donné quelques renseignements généraux, montré par l'expérience qu'il y a, en général, une auto-purification microbienne des eaux, et cela naturellement, par le jeu spontané de la vie qui se modère elle-même, sans aucune intervention apparente des forces extérieures. Mais elle ne nous a rien dit sur le mécanisme qui préside à cette auto-purification, ni par suite sur sa régularité. Nous envoyons des rats dans un grenier rempli de grains; ils y pullulent; nous disons là-dessus que le grenier est bon. Nous en aurions jugé autrement si, à la place des rats, nous y avions envoyé, sans savoir les distinguer, des chats qui y auraient péri, faute de nourriture. Nous aurions porté un troisième jugement encore différent, si nous avions envoyé un mélange convenable de rats qui auraient prospéré pendant quelque temps et de chats qui auraient fini par les détruire. La méthode de recherches est donc mauvaise, et si nous voulons savoir quelque chose de précis, il faut sortir des conditions de la pratique et opérer sur des microbes isolés.

BIBLIOGRAPHIE

PERCY-FRANKLAND. Élimination des microorganismes de l'eau ; *Proc. Roy. Soc.*, 1885.

LEONE. Sur les microbes des eaux potables ; *Arch. f. Hyg.*, 1886, p. 68.

HERAEUS. Sur la manière d'être des bactéries dans les eaux de puits ; *Zeitsch. f. Hyg.*, t. I, 1886.

CRAMER. L'alimentation d'eaux de Zurich et ses rapports avec l'épidémie de 1884 ; Zurich, 1885.

PERCY-FRANKLAND. Sur la multiplication des microorganismes ; *Proc. Royal Soc.*, 1886.

MEADE BOLTON. Sur la manière d'être de diverses bactéries dans les eaux de boisson ; *Zeitsch. f. Hyg.*, 1886, t. I.

MIQUEL. Manuel pratique d'analyse bactériologique des eaux ; Paris, 1891.

WOLFHUGEL et RIEDEL. La multiplication des bactéries dans l'eau ; *Arb. a. d. k. Ges.-amte*, t. I, 1886.

HOCHSTETTER. Sur les microorganismes de l'eau de Seltz artificielle ; *Ibid.*, t. II, 1887.

PFUHL. Recherches bactérioscopiques dans l'hiver de 1884-85 ; *Deutsche militarärtz. Zeitschr.*, 1886.

SOHNKE. La question des bactéries dans les eaux minérales ou gazeuses artificielles ; *Zeitschr. f. Mineralwasser-Fabrication*, 1886.

MERKEL. Sur la valeur des méthodes bactériologiques dans l'étude des eaux usuelles et des eaux de boisson ; *Ber. u. d. 5° Versamml. d. f. Vereinigung Bayerische Vertreter. d. ang. Chimie zu Nürnberg 1886* ; Berlin, 1887.

PERCY-FRANKLAND. Sur l'influence de l'anhydride carbonique ou d'autres gaz sur le développement des microbes. *Proc. Royal Soc.*, t XLV, 1889.

CHAPITRE XXXI

ACTION DE L'EAU SUR LES MICROBES

Dans cette étude, ce que nous avons vu au chapitre précédent nous prouve qu'il faut non seulement définir les microbes, mais aussi définir l'eau. Toutes les eaux ne se ressemblent pas, et elles peuvent être encore plus différentes physiologiquement, au regard des microbes, qu'au au point de vue chimique, comme le montrent les résultats de Raulin (98), qui révèlent la puissance imprévue des éléments minéraux. Cette puissance doit être naturellement plus grande dans des liquides pauvres, comme les eaux potables, que dans des liquides nutritifs, comme celui de Raulin. S'il en fallait une nouvelle preuve, on la trouverait dans les travaux de Trenkmann.

277. Influence des éléments minéraux. — Trenkmann a ensemencé avec la même quantité de culture du bacille de Koch, la quantité qui tenait dans un chas d'aiguille, 10 cc. d'une eau de puits stérile, et 10 cc. de cette même eau additionnée d'un nombre de gouttes variable de diverses solutions minérales, choisies parmi celles qui sont le plus fréquemment présentes dans les eaux. La quantité ajoutée de ces divers sels dépassait sensiblement ce qu'on en trouve dans les diverses eaux, mais les résultats obtenus n'en sont pas moins intéressants. Voici, en effet, ce qu'était devenue, après 24 heures et 8 jours, la quantité de bacilles de Koch introduite dans ces diverses eaux. Le chiffre initial était de 16.000 à peu près :

	Après 24 heures	Après 8 jours
10 cc. d'eau de puits sterile	580	5
— + 1 goutte NaCl à 10 0/0	6.120	12.480
— + 2 — —	9.240	19.560
— + 3 — —	15.000	10.440

—	+ 1 goutte nitrite de sodium à 10 0/0.	1.740	10.920
—	+ 2 — —	6 600	1.460
—	+ 3 — —	17.160	2.260
—	+ 1 goutte nitrate de sodium à 10 0/0.	8.040	4.040
—	+ 2 — —	6.660	14.760
—	+ 3 — —	20.940	16.080
—	+ 1 goutte carbonate de sodium . . .	7.440	—
—	+ 2 — — . . .	28.680	—
—	+ 3 — — . . .	31.560	—

On voit nettement sur cette table que le bacille de Koch, qui périt rapidement dans l'eau naturelle, se multiplie au contraire abondamment dans la même eau additionnée de sels, et même que l'addition de carbonate de soude lui est un adjuvant puissant. A cela on aurait pu s'attendre, maintenant qu'on sait que le bacille aime les milieux alcalins ; mais n'est-il pas curieux de voir un élément aussi banal que le sel marin produire le même effet, et il n'en faut pas beaucoup. La goutte de Trenkmann représentait 1/25 de cent. cube : elle n'introduisait que 4 milligrammes de sel dans les 10 c. c. d'eau employée, ou 4 décigrammes par litre.

Dans d'autres expériences moins nettement définies, dans lesquelles il ensemençait des bacilles cholériques dans de l'eau non stérilisée. Trenkmann a vu que le sulfure de sodium ajoutait encore à cette puissance excitante du sel marin, et pouvait, dans une eau contenant un mélange de bacilles cholériques et de bacilles de l'eau, d'où les premiers étaient éliminés peu à peu. assurer au contraire leur prédominance. Ni le chlorure de sodium ni le sulfure de sodium ne sont pourtant des aliments à proprement parler. Mais c'est ici le cas de nous souvenir de ce que nous avons appris (Chap. XIV) au sujet des réactions que le protoplasma cellulaire subit de la part du milieu ambiant, et à nous demander si celui des bactéries ne serait pas sensible à des influences de l'ordre de celles que nous mettons en jeu.

278. Résultats de Hafkine sur les infusoires. — Mais pour voir les modifications protoplasmiques qui peuvent résulter du contact avec un liquide plus ou moins chargé de sels, il faut recourir à des espèces plus volumineuses que les bactéries. M. Hafkine a obtenu des résultats très intéressants en étudiant certaines infusoires de l'eau. Il a d'abord étudié deux infusions ; l'une, naturelle, contenait : un plasmodium voisin du *Mas-*

tigamœba aspera de Schultze, mais sans flagellum et sans aspérités ; plusieurs espèces de diatomées, l'*Anomœnis* entre autres ; une espèce d'algue palmellacée ; une oscillaire ; une espèce de

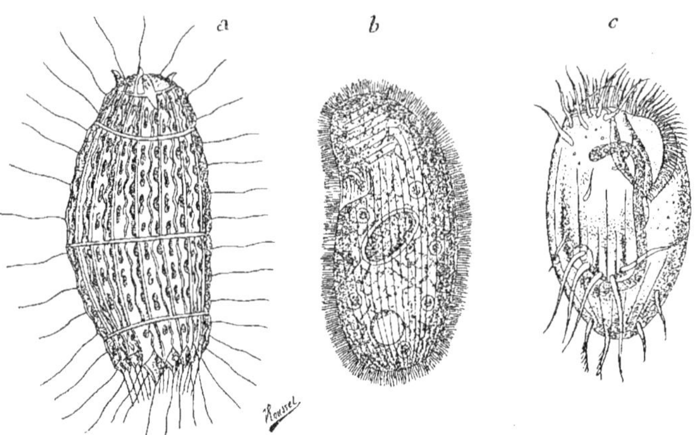

Fig. 59. — *a.* Coleps hirtus. — *b.* Paramecium aurelia. — *c.* Euplotes patella.

Bodons ; une *Aspidisca* et l'*Euplotes patella* de Ehrenberg (fig. 59). Le liquide paraissait pauvre en matières organiques, restait par-

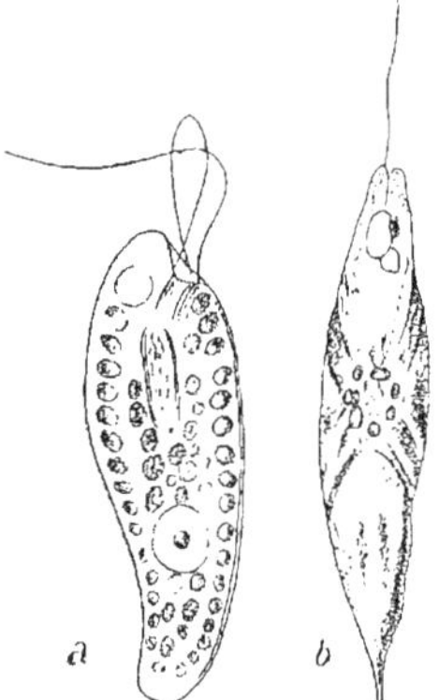

Fig. 60. — *a.* Chilomonas paramacium. — *b.* Euglena véridis.

faitement limpide pendant toute la durée de l'observation, et avait une réaction neutre.

L'autre infusion, faite au laboratoire, contenait un mélange de

Paramecium aurelia et de *Paramecium bursaria*, incolores ou envahis par des Zoochlorelles ; de *Microthorax*, de *Coleps* (fig. 59), de *Chilomonas* (fig. 60), de *Colpoda*, d'une oxytriche, d'une anguillule et d'un petit rotifère.

En mélangeant dans un verre de montre une gouttelette du premier liquide à deux ou trois gouttelettes du second, on la voyait tuer à l'instant tous les habitants de l'infusion qui se trouvaient à sa portée : mais ses propres habitants n'échappaient pas : Aspidisques et Euplotes périssaient aussi, et le mélange était dépeuplé au bout de quelques instants comme il l'aurait été par un puissant antiseptique.

Quand on mélangeait des parties égales des deux liquides, c'étaient les habitants de seconde infusion qui périssaient les premiers : d'abord les Coleps, puis les petits Rotifères, puis le *Par. aurelia*, le *Par. bursaria*, le *Microthorax*, etc. Les habitants de l'eau naturelle résistaient mieux : on les voyait vivants et mobiles longtemps après que toute l'autre population était morte et déformée.

Les changements qu'amenait le mélange sur chacun des groupes d'organismes avaient ceci comme caractère distinctif, que les habitants de l'eau naturelle mouraient avec un fort gonflement du corps, et finissaient par être déformés et déchirés ; les habitants de l'infusion subissaient une forte contraction qui les rendait, au début, hyalins et presque gélatineux ; puis, plus tard, ils devenaient granuleux et opaques.

On aurait pu supçonner là des actions de plasmolyse, dues à des différences de densité et de pouvoir osmotique entre les deux liquides ; mais il pouvait y avoir aussi, dans l'une des deux liqueurs ou dans les deux, quelque substance particulièrement nocive pour les organismes de l'autre culture.

Ce dilemme était facile à résoudre de suite pour le liquide le moins concentré. Il suffisait de le ramener, par une évaporation spontanée, à la densité de l'autre, et d'y apporter les habitants de l'autre culture. Ils devaient y persister, si c'était simplement une question de concentration qui était en jeu. Si, au contraire, l'effet était dû à une substance nuisible, la concentration devait avoir augmenté la puissance destructive de la liqueur. Or, c'est ce second cas qui s'est produit.

Cette méthode ne s'appliquait pas à l'examen de la solution la plus dense, que la dilution nécessaire pour l'amener au niveau de l'autre aurait appauvrie de sa substance nuisible, au cas où il y en aurait eu une. Mais on pouvait concentrer au dixième de son volume le liquide le moins dense contenant les Paramécies, et y transporter ensuite une colonie de ces petits êtres. L'expérience faite montre qu'après une courte période d'agitation et de surprise, ces infusoires y reprennent leur train habituel et leur vie normale. Ce n'était donc pas, non plus ici, une question de concentration qui était en jeu.

Voici donc deux échantillons d'eau douce, tous deux habités par une population composée d'espèces les plus ordinaires et les plus répandues, et qui avaient l'une sur l'autre une action microbicide des plus intenses, s'exerçant non pas avec le concours du temps sur des cultures dont elle entrave peu à peu le développement, mais produisant son effet en quelques instants, à la façon d'un toxique. Nous pouvons affirmer, avec ce que nous savons par ailleurs, que la seconde infusion, même stérilisée, aurait résisté à l'implantation des microbes de la première, et inversement. Nous avons donc là un exemple, non seulement de concurrence vitale, mais d'une action protoplasmique profonde produite par des liquides qui, examinés individuellement, ne peuvent paraître suspects, puisque chacun d'eux nourrit une population abondante et variée. Cependant chacun d'eux, favorable à certains protoplasmas, est défavorable à d'autres, et traduit son action sur eux par les phénomènes variés de dégénérescence, de gonflement et d'épuisement, que nous avons énumérés plus haut.

279. Phénomènes d'accoutumance et d'acclimatation dans l'Espèce. — C'était le cas de se demander si cette action sur le protoplasma était une action sur l'espèce, c'est-à-dire si cette exclusion mutuelle des deux populations dans le mélange était absolue, comme tenant à une incompatibilité foncière des espèces en présence, ou bien si elle dépendait de particularités acquises, et par là, modifiables chez ces espèces ? En d'autres termes, pouvait-on arriver, avec quelques soins et quelques précautions, à faire vivre en commun, et dans les mêmes milieux, ces Paramécies de l'infusion et ces Euplotes de l'eau naturelle qui, puisées chacune dans son propre milieu, s'excluaient mutuellement quand on mélangaient leurs liquides nutritifs ? Telle est la question qu'on est d'autant plus autorisé à se poser que souvent on rencontre, associés dans le même liquide, ces Paramécies et ces Euplotes qui, dans les liquides ci-dessus, souffrent tant de leur mutuel contact.

M. Hafkine s'est donc proposé de préparer trois liquides, l'un dans lequel deux des espèces ci dessus pourraient vivre et prospérer ensemble, les deux autres capables chacun de détruire l'une de ces espèces et de laisser le champ libre à l'autre.

Au lieu d'opérer avec la Paramécie et l'Euplote qui, dès l'origine, habitaient des milieux mutuellement hostiles, il s'est adressé pour commencer au Chilomonas et à la Paramécie, qui paraissaient être très facilement commensales. Le milieu qui les nourrissait toutes deux était précisément l'infusion artificielle où on les avait trouvées réunies. Pour exclure le *Chilomonas* sans entraver en rien le développement de la Paramécie, il a suffi d'y ajouter 1/300 de carbonate de potasse. En ajoutant au contraire à cette infusion 1/1200 à 1/1600 d'acide sulfurique, on éliminait la Paramécie en laissant prospérer les Chilomonades.

Ce sont là des faits analogues à ceux que nous avons cités plus haut sur les bactéries ; mais, en entrant dans le détail, nous allons rencontrer des particularités curieuses. Nous pouvons distinguer chez nos infusoires deux facultés différentes, celle de supporter le premier choc, la première impression du liquide où on les introduit, et celle de proliférer dans ce nouveau milieu. Ces deux facultés sont loin d'aller de pair et on peut, en variant les conditions d'expérimentation, les voir produire les résultats les plus divers.

Une espèce de *Loxocephalus*, dont l'extrémité antérieure est couverte de longs cils épars, prise dans son milieu naturel, et transportée dans l'eau alcalinisée par du carbonate de potasse, le supporte beaucoup plus péniblement que le *Paramecium ;* en solution acide, c'est le contraire qui a lieu. Cette fois, la faculté de résister au premier contact va de pair avec la faculté de multiplication : ce *Loxocephalus* se multiplie plus facilement dans les milieux acides que dans les milieux alcalins.

Mais le petit *Chilomonas paramecium* se montre plus fragile que le *Paramecium aurelia* non seulement au contact avec un milieu alcalin, mais aussi dans un milieu acide ; cependant, tandis que dans ce dernier il ne tarde pas à prendre le dessus, et que ceux qui ont supporté le premier choc se développent avec une énorme abondance, alors que le *P. aurelia* disparaît, c'est le contraire qui a lieu dans un milieu alcalin. Tout ceci dans le cas où les deux infusoires sont puisés dans leur milieu naturel neutre, car nous verrons tout à l'heure l'influence de la question d'origine.

Si nous comparons maintenant avec le *P. aurelia* et le *Chilomonas paramecium* le *Coleps hirtus* (fig. 59), petit cilié bien connu comme l'hôte habituel des eaux douces et des aquariums de laboratoire, nous le verrons se comporter comme ceci. En alcalinisant le liquide au point de tuer les Chilomonades et les Paramécies, une foule de Coleps restent vivants et ne disparaissent que quelques heures plus tard. Mais si on s'arrête dans l'alcalinisation au moment où la dose laisse encore vivre un nombre considérable de *Paramecium*, les Coleps finiront par disparaître tout de même, les Chilomonades aussi, tandis que les Paramécies qui ont résisté au premier choc recommencent à se multiplier et finissent par peupler la liqueur.

De même le *Loxocephalus*, par comparaison avec le *Paramecium* et le *Chilomonas*, présente cette particularité qu'il résiste beaucoup mieux qu'eux à la première impression d'un liquide acidulé par l'acide sulfurique ; mais cette fois, c'est le petit Chilomonas, le moins résistant, qui s'acclimate le plus facilement, et les individus de cette espèce qui ont survécu y donnent une culture très abondante, laissant loin derrière eux le *Loxocephalus*, tandis que le *P. aurelia* tend obstinément à disparaître. Ces exemples suffisent pour faire ressortir les différences dont nous parlions plus haut. Mais ces différences paraissent être en rapport avec la nature morphologique de l'infusoire, et avoir par là un caractère spécifique. Voyons si elles ont toujours ce caractère.

280. Phénomènes d'accoutumance et d'acclimatation dans l'individu. — Une eau naturelle contenant des Chilomonades est alcalinisée avec 5 à 6 millièmes de carbonate de potasse, jusqu'à un degré un peu inférieur à celui qui ferait périr cet infusoire. Beaucoup de Chilomonades succombent de suite et on peut ainsi en supprimer les 9/10 sans que l'expérience en souffre. On décante alors le liquide, pour le séparer des cadavres des infusoires tués, ou bien on s'assure que ceux-ci ne sont pas seulement immobiles parce qu'ils ont perdu leurs filaments flagelliformes, mais présentent les désordres caractéristiques de la mort. En laissant cette culture alcalinisée à côté de l'eau naturelle, on verra au bout de 12 à 24 heures les Chilomonades s'y multiplier de nouveau et la peupler de leurs essaims.

Même résultat si on transporte les Chilomonades dans une solution à 1/12 0/0 d'acide sulfurique. Après avoir été fortement décimés au début, les individus qui ont survécu se multiplient d'autant plus facilement qu'ils ne rencontrent plus autour d'eux de concurrents et de rivaux.

C'est ici un phénomène d'adaptation, et on pouvait dès lors songer à préparer un milieu tantôt favorable et tantôt hostile à une même espèce d'infusoires, la laissant tantôt prospérer et tantôt périr, suivant que l'adaptation de l'espèce aurait été dirigée dans un sens ou dans l'autre. Il suffisait d'agir sur la cellule vivante elle-même, et de lui créer, en agissant sur ses origines, une disposition, tantôt favorable, tantôt hostile aux conditions nouvelles dans lesquelles voulait-on la placer.

Pour cela M. Hafkine ajoute, à 2 cc. d'un liquide à Chilomonades, 1/600 de carbonate de potasse cristallisé. Au bout de 3 jours le *Chilomonas* pullulait dans le liquide, accompagné d'un certain nombre de *Paramecium bursaria* incolore, de Colpodes et de *Par. aurelia.* On a alors ajouté au liquide un petit grain de carbonate de potasse, de la grandeur d'une grosse tête d'épingle ; puis, encore après 24 heures, deux grains de la même dimension ; puis le lendemain encore un quatrième grain. Vingt heures après on n'a retrouvé dans le liquide que trois individus de *Par. aurelia*, un seul de *Par. bursaria*, tandis que les Chilomonades étaient en foule. Avec cette culture, on a fait les expériences suivantes.

Dans l'infusion naturelle contenant le *Chilomonas paramecium* on a pris 1 centimètre cube de liquide, et on y a ajouté juste la quantité de carbonate de potasse nécessaire pour y tuer, par action brusque, toutes les Chilomonades et les *Par. aurelia* qui s'y trouvaient. On a filtré ce liquide sur du papier buvard, et on y a ajouté encore deux petits grains de carbonate.

On placait alors sur un porte-objet plat une grosse goutte de ce liquide, et à droite et à gauche de celle-ci deux gouttelettes, l'une de l'eau naturelle contenant une dizaine de Chilomonades, l'autre de la culture alcalinisée, contenant aussi des Chilomonades, dont je viens de parler. On réunissait par un petit pont de liquide les deux gouttelettes latérales avec la grosse, et on observait sous le microscope. On voyait alors les Chilomonades alcalinisées entrer sans gêne aucune dans la goutte centrale et s'y promener comme si de rien n'était : au contraire, les Chilomonades de l'eau naturelle montraient la plus grande répugnance pour le liquide de la grosse goutte et s'obstinaient à ne pas y pénétrer. Le courant de diffusion les y entraînait pourtant, et on voyait alors les infusoires, après deux ou trois bonds brusques et anormaux, perdre leurs cils, tomber immobiles au fond de la goutte. Leur corps protoplasmique, d'abord contracté, se gonflait bientôt, les parois extérieures se déchiraient, et le contenu disparaissait dans le liquide ambiant, ne laissant qu'un petit tas granuleux comme souvenir de l'infusoire.

Cette expérience peut prendre une autre forme. On juxtapose, sur un porte-objet, une goutte de la culture alcalinisée, et une gouttelette de l'eau naturelle. Toutes les deux contiennent des Chilomonades en pleine prospérité. Il suffit alors de réunir la grosse goutte avec la petite pour voir celle-ci perdre en un temps très court tous ses habitants. Enfin, une troisième expérience, faite avec la même culture, a consisté à placer au milieu de ces Chilomonades un *Paramecium aurelia* retiré de sa culture naturelle, et à observer comment il se comporte. Cet infusoire, que nous avons vu résister à l'influence brusque d'une solution à 1/300 de carbonate de potasse, pendant que les Chilomonades disparaissaient, périt subitement ici, dans une solution plus concentrée de carbonate, pendant que les Chilomonades continuent à y vivre avec une insouciance complète.

Nous avons relaté en détail ces expériences, parce que, faites sur des espèces volumineuses et faciles à distinguer, elles nous permettent de suivre de l'œil la variété des actions mutuelles du protoplasma et du milieu ambiant. Elles se résument, comme on voit, dans cette notion que nous possédons déjà (**124**), mais qu'il n'est pas inutile de retrouver dans une autre voie, que, contrairement à ce que nous avons admis en commençant ce chapitre, on n'a encore rien défini quand on a indiqué la nature du liquide et l'espèce de l'infusoire qui agissent l'un sur l'autre. Il faut encore indiquer les habitudes prises ou éventuellement l'hérédité acquise par le protoplasma. Celui-ci est une matière vivante, et sa définition ne peut être écrite sous une forme chimique comme celle de l'eau, ni sous la forme botanique de son nom d'espèce. Il y a une définition physiologique à fournir.

281. Adaptation des bactéries. — Nous sommes préparés maintenant à comprendre que dans une eau les phénomènes soient extrêmement complexes, puisqu'ils peuvent dépendre à la fois des changements de composition de l'eau qui sont perpétuels, et des changements dans les espèces et les conditions de leur hérédité. Mais nous avons à nous assurer tout d'abord que les bactéries sont, à ce point de vue, aussi sensibles que les infusoires. C'est encore ce qu'a fait M. Hafkine. Il s'est servi pour cela du bacille typhique, qui était connu avant lui comme un des moins résistants à l'action des humeurs fraîches de l'organisme. Ces êtres périssent en particulier très vite quand on les porte de leur bouillon de culture dans de l'humeur aqueuse non diluée. Dans une expérience, M. Hafkine a vu leur nombre tomber de 1.880 à 7 après quatre heures de séjour dans ce milieu.

Cette sensibilité du microbe est-elle foncière, ou peut elle-être modifiée chez lui comme chez les infusoires étudiés plus haut? Pour le savoir, il n'y avait qu'à appliquer les mêmes méthodes. Le bacille typhique mis en œuvre était acclimaté dans les milieux artificiels, bouillon de veau ordinaire et peptonisé, par une longue série de cultures. Il n'y avait qu'à le cultiver dans ces milieux, additionnés de doses modérées et graduellement croissantes d'humeur aqueuse.

On voit de suite que de faibles doses de cette humeur augmentent, au lieu de la diminuer, la valeur nutritive du bouillon pour le bacille typhique, mais que pour des doses plus fortes, par exemple pour 16 gouttelettes d'humeur ajoutées à 1cc. de bouillon, le développement s'arrête complètement.

Il a suffi de graduer assez lentement la croissance des doses pour arriver, après 11 passages, à une culture capable de se développer très activement dans de l'humeur aqueuse *pure*. Le 12e passage a donné, pour la première fois, *un développement plus riche dans l'humeur aqueuse que dans du bouillon ordinaire non peptonisé*, et depuis lors, cette situation s'est maintenue. Au début, les bacilles typhiques du bouillon, transportés dans l'humeur aqueuse, périssaient vite, tandis qu'ils prospéraient dans le bouillon. A mesure qu'ils s'acclimataient dans l'humeur aqueuse, le transport leur était naturellement de moins en moins défavorable, et si on étudie, par la méthode des plaques, leur vitesse de développement dans l'humeur et dans le bouillon, on trouve les nombres suivants :

	Humeur.	Bouillon.
Au début	2.547	1.197
1 h. après.	2.367	1.268
3 h. —	5.969	1.098
5 h. —	53.595	3.766
7 h. —	20.465	13.665

On voit que le développement dans l'humeur aqueuse, beaucoup plus rapide que le développement dans le bouillon, a été sept fois plus abondant que lui après 5 heures de contact.

Mais il y a plus, et on voit que la quantité de semence ayant été la même dans les deux cas, il avait péri plus de germes par le transport dans le bouillon que par le transport dans l'humeur aqueuse. Les choses marchaient donc à rebours de ce qu'elles étaient au début, où les bacilles prospéraient dans le bouillon, tandis qu'ils périssaient dans la proportion de 1.880 à 7 quand on les portait dans l'humeur aqueuse.

Ainsi on peut enlever graduellement à l'humeur aqueuse et donner au bouillon une action bactéricide sur le bacille typhique. Le microbe change de propriété sans pour cela déchoir, et la preuve, c'est qu'un autre bacille typhique, récemment emprunté à un malade, et plus près de ses origines que celui qui a fait l'objet des expériences ci-dessus, supportait très bien, de suite, son transport dans l'humeur aqueuse du lapin. Il n'y avait pas trace d'action bactéricide avec lui. On voit donc que, derrière le mot de bacille typhique, il y a une foule de différences physiologiques, qui peuvent même parfois se traduire par des différences morphologiques, car le bacille typhique, acclimaté dans l'humeur aqueuse, donne, si on le transporte dans de nouvelle humeur aqueuse, de courts bâtonnets analogues à ceux qu'on trouve dans l'organisme, tandis que, transporté à ce même moment dans du bouillon, il s'y développe en longs filaments enchevêtrés. C'est ainsi que la bactéridie charbonneuse ne donne que des bâtonnets courts quand elle est dans son milieu naturel, et des fils très longs quand elle pousse dans du bouillon.

En somme, nous retrouvons pour nos bacilles typhiques une faculté héréditaire d'adaptation au milieu, analogue à celle que nous avons trouvée chez les infusoires. Transportés dans un milieu identique, quelques bactéries périssent, sans doute parce que l'identité n'est pas absolue : elle ne saurait du reste exister entre le milieu plus ou moins épuisé dans lequel on prend la semence, et le milieu neuf où on l'introduit ; mais enfin ce transport ne tue qu'un petit nombre de microbes, et les autres se multiplient rapidement. Si le milieu change beaucoup, le nombre des victimes au début devient plus grand, sans qu'on puisse dire pour cela, d'une façon absolue, que le nouveau est plus mauvais que le premier, attendu qu'il serait peut-être meilleur pour la même espèce de bacilles, élevée autrement et ayant pris d'autres habitudes.

Tout ce que nous venons de voir pour les divers bouillons est vrai aussi pour l'eau, avec cette différence que le milieu de culture étant très médiocre, la période de début sera plus difficile, plus longue, et pourra même, comme nous allons le voir, aboutir à la destruction absolue de certains bacilles par certaines eaux.

282. Action bactéricide de l'eau. — L'exemple le plus net à la fois de la variabilité, de l'instabilité, et de la puissance du pouvoir bactéricide de l'eau est celui que M. Hankin a trouvé dans les eaux du Gange et de la Jumna, dans l'Inde. Ces eaux, stérilisées par filtration au travers d'une cloison poreuse, tuent les bacilles du choléra qu'on y introduit. Stérilisées par un chauffage d'une demi-heure à 115° dans un autoclave, elles en tuent quelques-uns au début, mais laissent ensuite se multiplier ceux qui persistent. Dans le même pays, l'eau de puits, qu'on serait tenté d'assimiler à l'eau du fleuve, si on ne connaissait pas les résultats ci-dessus, se comporte autrement qu'elle, et n'a qu'une action bactéricide très faible quand elle a été filtrée, nulle quand elle a été stérilisée par chauffage. Voici en effet les résultats de la numération des colonies faite à divers intervalles après le moment de l'ensemencement, dans diverses eaux, d'un bacille cholérique conservé en cultures.

Nombre de colonies	Eau du Gange filtrée	Eau du Gange chauffée	Eau de puits filtrée	Eau de puits chauffée
Au début	5.500	6.000	8.500	7.500
ap. 1 heure	3.500	5.000	8.000	10.000
» 2 »	200	6:000	7.500	12.000
» 3 »	0	6.400	10.000	14.000
» 4 »	0	4.000	80.000	16.000
» 25 »	0	3.800	4.000	30.000
» 49 »	0	15,000	15.000	25.000

L'eau de la Jumna se comporte comme l'eau du Gange. L'action bactéricide de ces eaux n'est pas due à l'absence de matériaux nutritifs, car le bacille du choléra se multiplie dans l'eau distillée, plus pure certainement que l'eau de la Jumna et du Gange. L'expérience montre en outre que l'action bactéricide ne disparaît pas seulement sous l'influence de la chaleur : elle se perd aussi sous l'action du temps, et, après 50 à 60 heures de conservation dans une bouteille ou dans du fer blanc, il n'en reste plus trace.

La substance ou les substances actives semblent donc oxydables ou volatiles : c'est peut-être pour cela qu'elles disparaissent par l'action de la chaleur. On trouve en effet que l'eau de la Jumna, chauffée en vase clos, reste capable de tuer les microbes cholériques, tandis qu'elle perd son pouvoir lorsqu'on la chauffe dans un matras fermé par un tampon de coton ou dans une capsule de platine. Elle la perd aussi quand on l'alcalinise légèrement avec du carbonate de soude.

La substance active est donc très fugace, et existe certainement en très faible quantité. On voit pourtant qu'elle suffit à produire un effet très puissant, puisque M. Hankin s'est cru autorisé à lui attribuer le fait que, malgré les contaminations cholériques dont ils sont certainement le siège en temps d'épimie, la Juma et le Gange ne convoient pas le choléra le long de leur parcours.

Notons enfin que cette eau de la Jumna, si active sur le bacille cholérique, l'est beaucoup moins sur le bacille typhique, et qu'elle l'est encore moins quand le bacille typhique qu'on y introduit y a été acclimaté par 2 ou 3 générations successives. Elle ressemble alors, tout à fait, par l'allure de son action, à l'eau de puits et à l'eau ordinaire. Tous ces résultats si curieux nous montrent combien doit être variable et fugace la propriété bactéricide de l'eau, et à quelles irrégularités, à quelles incertitudes on doit se heurter quand, au lieu d'opérer comme nous venons de le faire avec une seule et même espèce, qui encore ne se comporte pas toujours de même dans la même eau, on opère à la fois sur l'ensemble variable des espèces variables qui peuvent être contenues dans une eau.

283. Conclusions. — En résumé, nous n'avons plus le droit d'être surpris par aucun des phénomènes constatés dans l'étude microbienne du sol et des eaux courantes. Au point de vue physiologique, ce sol et ces eaux sont des systèmes en équilibre, où des causes, d'un ordre tellement délicat que nous ne savons encore les saisir que par leurs effets, amènent des perturbations hors de proportion, en apparence, avec la puissance de la cause. Une parcelle de sol ou une goutte d'eau qu'on enlève à leurs conditions naturelles sont, au regard des microbes, devenues différentes. Telle ou telles espèces, tenues en bride jusque là, y prennent carrière, et créent ainsi un nouveau milieu où elles se déplaisent et périssent. Nous ne pouvons encore connaître, par le détail, aucune de ces histoires particulières de grandeur et de décadence, qui, toutes proportions gardées, nous rappelleraient l'histoire des hommes et des peuples. Mais nous voyons, en général, dans quel ordre de minuties apparentes nous devrons chercher pour en écrire une.

BIBLIOGRAPHIE

TRENKMANN. Contributions à la biologie du Komma-bacille ; *Centrabl. f. Bakt.*, t. XIII, 1893, p. 313.

HAFKINE. Recherches sur l'adaptation au milieu chez les infusoires et les bactéries. *Ann. de l'Institut Pasteur* ; t. IV, 1890, p. 363.

HANKIN. L'action bactéricide des eaux de la Jumna et du Gange sur le microbe du choléra. *Ann. de l'Institut Pasteur* ; t. V, p. 511.

CHAPITRE XXXII

ACTION DE L'EAU SUR LES BACTÉRIES PATHOGÈNES

Le problème théorique que nous avons essayé de résoudre dans les deux chapitres précédents se double d'un problème pratique, quand il s'agit des bactéries pathogènes. Nous avons le droit et le devoir de nous demander si elles ont chance de nous revenir par l'eau de boisson après être passées dans la terre, soit par les déjections de l'animal qu'elles avaient envahi, soit par le cadavre de l'animal qu'elles avaient tué. Les études faites sur ce point ont été nombreuses et souvent passablement contradictoires. Elles ont surtout porté sur les microbes pathogènes les mieux connus au point de vue expérimental, par exemple sur le bacille charbonneux, ou encore sur ceux dont on a le plus le droit de suspecter le transport par l'eau, tels que les germes de la fièvre typhoïde ou du choléra. Au lieu d'entrer dans l'examen détaillé des nombreux travaux consacrés à cette étude, nous ferons, comme nous en avons l'habitude, le bilan des difficultés de la question, des erreurs auxquelles on est exposé dans son étude et des moyens à employer pour les éviter. Cela nous permettra de porter un jugement général, et de tirer des travaux publiés les seules conclusions qu'ils comportent.

284. Examen des méthodes. — Pour savoir ce que deviennent dans une eau des microbes pathogènes, il n'y a qu'à les y ensemencer, et à chercher dans divers intervalles, par la méthode des plaques, ou une autre quelconque, le nombre des germes restés vivants. Déjà nous pouvons voir combien les résultats risquent de rester contingents. Rappelons-nous d'abord que la durée d'un germe dans l'eau dépend de ses origines, de son âge, de la nature et de la composition du milieu dont il sort. Il y a là une première définition à donner, définition qui n'est pas toujours facile, car nous savons que de très faibles différences de composition peuvent faire varier beaucoup le pouvoir nutritif d'un bouillon ou d'une humeur organique.

Vient ensuite l'eau, que les savants qui se sont occupés de ce sujet n'ont presque jamais suffisamment caractérisée au point de vue chimique, parce qu'ils n'avaient pas une conscience suffisante du rôle que pouvaient jouer, dans les phénomènes délicats que nous étudions, les variations les plus insaisissables des éléments minéraux ou organiques en solution ou en suspension dans l'eau. Rappelons encore une fois cette notion, que nous avons rencontrée pour la première fois dans les expériences de Raulin. La vie d'un être vivant est un réactif infiniment plus sensible que nos réactifs chimiques les plus puissants.

De plus c'est un réactif qui diffère des autres, en ce qu'il ne donne qu'une seule réaction, mais qu'il la donne sous les influences les plus diverses; c'est une lumière qu'on peut éteindre de façons bien différentes, mais qui ne nous dit rien sur la cause ou sur les causes qui ont présidé à son extinction. Nous ne pouvons faire ici le départ que des plus grosses influences, de celles que nous connaissons le mieux. Nous ne pourrons envisager qu'en gros les autres.

285. Influence des divers éléments en dissolution ou en suspension dans l'eau. — La première à laquelle on songe est celle de la matière vivante contenue dans l'eau. Les germes qu'on y introduit artificiellement tombent dans un milieu déjà habité, habité par des espèces qu'on doit supposer appropriées au milieu, et dès lors entrent en jeu, lorsqu'on veut savoir ce que deviennent les germes introduits, des questions confuses de concurrence de microbes, variables non seulement d'une eau à l'autre, mais dans la même eau à quelques heures de distance. Nous avons déjà vu (276), dans les expériences de Kraus, un exemple de ce qu'elles peuvent faire, et de l'influence qu'elles peuvent avoir sur le résultat de l'ensemencement d'un microbe pathogène. Il faudrait donc en tenir toujours compte. Mais d'un autre côté, elles sont si délicates à définir que ce n'est pas toujours facile. On peut les éliminer en opérant toujours avec de l'eau stérilisée. Remarquons pourtant que la question quitte un peu ainsi le terrain pratique, le seul sur lequel elle ait vraiment de l'importance. Ce n'est pas résoudre une question que de la déplacer.

En second lieu se présentent les gaz en solution dans l'eau : les plus importants sont l'oxygène et l'acide carbonique. Il n'y a guère à se préoccuper des variations du premier. Rien n'égale la rapidité avec laquelle une eau s'aère lorsqu'elle a le contact de l'air, même sans agitation. Il est vrai qu'elle peut être étalée à l'air sans s'aérer, quand elle est le siège de fermentations ou de putréfactions, comme dans les marécages. Mais nous supposons que l'eau étudiée est de l'eau potable, ce qui nous permet de supposer qu'elle contient la dose normale d'oxygène.

Il faut y regarder de plus près avec l'acide carbonique, qui est souvent, nous l'avons vu, une manière d'antiseptique. Cet acide peut être introduit artificiellement dans l'eau, et nous avons alors le cas des eaux gazeuses, dont les rapports avec les microbes sont autres que ceux des eaux aérées. L'examen de ces eaux gazeuses confine d'un autre côté avec celui des eaux naturelles tenant des bicarbonates en solution, qui renferment généralement moins d'acide carbonique que les eaux gazeuses artificielles, mais s'en débarrassent, par contre, plus lentement au contact de l'air. Toutes ces eaux ne se comporteront sûrement pas de la même façon vis-à-vis du même microbe.

Nous arrivons ainsi tout doucement aux sels en solution, sels si variables suivant les origines et la nature de l'eau, sels formés d'éléments dont l'importance individuelle résulte du beau travail de M. Raulin, auquel on arrive toutes les fois qu'on creuse un sujet de biologie. Or, sur ces éléments, dont la qualité et la quantité peuvent avoir un effet si puissant sur la vitalité des microbes ensemencés, nous n'avons que les renseignements imparfaits fournis, quand ils le sont, par une analyse faite sur l'eau une fois pour toutes. Cette analyse est bonne à citer, et certains travaux ont eu tort de l'omettre ou de ne donner sur elle que des renseignements insignifiants, tels que le degré de *dureté* ou le titre oxymétrique. Mais, même quand elle existe, elle constitue un document très incomplet. Dabord elle se rapporte rarement à l'échantillon d'eau soumis à l'épreuve bactériologique, et les variations de composition d'une même eau, à la suite d'une pluie, d'une sécheresse, sont assez grandes pour influencer son pouvoir nutritif. Puis, quand on voit que l'eau de la Jumna perd par le chauffage à 115° son pouvoir bactéricide, sans que sa composition chimique change d'une façon sensible, sauf peut-être par le dépôt d'un peu de carbonate de chaux, il est difficile de croire que l'analyse nous renseigne sur la substance active de cette eau.

Force est donc de passer condamnation sur ce point, et de laisser dans le vague les causes d'erreur ou d'incertitude qui en proviennent. Nous aboutissons malheureusement à la même conclusion en ce qui touche les matières organiques. Nous verrons bientôt, à propos des eaux d'égout, ce qu'on sait, ou plutôt ce qu'on ne sait pas de ces matériaux constitutifs de toutes les eaux. Leur rôle est sûrement grand, mais on ne connaît qu'approximativement leur quantité et presque pas leur nature. Ils constituent dans l'ensemble un élément important et presque impossible à définir.

On pourrait se mettre à l'abri des deux influences mal définies que nous venons d'énumérer en opérant sur de l'eau distillée : c'est ce qu'ont fait quelques savants. Mais outre que toutes les eaux, même distillées, ne se ressemblent pas, puisqu'il y a des substances volatiles actives qui peuvent s'y condenser en quantités plus ou moins considérables, il est clair que sur ce terrain la question n'a plus guère qu'un intérêt philosophique.

286. Influence des matériaux apportés par l'ensemencement de l'eau. — A ces matières organiques se rattache pourtant une cause d'erreur que le moment est venu de viser. Quelques savants n'ont pas pris garde qu'en ensemençant les bactéries dans l'eau à étudier, ils y apportaient en même temps des doses variables du milieu de culture de ces bactéries. C'est ainsi, il est vrai, que les choses se passent dans la nature : lorsque des bacilles typhiques passent des selles d'un typhoïsant dans l'eau, elles s'y accompagnent aussi d'un peu de matière organique. Mais il n'en est pas moins vrai que, dans l'expérience, en ajoutant ainsi de la matière organique à l'eau à étudier, on en change la constitution d'une façon inconnue et impossible à reproduire exactement dans une seconde expérience. Il faut donc ou bien, comme l'a fait Hueppe, faire subir à la semence un lavage préalable à l'eau distillée et stérilisée, soit, ce que j'ai trouvé bien plus commode, plonger dans la culture un tuyau de pipe bouché par une de ses extrémités, et dont l'autre sert à aspirer une certaine quantité de liquide. A l'extrémité plongée dans le liquide et desséchée par aspiration, lavée si c'est nécessaire par une nouvelle aspiration d'eau stérilisée, on trouve un peu de dépôt adhérent qui fournit de la semence très pure et très propre.

Ce n'est pas la seule précaution. Il faudra toujours mettre très peu de semence dans l'eau sur laquelle porte l'étude, pour éviter que ceux des éléments de cette semence qui y meurent n'y apportent de la matière organique pouvant servir de nourriture aux autres. Il faudra aussi, comme M. Hueppe l'a montré, veiller à l'égale répartition dans l'eau des microbes ensemencés. Tous ne se prêtent pas facilement à une distribution uniforme ; il en est beaucoup dont les cellules sont rattachées entre elles par des liens gélatineux, et restent au moins pendant quelques heures à l'état de groupes qui se disloquent ensuite. Si on fait avec cette eau une numération de microbes par la méthode des plaques, on peut attribuer à la multiplication de la semence ce qui n'est que le résultat de la dislocation des zooglées. Geppert a relevé cette cause d'erreur, et enseigné à l'éviter en filtrant l'émulsion de culture au travers d'un filtre de fils de verre ou d'amiante, qui ne laisse passer que les éléments les plus fins et les mieux isolés.

287. Influence du milieu d'ensemencement des germes puisés dans leau. — Enfin, il y a, en dernier lieu, à se demander ce que c'est qu'un germe qui est jugé mort et détruit par son contact avec l'eau. Notons que c'est un germe qui est incapable de se reproduire, lorsqu'on le soumet à une transplantation nouvelle dont l'action interfère avec celle de la culture d'origine. De là, deux causes nouvelles de variation. D'abord, la nature du milieu dans lequel on ensemencera les germes sortant de leur contact plus ou moins prolongé avec l'eau, ne sera pas indifférente. Les milieux à la gélatine, si commodes, et qui se prêtent si facilement aux numérations, sont de beaucoup inférieurs, on le sait maintenant, aux bouillons liquides. Telle bactérie qui paraîtra morte lorsqu'on l'ensemencera sur plaques, parce qu'elle n'y fournit pas de colonie, se développera très bien dans un bouillon de même composition, mais sans gélatine. Comme il s'agit, dans notre étude, d'apprécier la vitalité maxima des germes, il est clair qu'en opérant avec des bouillons, nous trouverons des chiffres plus élevés qu'avec des milieux à la gélatine, et que s'il y a contradiction entre les résultats de deux savants étudiant le même microbe, nous saurons tout de suite auquel accorder notre confiance, si celui qui a fait ses ensemencements dans du bouillon trouve des nombres plus grands que celui qui a fait des numérations sur plaques.

Ce n'est pas tout. Du moment qu'il s'agit d'évaluer la vitalité maximum, on peut se demander si la méthode employée reste suffisamment sensible jusqu'au bout, et si, lorsqu'il ne reste que quelques unités du bacille pathogène, on n'est pas exposé à considérer comme assainie une eau qui serait encore dangereuse. Les germes qui ne se développent pas dans la gélatine, ou qui s'y développent en trop petit nombre pour y être aperçus, peuvent encore se développer dans les tissus et y devenir dangereux. Au point de vue pratique, le seul qui ait de l'importance dans une question aussi complexe, le meilleur moyen de savoir quand une eau, chargée artificiellement de germes pathogènes, cesse d'être dangereuse, serait peut-être de l'inoculer à diverses reprises, et de chercher à quel moment elle cesse d'être infectieuse. Malheureusement, le choléra et la fièvre typhoïde ne se prêtent pas facilement à cette épreuve, qui ne donne guère de résultats qu'avec la bactéridie charbonneuse. C'est surtout la numération des colonies qui sert pour les autres, et alors elle mérite la critique qu'en ont faite pour la première fois MM. Straus et Dubarry. Ces savants font observer que, quand on prélève de la semence dans un flacon pour en faire une culture sur gélatine, la quantité d'eau prélevée est toujours très faible : on a beau multiplier les plaques, on n'arrive jamais à mettre en expérience qu'une quantité minime de l'eau à explorer. Que les germes vivants s'y fassent rares, on est exposé à ne pas les rencontrer en puisant, et à croire que tous sont morts, lorsqu'il y a encore quelques survivants. Or, ce ne sont pas les morts qui nous intéressent, ce sont les autres. Pour savoir s'il en reste, MM. Straus et Dubarry ajoutent un peu de bouillon concentré dans le matras contenant l'échantillon d'eau à étudier, de façon à faire du tout un milieu de culture qui se peuple, s'il y reste quelque chose de vivant, et c'est dans ce milieu de culture qu'on recherchera la présence éventuelle des microbes pathogènes.

Notons enfin, comme élément important et trop souvent négligé, que les conditions de conservation de l'eau dans laquelle on aura introduit des germes pathogènes ne seront pas du tout chose indifférente. Gardés à l'étuve ou au froid, à la lumière ou à l'obscurité, les échantillons ne se comporteront pas de la même manière, et tout mémoire dans lequel on n'insiste pas sur ce point doit être considéré, *à priori*, comme nul et non avenu.

De ces conditions d'une étude précise et fructueuse, les unes, qui étaient accessibles, ont été dédaignées par quelques-uns des savants qui se sont occupés de ce sujet. Les autres, qui étaient hors de portée, ont passé inaperçues, et nous pouvons tirer tout de suite de là trois conclusions.

La première est qu'il n'y aura pas à s'étonner si on relève entre ces savants des divergences, parfois considérables. Ils croyaient faire la même chose quand ils ensemençaient dans de l'eau une même espèce pathogène. En réalité, ils opéraient comme un jardinier qui, pour savoir la valeur d'une semence, la jetterait au hasard sur une terre quelconque déjà cultivée.

La seconde est que les seuls résultats qui aient de l'intérêt dans cet ensemble de travaux sont les chiffres maximum trouvés pour les durées de vie des divers microbes dans l'eau. Ces chiffres, *maximum* au regard de l'expérience, sont en outre, des chiffres *minimum* au regard des microbes, Nous savons par eux combien de temps peuvent persister, *au moins*, les germes pathogènes, lorsqu'ils sont abandonnés au hasard des conditions naturelles. Ces conditions, il est vrai, ne sont pas connues par le détail dans tous ces cas de survie, mais elles sont *possibles*, et cela seul suffit à leur donner de l'intérêt.

La troisième, c'est que si les résultats de deux observateurs ne sont sûrement pas comparables, ceux d'un même observateur peuvent l'être, si on ne les serre pas de trop près, et si on n'en envisage que le sens général. Ils peuvent donc nous indiquer, *en gros*, les différences de résistance des divers microbes dans diverses eaux.

Sous le bénéfice de ces observations, nous allons comparer les deux travaux les plus complets qui aient été publiés, et par là les plus comparables : celui de Hochstetter et celui de MM. Straus et Dubarry.

288. Travaux de Hochstetter.— Hochstetter a étudié comparativement l'eau distillée, l'eau des conduites de Berlin, et l'eau de Seltz artificielle faite avec ces mêmes eaux de conduite. Malheureusement, les conditions d'expérience n'étaient pas les mêmes pour toutes.

L'eau de Seltz était ensemencée, *sans stérilisation préalable*, et laissée dans la bouteille. L'eau distillée et l'eau de canalisation de Berlin étaient introduites dans des flacons fermés à la ouate, *stérilisées*, et ensemencées comme l'eau de Seltz. On étudiait de temps en temps toutes ces eaux par la méthode des cultures sur plaques.

Ont été examinées par cette méthode 13 espèces d'organismes, dont 8 microbes pathogènes. Parmi les espèces non pathogènes, il y en a trois mal connues, le bacille α, donné comme pathogène pour le cobaye par les voies digestives, et les bacilles vert et jaune, qui sont des bacilles de l'eau, ne liquéfiant pas la gélatine.

Voici le tableau indiquant, pour ces espèces, la plus courte et la plus longue limite de résistance trouvée dans l'eau de Seltz et dans les deux autres eaux étudiées ; quand il n'y a qu'une seule limite indiquée, c'est la plus longue.

	Eau de Seltz	Eau distillée	Eau de Berlin
Bacille du charbon	15 m. à 1 h.	3 jours	3 jours
— choléra	3 heures	24 heures	392 jours
— typhus	5 à 12 j.	5 jours	7 jours
Micrococcus tetragenus	8 à 11 j.	18 jours	18 à 30 j.
Bac. de la septic. du lapin.	30 m. à 1 j	30 m. à 2 j.	»
— de Finkler Prior	4 heures	4 heures	2 jours
Bacille α	20 à 60 j.	14 jours	97 jours
— vert	14 jours	plus de 14 j.	plus de 14 j.
— jaune	77 jours	19 jours	plus de 208 j.
Levure rose	10 jours	plus de 172 j.	plus de 247 j.
Microc. prodigiosus	plus de 10 j.	7 jours	plus de 100 j.
— *aurantiacus*	18 jours	214 jours	214 jours
Spores de charbon	plus de 154 j.	plus de 154 j.	plus de 154.

Les spores d'*aspergillus flavescens* se sont aussi montrées très résistantes dans les 3 espèces d'eaux.

289. Travaux de Straus et Dubarry. — Voici maintenant un tableau qui résume de la même manière les résultats de

32

MM. Straus et Dubarry, obtenus par la méthode dont nous avons dit un mot plus haut, et portant sur des eaux stérilisées.

	Eau distillée	Eau de l'Ourcq	Eau de la Vaune
Bacille du charbon........	»	28 jours	65 jours
— choléra	14 jours	30 jours	39 jours
Bac. de la fièvre typhoïde ..	69 jours	81 jours	43 jours
Mic. tetragenus...........	19 jours	plus de 19 j.	»
Bac. de la tuberculose.....	plus de 115 j.	plus de 95 j.	»
— de la morve	57 jours	plus de 50 j.	plus de 28 j.
Strept. pyogenes..........	10 jours	14 jours	15 jours
Staphyl. pyog. aureus......	13 jours	plus de 19 j.	
Bacille du pus vert........	plus de 13 j.	plus de 20 j.	plus de 73 j.
— de Friedlaender.....	8 jours	7 jours	»
Mic. du choléra des poules..	8 jours	30 jours	»
Bac. du rouget des porcs....	plus de 34 j.	plus de 17 j.	»
Bac. de la septic. des souris.	plus de 19 j.	plus de 20 j.	

On voit, en comparant dans leur ensemble les quatre premières lignes de ces deux tableaux, qui se rapportent aux mêmes espèces, que, conformément à nos prévisions basées sur l'étude des méthodes de travail, les nombres trouvés par MM. Straus et Dubarry sont en moyenne tous supérieurs à ceux de M. Hochstetter. Sont-ils eux-mêmes, en moyenne, inférieurs à la réalité? Sans aucun doute. Si nous connaissions un très bon milieu de culture pour le bacille du choléra ou celui de la fièvre typhoïde, nul doute que nous ne le retrouvions vivant après des périodes de séjour dans l'eau qui ont paru lui enlever toute puissance de développement, quand on l'ensemençait dans ses milieux ordinaires. C'est ce dont j'ai eu l'occasion de me convaincre vingt fois, dans le cours de mes études sur la vitalité des germes. Tous les nombres trouvés jusqu'ici dans cette étude, si grands qu'ils soient, sont des nombres minimum, et ceux qui ont été trouvés au moyen des cultures sur milieux à la gélatine sont probablement très inférieurs à la réalité. L'eau est donc, sinon un *milieu de culture*, du moins un milieu où la vie peut s'entretenir longtemps.

Nous pouvons maintenant, en lisant en long ces mêmes tableaux, avec les réserves faites plus haut, faire séparément l'étude de l'eau distillée, des eaux naturelles et des eaux gazeuses ; en les lisant en large, grouper de même les résultats obtenus par divers expérimentateurs pour une même espèce de bactéries, surtout pour les bactéries pathogènes. Nous commencerons par l'étude de l'eau distillée.

290. Eau distillée.— Il ressort immédiatement des tableaux ci-dessus une conséquence générale que ne contredisent pas les autres travaux sur la matière, et qui est d'ailleurs tellement dans l'ordre des choses à prévoir que nous pouvons l'enregistrer de suite comme sûre, c'est que l'eau distillée est moins favorable à la conservation des microbes que l'eau de boisson ordinaire : c'est évidemment la pauvreté du milieu liquide qui entre en jeu. Mais cette question a trop peu d'intérêt pratique pour que nous insistions.

291. Eaux gazeuses. — Nous serons également très brefs au sujet des eaux chargées d'acide carbonique. Dans les expériences de Hochstetter, elles ont tué plus rapidement que l'eau ordinaire les microbes étudiés, sauf les spores du charbon et celles de l'*aspergillus flavescens*. Il y a donc une influence réelle de l'acide carbonique. La pression dans les bouteilles n'est sûrement pour rien dans la destruction rapide des germes du choléra, par exemple, car on arrive au même résultat en faisant passer dans de l'eau ordinaire un courant d'acide carbonique sans pression : c'est donc le gaz qui agit. La cause de l'activité du milieu est autre que dans l'eau distillée. Aussi les résultats sont différents. L'eau de Seltz est plus rapidement mortelle que l'eau distillée pour le *mic. aurantiacus*, le *mic. tetragenus*, la levure rose, le bacille vert et le bacille du choléra. Elle l'est moins pour le *mic. prodigiosus*, le bacille α et le bacille jaune.

Ici encore, nous aurions à relever des divergences avec les résultats d'autres savants, par exemple ceux de Leone ; mais la discussion serait sans intérêt. Contentons-nous de conclure que l'usage de l'eau de Seltz, recommandé en temps d'épidémie, peut en effet être recommandable, surtout si on laisse vieillir l'eau quelques jours. On a *chance* d'y voir diminuer ou même périr les germes nuisibles, mais la garantie est médiocre pour quelques-uns, comme par exemple celui de la fièvre typhoïde, qui peut persister plus longtemps dans l'eau de Seltz que dans l'eau distillée ou l'eau de canalisation. La seule eau vraiment recommandable est donc l'eau stérilisée par la chaleur ou par une bonne filtration.

292. Eaux ordinaires. — Ici, nous devons insister un peu plus, le sujet étant plus important et plus encombré de résultats en apparence contradictoires. Nous avons dit, comme règle générale, que quand on transporte dans une eau ordinaire stérilisée des germes de microbes, un certain nombre y périssent les premiers jours, amenant une diminution largement compensée ensuite par une multiplication, qui, lorsque le milieu est épuisé, fait place à son tour à une diminution nouvelle. Ces trois périodes d'évolution existent pour l'eau ordinaire qui est aussi un milieu de culture. Mais c'est un milieu pauvre, parfois très pauvre, et ces périodes se confondent parfois.

Il y aurait encore à ce sujet à relever entre les divers savants des divergences sur lesquelles je crois inutile d'insister, parce que la seule chose qui nous intéresse, et sur laquelle ils sont du reste d'accord, c'est que les germes introduits dans l'eau finissent par y périr, au sens que nous avons donné plus haut (286) à ce mot, au bout d'un temps plus ou moins long. Seulement la limite est variable de l'un à l'autre.

Voyons ce qu'elle est pour quelques-uns d'entre eux, précisément pour les microbes pathogènes.

293. Bacille typhique. — Avec l'eau de la Panke, qui est la Bièvre de Berlin, et dont le résidu d'évaporation perd au rouge 0 gr. 250 par litre, MM. Wolfhugel et Riedel ont vu que le bacille typhique pouvait se multiplier, au lieu de périr, quand les circonstances de température sont favorables (16° et au-dessus). Il reste vivant sans se développer aux températures basses (au-dessous de 8°). On obtient le même résultat en étendant l'eau de la Panke d'eau distillée. C'est que cette eau renfermait probablement, au moment où elle a été mise à l'épreuve, des substances très nutritives. Avec des eaux plus pures et mieux faites pour servir d'eaux de boisson, il y a, suivant le cas, tantôt multiplication et survie, et tantôt mort. Dans l'eau des conduites de Berlin, on trouvait encore, après 20 jours, des germes vivants, tandis que Meade Bolton n'en avait pas trouvé après 14 jours, et Hochstetter après 5 jours. A Wiesbaden, M. Hueppe a trouvé, entre 10 et 20°, des germes encore vivants après 20 et 30 jours. Dans l'eau d'un puits très contaminé, il a vu des bacilles typhiques ensemencés persister encore le 13e jour et disparaître le 16e.

Toutes ces contradictions entre des savants qui ont employé la même méthode des cultures sur gélatine tiennent en grande partie, sans aucun doute, à des différences dans les qualités nutritives de la matière organique des diverses eaux. Le bacille typhique est, sous ce point de vue, très peu exigeant. Bolton a vu qu'il se contentait de 67 milligrammes par litre de la matière organique d'un bouillon peptonisé alcalin dont il fallait 400 milligrammes pour faire vivre les bacilles du choléra. Cette absence de besoins peut le rendre, dans certains cas, très vivace. Nous le voyons, en effet, résister à 81 jours de séjour dans l'eau de l'Ourcq à 20°, dans les expériences de MM. Straus et Dubarry, et ce chiffre est encore dépassé, dans des expériences inédites de Percy-Frankland. Nous le prendrons, pour le moment, comme le plus voisin de la réalité, et nous dirons qu'il faut parfois au moins 3 mois pour amener la disparition du bacille typhique de l'eau potable stérilisée qu'il a envahie.

294. Bacille du choléra. — Ici les résultats sont des plus contradictoires. Babes, Wolfhugel et Riedel, Frankland l'ont vu périr en moins d'un jour dans l'eau distillée. Ces résultats sont en désaccord avec ceux de MM. Nicati et Rietsch, qui ont retrouvé des germes vivants après 20 jours passés dans l'eau distillée. Mais ces savants ont opéré en ensemençant cette eau « avec quelques gouttes d'une culture pure très riche en virgules »; il est clair qu'ils avaient ainsi mis leur eau distillée dans les conditions d'une eau ordinaire. MM. Straus et Dubarry ont trouvé 14 jours pour l'eau distillée, et ce chiffre, plus faible que celui du bacille typhique (69 jours), est bien en rapport avec ce qu'on sait sur les exigences alimentaires si différentes des deux bacilles.

Dans les eaux de boisson, les variations entre les résultats de divers expérimentateurs sont énormes, et les mêmes savants ont quelquefois trouvé des nombres très différents. Ainsi Wolfhugel et Riedel ont vu le bacille virgule disparaître quelquefois après 2 jours de séjour dans l'eau de Berlin, et quelquefois persister plus de 7 mois, et même, d'après Riedel, plus d'un an. On trouve de même 392 jours dans le tableau de M. Hochstetter. Pfeiffer a trouvé des nombres analogues.

Babes, Hueppe, Straus et Dubarry ont obtenu des nombres intermédiaires entre ces extrêmes, et chacun a peut-être raison dans ses évaluations. La seule chose qui nous intéresse, ainsi que nous l'avons dit plus haut, est que le bacille du choléra *peut* parfois rester plus d'un an, à l'état vivant, dans une eau où il a pénétré.

295. Bactéridie charbonneuse. — Nous avons conservé pour la fin le *bacillus anthracis*, parce qu'il introduit dans la question un élément nouveau : celui qui résulte de l'existence de la spore. Avec le bacille du choléra, on ne connaît aucun moyen assuré de différencier l'arthrospore. Avec le bacille typhique, les procédés de double coloration de Babes ne paraissent encore avoir réussi qu'entre ses mains. En tous cas, les bacilles munis de spores de Gaffky semblent se comporter dans l'eau comme ceux qui n'en ont pas. C'est ce qu'ont vu Hueppe, Hochstetter, Meade-Bolton. Hueppe dit, il est vrai, avoir relevé quelques différences avec l'eau de puits ; mais ces différences n'étaient ni constantes ni bien marquées. Si donc les spores sont pour quelque chose dans les variations de résistance signalées plus haut pour un même bacille, celui du choléra, dans la même eau, cette influence n'a pas encore été mise en lumière.

Il en est autrement pour la bactéridie charbonneuse. Les formes végétatives avaient paru très fragiles à Hueppe, Meade-Bolton, Hochstetter, qui se servaient des cultures sur gélatine. Chez tous, elles étaient mortes en moins de 8 jours, et quand on leur a trouvé des durées plus longues, c'est peut-être que les conditions de conservation avaient permis la formation des spores, qui sont très résistantes. Ces spores ne se forment pas toujours. Il leur faut une certaine température, qui dépasse 13° pour l'eau stérilisée de la Tamise, d'après les essais de Percy-Frankland et Templeman. Peut-être aussi exigent-elles quelques conditions de milieu. Mais, une fois formées, elles sont très résistantes. Nægeli et Koch les avaient vues durer un an dans l'eau. Meade-Bolton a trouvé qu'après 3 mois à 20° elles étaient intactes, tandis qu'elles étaient mortes après le même temps à 35°. Les basses températures, défavorables à leur formation, seraient donc favorables à leur conservation. Enfin, nous avons vu qu'Hochstetter les avait trouvées vivantes et encore très virulentes après 154 jours, entre 13° et 20°. Mêmes résultats chez MM. di Mattei et Stagnitta. Percy, Frankland, Ward ont trouvé plus de 7 mois. Concluons donc, encore ici, à la longue vitalité de la spore charbonneuse dans les eaux ordinaires stérilisées.

296. Eaux non stérilisées. — Dans l'eau ordinaire, en dehors des causes de destruction rencontrées dans l'eau stérile, les microbes ensemencés ont en outre à lutter contre la concurrence des bactéries de l'eau, en général mieux appropriées à ce milieu, et, par conséquent, le plus souvent redoutables. Mais on peut prévoir aussi, théoriquement, l'existence d'un de ces phénomènes de symbiose si fréquents dans le monde des infiniments petits, et où deux espèces associées, s'aidant l'une l'autre, durent plus longtemps que si elles étaient isolées.

La concurrence des bactéries de l'eau n'est donc pas une sécurité de plus, et si, d'une manière générale, l'eau est un milieu peu favorable aux microbes pathogènes, elle ne l'est pas toujours, et il est toujours prudent de la traiter comme si elle ne l'était jamais.

On pourrait trouver, dans les travaux publiés, des exemples de cette symbiose, exaltant la vitalité des deux êtres qui y prennent part. Mais on pourrait aussi trouver des exemples inverses, parce que la contradiction est la seule loi des expériences mal assises, et celles-ci sont particulièrement difficiles à bien asseoir. La théorie nous rend ici le service de nous mettre en garde contre les résultats de l'expérimentation, et conclut à la méfiance.

Nous nous trouvons confirmés dans cette méfiance par la remarque suivante : alors même que nos expériences eussent été plus nettes qu'elles le sont, et auraient assigné, dans des conditions données, une limite fixe à la vitalité des microbes, il eût été prudent de ne pas généraliser et de ne pas étendre à la grande nature leurs résultats, à cause de ceci, que, dans nos matras, l'expérience se fait sur un liquide homogène, tandis que, dans la nature, l'hétérogénéité est le caractère dominant de toute eau dormante ou courante. Dans une eau dormante, il se forme des colonies animales ou végétales, différentes suivant les lieux ; dans une eau courante, l'afflux des eaux superficielles ou des eaux de sources modifie constamment la composition en divers points. MM. di Mattei et Stagnitta ont bien essayé de se rapprocher davantage des conditions naturelles en maintenant dans un courant d'eau continu les microbes dont ils voulaient éprouver la résistance. Ils en imprégnaient pour cela des fils qu'ils plongeaient dans un tube de verre parcouru constamment par l'eau *Marcia* de Rome. Sans entrer dans le détail de leurs résultats, ils ont vu que les microbes périssaient plus vite dans l'eau courante que dans l'eau dormante. Mais il est clair qu'il n'y a rien dans ces expériences qui rappelle, même de loin, l'inégalité de composition, d'exposition, ou de température des divers points d'un même marais ou d'un même fleuve. Les différences que nous observons dans les productions locales des plantes ou des algues doivent exister *a fortiori* pour les cultures de microbes.

297. Conclusion. — Concluons donc, comme résumé de cette longue série d'études, que l'eau est dans une certaine mesure analogue au sol, qui est le grand réservoir de la vie microbienne, et où les questions de milieu organique et minéral, les questions de concurrence vitale sont si variées que la guerre entre les espèces n'aboutit jamais à la destruction complète d'aucune d'entre elles. De même pour l'eau. Les microbes y peuvent vivre parce qu'ils y trouvent toujours un peu de matière organique, parce que, lorsqu'ils n'en trouvent pas, ceux d'entre eux qui meurent servent d'aliment à ceux qui persistent. Et rien ne nous autorise à croire que même sur ce mauvais terrain, la lutte aboutisse à l'extermination. Dans l'infinie variété des conditions naturelles, il y aura toujours des cas où une espèce, plus favorisée que les autres, s'installera et durera, et où, si elle est pathogène, elle créera un foyer de contagion ou même d'épidémie. Les eaux potables *peuvent* toujours être des agents convoyeurs de maladie, et il est toujours imprudent de compter sur les actions naturelles pour les rendre inoffensives. Ce n'est pas cette conclusion qu'avaient en vue tous les savants qui se sont occupés de ce sujet, mais c'est la seule qu'on puisse tirer de la comparaison de leurs travaux.

Nous résumerons tout ce que nous venons d'apprendre, dans les chapitres qui précèdent, tant au sujet du sol qu'au sujet de l'eau, en disant que ni l'un ni l'autre ne sont d'ordinaire des *milieux de culture* pour les microbes pathogènes, mais qu'ils peuvent, parfois devenir des *milieux de conservation* assez favorables. Là pas plus qu'ailleurs, nous ne trouvons de conclusion absolue, et c'est bien à tort que certains savants ont cru en trouver une. L'absolu n'est nulle part dans le monde vivant, et la contingence est partout.

BIBLIOGRAPHIE

GAFFKY. *Mittheil. a. d. k. Gesund*, 1881.

MEADE-BOLTON. Sur la façon dont se comportent diverses espèces de bactéries dans l'eau potable. *Zeitschr. f. Hyg.* 1866.

CRAMER. L'alimentation d'eaux de la ville de Zurich. *Zurich*, 1885.

WOLFHUGEL et RIEDEL. De la multiplication des bactéries dans l'eau ; *Arb. a. d. k. Gesund.* 1886.

LEONE. Recherches sur les microorganismes de l'eau potable. *Atti d. R. Accad. di Lincei*, série IV, t. I.

FRANKLAND. *Proceed. of the R. Soc.* 1886.

HOCHSTETTER. Sur les microbes dans l'eau de Seltz artificielle. *Arb. a. d. k. Ges.* 1887.

HERŒUS. *Zeitschr. f. Hyg.* 1886.

KRAUS. Sur la manière dont se comportent les bactéries pathogènes dans l'eau potable. *Archiv. f. Hyg.* 1887.

NICATI et RIETSCH. Recherches sur le choléra, 1886.

HUEPPE. Etude hygiénique sur l'eau potable au point de vue biologique, *Schilling's Journal*, 1887.

STRAUS et DUBARRY. Recherches sur la durée de la vie des microbes pathogènes dans l'eau. *Arch. de méd. expér.* 1889.

KARLINSKI. Sur la manière d'être de quelques bactéries pathogènes dans l'eau de boisson. *Archiv. f. Hyg.* 1889.

DI MATTEI et STAGNITTA. Sur la manière d'être des microbes pathogènes dans l'eau courante. *Annali dell' Istituto d'Igiene sperimentale di Roma.* 1889.

PERCY et G. FRANKLAND. Les microorganismes de l'eau.

MARSHALL-WARD. Recherches expérimentales sur la manière d'être du *B. anthracis* dans l'eau. *Proc. Roy. Soc.* 1893, p. 245.

SCHWARZ. Recherches sur la vitalité du virus tétanique dans l'eau. *Riforma medica.* mai 1890.

CHAPITRE XXXIII

EPURATION DES EAUX D'EGOUT

A raison de leur origine, les eaux d'égout contiennent une infinie variété de matières organiques, et à tous les états, depuis celle qui est encore presque à l'état naturel jusqu'à celle qui a subi la décomposition la plus avancée. De plus la dégradation organique de tous les matériaux qu'elles contiennent s'y poursuit d'une façon continue. De sorte que si nous voulons bien comprendre le problème de l'épuration, et bien voir comment il peut se résoudre, il faut d'abord que nous nous donnions une idée des phénomènes de dislocation organique qui s'accomplissent dans les eaux d'égout.

298. Dégradation microbienne des substances ternaires. — Commençons par les substances ternaires, avec lesquelles tout est plus simple. Celles qui sont solubles dans l'eau deviennent de suite la proie des microbes. Celles qui sont insolubles dans l'eau se dissolvent peu à peu sous l'influence des diastases diverses que sécrètent les ferments qui s'y implantent. La gazéification complète des matériaux de la cellulose, du sucre, de l'amidon, des acides organiques, etc., exige d'ordinaire l'intervention successive de plusieurs espèces microbiennes qui, dans la nature, opèrent simultanément, et non successivement, comme elles le font dans nos laboratoires Chacune d'elles amène à l'état d'acide carbonique, d'eau, une partie des éléments de sa matière alimentaire et laisse le reste à un état inattaquable pour elle ; elle en fait un résidu de fermentation. Puis ce résidu est repris par une espèce nouvelle qui le dégrade encore un peu, et ainsi de suite, jusqu'au moment où un dernier microbe, le plus souvent aérobie, vient brûler, aux dépens de l'oxygène de l'air, non seulement le dernier résidu des fermentations précédentes, mais encore, en grande partie, les cadavres des êtres qui les ont accomplies. Le mécanisme général est donc le suivant : dégradations successives en principe, simultanées en fait, de la matière organique, aboutissant chacune à la production de produits brulés, acide carbonique et eau, jusqu'à la gazéification complète.

299. Dégradation microbienne des substances azotées. — Avec les substances azotées, nous allons retrouver le même spectacle. La seule différence est que nous devrons dire azote, ammoniaque et acide carbonique, là où nous disions seulement acide carbonique. J'ai montré en effet en 1880 que, en ce qui concerne l'azote, l'ammoniaque est exactement l'équivalent de l'acide carbonique vis-à-vis du carbone. Tous les êtres capables de vivre aux dépens des matériaux azotés, en fournissent dans tous les actes successifs de dégradation dont la matière albuminoïde est le siège, depuis les premiers jusqu'aux derniers. Le résidu de chacune de ces fermentations successives s'enrichit en azote si le total des éléments non azotés, partis à l'état d'acide carbonique et d'eau, dépasse le total de l'azote parti à l'état de gaz ou à l'état d'ammoniaque : il s'appauvrit dans le cas contraire, qui est le moins fréquent. De sorte que lorsqu'une eau d'égout a contenu à l'origine des matières albuminoïdes, comme c'est toujours le cas quand elle a reçu des déjections humaines ou animales, elle doit contenir, au bout d'un certain temps cette matière organique plus ou moins dégradée, et être devenue ammoniacale.

Il nous serait très utile de pouvoir connaître et spécifier les divers termes ou les divers degrés de cette dégradation. Les connaissances que nous avons à leur sujet sont malheureusement très restreintes. Voici ce qui peut suffire pour l'objet que nous avons en vue. La matière albuminoïde, à son état initial, est remarquablement stable vis-à-vis des agents chimiques : elle résiste à l'ébullition avec les acides étendus, les alcalis étendus, à l'action des oxydants en milieu acide ou alcalin, à l'action de l'oxygène, même aidée de celle de la lumière : elle résiste à tous ces agents, précisément parce que sa molécule n'est pas solide, et plie sans se disloquer. Elle s'accommode dans une certaine mesure aux conditions qu'on lui fait. En long contact avec les acides, elle finit par s'y dissoudre, ou plutôt par s'y incorporer, et elle est précipitable par les alcalis. En long contact à froid avec les alcalis, elle s'y dilue aussi, et semble y devenir liquide. Mais c'est encore une fausse solution, d'où les acides la précipitent. La plasticité dont elle fait preuve dans les tissus vivants, dont elle constitue la trame, est précisément en rapport avec ces propriétés. On a voulu faire, depuis longtemps, des espèces chimiques distinctes des diverses matières albuminoïdes trouvées dans diverses plantes, ou séparées par divers moyens des tissus d'une même plante. Dans l'immense majorité des cas, on n'obtient que des phénomènes de coagulation d'une seule et même matière entraînant avec elles les autres éléments en solution ou en suspension dans le liquide dont elle se sépare.

Cette matière albuminoïde, si stable vis-à-vis des agents chimiques, l'est très peu au regard de ses ferments, dont la première action est de liquéfier celles qui sont solides (fibrine, albumine cuite ou coagulée), de rendre solubles celles qui sont en simple suspension (caséine du lait), et de faire du tout une masse encore indistincte, qu'aucun caractère chimique bien net ne différencie des matières albuminoïdes ; ce sont les *peptones*. Celles-ci sont pourtant plus assimilables. Mais on ne sait quel est le lien qui les rattache à leurs générateurs. Tout ce qu'on peut dire, et encore avec précaution, c'est qu'il n'y a pas formation d'ammoniaque pendant le passage.

C'est au terme peptone que la dégradation commence. Les degrés successifs qu'elle descend avec les divers microbes sont encore peu distincts. La matière albuminoïde devient de plus en plus soluble dans l'alcool, mais, tant qu'elle est amorphe, il est encore impossible de séparer ses éléments constituants. C'est seulement lorsqu'elle arrive au niveau des acides amidés, de la leucine, du glycocolle, de la tyrosine, qu'elle prend parfois des formes cristallines, permettant de la différencier. Quand il s'agit de la doser, le problème est encore plus difficile. Ce n'est guère que lorsqu'elle est tombée au niveau de l'urée, de l'acide hippurique et surtout de l'ammoniaque, qu'on peut être bien sûr de la connaître qualitativement et quantitativement. Par conséquent, de ce côté, nous sommes moins avancés que pour les substances ternaires, et nous serons obligés, dans l'étude des dégradations de cette substance albuminoïde, de recourir à des méthodes qui nous reculeraient d'un siècle si nous étions encore obligés de les appliquer aux substances ternaires.

Ce n'est pas fini. L'ammoniaque à laquelle nous venons d'aboutir n'est pas le terme extrême des transformations que doit subir l'azote pour pouvoir rentrer dans la rotation générale du monde vivant. L'ammoniaque est bien utilisable pour les végétaux, mais ils préfèrent les nitrates, qui leur apportent à la fois de l'azote et de l'oxygène. Il faut donc que l'ammoniaque subisse l'action des ferments nitrificateurs. Nous retrouverons tous ces phénomènes à leur place dans le courant de ce Traité. Il nous importe seulement de savoir en ce moment que cette nitrification comporte deux phases successives en principe, souvent simultanées en fait : une transformation de l'ammoniaque en nitrite par l'action d'un ferment que nous appellerons *nitreux* ; une transformation du nitrite en nitrate par l'action du *ferment nitrique*. Ces ferments ont pour matière alimentaire l'un l'ammoniaque, l'autre l'acide nitreux, et fuient le contact de la matière organique. Il faut en outre savoir que ces deux ferments sont gênés par l'acidité qu'ils produisent, et que pour qu'ils fonctionnent bien, il faut leur donner un carbonate alcalino-terreux qui maintienne constamment à un niveau très faible l'acidité de leur milieu nutritif. Cette action de nitrification est le dernier terme des transformations régressives de la substance azotée, et les phénomènes microbiens finissent avec elle.

Une eau d'égout sera donc épurée, ou un sol saturé d'engrais sera assaini, lorsque le carbone, l'hydrogène, l'oxygène, l'azote des substances qu'il contient auront pris respectivement les états d'acide carbonique, d'eau, de nitrates ou même d'azote gazeux, car, dans le procès de désintégration d'une molécule complexe azotée, il y a souvent une partie de l'azote qui repasse directement à l'état de gaz. Tous ces produits définitifs n'ont pas évidemment, au point de vue de l'hygiène, la même importance. Comme c'est l'azote qui distingue surtout les matières animales, parfois dangereuses, des matières végétales, d'ordinaire inoffensives, c'est surtout sur lui que s'est portée l'attention des chimistes. C'est malheureusement aussi de son côté que, malgré leurs efforts, la science est le moins avancée. Comme nous ne pouvons pourtant asseoir de jugement que sur les méthodes qu'elle nous donne, il importe d'exposer ces méthodes, de dire ce qu'on peut en attendre et ce qu'il ne faut pas leur demander.

300. Matière organique totale. — Il est clair que les chimistes béniraient une méthode qui leur permettrait de découvrir et de doser facilement le total de la matière organique présente dans une eau. On aurait ainsi la somme de ses impuretés, et une mesure de sa purification. Malheureusement, on n'a pour cela que des procédés très imparfaits. Le plus souvent employé consiste, quand on a évaporé au bain-marie ou à 120°, suivant les cas, le résidu fixe de l'évaporation d'une certaine quantité d'eau, à le peser, à le calciner ensuite au rouge sombre, et à le peser à nouveau. On compte comme matière organique tout ce qui a été brûlé et a disparu. Mais cette méthode est très fallacieuse, même lorsqu'on a calciné à assez basse température pour ne pas décomposer les carbonates et ne pas volatiliser les chlorures. On compte ainsi, en effet, comme matière organique, toute l'eau qui, entre la température de 100 ou 120° et celle de la calcination, se dégage des sels qui se déshydratent, et si ces sels sont abondants et la matière organique rare, l'erreur peut être énorme.

Si on chauffe à 180° le résidu d'évaporation, pour éviter cette cause d'erreur, on en rencontre d'autres : l'acide silicique chasse l'acide carbonique qui est perdu, des chlorures se volatisent et aussi certaines matières organiques, les nitrates et nitrites se décomposent. Enfin, il y a encore des sels qui ne se déshydratent pas à cette température.

Pour mieux faire, il faudrait soumettre ce résidu d'évaporation à une analyse organique et doser ce qu'il contient de carbone et d'azote. Les nombres bruts ainsi obtenus peuvent devenir de précieux documents à consulter. Pour l'azote, en particulier, si on dose l'azote total d'un côté, de l'autre l'azote à l'état d'ammoniaque et celui qui est à l'état d'acide nitrique, la différence entre le premier chiffre et la somme des deux derniers représente l'azote encore engagé dans des combinaisons plus ou moins complexes, et qu'on peut appeler, si on veut, *azote organique*. Nous trouverons bientôt des exemples de ces évaluations. On voit que cet azote organique est bien mal défini. On ne sait rien sur les composés dans lesquels il entre. Plus généralement, les nombres fournis par l'analyse organique doivent être pris tels quels et on ne peut songer à les interpréter. Pour calculer le poids de matière auquel correspond le poids de carbone obtenu, il faudrait connaître d'abord la richesse en carbone de cette matière, et on ne sait rien sur elle. De même pour l'azote. La méthode est d'ailleurs longue et fastidieuse. Du moment qu'il ne s'agit que d'avoir des résultats incomplets et de se faire seulement une *idée* des choses, on a préféré des méthodes plus simples et plus rapides.

301. Méthode à l'hypermanganate. — Je ne parlerai ici que de la méthode la plus employée, celle dans laquelle on oxyde la matière organique à l'aide de l'hypermanganate de potasse en liqueur acide, et celle dans laquelle on transforme une partie de son azote en ammoniaque à l'aide de l'hypermanganate en solution alcaline.

Dans la première méthode, on évalue la quantité de matière organique par le poids d'oxygène qu'elle emprunte à l'hypermanganate. Mais il est facile de voir que cette évaluation est tout à fait incorrecte. Quand une matière organique est hétérogène, comme l'est celle qui est en solution dans l'eau, on ne peut pas conclure son poids de celui de l'oxygène nécessaire pour la brûler, car ses différents éléments exigent théoriquement, pour leur combustion complète, des proportions différentes d'oxygène. Le sucre, par exemple, en exige environ son poids, l'alcool le double de son poids On ne pourrait donc rien conclure de la quantité totale d'oxygène abandonnée par un poids déterminé d'hypermanganate de potasse, alors même que cet hypermanganate pousserait à fond l'oxydation de la matière organique sur laquelle on le fait agir ; mais il n'en est nullement ainsi. D'après les expériences déjà anciennes de MM. Tiemann et Preusse, il n'y a aucun corps, sauf l'acide oxalique, qui puisse emprunter à l'hypermanganate de potasse tout l'oxygène dont il aurait besoin pour brûler, et ils lui en empruntent même des fractions fort différentes : l'acide tartrique les 3/4, le sucre de raisin les 4/10, le sucre de canne 54 0/0, l'acide benzoïque 22 0/0, le phénol 41 0/0, la tyrosine 28 0/0, l'asparagine 12 0/0, la leucine 10 0/0, l'attantoïne 3 0/0, et l'urée pas du tout. A la cause d'incertitude qui résulte de ce que la matière organique, n'étant pas homogène, ne varie pas proportionnellement au poids d'oxygène nécessaire pour la brûler, on en superpose une autre qui résulte de ce que ses divers éléments se brûlent très inégalement en présence de l'hypermanganate. C'est comme si, pour trouver le poids d'un corps quelconque, on en pesait une fraction, *variable* et *inconnue*, dans une balance à bras de levier *variables* et *inconnus*. Ajoutons à ces causes d'erreur, dépendant de la matière organique, celles qui proviennent de la présence de sels oxydables, tels que les sels de fer. On en conclura qu'il n'y a rien à attendre de précis d'un titrage à l'hypermanganate, quel que soit le mode de dosage adopté. C'est se servir d'une balance inégalement inexacte, avec cet unique argument que les pesées y sont faciles.

Tout ce qu'on peut dire en faveur de cette méthode, c'est que lorsqu'on l'applique à une même eau, avant et après filtration, elle peut donner une idée vague de la perte en matière organique survenue pendant la filtration. On peut ajouter, mais toujours en faisant ses réserves, que les matières organiques les plus atteintes en solution acide étant, d'après MM. Tiemann et Preusse, les matières les plus complexes, les plus nutritives pour les microbes, les plus éloignées de l'état auquel les amène la vie microbienne, ce sera de préférence à ces matières qu'il faudra rapporter les différences de titrage à l'hypermanganate avant et après filtration.

En revanche, la méthode ne nous renseignera pas sur ceux des matériaux de l'eau dont nous aurions le plus d'intérêt à déceler la présence. Il ne peut pas nous être indifférent de savoir si une eau a reçu des suintements de fosses d'aisances, et l'urée, qui pourrait nous avertir du danger, l'acide benzoïque de l'urine des herbivores, les produits amidés, leucine, tyrosine, asparagine, sont peu ou pas oxydables par l'hypermanganate. Tous ces corps peuvent heureusement être atteints par un autre moyen. Ils sont plus facilement décomposables que les matières albuminoïdes sous l'action des alcalis, qui les transforment en sels ammoniacaux. De sorte que si on les fait bouillir avec de la potasse, et si de préférence on ajoute à cette potasse un corps oxydant comme l'hypermanganate de potasse, qui décompose simultanément ce qu'il peut de la matière organique azotée, on réussira à transformer en ammoniaque la totalité ou la presque totalité de l'azote des corps amidés, pendant que toutes les matières albuminoïdes complexes seront plus résistantes.

C'est la méthode inaugurée par Vanklyn, Chapman et Smith : « Beaucoup de substances organiques azotées, disent-ils, surtout celles qui sont formées dans les procès de putréfaction, donnent de l'ammoniaque sous l'influence d'une solution alcaline de manganate de potasse. » On voit que cette méthode se heurte aux mêmes causes d'incertitude que l'autre. Le poids d'ammoniaque formée, en admettant qu'il comprenne la totalité de l'azote, ne serait pas proportionnel au poids de la matière azotée, car elle est hétérogène. De plus, les diverses matières azotées ne donnent, sous l'influence du réactif, que des fractions variables du poids de l'ammoniaque possible avec la totalité de leur azote. D'après Tiemann et Preusse, l'urée et la leucine donnent la totalité, l'acide aspartique les 9/10, la tyrosine les 4/5, l'attantoïne et le sulfate de quinine la moitié de l'ammoniaque possible. Ce sont donc ici les amides qui tiennent la tête, ce qui n'empêche pas de désigner l'ammoniaque qu'on dose par cette méthode du nom tout à fait impropre et fallacieux d'*ammoniaque albuminoïde*. En réalité, les matières albuminoïdes n'en fournissent que très peu, et son importance diagnostique vient précisément de ce qu'elle est un témoin de l'existence des amides, c'est-à-dire de l'intervention microbienne.

Cette ammoniaque provenant de la transformation des amides, devra, à son tour, être soigneusement distinguée de l'ammoniaque qui peut exister toute formée dans l'eau. Toutes les eaux en contiennent un peu, car il y a partout des matières azotées qui fermentent, et j'ai montré que ces matières donnent à tous les degrés de décomposition un peu d'ammoniaque, aussi bien celles de provenance végétale que celles de provenance animale. De l'ammoniaque qui proviendrait de l'hydratation de l'urée n'aurait pas la même signification hygiénique que de l'ammoniaque provenant de la destruction aérobie de la légumine. Comme il est impossible de les distinguer, il faut se méfier de toute eau qui contient des quantités d'ammoniaque sensible, dépassant 1 à 2 milligr. par litre. C'est une eau qui sort d'un sol mal épuré, ou qui subit des contacts dangereux.

302. Sel marin. — Le voisinage des fosses d'aisances et le contact avec les déjections animales peut se déceler à un autre caractère, auquel on n'a pas ajouté jusqu'ici assez d'attention. Un litre d'urine contient de 6 à 7 grammes de chlore sous forme de sel marin. Ce sel n'est pas retenu par le sol, et est constamment entraîné par les eaux souterraines. On le trouve dans la nappe des puits, aussi bien que dans les eaux de sources, en quantités d'autant plus grandes que ces eaux ont passé plus près des lieux ou des maisons habités. Toute eau qui contient plus de chlorure de sodium que les eaux coulant au même niveau géologique sur d'autres points déserts ou peu habités de la même région, est une eau qui a subi des infiltrations de matières animales. Pour bien s'en rendre compte, il faut se rappeler que le lessivage séculaire du sol l'aurait à peu près complètement débarrassé de sel marin, si les besoins de l'alimentation ne nous obligeaient à aller emprunter constamment ce sel marin à son réservoir naturel, la mer, et à lui faire remonter les pentes, en le répartissant entre les hommes, les animaux, et en le faisant revenir, sous forme de fumier, partout où la culture a accès. La nappe souterraine d'un champ en contient de petites quantités, celle d'un jardin en contient davantage. Il y en a encore plus dans l'eau d'un puits placé au milieu d'un village, dans celle d'une source vive qui a reçu les infiltrations d'un groupe d'habitations. Bref, le chlorure de sodium est un des éléments de diagnostic les plus sûrs et le plus souvent négligés. Il donne peu de chose, il est vrai, pour l'eau des grands fleuves, dans lesquels trop d'eaux de nature et d'origines diverses viennent se confondre, et où ses variations, comme nous le verrons plus loin (**309**), sont faibles et lentes, à raison du volume d'eau dans lequel il se noie. Mais il est précieux dans l'étude des minces filets d'eaux souterraines.

303. Nitrates et nitrites. — Je mets à un niveau inférieur, malgré leur importance, les nitrates et les nitrites. Les nitrates sont le terme ultime de la transformation des matériaux azotés dans le sol, et, une fois formés, ils sont tout aussi peu retenus que le sel marin, de sorte qu'ils passent dans les eaux courantes. Leur présence dans les eaux est donc un symptôme favorable. Ils ne doivent pas être très abondants, car cela témoignerait qu'il se fait quelque part, au voisinage, un travail très actif de nitrification, qui, s'il était troublé ou interrompu, enverrait dans les mêmes eaux des nitrites ou de la matière organique encore intacte.

Les nitrites peuvent provenir soit d'une nitrification qui n'est pas arrivée à son terme, soit d'une dénitrification de nitrates déjà formés, sous l'influence de ferments dénitrifiants qui semblent très abondants dans les couches du sol, et qui agissent surtout en présence de matières organiques. La présence des nitrites est donc la preuve d'une purification incomplète, et il faut toujours faire la recherche de ces sels.

Je n'ai plus, pour terminer, qu'à viser, parmi les autres substances minérales qui se forment sous l'influence des microbes et appartiennent par là à notre cadre, l'hydrogène sulfuré et les sels de fer. L'hydrogène sulfuré résulte d'actions réductrices et peut être oxydé par les Sulfuraires, comme l'a montré M. Winogradsky. Les sels de fer sont oxydés et précipités à l'état d'ocre par les Bactéries ferrugineuses du même savant, qui ont pour aliment le carbonate de fer comme les sulfuraires ont pour aliment l'hydrogène sulfuré et le soufre. Une eau chargée d'hydrogène sulfuré n'est pas plus propre aux usages ordinaires de la vie qu'une eau trop chargée de sels de fer solubles ou insolubles.

304. Procédés de dosage. Oxydabilité. — Nous n'avons pas à décrire ici les procédés de dosage avec la minutie qui conviendrait à un *Traité d'analyse chimique*. Mais la critique générale que nous venons d'en faire, et l'interprétation que nous voulons tirer de leurs résultats exigent que nous disions comment on les met en œuvre.

Pour le dosage à l'hypermanganate en liqueur acide, la meilleure méthode, je veux dire celle qui donne, avec une même eau, les résultats les plus constants, est celle de Kubel, qui consiste à faire bouillir pendant cinq ou dix minutes l'eau avec un excès de solution d'hypermanganate de potasse. Tout l'excédent de sel non réduit est ensuite dosé par réduction avec l'acide oxalique.

La solution d'hypermanganate contient 0 gr. 3165 d'hypermanganate de potasse cristallisé par litre. Son dosage avec l'acide oxalique doit être accompagné de quelques précautions. On met dans une capsule de porcelaine 20 cc. d'une solution centinormale d'acide oxalique, et 2 cc. d'un mélange de 1 volume d'acide sulfurique concentré pur avec 3 volumes d'eau distillée. La solution oxalique est faite avec 0 gr. 63 d'acide oxalique desséché à la température ordinaire, dissous dans un 1 litre d'eau distillée ne réduisant plus l'hypermanganate à elle seule. 10 cc. de cette liqueur oxalique réduisent 3,165 mgr. d'hypermanganate pur et exigent 0,8 mgr. d'oxygène.

Le liquide de la capsule de porcelaine est chauffé à 60°, et on y verse de l'hypermanganate avec une burette jusqu'à ce qu'il reste, dans l'eau agitée, une légère teinte rose. Si l'hypermanganate était pur, il en faudrait pour cela 20 cc. S'il en faut plus, on note le chiffre, qui ne doit pas différer beaucoup de 20 cc. Ce titre est celui du volume de solution qui peut fournir 1,6 mgr. d'oxygène.

On prend ensuite 100 cc. de l'eau à étudier ; on la met dans une capsule de porcelaine avec 5 cc. de la solution sulfurique, et on verse assez de solution d'hypermanganate pour que la liqueur reste assez fortement colorée. On chauffe ensuite à l'ébullition, qu'on maintient pendant 5 ou 10 minutes, suivant les conventions. Les matières organiques sont en effet plus ou moins vite oxydables : suivant la teneur en acide, suivant la durée de l'ébullition, l'oxydation est plus ou moins complète, et c'est pour cela qu'il faut des conventions. On retire alors du feu et on ajoute rapidement 10 cc. d'acide oxalique qui décolore la liqueur. Celle-ci est retombée au voisinage de 60° ; on titre alors de suite l'excès d'acide oxalique au moyen du caméléon. On en conclut l'excès de caméléon à la fin de l'ébullition, et, par lui, la quantité de caméléon réduite par la matière organique du volume d'eau sur lequel on a opéré.

On désigne d'ordinaire sous le nom d'*oxydabilité* le nombre de centimètres cubes de la liqueur normale d'épreuve décolorés par un litre d'eau après 5 minutes d'ébullition. En prenant 10 minutes, le nombre augmenterait un peu. On peut faire autrement, et calculer ce que cette oxydation a dépensé d'oxygène. Avec le titre adopté, chaque centimètre cube de la solution d'hypermanganate correspond à 0,08 mgr. d'oxygène. Ce sont ces chiffres d'oxygène consommé que nous citerons de préférence.

305. Ammoniaque toute faite et ammoniaque albuminoïde. — Ces deux déterminations indépendantes sont faites l'une après l'autre et sur le même volume d'eau. On commence par distiller, dans un appareil à reflux, 500 cc. d'eau avec un peu de magnésie ou de carbonate de soude : cette addition est inutile avec les eaux contenant des bicarbonates des terres alcalines. On recueille les 2/5 du liquide, et on y titre l'ammoniaque à l'aide d'une liqueur centinormale d'acide sulfurique ou d'acide oxalique.

Sans désemparer, et sans laisser refroidir le liquide qu'on distille, on y ajoute rapidement 20 cc. d'une solution renfermant par litre 200 gr. de potasse caustique et 8 gr. d'hypermanganate de potasse. On recommence à distiller, et on fait 2 ou 3 prises de 50 cc. sur chacune desquelles on dose l'ammoniaque. C'est là l'ammoniaque que nous appellerons dans ce qui va suivre, non pas du nom habituel mais impropre d'*ammoniaque albuminoïde*, mais du nom d'*ammoniaque amidée*.

306. Azote nitrique, nitrites, sel marin, etc. — Tous ces dosages ne sont plus, comme les précédents, des dosages approximatifs conventionnels, mais de véritables dosages chimiques, qu'on sait faire par des méthodes dignes de toute confiance. Telle est la méthode de dosage de l'acide nitrique proposée par M. Th. Schlœsing, et qui repose sur la transformation de l'acide nitrique en bioxyde d'azote, par chauffage avec une solution de de protochlorure de fer en présence d'un excès d'acide chlorhydrique. Tel est pour le sel marin le dosage par précipitation au moyen des sels d'argent, ou la méthode volumétrique avec le chromate de potasse comme indicateur Les nitrites seuls restent difficiles ou même impossibles à doser exactement. En revanche, on a des réactions très délicates pour manifester leur présence. Telle est la réaction de Trommsdorff, bleuissement d'une solution d'amidon ou d'iodure de zinc ; plus sensible encore est la réaction de Griess, avec la métaphénylène-diamine. Nous n'insistons pas sur ces détails, qui sont du ressort de la chimie analytique. Je n'insiste pas non plus sur les moyens de faire l'analyse des gaz d'une eau. Il nous reste à tirer de ce qui précède des conclusions générales relatives au jugement que ces méthodes permettent de porter sur une eau.

BIBLIOGRAPHIE

DUCLAUX. Mémoires sur le lait. *Ann. de l'Institut agronomique*, 4e année, 1879-1880.

TIEMANN et GARTNER. Untersuchung des Wassers, Brunswick, 1895.

VANKLYN. Analyse de l'eau.

PREUSSE et TIEMANN. Sur la détermination des substances organiques dans l'eau, *Berichte d. d. chem. Gesells*, 1879.

TROMMSDORFF. Méthodes de recherche pour une statistique de l'eau, *Zeitschr. f. analyt. Chemie*, t. VIII.

TIEMANN. Sur la valeur des méthodes d'analyse de l'eau, *Berichte*, 1873.

TH. SCHLŒSING. Sur le dosage des nitrates, *Ann. de ch. et de phys.*, 1854.

FISCHER. L'eau potable, ses propriétés, etc. Hannover, 1873 et Berlin, 1891.

SENDTNER. Das Grundwasser Münchens. Munich, 1894.

CHAPITRE XXXIV

EPURATION DES EAUX D'ÉGOUT PAR LES FLEUVES

Avec les moyens que nous avons étudiés au chapitre précédent, nous pouvons suivre le travail d'épuration qui s'accomplit dans les eaux d'égout, soit lorsqu'elles sont conduites dans un fleuve qui les emporte, soit, ce qui est le cas le plus fréquent, quand elles s'infiltrent dans le sol. Nous ne pourrons évidemment suivre ce travail qu'en gros, parce que nos moyens d'étude sont imparfaits, mais ce *gros* est déjà assez important à connaître.

307. Epuration par l'eau. — Abandonnées à elles-mêmes, ces eaux d'égout se décomposeraient et deviendraient le siège de fermentations anaérobies très désagréablement odorantes. En les mélangeant à de grandes masses d'eau, on substitue une combustion aérobie à une fermentation anaérobie. Telle est en somme la formule schématique du *tout à l'égout* et du *tout l'égout au fleuve*. Et de là une première conclusion. Il faut que le fleuve soit proportionné à l'égout.

Si diluées que soient les eaux d'égout par leur mélange avec les eaux d'arrosage et les eaux de pluies, elles sont naturellement très impures. La quantité totale de matière organique vivante pouvant être considérée en effet comme à peu près constante dans une grande ville, et l'approvisionnement alimentaire variant peu d'un jour à l'autre, les eaux d'égout, dans les villes dotées réellement du *tout à l'égout*, doivent comprendre et emporter à peu près la totalité des matières entrées par l'octroi. Ces deux grands courants d'entrée et de sortie s'alimentent l'un l'autre.

On peut, si on veut, entrer un peu plus dans le détail. Les eaux d'égout entraînent des matériaux utilisés et inutilisés, les premiers représentés par le produit total des fosses d'aisances, les autres par les résidus de ménage. Les premiers l'emportent évidemment beaucoup sur les seconds. Ce sont aussi ceux dont on peut le mieux faire le compte.

Voici, d'après Frankland, le total des déjections qui sortent d'une ville de 100.000 habitants dans une année. Frankland, dont Wolf et Lehmann n'ont fait que reproduire les évaluations, en les disposant autrement, admet qu'une population de 100.000 habitants se répartit pour l'âge et le sexe de la façon suivante :

Hommes	37.610
Femmes	34.630
Enfants	14.060
Filles	13.700
Total . . .	100.000

Voici, en kilogrammes, les quantités d'azote éliminées par jour par 1.000 habitants de ces diverses catégories :

	Fèces		Urine	
	Azote	Phosphate	Azote	Phosphate
Hommes	1,74	3,23	15,0	6,1
Femmes	1,02	1,08	10,3	5,5
Enfants	0,82	1,6	4,7	2,2
Filles	0,57	0,4	3,7	1,7

Ce qui donne, en tonnes métriques, pour le total de l'évacuation de l'année :

		Avec			Avec	
	Fèces	Azote	Phosphates	Urine	Azote	Phosphates
Hommes . . .	2.059,1	23,9	44,9	20.592	205,9	83,6
Femmes . . .	567,9	12,8	13,7	17.062	135,3	69,0
Enfants . . .	564,5	9,4	8,3	2.925	24,6	11,1
Filles	125,1	2,8	1,8	2.250	18,4	8,8
En tout. . .	3.316,6	48,9	68,7	42.829	384,2	172,5

On voit par là que, contrairement à l'opinion commune, le total de l'évacuation par les urines dépasse notablement celui qui se fait par les fèces, même pour les phosphates. Cependant les phosphates dépassent le chiffre de l'azote pour les fèces, sont au-dessous pour les urines.

Cette masse énorme de matériaux circule plus ou moins mélangée d'eau dans les égouts. A Paris, il y a vingt ans, au moment des études de MM. Schlœsing et Durand-Claye, les eaux d'égout contenaient approximativement, au moment où elles arrivaient en Seine, 968 grammes de matières dissoutes par mètre cube, et environ 1 k.940 de matières solides. Leur volume total était, en moyenne, de 250.000 mètres cubes, entraînant environ 13.000 kilogrammes d'azote; cela ferait pour l'année 4.745 tonnes. L'évaluation de Frankland donnerait pour 2 millions d'habitants environ 9.940 tonnes. On voit que à cause des fosses fixes, du dépotoir de Bondy, l'égout entraînait, à ce moment-là, environ la moitié du produit des fosses d'aisances. On admettait alors que la moitié de l'excédent était enlevée par le service des vidanges, l'autre moitié par les tombereaux. En acceptant l'évaluation comme exacte, elle laissait encore de côté la totalité des eaux ménagères et tout le fumier déposé par les animaux circulant dans Paris. Comme il n'y avait pas d'accumulation, c'est le total de ces matériaux qui représentait la partie enlevée par la fermentation sur place, car l'action des microbes est si rapide que la ville la mieux canalisée ne jettera jamais à l'égout la totalité de la matière organique qu'elle évacue. Partout où il y a un animal ou un végétal, il y a des microbes dont l'action n'est jamais suspendue, et qui procèdent d'une façon continue à l'assainissement.

Pour juger de ce qu'ils peuvent faire sur l'énorme surface qu'ils occupent à Paris, il suffit de voir ce qu'ils font quand l'eau d'égout a été amenée dans la Seine.

308. Epuration en Seine. — Comme ce sont les méthodes que nous avons décrites plus haut qui nous serviront à faire cette étude, cherchons d'abord ce qu'elles donnent pour l'eau d'égout analysée au débouché en Seine des collecteurs d'Asnières et de St-Ouen. Ces analyses portent malheureusement sur l'eau filtrée, et ainsi débarrassée des matières variées qu'elle tient en suspension. Voici les résultats. Les chiffres sont des milligrammes par litre, et représentent la moyenne de neuf années, de 1887 à 1895.

	oxydabilité	azote organ.	azote amm.	az. nitrique	chlore
Collecteur d'Asnières	39,1	5,4	18,7	4,1	61
Collecteur de St-Ouen	56,6	6,3	25,5	3,6	92

Les chiffres de l'oxydabilité sont très élevés quand on songe qu'ils ne dépassent pas 3 ou 4 dans l'eau de Seine. Ils ne représentent pas, nous le savons (**301**), le poids de matière organique contenue dans l'eau. On admet d'ordinaire que ce poids est égal à 20 fois le poids d'oxygène consommé ; il serait donc ici d'environ 800 millig. par litre pour l'eau du collecteur d'Asnières. Mais nous avons vu plus haut combien ce facteur est illusoire. Il vaut mieux ne pas parler de poids de matière organique et ne viser que l'oxydabilité.

On voit aussi que les eaux de St-Ouen sont plus chargées que les eaux d'Asnières, contiennent plus de chlore, plus d'azote ammoniacal et organique, et moins d'azote nitrique, c'est-à-dire que leur purification est moins avancée ; mais ce qui nous intéresse, c'est qu'il y a partout des nitrates, et par conséquent, ainsi que nous l'avons prévu, que cette purification est commencée partout. La fraction d'azote épuré est même, on le voit, une fraction notable de l'azote total ; 1/7 pour le collecteur d'Asnières, 1/8 environ pour le collecteur de Saint-Ouen. Paris épure donc à lui seul une fraction notable de ses eaux résiduaires.

Il y aurait un élément à joindre à ces données, que malheureusement les analyses ci-dessus ne nous fournissent pas, c'est la dose d'oxygène par litre de liquide. Il est probable qu'elle est faible, bien que, par places, se trouvent réunies les conditions nécessaires à la nitrification. Dans leur ensemble, ces eaux d'égout sont plus ou moins putrides, ce qui témoigne de l'existence de ferments anaérobies.

Il peut, en effet, contrairement à une opinion trop répandue, se produire des fermentations anaérobies dans un liquide qui circule au contact de l'air. Tout dépend de la vitesse avec laquelle est consommé l'oxygène qui se dissout. La dissolution de l'oxygène dans un liquide désaéré est, il est vrai, très prompte : c'est la saturation seulement qui est lente à se produire. C'est en quelques instants qu'une eau privée d'air est pénétrée par ce gaz dans ses profondeurs, dès qu'elle est exposée à son contact. Mais les microbes l'absorbent et l'utilisent encore plus vite, s'ils sont nombreux, de sorte qu'il n'y a aucune contradiction foncière entre les mots : large contact de l'air et vie anaérobie.

Au reste, c'est ce dont témoigne l'aspect de la Seine après le pont d'Asnières, à partir du point où elle reçoit le grand égout collecteur de Clichy.

Pendant toute la traversée de Paris, l'aspect est satisfaisant, le fond formé est d'un sable blanc : les poissons vivent dans toute la largeur de la rivière. Le courant considérable d'eau noirâtre qui sort de l'égout change brusquement cette situation. Cette eau a un aspect répugnant. Elle est chargée de débris et recouverte d'une écume graisseuse qui, suivant la direction du vent, vient s'accumuler sur une rive ou sur l'autre. L'eau de l'égout occupe la moitié de la largeur de la rivière, et en couvre le fond d'une vase noirâtre qui finit par former de véritables atterrissements. Là la matière organique est en excès, et subit une fermentation active, qui se traduit par des bulles innombrables de gaz. Pendant une partie de l'année, au moment des chaleurs, ces bulles peuvent atteindre 1 mètre à 1m50 de diamètre. L'odeur est putride et persiste pendant plusieurs kilomètres. Sur certains points aucun être vivant, aucune herbe verte ne se rencontre sur les portions parcourues par l'eau de l'égout.

A Saint-Denis, le collecteur départemental vomit une nouvelle masse fétide. Entre Saint-Denis et Épinay, la rivière du Croult apporte un nouveau contingent d'eaux industrielles qui ajoutent à l'infection. D'Épinay à Argenteuil, une amélioration se manifeste, la vase a à peu près disparu, le poisson reparaît en temps normal. Mais la rive droite du fleuve, qui a reçu toutes les eaux impures, est encore assez foncée. Ce n'est qu'au delà de Marly que la coloration du fleuve commence à diminuer. L'eau est encore trouble et d'un goût peu agréable à Saint-Germain et à Maisons-Laffite ; mais au delà, vers Conflans, surtout au confluent de l'Oise, la Seine a repris à peu près son aspect de Paris. A Meulan, toute trace d'infection a disparu.

Il est clair qu'en ce point, les microbes ont eu raison de toute la partie des matériaux organiques solides qui ne s'est pas déposée sous forme de vase sur le trajet parcouru par l'eau, et cette vase, qu'on enlève autant qu'on peut avec des dragues, ne représente qu'une portion du poids total de matière solide apportée par les égouts. Les microbes ont eu aussi raison de tous ou à peu près de tous les éléments en dissolution, et ces éléments forment une fraction notable de l'ensemble. En somme, sauf la partie draguée, tout a disparu des 300.000 kilos de matière organique soluble et des 500.000 à 600.000 kilos de matières en suspension vomies par Paris, et tout cela a disparu sur le court trajet de la Seine de Paris à Meulan.

Les autres fleuves ou rivières traversant de grandes villes nous fournissent des exemples tout pareils, et des chiffres qui allongeraient sans utilité cet exposé. Nous résumerons l'ensemble des notions acquises en disant que tout fleuve est un champ d'épuration pour la ville qui le pollue, et qui a le droit d'en user, mais non d'en mésuser.

309. Détail de l'action épuratrice. — Mais nous pouvons, avec ce que nous savons, examiner de plus près le mécanisme de cette action puissante, et si nous nous demandons quelles sont les transformations chimiques qui doivent s'accomplir dans l'eau pendant ce trajet, nous trouvons :

1° Que la quantité d'azote organique, sous des formes autres que celles de sels ammoniacaux volatils, doit croître brusquement en aval des débouchés des collecteurs et aller en diminuant ensuite graduellement par suite des combustions de la matière organique ;

2° Que la quantité d'azote total doit suivre la même marche, mais dépasser à Meulan ce qu'elle est à Asnières de tout ce qui a été gagné par suite de la solubilisation incessante produite par les ferments ;

3° Que l'oxygène présent dans l'eau doit suivre une marche inverse, diminuer brusquement en aval des collecteurs, et revenir peu à peu à son niveau normal quand l'action des ferments commence à se ralentir.

Ces déductions théoriques sont en parfait accord avec l'expérience, ainsi que le montrent les chiffres du tableau suivant, qui donne :

Dans la 1re colonne, l'indication des points où ont été faites les diverses prises. Nous rappelons que la rive droite du fleuve étant celle qui reçoit les deux grands égouts dont nous avons parlé, c'est sur cette rive que les eaux restent le plus longtemps troubles et impures.

Dans la 2e colonne, les quantités d'azote organique non encore transformé en sels ammoniacaux, quantités exprimées en grammes par mètre cube.

Dans la 3e colonne, et exprimées de la même façon, les quantités d'azote total, y compris les sels ammoniacaux.

Dans la 4e colonne, les quantités d'oxygène dissous, évaluées en centimètres cubes par litre d'eau.

I	II	III	IV
Pont d'Asnières. Amont du collecteur	0gr,85	1gr,89	5cc,34
Débouché du collecteur de Clichy	—	25 ,05	—
Clichy. Bras droit	1 ,51	4 ,00	—
Saint-Ouen. Bras droit.	1 ,16	2 ,00	4 ,07
Saint-Denis. Amont du collecteur	—	2 ,00	2 ,65
— Débouché du collecteur départemental	—	98 ,00	—
— Aval du collecteur et du Croult	7 ,27	11 ,29	1 ,02
Épinay. Bras droit	1 ,26	3 ,00	1 ,05
Bezons. Toute la largeur du courant	0 ,87	1 ,9	1 ,54
Marly. Bras gauche	0 ,78	3 ,5	1 ,91
Saint-Germain.	0 ,76	2 ,2	—
Maisons-Laffite.	0 ,79	2 ,5	3 ,74
Poissy.	0 ,45	2 ,2	6 ,12
Meulan.	0 ,40	—	8 ,17
Mantes.	—	—	8 ,96

La dose d'oxygène des eaux du fleuve à Vernon et à Rouen est de 10,4 ; on voit qu'à Mantes la teneur normale est à peu près rétablie, ce qui veut dire seulement que l'action des ferments à partir de ce point ne consomme pas plus d'oxygène qu'il ne s'en dissout. L'équilibre est à peu près rétabli entre la recette et la dépense, tandis que, plus en amont, la dépense l'emportait sur la recette.

Ces évaluations ne sont pas complètes. En voici de plus récentes ; ce sont les chiffres moyens pour 1895 de l'analyse chimique et bactériologique de l'eau de Seine en divers points de son parcours :

	Oxydabilité	Oxygène dissous	Chlore	Nomb. de bactéries par cc.
	—	—	—	—
Pont National.	2,3	10,5	6	78.000
Pont Royal.	2,7	10,4	6	159.000
Pont du Jour	3,3	9,5	6	300.000
Pont de Sèvres	3,3	9,4	6	123.000
Pont d'Asnières	2,7	9,5	6	163.000
Pont de St-Denis, r. droite.	3,0	7,4	9	2.419.000
Pont d'Epinay, r. droite .	3,4	6,7	10	2.813.000
Bezons.	4,1	5,3	11	2.885.000
Bougival.	4,2	5,1	10	2.060.000
Conflans	3,1	6,0	10	414.000
Meulan.	3,1	8,3	10	275.000
Mantes.	3,0	8,5	10	272.000

Tous ces nombres, étudiés de près, concordent pour montrer que, à Mantes, la Seine a déjà repris la pureté relative qu'elle avait en entrant dans Paris. Son oxydabilité est un peu plus élevée. Elle n'a pas encore repris sa teneur normale en oxygène, parce que les microbes, encore nombreux et occupés à détruire la matière organique qui existe encore dans l'eau, l'absorbent incessamment. Mais la vie microbienne est redevenue surtout aérobie ; les poissons et surtout les algues vertes, compagnes et témoins des eaux pures, ont reparu. De sorte qu'on peut dire que le seul témoin du passage au travers de la capitale est l'augmentation notable de la dose de sel marin, qui lui, ne peut disparaître, et résume ainsi, au moment où le fleuve se jette dans la mer, le total des pollutions qu'il a subies dans son parcours.

310. Variations du sel marin. — En consultant à ce sujet les chiffres du tableau qui précède, on pourra trouver que l'augmentation du chlore est faible, elle est de 4 milligrammes par litre en moyenne, dans la traversée de Paris. Mais en regard de la faiblesse de ce chiffre, il faut mettre la faiblesse des causes qui le produisent. Ce sont les besoins de l'homme seulement, comme nous l'avons vu, qui ramènent le sel dans les eaux courantes, et au regard du volume d'eau qui traverse journellement Paris, le total de la population est peu de chose. Si on veut voir se traduire mieux le résultat de la présence de l'homme, c'est dans la couche qui alimente les puits qu'il faut chercher. Nous verrons (**313**) la dose de chlore y atteindre 100 à 120 milligrammes par litre. Les eaux d'égout sont aussi très chargées avant leur dilution dans le fleuve.

Les eaux de sources profondes sont d'ordinaire très pauvres en chlore et en contiennent d'ordinaire moins de 3 milligrammes par litre. Cette dose est à peine quadruplée quand la Seine se jette dans la mer. On voit par là que, dans l'ensemble, la pollution du fleuve est négligeable. C'est localement, et quand au lieu d'user, on abuse, qu'elle peut devenir désagréable ou dangereuse.

BIBLIOGRAPHIE

SCHLŒSING ET DURAND-CLAYE. Rapport sur l'altération des cours d'eau et les moyens d'y porter remède. *Comptes rendus du Congrès international d'hygiène*, p. 304.

COMMISSION TECHNIQUE DE L'ASSAINISSEMENT DE PARIS. *Procès-verbaux, rapports et résolutions*. Paris, 1883.

CORNIL. Rapport au Sénat sur la question de l'utilisation agricole des eaux d'égout de Paris et de l'assainissement de la Seine. Paris, 1888.

MIQUEL. Annuaire de Montsouris, *passim*.

CHAPITRE XXXV

ÉPURATION DES EAUX D'ÉGOUT PAR LE SOL

Bien que le fleuve soit, comme nous venons de le montrer, un très naturel et très puissant moyen d'épuration des eaux d'égout, il n'est pas sans inconvénient de le faire servir à cet emploi. Il devient un cloaque sur une partie de son parcours. De plus, la masse énorme de matière organique qu'on y amène est perdue comme engrais. On compte en gros que le total des déjections annuelles, par individu, représente à peu près l'équivalent de ce qu'il faudrait pour fumer 5 ares. C'est l'engrais de 100.000 hectares environ qu'on enverrait inutilement dans la Seine, si Paris était doté du tout à l'égout. On comprend donc les tentatives faites soit pour purifier l'eau d'égout par filtration dans le sol, soit même pour la purifier et l'utiliser en même temps. De là, deux pratiques qui ont nombre de points communs, mais qui ne se confondent pas, celle des *champs d'épuration* et celle de l'*utilisation agricole*.

311. Expériences de M. Hiram Mills. — Il s'agit ici de faire, sur le plus étroit espace possible, le travail qui se fait naturellement dans tous les sols, cultivés ou non cultivés. Ce travail, pour être régulier, devra évidemment aboutir dans les deux cas au même résultat : gazéification du carbone et d'une partie de l'azote, transformation du reste de l'azote en nitrates. Nous n'avons pas à revenir ici sur les actions bactériennes superposées qui amènent cette transformation. Toute la question est de savoir comment nous devrons nous arranger pour la rendre la plus rapide possible.

Dans cet ordre d'idées, nous pouvons tout de suite aboutir à un certain nombre de conclusions. La première est qu'il ne faut pas songer à une irrigation continue, qui chasserait l'air du sol. Il faut de l'oxygène pour la nitrification. Il faut donc que l'irrigation soit intermittente. Ceci fait entrer en jeu la nature et la grosseur des éléments du sol. Il faut qu'ils retiennent l'eau qui les a baignés pendant que l'air y circule ; il faut aussi que leur surface baignée par l'air soit assez grande, sans que les méats deviennent trop petits, pour que l'eau et l'air ne soient pas retenus par des phénomènes capillaires. Il est nécessaire que le sol puisse fournir les bases terreuses dont la nitrification a besoin pour marcher d'une allure rapide. Enfin, on peut attendre de l'expérience une adaptation si complète du filtre à sa fonction, que celle-ci devienne très rapide.

Cette question a précisément été l'objet d'études très soigneuses de la part du Bureau d'hygiène du Massachusetts. Les expériences ont été faites par M. Hiram Mills, à la Station expérimentale de Lawrence, sur de grandes cuves de bois de cinq mètres de diamètre et de deux mètres de profondeur, étanches, et pourvues d'une canalisation permettant d'y répandre de l'eau d'égout et de l'en retirer. Ces cuves étaient remplies des matériaux au travers desquels on voulait étudier la filtration, sable de diverses grosseurs, terres végétales, tourbe, marne ou mélanges de ces divers éléments. On amenait à la surface de ces sols artificiels de l'eau d'égout, préalablement analysée, ne contenant pas en moyenne plus de deux millièmes de matière organique, et on cherchait ce que devenait cette matière après filtration intermittente ou continue de l'eau qui la contenait. Ainsi faite, l'expérience s'est montrée tout à fait d'accord avec les déductions théoriques que nous venons d'émettre.

En premier lieu, on a vu que la nitrification est impossible dans la filtration continue des eaux d'égout, et n'accompagne que la filtration intermittente. On a trouvé aussi qu'elle est réduite au minimum ou même nulle dans des terres trop fines, ou trop compactes, comme la marne, ou trop poreuses, comme la tourbe, et qu'elle ne marche bien que dans un sable à gros éléments, dont les grains se recouvrent, au moment de l'arrosage, d'une couche fine de liquide, que baigne l'air qui circule dans les intervalles qu'ils laissent libres. Un pareil sol peut être transformé en un véritable milieu de culture, et devenir un moyen d'oxydation puissant. Il suffit de tâter, au moyen de l'analyse chimique, la puissance nitrifiante des microbes qui y prennent naissance, d'y proportionner l'arrivée de l'eau d'égout, en tenant compte de ce qu'elle contient d'éléments utilisables, de la température, etc. On voit ainsi les ferments nitrifiants devenir de plus en plus les maîtres du terrain, grâce à ce traitement qui les favorise, et M. Hiram Mills est arrivé à avoir des filtres qui brûlaient la matière organique de l'eau d'égout versée à la dose de 120.000 gallons par acre et par jour, ce qui correspond à peu près à 1.350 mètres cubes à l'hectare, soit à 135 litres par mètre carré ou à une couche d'eau de 135 millimètres. L'eau qui sortait du filtre ne contenait, à l'état organique, que un ou deux centièmes de la matière organique de l'eau d'égout ; au point de vue de l'analyse chimique, c'était une eau très pure et à laquelle on n'aurait pu contester la qualité d'eau potable.

Ces notions générales demandent à être appuyées par un exemple concret, nous choisirons pour cela l'un des filtres, le n° 14, formé de sable grossier. Au moment de la mise en train, en février 1888, voici quelle a été la composition moyenne de l'eau introduite et de l'eau sortie. Les chiffres sont des milligrammes par litre :

	Ammoniaque		Azote des		Nombre de bactéries par cc.
	libre	amidée	nitrates	nitrites	
Eau d'égout...	5,0	3,6	0,07	0,04	—
— filtrée....	1,6	0,2	0,24	0,03	78.186

La matière albuminoïde disparaissait assez vite, mais la nitrification était faible. En mai, le fonctionnement était déjà meilleur. Voici les chiffres correspondants :

Eau d'égout...	10,6	3,6	0,08	0,01	—
— filtrée....	0,0	0,2	11,9	0,03	46.280

La nitrification est devenue meilleure, sans comprendre encore cependant la totalité de l'azote introduit, qu'on a augmenté pendant l'opération. A ce moment, le filtre recevait 120.000 gallons par acre et par jour, ce qui fait environ 1350 mètres cubes par hectare et par jour, soit une affusion journalière de 135 millimètres d'eau environ.

En août, on a porté à 20 centimètres par jour la hauteur de l'eau d'arrosage. Pendant trois semaines, les nitrates ont diminué, et l'ammoniaque a augmenté à la sortie. Mais le filtre a peu à peu retrouvé sa puissance, et en novembre, on avait les chiffres suivants :

	Ammoniaque libre	Ammoniaque amidée	Azote des nitrates	Azote des nitrites	Nombre de bactéries par cc.
Eau d'égout ...	20,3	4,3	0,00	0,00	—
— filtrée.....	0,0	0,2	10,03	0,17	1.453

L'eau distribuée sur le filtre à ce moment était plus chargée qu'au début, et cependant, à 2000 mc. par hectare et par jour, la purification était très remarquable. Mais, en novembre, on s'aperçut qu'on avait demandé au filtre plus qu'il ne pouvait donner. Les couches supérieures étaient sales, et il absorbait beaucoup plus lentement l'eau qu'on versait à sa surface. En janvier, l'analyse donna les chiffres suivants :

Eau d'égout ...	11,5	2,7	0,21	0,03	—
— filtrée.....	0,2	0,2	5,67	0,04	535

Bien que le filtre fût à ce moment alimenté par de l'eau moins concentrée et déjà plus chargée de nitrates à son entrée, la nitrification était devenue médiocre. On nettoie alors la couche supérieure du filtre, pour la première fois depuis qu'il avait été mis en fonction, et l'effet du nettoyage se traduit immédiatement par une augmentation des nitrates et une diminution de l'ammoniaque. Il n'est pas nécessaire d'entrer dans plus de détails. Nous venons de passer en revue les quatre périodes de la vie d'un filtre : sa jeunesse, sa mise en train, sa vieillesse et son rajeunissement.

En somme, on voit que lorsqu'un filtre est *mûr*, il est le siège d'une action très complexe, qui peut amener à la forme de nitrate une proportion considérable de l'azote de l'eau d'égout. En novembre, l'azote amidé de l'eau filtrée ne représentait que 4 0/0 de l'azote amidé de l'eau d'égout, et l'azote des nitrates ou des nitrites représentait environ la moitié de l'azote ammoniacal ou amidé. Il en représentait les 6/7 en mai, où l'eau d'égout était moins chargée. Il n'en représentait que le trentième, en janvier, lorsque le filtre débutait. On peut donc, par des soins convenables et une surveillance attentive, améliorer largement la nitrification dans un sol poreux.

Cette nitrification exige, comme nous l'avons vu, deux groupes d'actions consécutives : le premier, œuvre des microbes qui s'attaquent à la matière organique ; le second, œuvre des microbes qui vivent aux dépens de l'ammoniaque formée par les premiers, et qui ne peuvent pas habiter au même niveau, car ils fuient le contact de la matière organique. Il y a donc deux zones superposées dans le filtre, zones dont la limite commune monte ou s'abaisse suivant les conditions du fonctionnement. L'eau d'égout est-elle plus étendue, ou, avec la même concentration, arrive-t-elle plus lentement, le niveau monte, et la nitrification s'améliore. Donne-t-on trop d'eau, ou de l'eau trop impure, la zone des ferments nitriques se rapproche du fond, et le filtre s'encrasse. L'expérience du Massachusetts montre que, convenablement aménagé et traité, un filtre se nettoie lui-même et peut fonctionner longtemps, non seulement sans perdre son pouvoir nitrifiant, mais même en l'améliorant.

Si nous envisageons maintenant son effet sur les bactéries, nous voyons qu'il devient de plus en plus parfait. Au début, le nombre des bactéries par cc. dans l'eau filtrée, bien qu'inférieur à celui de l'eau d'égout, s'en rapproche beaucoup. Il devient de plus en plus petit, même lorsque le filtre fonctionne mal comme nitrification. Ce fait est général : M. Hiram Mills a toujours vu que le nombre des bactéries dans l'eau qui a traversé le filtre diminue d'autant plus que la nitrification est plus énergique, et peut tomber à quelques unités par centimètre cube. Cela se comprend sans peine. Les ferments nitreux et nitrique s'emparent du terrain, en chassent par des phénomènes de concurrence vitale, ou détruisent par les produits auxquels ils donnent naissance, les autres bactéries, qu'ils remplacent sans doute dans le liquide effluent. Mais comme ils ne sont pas cultivables sur les milieux ordinaires, on ne les voit pas, et on ne constate que la disparition des bactéries banales.

Nous retrouverons cette question à propos des filtres pour l'eau potable, et nous aurons alors à utiliser l'enseignement que nous venons de recueillir. Terminons ce qui est relatif à ce sujet par un exemple bien frappant de la différence entre les effets de la filtration intermittente et la filtration continue. Un petit filtre, le n° **12**, soumis à la filtration intermittente de trois gallons (**13** litres) d'eau par jour, brûlait 99,2 0/0 de la quantité totale d'ammoniaque de l'eau d'égout qu'on y versait. Maintenu plein d'eau et avec le même débit par jour, la nitrification cessa en moins d'un mois ; la quantité totale d'ammoniaque libre et amidée alla en augmentant pendant trois mois, de façon à dépasser celle de l'eau d'égout. En revanche, la quantité de matière albuminoïde était moindre dans l'eau effluente que dans l'eau versée à la surface. Ce double effet montre que la matière albuminoïde se détruisait, en prenant la forme de produits plus ou moins dégradés, dont l'azote se transforme plus facilement en azote amidé que celui de l'albumine initiale. En même temps, une certaine quantité de matière organique était retenue, par affinité capillaire, dans la masse du filtre, car en le laissant se vider, et en y reprenant la filtration intermittente, la nitrification recommença avec force et donna en azote nitrique cinq pour cent de plus d'azote qu'il n'y en avait dans le liquide qu'on versait sur le filtre. Au bout de trois mois, le filtre était nettoyé par les ferments nitriques. Le total des ammoniaques à la sortie n'était que 0,7 0/0 de ce qu'il était à l'entrée, et montait seulement à 0,0151 parties sur 100 000, c'est-à-dire à un niveau inférieur à la moyenne de toutes les eaux de boisson de l'État de Massachusetts.

312. Epuration industrielle par le sol. — Les expériences que nous venons de résumer montrent qu'on peut rendre très active l'épuration par filtration au travers d'un terrain convenablement choisi. On a pu, à la station de Lawrence, brûler, sans encrasser le filtre ni troubler son bon fonctionnement, 250 gr. environ de matière organique par mètre carré et par jour, ce qui fait 2.500 kilogr. à l'hectare. Il faudrait donc moins de 400 hectares pour brûler la totalité de la matière organique qui sort journellement de Paris. C'est une surface moindre que celle que couvrent en ce moment les champs d'épuration de Gennevilliers. Si le sol de Paris était comburant au même degré, il brûlerait 20 fois autant de matière organique qu'il en vomit par ses égouts et pourrait se suffire à lui-même. Je donne ces chiffres pour montrer que même au milieu d'une population très dense, l'épuration est et peut rester un problème local. Or, si elle le peut, elle le doit, car aucune ville n'a le droit d'envoyer ses déjections sur une autre. Notons, comme comparaison avec les chiffres précédents, que l'épuration par la Seine, dont nous avons constaté plus haut les puissants effets, n'exige pas une surface de plus de 200 hectares de Paris à Mantes.

Avant de passer aux phénomènes d'épuration spontanée dans

le sol, nous avons donc à étudier l'épuration voulue et industrielle dans les champs d'épandage, où elle est plus active que lorsqu'elle est abandonnée à elle-même, sans atteindre pourtant l'activité qu'elle avait dans les cuves de M. Hiram Mills. Pourtant elle s'en approche. A 200 millimètres d'eau par jour, la cuve n° 14 épurait par an plus de 700.000 mètres cubes à l'hectare. MM. Schlœsing et Frankland ont vu que l'action épuratrice du sol sur de grandes surfaces pouvait se faire pour des doses de 50.000 et même 100.000 mètres cubes. Il est vrai qu'ils ne se sont pas assurés de la durée que pourrait avoir le filtre travaillant dans ces conditions. Quoi qu'il en soit, on voit que les cuves de M. Hiram Mills ne sont pas autant des appareils de laboratoire qu'on serait tenté de le croire au premier abord.

Nous pouvons donc nous attendre à trouver pour Gennevilliers où, il est vrai, il se fait de la culture en même temps que de l'épuration, des nombres comparables à ceux qui précèdent.

Le drainage de la presqu'île de Gennevilliers, irriguée à l'eau d'égout, se fait par 5 drains dirigés sensiblement et à intervalles égaux suivant les rayons du demi-cercle formé par la Seine. Voici, comparativement, l'analyse des eaux des deux collecteurs qui alimentent l'irrigation, et de deux des drains qui l'écoulent dans le fleuve. Ces chiffres sont les chiffres moyens de 1887 à 1895, pour Gennevilliers.

	Oxydabilité	Az. Org.	Az. Ammon.	Az. nit.	Chlore
Collecteur d'Asnières . . .	39.1	5.4	18.7	4.1	61
Collecteur de St-Ouen . . .	56.6	6.3	25.5	3.6	92
Drain des Grésillons . . .	1.3	»	»	21.3	72
Drain d'Epinay	1.3	»	»	22.6	69

Quant au nombre des bactéries, voici les moyennes pour 1895 :

Collecteur d'Asnières	13.250.000	bact. par cc.
Collecteur de St-Ouen	16.870.000	»
Drain des Grésillons.	880	»
Drain d'Epinay	8.380	»

La nitrification est donc rapide et tout se passe comme dans les expériences du Massachusetts, sauf que le rendement du filtre en eau purifiée est sensiblement moins grand. On n'a distribué en 1893 que 33 millions de mètres cubes environ pour une surface de plus de 600 hectares. Cela fait environ 50.000 mètres cubes par hectare et par an.

313. Nappe souterraine. — Nous verrons bientôt qu'à Gennevilliers on fait surtout de l'épuration. Mais on y fait aussi de la culture, et auf que l'apport de matière organique y est plus grand qu'ailleurs, il doit s'y passer les mêmes choses que sur tous les terrains cultivés, qui contiennent ou reçoivent de la matière organique, et reçoivent aussi, sous forme d'arrosage intermittent, les 70 ou 80 centimètres de hauteurd'eau de pluie que l'atmosphère leur apporte tous les ans. Cela fait 7 à 8.000 mètres cubes à l'hectare. De là les nitrates des eaux souterraines. Enfin, et toujours dans le même ordre d'idées, la nitrification doit fonctionner aussi avec énergie dans les villes, où il y a beaucoup de matière organique, et où les pluies pénètrent toujours un peu dans le sol, malgré le pavage. Quand elles ne pénètrent pas, l'air ne pénètre pas non plus : il y a de ces phénomènes de putréfaction locale dont le sol de Paris, quand on le remue, nous donne si souvent le témoignage. Mais il y a toujours des portions poreuses, où peuvent se produire des phénomènes de nitrification.

Nous devons nous attendre, comme conclusion de ce qui précède, à retrouver dans la nappe souterraine des puits les traces du travail de nitrification dont le sol de Paris est nécessairement le siège. Nous trouvons en effet, dans l'annuaire de Montsouris où nous avons pris les chiffres qui précèdent, quelques déterminations parmi lesquelles nous choisissons celles-ci, relatives à des puits voisins de la Seine.

	Oxydabilité	Az. nitrique	Chlore
	—	—	
Rue de Saintonge	2.4	30.6	78
» St-Merry	0.8	8.8	27
» de Seine.	2.7	3.4	73
» Guénégaud (moy. 1895)	1.1	17.1	46
» Princesse (id.)	3.5	75.2	284
Place Pinel	1.3	29.1	103
Eau de la Seine (Ivry, 1895).	3.4	2.0	6

On voit que toutes ces eaux de la nappe souterraine, bien que parfois plus pauvres que celles de la Seine en matière organique attaquable par l'hypermanganate en solution acide, la dépassent de beaucoup par leur richesse en chlore et en nitrates. Si on recueillait les eaux de la source profonde qui débouche dans le lit da la Seine au niveau et en aval du Pont de la Concorde, on leur trouverait une composition analogue à l'une de celles du tableau précédent. Concluons que le sol de Paris est aussi le siège d'une nitrification analogue à celle de Gennevilliers, dont aucun document ne permet encore de mesurer la puissance, mais qui est assurément loin d'être aussi négligeable qu'on l'a admis jusqu'ici.

314. Différences entre l'épuration industrielle et l'utilisation agricole des eaux d'égout. — Ces deux questions sont souvent confondues dans l'esprit du public, et même dans les livres. Pour les bien distinguer, il suffira de chercher les conditions dans lesquelles il faudrait se placer, si on voulait pousser chacune de ces actions à son maximum de perfection.

D'abord, pour l'épuration, une terre nue est préférable à un sol couvert de végétation, qui gêne la circulation de l'air. Puis le choix de la terre n'est pas sans importance. Le sable pur, qui nous a donné de si bons résultats dans les filtres de Massachusetts, et qui serait le meilleur au point de vue de la perméabilité, ne vaut rien à cause de la faiblesse de son pouvoir absorbant : avant que la matière organique ne soit brûlée dans les couches du sol, il faut qu'elle y soit retenue, et le sable la laisse trop facilement passer. Par contre, l'argile, qui la retient bien, retient aussi l'eau et est imperméable. Mais un mélange de sable et d'argile ou d'argile et de calcaire conviendrait. Frankland recommande la marne contenant un peu de fer. Un sable pénétré d'humus conviendrait aussi, à cause du pouvoir absorbant des matières humiques. Une terre argileuse grillée conviendrait aussi, parce que le grillage laisse intactes les propriétés absorbantes de l'argile et lui donne de la perméabilité. Un peu de calcaire est utile, car il sature l'acide nitrique formé ; mais comme les quantités produites sont faibles et que l'irrigation les enlève, on peut à la rigueur se passer de calcaire.

Ce sol, quel qu'il soit, et on voit qu'il peut être très variable, ne doit pas être maintenu constamment humide. Il faudra donc que l'irrigation soit intermittente, mais que l'eau d'égout quitte le sol aussitôt qu'elle a abandonné sa matière organique aux parois poreuses qu'elle a traversées. De là la nécessité d'un drainage ; ce drainage assure, d'ailleurs, la facile circulation de l'air. Wollny et Th. Schlœsing fils ont montré que dans les couches souterraines, l'acide carbonique constamment produit par les microbes voyage en s'écoulant le long des lignes de plus grande pente, en vertu de son excès de densité, et de la tranquillité des régions dans lesquelles il circule. Il s'évacue ainsi par les canaux et tuyaux de drainage, est remplacé par l'oxygène, et ce drainage assure ainsi non seulement la circulation de l'eau, mais aussi celle de l'air.

Quant au choix des espèces microbiennes actives, c'est une question qui n'a encore préoccupé personne. On se fie à la nature, à la multitude des germes préexistant sur le sol, ou amenés par les eaux d'égout, et on se dit que tout se fera pour le mieux par sélection naturelle. C'est un raisonnement analogue à celui que fait le brasseur belge, quand il n'ensemence pas de levure son brassin de Lambick, et se contente de l'amener dans des vases imparfaitement nettoyés où s'est faite une fermentation précédente. Cela réussit en effet, mais on sait que c'est toujours au détriment de la rapidité de l'action. Or, dans cette question de l'irrigation par les eaux d'égout, cette rapidité est une condition de succès.

On pourrait évidemment, par un choix convenable du ferment nitrifiant et une étude soigneuse de ses conditions d'action, augmenter grandement l'action comburante du sol. L'*Aspergillus niger* peut consommer par jour, par mètre carré, sous une épaisseur de 5 centimètres seulement, 50 grammes de sucre. Cela donnerait une consommation de 180 kilogrammes par an pour cette faible épaisseur, et de plus de 3.000 kilogrammes si la combustion se faisait de même sur un mètre de profondeur. Si on calculait ce qui se brûle d'alcool dans la cuve d'un fabricant de vinaigre d'Orléans, ou dans les tonneaux d'acétification par le procédé allemand, on trouverait des nombres analogues.

Dans les irrigations à l'eau d'égout, on ne dépasse guère, en moyenne, 50.000 mètres cubes à l'hectare, d'eau renfermant **2** kilogrammes de matière organique par mètre cube. Cela donne **10** kilogrammes de matière organique détruite par mètre carré de sol filtrant. En lui supposant une profondeur de un mètre seulement, on voit comme on est loin de compte, et combien la puissance destructrice des microbes est encore mal utilisée, même dans les irrigations qui fonctionnent le mieux ; on pourrait leur demander dix fois plus de besogne.

Il est juste pourtant de reconnaître que sur tous les points où l'irrigation à l'eau d'égout est pratiquée, on a appris à proportionner le volume d'eau à la nature du sol, à son degré d'aération, à la saison, à la température, bref, à tout ce qui ne touche pas à la nature des microbes, pour arriver au meilleur résultat compatible avec l'oubli de l'élément négligé. Il est inutile de donner ces chiffres d'épandage, qui varient non seulement d'un point à l'autre, mais en un même lieu. Ils ont pu s'élever sans inconvénient à 100.000 et même à 150.000 mètres cubes par hectare et par an. La limite n'est pas dans la puissance absorbante du sol, qui dépasse en général ces chiffres, et de beaucoup. Les *marcite*, les prairies fertiles des environs de Milan, irriguées à l'eau d'égout, peuvent absorber, d'après M. Nadault de Buffon, près d'un million de mètres cubes à l'hectare et par an, et ce chiffre est quadruplé, d'après M. Hervé Mangon, dans certaines prairies des Vosges. Ce qui limite le chiffre de l'irrigation, c'est qu'il faut empêcher la saturation du sol, et donner aux microbes le temps de détruire la matière organique.

Peu importe ce que devient celle-ci. Elle est en principe destinée à être perdue. Nous avons vu ce que devenait l'azote. Une partie passe à l'état de nitrites et de nitrates. Une autre portion, que nous n'avons pas visée, se dégage à l'état d'azote gazeux, soit sous l'action des ferments de la matière organique, dont quelques-uns aboutissent à ce gaz, soit par double réaction entre l'ammoniaque et les nitrites.

$$Az^2O^3 + 2AzH^3 = 4Az + 3H^2O$$

Quant au carbone que nous n'avons pas fait entrer dans notre exposé, il disparaît à l'état d'acide carbonique.

315. Conditions de l'utilisation agricole. — S'il s'agit au contraire d'utilisation agricole, le carbone ne doit pas disparaître, il doit prendre et conserver au moins quelque temps cet état d'humus, sous lequel il est si utile, sans qu'on sache bien encore pourquoi. L'azote doit être amené à l'état de nitrates, forme sous laquelle il est le plus facilement assimilable, et à ce moment, il doit être absorbé par un végétal, car il s'en va facilement. De plus, les eaux d'égout contiennent, outre la matière organique, des engrais minéraux qu'il faut aussi que la terre recueille et arrête, pour les besoins de la culture qu'elle porte.

Les nombres suivants, relevés par Sulkowsky dans les irrigations à l'eau d'égout des environs de Berlin, résument l'ensemble du phénomène, et ils donnent, en outre, pour la distribution des éléments minéraux entre le sol et l'eau de drainage, des chiffres qui témoignent que la potasse et l'acide phosphorique sont retenus, tandis que l'acide sulfurique et la chaux sont éliminés. A cause de la forte proportion du chlorure de sodium dans le sol et dans l'eau, les phénomènes relatifs à ce corps ne sont pas nets. Il en est de même pour les sels de magnésie, qui semblent être indifférents à la filtration. Voici, en effet, en milligrammes par litre, le poids des divers éléments contenus dans l'eau d'irrigation et l'eau de drainage.

	Eau d'égout	Drainage
Matières organiques	292	110
Ammoniaque libre	78	3
Acide nitrique	traces.	28
Acide nitreux	traces.	31
Azote total	87	4
Acide sulfurique	27	145
Acide phosphorique	18	traces.
Chlore	167	145
Potasse	79	21
Soude	142	170
Chaux	107	167
Magnésie	21	21

Une terre nue, soumise à l'épuration, s'enrichirait donc en acide phosphorique et en potasse au point de s'en saturer, d'en devenir infertile, ou au moins de gêner l'action des microbes qui l'habitent et lui donnent ses propriétés.

Il y a avantage à emprunter constamment ces éléments précieux au sol qui les retient, pour lui permettre d'en absorber d'autres. C'est ce qu'on fait inconsciemment au moyen de la mise en culture de ces terrains irrigués. On en extrait ainsi à la fois de la matière organique et des sels, avec cet avantage que la matière organique absorbée par les racines des plantes appartient précisément à cette partie des matériaux déjà arrivés, sous l'action de la vie cellulaire, à leur dernière période de destruction, et qui s'en vont de préférence avec l'eau des drains; avec cet avantage aussi que la plante utilise non seulement les sels, potasse, acide phosphorique, etc. que le sol retient, mais arrête les nitrates qu'emporterait l'eau de drainage. La culture joint donc sa puissance à celle des microbes, ou plutôt il se produit, entre la plante et les infiniment petits, une de ces symbioses où les deux commensaux s'exaltent l'un l'autre.

316. Exemple de Gennevilliers. — Arrivés en ce point, nous pouvons nous demander dans quelle mesure cette combinaison est réalisée, et quel est le degré d'utilisation des eaux d'égout là où il passe pour le meilleur. Nous pouvons prendre comme exemple les irrigations des environs de Berlin ou celles de Paris. A Gennevilliers, dans la portion de la presqu'île où on fait de la culture et où l'irrigation se fait suivant ses besoins, les doses versées à l'hectare ne dépassent pas 40.000 mètres cubes. On compte que ces eaux contiennent en moyenne par mètre cube :

Azote.	45 gr.
Acide phosphorique . .	18 gr.
Potasse	27 gr.

Ce qui fait qu'un mètre cube d'eau d'égout contient à peu près la même quantité d'éléments fertilisants que 10 kilogrammes de fumier de ferme. On voit donc que les cultivateurs de Gennevilliers apportent par hectare, sur leurs cultures, environ 400.000 kilogrammes de fumier, alors que les cultures les plus intensives n'en exigent que 20 à 25.000 kilogr. C'est vingt fois plus qu'il en faudrait.

Nous avons vu plus haut que comme champ d'épuration Gennevilliers est de beaucoup au-dessous de ce qu'il pourrait être. On pourrait lui demander au moins dix fois plus de travail, pour la même surface. Comme champ d'utilisation agricole, il est aussi un médiocre instrument, car, avec la même quantité d'engrais, on pourrait cultiver des surfaces vingt fois plus considérables. En somme, c'est surtout comme champ d'épuration qu'il agit, et la culture n'y est qu'un masque. Il y aurait évidemment profit à ne pas mélanger les deux fonctions, et à demander à chacune d'elle le maximum de ce qu'elle peut donner.

317. Inconvénients de l'utilisation agricole. — C'est évidemment la mise en culture des terrains irrigués à l'eau d'égout qui est la solution à préférer, toutes les fois qu'elle ne se heurte pas à des obstacles qui la rendraient moins économique que l'autre. Ici, le cube épuré à l'hectare importe peu. Ce qui importe, c'est la pureté minérale et organique de l'eau de drainage. Au point de vue minéral, l'eau des drains des Grésillons et d'Epinay, à Gennevilliers, est du jus de fumier, et pour l'utiliser, il faut augmenter beaucoup les surfaces.

Cette extension des cultures irriguées à l'eau d'égout se heurte à des répugnances instinctives, que la science combat en montrant qu'il n'y a aucun jardin maraîcher qui puisse différer sensiblement de ceux de Gennevilliers. Le fumier est partout la condition de la culture, et partout les matériaux plus ou moins répugnants qu'il contient ne sont utilisés et ne passent dans la plante qu'après combustion et rénovation complète.

Un autre argument a été opposé à la mise en culture des terrains irrigués à l'eau d'égout ; on l'a tiré de la présence dans ces eaux de bacilles pathogènes. Comment s'exposer, a-t-on dit, à voir revenir dans nos habitations, sous forme de légumes ou de substances comestibles, des germes de choléra ou de fièvre typhoïde ? Si encore il ne s'agissait que de fourrages et de foin, la répercussion du danger possible sur l'espèce humaine serait lointaine et par suite négligeable ! On peut dire la même chose à la rigueur des légumes que nous ne consommons que cuits, mais les radis, les salades, les fraises, qui nous dit qu'elles ne vont pas nous rapporter les bacilles pathogènes des évacuations alvines des malades ?

L'argument mérite évidemment d'être examiné de près ; mais voici à quoi il se réduit. Lorsqu'il y a des bacilles pathogènes dans l'eau d'un égout, sont-ils plus dangereux dans les champs d'épuration et de culture que dans tout autre procédé pratique d'évacuation ?

Examinons ce que deviennent ces germes. Tous ceux qui arrivent au contact du sol sont retenus et arrêtés par lui. C'est ce qui a été surabondamment prouvé par MM. Cornil et Chantemesse, Grancher et Deschamps, etc. Il y a des chances pour qu'ils y périssent en grand nombre, comme le font les autres microbes, dont l'eau d'égout apporte tous les jours des légions innombrables, et dont un gramme de terre contient toujours à peu près la même quantité. Nous savons en effet (293 à 295) qu'ils sont en général assez fragiles, et que le sol est pour eux un milieu assez médiocre. Mais ce n'est qu'une chance, et en regard de cette chance nous devons placer, diront les adversaires de la mise en culture des champs irrigués à l'eau d'égout, non seulement les chances de contamination par l'eau d'arrosage tombant en plein sur les légumes, mais encore, ce qui est plus grave, l'infinie variété des conditions de culture offertes par un même sol, dont aucune partie ne ressemble à la partie voisine. Rien ne nous dit que localement, sur une surface plus ou moins grande, à tel ou tel moment, la lutte pour la vie engagée dans les couches du sol ne se terminera pas à l'avantage du bacille typhique ou du bacille-virgule. Il y a des travaux qui ont constaté leur grande vitalité dans le sol. M. Pasteur a retrouvé des bactéridies dans la terre d'une fosse, douze ans après l'enfouissement dans cette fosse du corps d'un animal mort du charbon. MM. Grancher et Deschamps ont vu que le bacille typhique pouvait se conserver plus de cinq mois et demi dans une terre ayant à peu près la constitution de celle de Gennevilliers.

On est donc exposé, en semant ainsi au hasard des bacilles pathogènes sur de vastes surfaces, à favoriser des cultures locales qui pourraient devenir dangereuses. N'est-ce pas par une culture locale du bacille-virgule que quelques hygiénistes expliquent l'endémicité du choléra vers les embouchures du Gange? N'y a-t-il pas de même des régions vouées à la malaria par suite de la constitution de leur sol ou de leur sous-sol ?

Je n'affaiblis par les arguments et j'en reconnais le bien fondé, si on veut reconnaître en échange leur caractère hypothétique, si on veut m'accorder aussi que de ces cultures locales il ne résulte pas nécessairement un danger. Il y a dans le sol bien des microbes dangereux : il y a le vibrion pyogène, le vibrion septique, il y a le bacille du tétanos, il y en a bien d'autres avec lesquels nous vivons en assez bonne intelligence. Ceux que nous avalons sous forme de poussières ont été desséchés et ont subi l'action du soleil, deux influences dépressives ou mortelles. Ceux que nous consommons avec les aliments que nous mangeons crus rencontrent une barrière dans le canal digestif. La Chine répand depuis des siècles des déjections humaines sur ses champs de culture. Les *marcite* de Milan sont irrigués depuis bien longtemps avec les eaux d'égout de la ville. Dans le Nord, aux environs de Lille, on ne mange pas une fraise ni un radis qui n'ait été en contact avec de la matière fécale. Or Lille est précisément une des villes les plus épargnées par la fièvre typhoïde, et les maladies vermineuses, dont on a accusé les légumes arrosés à l'eau d'égout d'être les agents de transport, ne sont pas plus fréquentes qu'ailleurs.

L'expérience ne prouve pas non plus que la santé des habitants de la plaine de Gennevilliers, ceux des vastes surfaces irriguées aux environs de Berlin, d'Édimbourg, et des nombreuses villes anglaises qui ont adopté ce système, soient de préférence atteints par les maladies épidémiques que l'eau peut convoyer.

Enfin, au cas où un danger se révélerait de ce côté, ce ne serait pas une raison de renoncer à l'utilisation des eaux d'égout, et on pourrait encore utilement les faire servir à produire de l'herbe ou des fourrages destinés à l'engraissement ou à la production laitière. Lawes et Gilbert ont constaté qu'on pouvait doubler et tripler la production fourragère en envoyant sur une prairie, en eau d'égout, l'équivalent seulement de ce que lui apportent les pluies. On diminue les chances d'infection, en diminuant le volume d'eau d'irrigation : on augmente le poids à l'hectare du végétal qui peut à la rigueur servir de véhicule aux germes, et enfin l'animal servant d'intermédiaire est en même temps une protection contre eux.

318. Conclusions. — L'ensemble des notions que nous venons de développer comporte une conclusion que nous pouvons faire courte. Nous avons vu que les déjections de 20 personnes peuvent suffire pour entretenir, en bon état de culture un hectare de terrain, si elles ne laissent rien perdre. Vingt personnes pourraient donc vivre sur un hectare de terre sans rien emprunter à l'extérieur pour leur nourriture, par une rotation continue de la matière, par une symbiose entre eux et les microbes du sol. Elles n'auraient pas même besoin d'eau, car la dose apportée par les pluies est suffisante pour tous les usages, et elle passerait aux rivières et aux fleuves sans leur apporter d'impuretés, si elle était bien aménagée. Or, la France dans son ensemble, ne compte pas un habitant par hectare ; le département du Nord, celui dont la population est la plus dense, n'en a que trois, et ils ne s'y conservent qu'en important une grande quantité d'engrais et en polluant toutes leurs eaux. En s'y prenant mieux, ils pourraient se serrer davantage sans se nuire. Il y a donc encore de la place, et nous élargissons le monde quand nous en découvrons les lois.

BIBLIOGRAPHIE

Schlœsing et Durand-Claye. Rapport sur l'altération des cours d'eau et les moyens d'y porter remède. *Comptes rendus du Congrès international d'hygiène*, p. 304.

Soyka. L'épuration spontanée du sol. *Archiv. f. Hyg.* t. II, p. 145, 1884.

Hoppe-Seyler. Les actions chimiques dans le sol et dans la nappe souterraine, et leur valeur hygiénique. *Archiv. f. offent. Gesundh. in Elsass-Lothringen*, 1883.

Soyka. Recherches bactériologiques sur l'influence du sol sur le développement des bactéries pathogènes. *Fortschritte der Medicin*, t. IV, 1886.

Renk. Bactéries et eaux profondes. *Arch. f. Hyg.* t. IV, 1886.

Commission thecnique de l'assainissement de Paris. Procès-verbaux, rapports et résolutions. Paris, 1883.

Cornil. Rapport au Sénat sur la question de l'utilisation agricole des eaux d'égouts de Paris et de l'assainissement de la Seine ; Paris, 1888.

Grancher et Deschamps. Recherches sur le bacille typhique dans le sol. *Archives de médecine expérimentale*, t. I, 1889.

Experimental investigations by the State Board of Health of Massachusetts upon the purification of Sewage 1888-1890. Boston, 1890.

Miquel. *Annuaire de l'observatoire de Montsouris*, 1896.

CHAPITRE XXXVI

PURIFICATION DES EAUX POTABLES

La question de la purification des eaux de boisson a passé par des phases très diverses. A toute époque, on a préféré les eaux limpides, et les premiers filtres employés l'ont été pour séparer les matières en suspension. On leur demandait surtout à ce moment une action physique. Plus tard, on a commencé à se préoccuper des effets chimiques de la filtration, et comme l'opinion courante était alors que les sels minéraux de l'eau de boisson étaient utiles pour la nutrition et la construction du squelette, tandis qu'on accusait sa matière organique d'être parfois, sinon toujours, nuisible, on s'est préoccupé du choix des matières filtrantes, de leur pouvoir absorbant, et le charbon a eu sa période de vogue.

Quand la préoccupation des microbes vint remplacer toutes les autres, les filtres ordinaires, même les filtres à charbon, parurent insuffisants, et on demanda aux appareils nouveaux de fournir une eau exempte de microbes. C'est le filtre Chamberland qui remplit le premier ces conditions.

319. Filtres poreux. Nous avons déjà décrit une de ses formes. Les figures 61 et 62 représentent le filtre de ménage, formé d'une bougie creuse A portant, au voisinage de son goulot B, un épaulement qui permet de la serrer fortement, à l'aide d'un caoutchouc interposé, et au moyen de la bonnette à vis C, dans un cylindre creux D. En vissant ce cylindre sur un robinet, l'eau pénètre dans l'espace annulaire qu'y laisse la bougie, et sort limpide et pure en B, avec une vitesse qui dépend de la pression exercée.

Ce filtre a été souvent imité, et il serait sans intérêt de décrire les formes diverses qu'on lui a données ou les matériaux divers dont on l'a constitué (amiante, terre d'infusoires, papier comprimé, etc.). Tous ces filtres obéissent aux mêmes lois, que nous avons déjà formulées (**46**). Les microbes qu'ils arrêtent ne sont retenus que par l'adhésion qu'ils contractent avec les parois des tunnels dans lesquels ils circulent. Les premiers arrivés obstruent

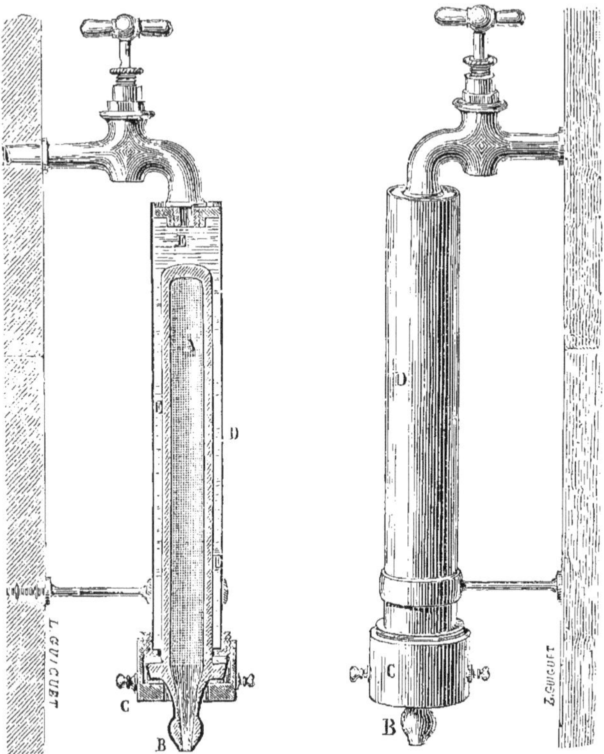

Fig. 61. — Filtre Chamberland, coupe et élévation.

les premières voies, et il se forme bientôt à la surface du filtre quelque chose d'analogue à ce que nous constaterons dans les filtres industriels (**327**), une sorte de pellicule vivante qui devient je ne dirai pas le véritable filtre, mais au moins un filtre purificateur ne laissant arriver dans l'épaisseur de la porcelaine de la bougie qu'une eau déjà épurée. L'envasement du filtre, qui, ici encore, en diminue le débit, est donc superficiel, et un simple nettoyage à la brosse suffit d'ordinaire à rendre au filtre sa porosité première. Quand il y a un fin précipité calcaire qui a contribué à l'obstruer, il faut le laver à l'eau acidulée. Quand l'eau est chargée de matières organiques, on se trouve bien d'un lavage avec une solution de bichromate ou d'hypermanganate de potasse.

Ces nettoyages ne sont pas seulement destinés à rendre au filtre sa perméabilité, mais aussi à assurer son bon fonctionnement. Les microbes qui ont pénétré plus ou moins profondément dans un des tunnels irréguliers dont est criblé le filtre, avant d'être immobilisés au contact des parois, ne sont pas tués, et peuvent continuer à croître. Pour une pénétration de proche en proche, il n'y a plus d'action de parois, ou plutôt c'est en restant collé aux parois que le bacille s'allonge dans le tunnel, toujours assez large pour lui, et finit par traverser l'épaisseur du filtre. Si, de l'autre côté, il trouve de l'eau libre, il la peuple, et à partir de ce moment l'eau filtrée n'est plus stérile. Elle se peuple même d'autant plus rapidement qu'elle est à ce moment plus débarrassée de microbes (**273**).

Un filtre, quel qu'il soit, est donc toujours perméable aux infiniment petits, et finit toujours par donner de l'eau contenant quelques germes. On peut même se demander, quand on connaît la vitesse énorme de multiplication des bacilles de l'eau, pourquoi un filtre peut avoir des journées et même des semaines de bon fonctionnement, et pourquoi il n'est pas traversé en quelques heures par les microbes. Plusieurs causes concourent sans doute à ce résultat. En premier lieu, l'eau qu'on filtre est d'ordinaire chargée de germes, et nous savons qu'elle est devenue par là moins propre à leur culture (**272**). Puis, une bougie poreuse ressemble en petit, quand elle est couverte d'une couche bactérienne et exposée par là à la contamination, aux filtres industriels (**327**), dont l'eau, pour des raisons que nous connaîtrons, reste stérile tant qu'elle les traverse, et ne se peuple que lorsqu'elle les a quittés. Les contingences de ces actions protectrices sont en rapport avec les contingences relevées par l'expérience dans la *durée* des filtres Chamberland ou autres, qui sont parfois traversés par les bactéries en vingt-quatre heures, d'autres fois ont des semaines de bon fonctionnement.

Si donc un filtre qu'on maintient propre et en bon état est plus protecteur qu'un filtre qu'on laisse se salir, il faut reconnaître que le meilleur des filtres ne confère pas une protection absolue. Mais où y a-t-il de l'absolu autour de nous? En regard de ce pessimisme, on pourrait, comme contraste, considérer d'un œil optimiste les expériences de Krauss (276) où nous avons vu des bacilles du choléra et de la fièvre typhoïde succomber si facilement et si rapidement dans leur lutte avec les bacilles de l'eau. Qu'importe qu'il y en ait, si on veut, quelques-uns dans la couche bactérienne qui enveloppe la bougie, s'il n'y en a pas à l'intérieur. Ne savons-nous pas, d'ailleurs (288, 289), que les bacilles pathogènes ne se trouvent pas bien dans l'eau et y périssent relativement vite? Voilà, pourrait-on dire, une protection physiologique qui vient se superposer aux autres. Mais la science ne fait pas de plaidoiries : elle découvre des faits, et en résume les enseignements. Avec ceux que nous connaissons, nous pouvons dire qu'un filtre qu'on nettoie et qu'on tient propre est un paratonnerre sur une maison en temps d'orage, et tout ce qu'on a pu dire sur son insécurité ne doit pas masquer aux yeux la sécurité qu'il donne.

Malheureusement, la filtration est d'autant plus lente qu'elle vise à être plus parfaite. On peut, en augmentant suffisamment les surfaces filtrantes, alimenter d'eau stérile un ménage, un pensionnat, une caserne. Mais lorsqu'il s'agit d'une ville, surtout d'une grande ville, il faut renoncer à ce mode de filtration et chercher d'autres solutions.

La meilleure est évidemment de trouver au voisinage un filtre naturel, donnant une sécurité comparable à celle du filtre Chamberland, et alimentant une source qu'on capte et qu'on amène. C'est la solution adoptée à Paris. On a cherché et trouvé aux environs, sous l'inspiration très juste de Belgrand, des sources provenant de régions où la pluie, en traversant le sol, avait subi une filtration poreuse d'assez longue durée pour que le débit des sources ne traduisit qu'à longue échéance l'influence des saisons sèches ou pluvieuses. C'était là, et aussi dans la constance de température des sources, que Belgrand, qui ne se préoccupait pas des microbes, cherchait son *criterium* de filtration et de pureté. On ne peut méconnaître qu'il voyait juste. Il a pu se tromper, en se permettant de joindre à ses eaux de sources profondes des eaux superficielles provenant de drainages et exposées par là à des contaminations. Mais il a été habile et prévoyant d'aller chercher, par exemple, dans la vallée de la Vanne, des sources sortant de coteaux boisés peu habités et peu habitables, précisément parce qu'ils manquent d'eau, et ayant subi une circulation et une filtration souterraine assez longue pour revenir au jour à peu près pures.

Beaucoup de villes n'ont pas cette ressource, et ont alors recours à une filtration artificielle. Les unes, comme Lyon, Toulouse, creusent, latéralement à leurs fleuves, des galeries de filtration, dans lesquelles elles se flattent d'appeler l'eau du fleuve, purgée par filtration au travers de la cloison de séparation. D'autres villes, comme Londres, Berlin, Zurich, installent de grands filtres poreux dans lesquels elles font passer l'eau de surface dont elles disposent. Ce sont ces deux solutions du problème hygiénique de l'eau potable que nous avons à examiner maintenant.

320. Filtres à sable. — Les grands filtres industriels sont, comme on sait, de grands bassins au fond desquels on dispose d'abord une couche de gros cailloux lavés, puis du gravier, puis des couches superposées de sable de plus en plus fin. Pour les humecter régulièrement, on y fait arriver d'abord lentement l'eau par la partie inférieure. Quand, en montant, elle a chassé peu à peu devant elle l'air contenu dans les interstices du sable, on ferme l'arrivée par le bas, on amène l'eau à la surface et elle filtre sous pression de haut en bas.

Après de nombreux essais, on a reconnu la supériorité du sable comme matière filtrante, et on prend, quand on le peut, des sables diluviens surtout quartzeux, ne renfermant au moins qu'une proportion très faible de carbonate de chaux. Il faut qu'il n'y ait pas de tassements dans le filtre en fonction, et pour cela il faut qu'il n'abandonne à l'eau aucune part de sa substance. Il faut en outre que l'eau qu'on y fait passer y apporte aussi peu que possible d'éléments nouveaux, et lorsqu'elle est trouble, il est sage de la faire séjourner pendant quelques jours ou pendant quelques semaines dans des bassins d'approvisionnement, où elle laisse se déposer les éléments en suspension.

C'est de là qu'elle est amenée sur le filtre, dont les éléments sont grossiers, en somme, et auquel, en outre, on ne peut donner pratiquement une grande épaisseur. De sorte que, pendant longtemps, ces filtres ont été considérés comme de mauvais instruments dont on se servait faute de mieux. A l'époque où on se préoccupait surtout de la matière organique présente dans l'eau, on leur avait déjà reproché d'être sans action sur elle, et on pouvait citer, à l'appui de ce reproche, l'analyse suivante faite par Percy-Frankland sur l'eau de la rivière Ouse, avant et après filtration sur le sable. Les chiffres sont des milligrammes par litre :

	Avant filtration	Après filtration
	—	—
Matière solide totale........	284,0	262,0
Carbone organique.........	1,23	1,19
Azote —	0,25	0,22
Ammoniaque............ .	0,00	0,00
Azote des nitrates et nitrites.	0,77	0,89
Azote total combiné...... ..	1,02	1,11
Chlore...................	16,00	16,00

Tout ce qu'on peut relever dans cette analyse, c'est une petite augmentation dans l'azote des nitrates ou des nitrites pendant la filtration, sans doute parce que l'eau, très aérée, se prêtait à cette nitrification dans la masse poreuse. Mais la matière organique ressortait du filtre à peu près telle qu'elle y était entrée.

321. Etudes de Percy-Frankland. — Quand, au lieu de redouter la matière organique, on s'est mis à redouter les microbes, les filtres ont paru encore plus imparfaits. Comment admettre que des germes, assez fins pour ne pas troubler la transparence de l'eau, pouvaient être retenus par ces méats capillaires, visibles à l'œil nu dans le sable fin de la partie supérieure. et encore plus larges dans les couches profondes ? Nous avons examiné, dans un des chapitres qui précèdent, le mécanisme de la filtration qui se fait dans ces conditions. Mais ces notions étaient inconnues lorsque Percy-Frankland, en 1885, appliquant pour la première fois à l'examen des filtres les méthodes de Koch par culture sur gélatine, montra que l'eau de la Tamise ou de la Lea perdait 98 à 99 0/0 de ses bacilles en filtrant au travers de ce sable poreux. Il a fait voir que toutes les compagnies qui fournissent Londres d'eau potable arrivaient à peu près au même résultat, quelle que fut la variété dans l'installation et le mode de traitement de l'eau. En cherchant quelle pouvait être la cause de cette uniformité, Percy-Frankland a fait apparaître plusieurs notions qui sont restées depuis dans la science.

En premier lieu, l'influence, au point de vue bactérien, des bassins d'approvisionnement qui avaient été créés pour permettre à l'eau de se clarifier par le repos. Les microbes s'y déposent en même temps que les matières en suspension. Ou plutôt il s'y produit le phénomène que nous avons étudié au chapitre XXX, sur les eaux abandonnées à elles-mêmes qui se peuplent d'abord, et se dépeuplent ensuite par suite de la concurrence vitale. Peut-être la pesanteur intervient-elle aussi pour faire tomber les microbes au fond. Peut-être aussi y a-t-il une sorte de collage par les matériaux qui se déposent. Quoi qu'il en soit, voici quelques chiffres qui donnent une idée de la purification dans de grands bassins de repos :

1° Eau de la Tamise à Hampton, au niveau de la prise	1.991 b.	par cc.
Même eau après 6 mois dans un large bassin d'approvisionnement	464	—
Eau filtrée	95	—
2° Eau de la Tamise à Hampton	1.437	—
Passage à travers un premier réservoir	318	—
— — second —	177	—
Eau filtrée (moyenne)	11	—

Le repos amène donc, à lui seul, une épuration, mais le filtre épure encore mieux, à la condition pourtant que quelques autres conditions soient remplies.

1° Il faut que le filtre ait une certaine épaisseur, et dans cette épaisseur il n'y a guère que celle de la couche de sable fin qui compte. Les autres matériaux sont sans influence sensible sur la diminution du nombre des microbes.

2° Il ne faut pas pousser le filtration trop vite. On s'expose à voir augmenter le nombre des bactéries dans l'eau effluente, et même à perdre le bénéfice de la filtration. C'est un point que nous aborderons tout à l'heure par l'expérience.

3° Le filtre ne fonctionne pas toujours de la même façon. Au commencement, l'eau circule facilement, mais ne s'épure guère au point de vue microbien. Plus tard, le filtre épure bien et son débit se maintien à un niveau acceptable. Plus tard encore, il devient plus imperméable. Pour obtenir le même débit, il faut augmenter la pression. On s'expose alors à voir une débâcle se produire, et les eaux sortir très impures. Il vaut mieux, à ce moment, renouveler la couche filtrante, ou au moins ses parties supérieures, et recommencer. L'intervalle variable entre deux nettoyages est ce qu'on appelle la *période* du filtre.

Toutes ces notions pratiques avaient été établies par Percy-Frankland, mais on ne savait qu'elle était leur traduction théorique. Tout ce qu'elles disaient, c'est qu'un filtre, convenablement aménagé et surveillé, peut fournir, pendant un temps plus ou moins long, une eau qui sort très pauvre en microbes, après avoir circulé au travers de méats beaucoup trop larges pour pouvoir les arrêter. De plus, aucun filtre ne fournissait de l'eau tout à fait stérile, et on pouvait s'étonner de voir qu'un procédé qui arrêtait 99 0/0 des microbes qu'on y faisait passer s'obstinât autant à ne pas retenir le dernier centième. De celà, les partisans de la stérilisation complète triomphaient en disant : qu'importe que vous ayez supprimé 99 0/0 des bacilles typhiques ou cholériques contenus dans une eau, si ceux que vous y avez laissés vous apportent la maladie ?

322. Etudes de Piefke. — Une étude soigneuse de la question était donc nécessaire. Elle a été commencée par Piefke, et voici comment elle a été conduite. Piefke s'est d'abord demandé ce que donnerait un filtre d'expérience qu'on stériliserait au préalable, avant de le faire servir à la filtration. Pour le savoir, il remplit de sable stérilisé un filtre dont les parois avaient été lavées avec une solution de sublimé ; après avoir en outre pris la précaution de laisser le tout en contact pendant 24 heures avec une solution étendue de sublimé, il a ensuite évacué la liqueur antiseptique, et a fait fonctionner son filtre à la façon ordinaire, en comptant le nombre des colonies fournies par 1 centimètre cube d'eau ordinaire avant et après filtration.

Au lieu d'une diminution dans le nombre des microbes, c'est une augmentation qu'il a constatée, au moins dans les premiers jours. De plus, non seulement l'eau était stérilisée à rebours, mais, au point de vue de la limpidité, la filtration était des plus imparfaites. Peu à peu, cependant, le filtre s'est obstrué. Son débit sous une même charge a diminué, comme l'avait vu P.

Frankland, et il a fallu augmenter la pression pour maintenir ce débit au même niveau. Peu à peu aussi, on a vu se former, à la surface supérieure du sable, une couche grisâtre, muqueuse, formée de filaments enchevêtrés d'algues, de microbes, de diatomées, le tout empâtant les matières sédimentaires minérales et organiques que toute eau emporte d'ordinaire avec elle. A mesure que s'épaississait, à la surface, cette couche grouillante de vie, le fonctionnement du filtre devenait meilleur, l'eau en sortait plus limpide et moins chargée de microbes. Mais ce n'est guère qu'au bout de deux mois que ce filtre a donné des résultats acceptables, c'est-à-dire que le chiffre des bactéries dans l'eau filtrée était réduit à quelques dizaines par centimètre cube.

Les filtres ordinaires, établis avec du sable diluvien simplement lavé et peuplé de microbes, arrivent plus rapidement à cet état de bon service qu'on caractérise en disant qu'ils sont *mûrs*. Mais ils passent par les mêmes phases : à l'origine, ils filtrent mal, et ce n'est que lorsque leur surface s'est recouverte de cette couche boueuse dont nous avons parlé tout à l'heure, que le chiffre des bactéries dans l'eau qui les traverse est réduit à son minimum.

Nous arrivons donc à cette conclusion, en apparence tout à fait paradoxale, que c'est la couche bactérienne de la surface, et non le sable qui remplit le filtre, qui retient les bactéries de l'eau. En y réfléchissant pourtant, la chose n'est pas trop faite pour nous étonner. Quand on filtre sur du papier un précipité acide de sulfate de baryte, la liqueur passe trouble dans les premiers moments, et ce n'est que lorsqu'une couche de sulfate de baryte a tapissé le fond du filtre que ce même sulfate de baryte est complètement retenu. De même, ce sont les bactéries qui retiennent les bactéries. Cette couche de filaments bactériens enchevêtrés est en effet beaucoup moins perméable que le sable. Ce qui le prouve, c'est qu'il faut augmenter la pression à mesure qu'elle s'épaissit, pour conserver au filtre son débit, et c'est bien elle qui s'oppose au passage, car quand on l'enlève, les couches sableuses, remises en jeu, retrouvent leur ancienne perméabilité. On comprend bien, dès lors, que cette couche finisse par former paroi filtrante dès qu'elle a pu s'étaler et se feutrer à la surface : c'est un filtre vivant au lieu d'être un filtre minéral.

Mais cette conclusion, à son tour, soulève une foule de questions auxquelles nous n'avons pas encore de réponse. Si le sable sert seulement de support au véritable filtre, pourquoi l'expérience a-t-elle appris à lui donner cette épaisseur, qui est, au minimum, avec le sable fin, de 60 centimètres. Cette épaisseur de sable est traversée par les microbes, puisqu'il y en a toujours dans l'eau filtrée qui s'écoule. Ils peuvent y pulluler, comme le montre l'expérience de M. Piefke, que nous citions tout à l'heure. Comment se fait-il qu'ils ne remplissent pas le filtre tout entier, et qu'il n'y en ait pas davantage à la sortie ? Enfin, s'il y en a de retenus, d'où peuvent venir ceux qui sortent ? Est-ce de la surface ou des profondeurs ?

323. Etude du filtre mûr. — Pour résoudre ces questions, qui se commandent en quelque sorte les unes les autres, il nous faut étudier la composition d'un filtre mûr, au moment de son fonctionnement le plus parfait. A l'origine, ce filtre était formé de sable homogène non lavé ; les microbes y étaient également distribués dans toute son épaisseur. Quand il est mûr, une nouvelle étude nous montre que les microbes y ont augmenté en nombre, mais inégalement dans les diverses couches. Un kilogramme de sable pris à la surface contenait, dans une expérience de Piefke, plus de 5 milliards de bactéries. A 2 centimètres plus bas, le chiffre était de 734 millions ; à 10 cent., de 190 millions ; à 20 cent., de 150 millions ; à 30 cent., de 92 millions, pendant que la couche de petits cailloux sur lesquels reposait le sable, n'en contenait, à poids égal, que 68 millions.

On comprend sans peine que l'expérience ait appris à modérer la vitesse du courant d'eau qui traverse un filtre ainsi constitué. Le sable, matière non poreuse, n'est pas pénétré par les microbes et il leur sert de support ; mais un courant un peu rapide les balayerait, et les balaye en effet. Il faut donc faire travailler le filtre sous de faibles pressions, et ne pas lui demander au-delà d'un certain débit. Les filtres de Berlin ne dépassent guère la limite de 100 millimètres à l'heure, soit de 2 m. 40 de hauteur d'eau filtrée par jour. Un courant plus rapide ferait pénétrer plus avant dans les profondeurs du filtre les impuretés qui en couvrent la surface, en augmenterait par là la résistance et en diminuerait le débit. Par contre, il entraînerait en plus forte proportion les microbes qui tapissent les espaces lacunaires. Le filtre perdrait de sa puissance à deux points de vue.

324. Influence de l'impureté de l'eau sur la vitesse de filtration. — D'un autre côté, il est clair aussi que la vitesse maximum dépendra de l'impureté de l'eau mise en service. Nous avons parlé plus haut de l'influence purificatrice des bassins d'approvisionnement et de dépôt, Zurich a profité de ce qu'elle en avait un tout préparé dans son lac, dont elle utilise les eaux en allant les puiser à 300 mètres de la rive. Elle les amène dans de grands filtres à sable, formés de 35 cent. en moyenne de sable plus ou moins grossier, surmontés d'une couche de 80 centimètres de sable fin. Les filtres qui, à Berlin, servent à filtrer les eaux du lac de Tegel ou du lac de Muggel ont une couche de 60 centimètres de sable fin, de 1 millimètre environ, reposant sur des couches poreuses de dimensions croissantes. A l'usine de la porte Stralau, où on filtre l'eau de la Sprée, la constitution du filtre est à peu près la même, mais cette eau de la Sprée est sale; celle du lac de Tegel l'est moins; celle du lac de Zurich l'est moins encore. Or on ne filtre guère par jour, à la Stralauer Thor, plus de 1 m. 50 d'eau; on ne dépasse pas 2 m. 40, soit 10 centimètres à l'heure, pour l'eau du lac de Tegel, tandis qu'à Zurich, M. Bertschinger a vu qu'il pouvait décupler cette vitesse sans que le filtre cesse de bien fonctionner.

Ce que nous avons appelé plus haut la *période* du filtre varie dans les mêmes proportions: à l'usine de Stralauer Thor, la durée moyenne d'une période a été en 1888 de 16 jours, avec une vitesse moyenne de 1 m. 1 par jour, tandis qu'à Zurich, cette période a été en 1887, pour un filtre couvert, de 48 jours, avec une vitesse moyenne de 4 m. 5 par jour.

325. Filtres couverts et non couverts. — La couverture du filtre exerce sur son fonctionnement une influence facile à saisir. Sur un filtre exposé à la lumière, la nappe bactérienne qui se forme à la surface se mélange d'algues, se feutre de tous les éléments apportés par le vent, et devient plus vite imperméable. Le débit diminue donc, et la période est plus courte. Ainsi, à Zurich, où on a pu faire la comparaison, le débit des filtres couverts était en moyenne de 1.479.000 mètres cubes par an, celui des filtres non couverts de 1.275.000 mètres cubes, soit de 14 0/0 inférieur au premier. Il a fallu renouveler les surfaces des filtres couverts 7 fois en moyenne par an, pour 9 fois en moyenne celles des filtres découverts, en enlevant à chaque fois 20 cent. de sable.

326. Régularité et irrégularités. — On voit bien, dans tous ces exemples, la répercussion sur le filtre des conditions particulières de l'eau qu'on leur fournit ; et ce qui paraîtra singulier, après toutes ces différences dans le maniement de l'instrument, c'est que tous ces filtres amènent à peu près toutes leurs eaux au même degré de pureté. En d'autres termes, le nombre de microbes dans l'eau qui sort du filtre ne dépend pas du nombre des microbes qui y entrent. C'est ce qui apparait très bien dans quelques exemples.

		Nombre de bactéries par cc. Avant filtration	Apr. filtr.
Londres. Lambeth Waterworks	Bassin n° 1	1.904	92
(Percy Frankland)	» 2	1.521	36
	» 3	825	35
	» 4	1.452	41
Berlin, Sprée. (Plagge et Proskauer)	2 juin 1885	5.475	42
	9 » »	7.980	22
	16 » »	6.100	33
	23 » »	6.100	41
	30 » »	4.400	53
Zurich. (Bertschinger) moyennes	1er trim. 1886	58	24
	2e » »	117	33
	3e » »	210	30
	4e » »	237	21

Des filtres différents, très diversement alimentés et très diversement conduits, donnent donc à peu près le même résultat, et on avait conclu de ce fait, comme nous le verrons tout à l'heure, que les bactéries à la sortie n'avaient rien de commun avec les bactéries à l'entrée. Mais il faut dire tout de suite que ce serait se faire une fausse idée d'un filtre à sable que de lui attribuer la régularité dont semblent témoigner les chiffres précédents. C'est dans l'ensemble, dans la moyenne, ou pendant des périodes plus ou moins longues, que le filtre se comporte bien quand il est bien conduit. Mais il a de temps en temps des caprices inexplicables dont on peut relever la trace dans les nombreux travaux publiés sur ce sujet. Nous avons donné, par exemple, dans le tableau ci-dessus, pour Berlin, le mois de juin 1885, qui n'a été troublé par aucun incident. Voici les chiffres du mois de décembre, cette fois pour l'eau du lac de Tegel :

	Nombre de bactéries par cc.	
	Av. filtrat.	Ap. filtrat.
	—	—
1er décembre 1885. . . .	65	10
18 » » . . .	240	210
15 » » . . .	1.290	1.500
22 » » . . .	86	260
29 » » . . .	149	110
2 février 1896	13.600	24
30 mars »	50.000	104

327. Conception théorique du filtre à sable. — Ceci témoigne que le fonctionnement régulier s'accompagne de quelque instabilité, dont nous ne nous étonnerons pas en songeant combien sont complexes les conditions de la filtration. Nous voyons bien en effet maintenant ce que c'est qu'un filtre à sable. Ce sable sert d'abord de frein pour modérer le mouvement de l'eau, et c'est pour cela qu'il doit avoir une certaine épaisseur. Il sert aussi de support pour la couche de microbes qui se forme dans toute son épaisseur, mais qui est surtout abondante et feutrée à sa surface. Cette couche superficielle, absente les premiers jours pendant que le filtre mûrit, devient, lorsqu'elle est formée, la véritable couche filtrante, et après avoir médiocrement fonctionné jusque-là, le filtre peut être mis en service. Mais sa couche filtrante est fragile. Il ne faut pas la soumettre à de trop fortes pressions hydrostatiques quand elle débute : ses éléments se disloqueraient, et seraient entraînés dans l'épaisseur du filtre, qu'ils obstrueraient. Il ne faut pas non plus la soumettre à de trop rapides variations de pression qui produiraient le même effet. Il faut la laisser travailler tranquillement, augmenter peu à peu la pression, à mesure qu'elle s'épaissit et devient plus résistante. Puis, quand sa perméabilité est devenue médiocre, quand il faudrait trop augmenter la pression pour maintenir le débit, il est prudent d'arrêter l'eau et de nettoyer. Encore même, en plein travail régulier, n'est-on jamais sûr que les adhésions des microbes aux parois des méats, adhésions dont nous connaissons le caractère capricieux, ne vont pas se modifier brusquement sous l'influence de ces causes légères qui interviennent dans les actions tinctoriales. D'où, *chasse* des microbes et impurification de l'eau effluente qui peut même devenir, comme dans un des exemples cités ci-dessus, plus chargée de microbes qu'à l'entrée.

328. Origine des microbes dans l'effluent. — Le moment est venu de nous demander ce que sont et d'où proviennent ces microbes que l'eau entraîne toujours avec elle. En constatant que leur nombre restait à peu près invariable quelle que fut la richesse en bactéries de l'eau employée, on avait cru qu'ils naissaient dans le filtre lui-même, au voisinage des orifices d'évacuation, et on était arrivé à se représenter un filtre à sable comme formé en quelque sorte de deux systèmes superposés, un filtre parfait, ne laissant passer aucun microbe, et constitué par les couches supérieures, et un milieu de culture constitué par les couches inférieures, et où se fait une multiplication de microbes autochtones, comme on sait qu'elle se fait dans les tuyaux de conduite et de distribution.

Cette manière de voir avait l'avantage incontestable de séparer, en en faisant deux phénomènes différents, la filtration et la multiplication des microbes, de faire envisager par suite ceux qu'on trouve dans l'eau filtrée comme indépendants de ceux que l'on était exposé à rencontrer dans l'eau non filtrée ; c'est-à-dire, en somme, de tranquilliser les esprits au sujet d'un appareil qu'on présentait comme remplaçant par des espèces banales toutes les espèces microbiennes pathogènes de l'eau d'alimentation. Mais l'argument sur lequel reposait cette conception du filtre n'était nullement probant. Quand un filtre de papier porte une petite déchirure, le trouble du liquide qui s'en échappe n'est pas en rapport avec le trouble du liquide qu'on y verse, et peut ne dépendre que de la quantité de produits solides déjà adhérents au filtre. De même, l'eau d'un filtre de Zurich peut entraîner la même quantité de germes que l'eau d'un filtre de la Sprée, sans que cela prouve que les germes entraînés dans les deux cas soient empruntés à une autre source que l'eau de filtration.

Un autre argument en faveur de la même conception du filtre était que les espèces microbiennes de l'eau filtrée ne sont pas les mêmes que celles de l'eau qui filtre, et sont beaucoup moins nombreuses. Cela prouve qu'il y a culture dans le filtre, et que les espèces qui s'y plaisent le mieux se développent le plus. Mais cela ne prouve pas qu'il n'y ait pas en même temps entraînement de quelques-uns des microbes apportés par l'eau.

329. Études de Fraenkel et Piefke. — C'est là du reste la conclusion expérimentale à laquelle ont abouti MM. C. Fraenkel et Piefke. Ils ont opéré sur un filtre qui était autant que possible une miniature des grands filtres industriels. Au début, ce filtre était rempli de sable neuf, et on y faisait passer de l'eau de Berlin filtrée, dans laquelle on avait introduit une grande quantité de germes de *B. violaceus*. Ce microbe n'est pas pathogène, et on le rencontre très rarement dans l'eau. Il est reconnaissable à ce qu'il produit un pigment violet dans les milieux de culture. Or on a vu qu'il passait au travers du filtre en quantités d'autant plus grandes que la pression était plus forte. Le filtre s'encrassait et mûrissait pendant l'expérience, dans le sens que nous avons donné plus haut à cette expression, et cette maturation n'empêchait pas le passage. On pouvait pourtant dire qu'au début le filtre de sable, ne fonctionnant pas encore, avait laissé pénétrer partout des bacilles qui étaient ensuite expulsés peu à peu. Pour éviter cette objection, Fraenkel et Piefke ont rempli leur filtre d'expérience de sable emprunté à un filtre industriel en fonction, et ils ont employé de l'eau brute au lieu d'eau filtrée. Cette fois le filtre fonctionnait mieux, retenait une plus forte proportion des bactéries ajoutées et de celles qu'apportait l'eau brute. Mais il laissait encore passer des germes de *B. violaceus*, en quantité d'autant plus grande que la pression était plus forte et le débit plus grand. Il en était de même pour les bacilles typhique et cholérique.

C'était un rude coup porté à l'idée qu'on se faisait des filtres. Aussi les objections n'ont pas manqué. On a fait observer, par exemple, que dans un filtre tout petit, le rapport de la circonférence à la surface était beaucoup plus grand que dans les filtres industriels. Or au pourtour du filtre, au contact du sable avec la paroi, les conditions de perméabilité et d'adhésion des germes ne sont pas les mêmes qu'en plein sable, et il était possible que ce fut par là que les *Bacillus violaceus* introduits gagnaient le liquide effluent. Cette action de parois, très sensible dans un petit filtre, eut été négligeable dans un grand. Pour éviter cette difficulté, Kabrehl a fait tapisser l'intérieur d'un vase de fer de matériaux analogues à ceux dont il devait le remplir pour en faire un filtre. Quand ce filtre, où il n'y avait plus d'actions de parois, a été en fonction, il y a fait passer, comme Fraenkel et Piefke, un bacille colorant. De plus, trouvant que ces savants avaient opéré sous des pressions trop fortes, il a réduit la vitesse d'écoulement et assuré par suite un plus long contact entre l'eau et la masse filtrante. Le résultat a été un peu meilleur que dans les essais de Fraenkel et Piefke, c'est-à-dire que la proportion de bacilles colorants qui passaient au travers de ce filtre était moindre. Mais il y en avait toujours. On ne peut donc qu'accepter la conclusion de Piefke et Fraenkel, que le filtre n'est nullement un appareil imperméable aux microbes, et n'arrête sûrement ni les bactéries vulgaires ni les bacilles typhiques ou cholériques. Le nombre qui en passe dans l'eau filtrée dépend de leur nombre dans l'eau qu'on filtre et de la rapidité de la filtration. Le commencement et la fin d'une période sont deux moments particulièrement dangereux, le premier parce que le filtre n'a pas encore acquis ses propriétés, le second parce que la pression exercée sur la couche supérieure et peut-être la multiplication des bactéries facilitent leur expulsion.

330. Phénomènes chimiques à l'intérieur d'un filtre. — Nous venons d'examiner un filtre au point de vue bactérien. Pour le bien connaître, nous aurions besoin de savoir en outre ce qui s'y passe au point de vue chimique. Nous savons déjà (**320**) que les changements apportés dans la constitution de l'eau ne sont pas profonds. Mais il est clair qu'ils ne peuvent être que très faibles, et qu'on ne pourra les observer que par des moyens délicats. Les nombres fournis par Percy Frankland nous donnent une idée du phénomène. En voici d'autres, empruntés aux filtres de Zurich. Les chiffres sont toujours des milligrammes par litre, et sont la moyenne de 1888 :

	Oxydabilité	Ammon. amidée	Ammon. libre	N. de bactéries par cc.
Zurich, avant filtration.	3,76	0,039	0,029	188
» après filtration.	3,04	0,023	0,003	19

En consultant ces chiffres, qui ressemblent à ceux qu'on pourrait retrouver dans d'autres villes, on voit que l'eau perd, en traversant le filtre, une grande partie de son ammoniaque libre qui est nitrifiée, une partie de son ammoniaque amidée que les microbes dégradent pendant le passage, enfin une partie de sa matière organique. Rien de moins étonnant que cette action microbienne. N'oublions pas que l'eau séjourne toujours quelques heures dans le filtre, peuplé de microbes du haut en bas. A Berlin, par exemple, avec une vitesse de 10 centimètres à l'heure pour une épaisseur de sable de 60 centimètres, c'est six heures que l'eau met à traverser le filtre.

Avec ce que nous savons de la grande richesse bactérienne des couches superficielles, nous pouvons deviner que c'est dans cette région que l'action bactérienne sera la plus puissante. C'est en effet ce dont témoigne une expérience intéressante de Piefke. Au travers de 3 filtres du même sable, dont les épaisseurs 0m7, 0m4 et 2m1, étaient entre elles comme les nombres 1, 2 et 3, il a fait passer avec la même vitesse la même eau, analysée à l'entrée et à la sortie au point de vue de son oxydabilité et de la quantité d'oxygène libre. Voici une de ces comparaisons. L'oxydabilité est évaluée comme elle l'a été jusqu'ici, en milligrammes d'oxygène ; l'oxygène libre en cent. cubes par litre. Le chiffre de bactéries donne le résultat de la filtration industrielle de la même eau, le même jour:

	Av. filtration	Après filtration		
		filtre de 0m7	filtre de 1m4	filtre de 2m1
Oxydabilité.	6,6	5,1	4,7	4,6
Oxygène libre	7,9	4,8	3,1	»
Bactéries.	62.840	»	3.700	

Si on veut avoir une idée de ce qui se passe dans le premier tiers ou dans les deux premiers tiers du filtre de 2m1, on n'a évidemment qu'à retrancher les uns des autres les nombres relatifs à l'oxydabilité et à l'oxygène libre dans les 3 filtres qui ont servi à l'expérience. On a alors, en décomposant par la pensée le filtre de 2m1 en 3 filtres de 0m7 superposés, les chiffres suivants pour la variation de l'oxydabilité et de l'oxygène dans chacun de ces filtres :

	diminution d'oxydabilité	diminution d'oxygène
1er filtre de 0m7. . .	1,5	3,1
2e filtre de 0m7. . .	0,4	1,7
3e filtre de 0m7. . .	0,1	»

La destruction de la matière organique et la consommation d'oxygène sont donc surtout prononcées dans les couches supérieures, et varient dans le même sens que la population microbienne. Il est clair, avec ce que nous savons des microbes, que nous avons le droit de rattacher toutes ces actions les unes aux autres, et de voir dans un filtre non seulement un crible à microbes, mais encore un épurateur de l'eau qui le traverse. Toutes proportions gardées, il se comporte comme les filtres des expériences de Massachusetts ; il brûle sa matière organique. Seulement, comme il n'est pas soumis à une filtration intermittente, il s'encrasse, quelle que soit la pureté de l'eau qui le traverse et a besoin d'être nettoyé.

331. Pourquoi le filtre ne se peuple-t-il pas du haut en bas ? — Avec cette conception, nous pouvons maintenant envisager le filtre sous une face nouvelle, et nous demander pourquoi il s'arrête dans son œuvre de purification. En d'autres termes, pourquoi l'œuvre de destruction de la matière organique devient-elle de plus en plus faible au travers de couches d'épaisseur égale, puisqu'à toute hauteur il y a encore de la matière organique, et encore des microbes. Ce n'est pas l'oxygène qui manque non plus, puisqu'après avoir traversé une épaisseur de 1m40, l'eau en contient encore les 3/8 de ce qu'elle contenait à l'entrée ; et puis nous savons que l'absence d'oxygène n'est pas un obstacle à la destruction de la matière organique. Pourquoi reste-t-il de cette matière dans l'eau filtrée industriellement ? N'y aurait-il pas avantage à ce que le filtre se peuple plus profondément et la fasse disparaître toute entière ? On se contenterait d'augmenter l'épaisseur du filtre et on aurait de l'eau tout à fait pure.

L'expérience a appris qu'on gagnait peu à augmenter l'épaisseur ou à laisser plus longtemps l'eau dans le filtre. C'est qu'en effet une cause naturelle intervient, celle des produits microbiens formés dans les couches supérieures, là où la vie microbienne est la plus active. L'eau qui les a traversées et qui s'y est transformée en partie, s'y est comme chargée d'un antiseptique, en très faible quantité, il est vrai, mais en quantités proportionnelles à son faible pouvoir nutritif, de sorte que cela suffit à la rendre peu propre à alimenter de nouvelles générations de microbes.

Il faudrait, pour que les matières ainsi introduites disparaissent, qu'elles puissent s'en aller par évaporation, oxydation ou autrement, comme elles disparaissent dans une eau qu'on puise au sortir du filtre et qu'on abandonne à elle-même dans une carafe. Il se passe pour l'eau de ces filtres le phénomène que nous avons étudié à propos des eaux naturelles. Elles se peuplent très rapidement. Elles ne se peuplent pourtant pas dans le filtre, pas plus qu'elles ne se peuplent en traversant le sol, et évidemment toujours par les mêmes causes.

Ce que l'étude des filtres apporte de nouveau sur la question, c'est qu'elle permet d'y introduire l'expérience. Voici un filtre dans lequel les couches microbiennes de la surface modifient la composition organique de l'eau qui les traverse de façon à la rendre moins propre à alimenter les microbes des couches inférieures. Modifions cette situation en changeant les conditions biologiques de l'eau qui filtre, ajoutons-y, en minimes quantités, du sucre, du bouillon, voire même seulement des sels minéraux. L'effet de cette addition est invariablement de troubler le fonctionnement du filtre, et d'augmenter, dans des proportions parfois considérables, le nombre des bactéries qui en sortent. On a même relevé, à Berlin, que la pluie tombant sur les bassins découverts avait parfois le même résultat, non pas en changeant la pression hydrostatique ou la vitesse d'écoulement, mais uniquement en apportant un trouble d'ordre biologique dans l'équilibre biologique délicat dont le filtre est le siège. Mais cette augmentation dans le nombre des microbes à la sortie est toujours temporaire. Après une période de trouble, le filtre reprend son équilibre, s'habitue aux affusions d'eau chargée de bouillon, et fournit à nouveau de l'eau filtrée pauvre en microbes. Si on le remet au régime de l'eau ordinaire, de nouveaux troubles surviennent, puis un équilibre nouveau.

En résumé, un filtre à sable, quelque grossièrement qu'il soit constitué en apparence, devient par suite de son fonctionnement, un organisme vivant, et sensible à une foule d'influences. Des colonies s'y organisent, entre lesquelles se font jour toutes les combinaisons et les nécessités de la lutte pour la vie Celles de la surface, les plus abondamment servies, se développent d'une façon exubérante et affament les autres, ou bien empoisonnent ce que celles-ci pourraient trouver de matière organique encore inaltérée. Il faut, pour bien fonctionner, qu'un filtre soit bien garni de microbes à sa partie supérieure, et qu'il ait une épaisseur telle que les microbes de ses couches profondes ne quittent pas, en proliférant, le contact immédiat des parois solides qui les retiennent. Tout cet ensemble est évidemment quelque chose de très différent de ce qu'on avait cru construire, et voilà précisément pourquoi nous avons tant insisté sur cette question.

BIBLIOGRAPHIE

PERCY FRANKLAND. Elimination des microorganismes de l'eau. *Proc. Roy. Soc.* 1895, p. 379.

PERCY FRANKLAND. Purification de l'eau; sa base chimique et biologique. *Trans. of Institution of civil Engineers*, 1886.

PERCY FRANKLAND. Filtration de l'eau pour l'usage des villes. *Trans. of the sanitary Institute of Great Britain* 1886.

PLAGGE et PROSKAUER. Rapport sur l'étude des eaux de conduite de Berlin. *Zeitschr. f. Hyg.* t. II, 1887.

PIEFKE. Principes pour obtenir de l'eau pure au moyen de la filtration. *Schilling's Journal*, 1887.

PIEFKE. Aphorismes au sujet de l'alimentation d'eau au point de vue technique et hygiénique. *Zeitschr. f. Hyg.*, t. VII, 1889.

A. BERTSCHINGER. Recherches sur l'action des filtres à sable de Zurich. *Vierteljahrschrift. d. naturf. Gesellsch. in Zurich.* 1889.

C. FRAENKEL. L'eau de boisson de la ville de Berlin est-elle sûrement dépouillée de ses éléments nuisibles par la filtration ? *Deutsche med. Wich.* 1889, p. 1021.

C. FRAENKEL et PIEFKE. Recherches sur les conditions de la filtration au sable. *Zeitschr. f. Hyg.* 1890.

PIEFKE. Sur la conduite des filtres à sable au point de vue de la police sanitaire. *Zeitschr. f. Hyg.* 1894.

G. KABREHL. Etudes expérimentales sur la filtration au sable. *Archiv. f. Hyg.*, 1895.

CHAPITRE XXXVII

FILTRATION DES EAUX FLUVIALES

Aux filtres industriels vient se rattacher, par un lien qui semble tout naturel, la filtration qu'on semble faire subir à l'eau des fleuves quand on creuse dans leurs berges, parallèlement à leur cours, des galeries latérales, où on maintient par un moyen quelconque le niveau de l'eau au-dessous de celui du fleuve, de façon à inviter celui-ci à se déverser dans son réservoir latéral. C'est ainsi que s'alimentent Lyon, Toulouse et beaucoup d'autres grandes villes, qui croient boire l'eau de leur fleuve, débarrassée par filtration de ses matières organiques et des microbes qu'elle pouvait contenir.

332. Origine de l'eau des galeries filtrantes. — Les notions que nous avons développées dans cet ouvrage ne concordent pas avec cette manière de voir. Elles nous disent, au contraire (**251**), que dans les vallées d'alluvion dont nos fleuves occupent le fond, il y a une nappe superficielle d'eaux souterraines qui se déverse de tous côtés dans le fleuve, en suivant naturellement les lignes de plus grande pente ou plutôt les lignes de plus facile pénétration. Cette couche n'est pas continue quand elle se déverse dans le fleuve. Il y a pour elle, comme pour les eaux superficielles, des vallons et des creux qui n'ont rien de commun avec le profil du sol et sont souvent masqués par lui. En fonçant un puits, on les trouve ici et non là. Mais en creusant une galerie d'une certaine longueur dans les berges d'un fleuve, on est sûr de couper un certain nombre de ces veines profondes et de profiter de leur eau, de sorte qu'une galerie filtrante n'est, au fond, qu'un puits ordinaire de grandes dimensions, creusé au niveau du fleuve.

Que, dans ces conditions, l'eau du fleuve vienne concourir pour une part plus ou moins considérable à l'alimentation de la galerie, c'est ce qui n'est pas douteux lorsque la cloison est et reste perméable. On peut pourtant dire que si ce filtre fonctionnait dans les conditions des filtres à sable que nous avons étudiés au chapitre précédent, il s'encrasserait vite, et comme il n'est jamais nettoyé, son débit tomberait bientôt à un niveau tout à fait bas. La même objection n'existe pas au sujet de la nappe d'eaux souterraines, où la surface filtrante est énorme par rapport à la surface d'écoulement, et est en outre tantôt aérée, tantôt noyée, c'est-à-dire dans les conditions qui permettent le nettoyage automatique des filtres d'épuration de l'eau d'égout. On voit donc que, même *a priori*, la part du fleuve dans l'alimentation des galeries apparaît problématique, tandis que la part des eaux souterraines est assurée.

Or, il y a un véritable intérêt hygiénique à être exactement renseigné sur ce point, parce que les dangers de contamination de l'eau sont très différents suivant son origine, et que les raisonnements à faire et les précautions à prendre varieront avec la solution, instinctive ou raisonnée, qu'on donne à la question. Si c'est vraiment l'eau du fleuve qui pénètre dans la galerie, on voit ce qu'on fait. On peut mesurer le débit du fleuve, calculer le degré de viciation auquel l'amènent les villes, les habitations ou les industries riveraines, mettre en balance les avantages et les inconvénients financiers et hygiéniques de la captation, enfin faire un calcul où il entre bien quelques données hypothétiques, mais dont les grands éléments sont pourtant assez exactement connus. Tout le monde ne fait pas ce calcul de la même façon, parce que tous n'ont pas la même confiance dans les données et ne donnent pas le même poids aux divers éléments du problème. C'est ainsi que, s'il faut en croire M. Jouon, la ville de Nantes n'a pas hésité, en 1857, à puiser directement son eau d'alimentation dans la Loire, et cela à quelques mètres en aval de l'égout d'un grand cimetière et sous des latrines publiques. Mais si une population a, dans une certaine mesure, et en vertu d'une foi aveugle dans ses filtres, le droit de s'exposer au danger qu'elle voit, elle a aussi celui de n'être pas exposée à un danger qu'elle ne voit pas, et tel est le cas possible quand l'eau des galeries de filtration provient non du fleuve, mais de la nappe souterraine.

Il est vrai de dire, en général, de celle-ci que, tant à cause de son volume parfois énorme que de la filtration fine qu'elle subit dans les couches poreuses du sol, elle est le plus souvent très pauvre en microbes, même quelquefois absolument privée de germes vivants, cultivables dans nos bouillons. Mais localement, elle peut avoir passé sous un groupe d'habitations, avoir reçu par infiltration des eaux ménagères, des eaux d'égout ou de latrines ; elle peut de ce fait devenir dangereuse et apporter des germes pathogènes dans la canalisation. Il faut donc, quand on est exposé à la recevoir dans des galeries de filtration établies au voisinage d'un fleuve, faire l'inspection des abords, examiner, tant au point de vue géologique qu'au point de vue géognostique, la pente générale, la direction, les lignes de parcours de la nappe souterraine, au moins à quelques kilomètres au voisinage de la galerie, bref faire une étude très soignée de la région environnante. Au lieu de regarder le fleuve, comme tout à l'heure, il faut regarder les flancs de la vallée qu'il parcourt. Les deux théories ont donc des conséquences pratiques très différentes, entre lesquelles il faut faire un choix. Pour cela, la première condition est de ne pas considérer le problème comme résolu. Voyons quels sont les éléments qu'on peut faire intervenir dans sa solution, et apprécions leur valeur relative.

333. Analyse chimique. — La question à résoudre est la suivante : Par quels moyens peut-on se convaincre que l'eau d'une galerie de filtration creusée le long d'un fleuve est l'eau du fleuve lui-même ? Il y en a un qui vient tout de suite à l'esprit et qui, chose singulière, a été bien rarement employé : c'est la comparaison des analyses chimiques des deux eaux. Il est clair que si ces analyses révèlent des différences de composition notables, ou bien encore la présence en quantités sensibles dans l'une des eaux d'un élément rare ou absent dans l'autre, la conviction s'impose, surtout si l'eau de la galerie ressemble par sa composition à celle des puits du voisinage. Il est clair que la comparaison des chiffres d'analyse de l'eau des puits riverains de la Seine et de l'eau du fleuve, telle que nous l'avons inscrite p. 535, ne laisse aucun doute sur l'origine de l'eau de ces puits. Mais, en général, on ne trouve pas de différences aussi tranchées, d'abord parce qu'on prend le fleuve en amont de la ville que ses eaux doivent desservir, puis parce que le fleuve étant fait, en partie au moins, de nappes souterraines qui l'ont rejoint en amont de la galerie, doit contenir les mêmes éléments que ceux que cette nappe lui apporte au niveau de la galerie. Il faudrait, pour qu'il en fût autrement, que le régime d'alimentation du fleuve ou de la rivière variât à très peu de distance en amont de la galerie, qu'il fût fait, par exemple, jusque-là, d'eaux circulant dans des terrains imperméables et relativement peu chargées de sels, et qu'ensuite viennent s'y mêler des eaux d'infiltration, d'ordinaire plus minéralisées. Mais précisément dans ce cas, une différence de composition chimique entre l'eau du fleuve et celle de la galerie n'aurait aucune signification absolue, et il faudrait y regarder de près pour conclure. Les eaux du fleuve sont alors sujettes à des variations de composition rapide, à raison du caractère torrentiel des eaux qui les alimentent dans les terrains imperméables, et il pourrait se faire que l'eau recueillie à un moment donné dans le fleuve ne puisse pas être comparée à l'eau qu'on va recueillir dans la galerie au même moment, mais qui a pu être empruntée au fleuve la veille ou l'avant-veille.

334. Analyse hydrotimétrique. — C'est sans doute pour ces raisons, et aussi parce qu'une analyse chimique précise est longue et difficile, que Belgrand, et un grand nombre d'ingénieurs après lui, ont substitué à l'analyse chimique une simple analyse hydrotimétrique. Cette méthode est affectée, comme on sait, d'une sorte d'incertitude générale qui peut inspirer la méfiance ; mais, à la condition de ne l'écouter que lorsqu'elle parle clairement, on peut en tirer des renseignements précieux.

Ainsi, dans une analyse comparative des eaux de la Seine et de celles d'une galerie de filtration dans laquelle la ville de Fontainebleau puise ses eaux, Belgrand a trouvé, pour les titres hydrotimétriques :

Eau de la galerie	21°,20
Eau du fleuve	16°,75

et les eaux de la galerie se rapprochaient beaucoup de celles des sources voisines, dont les titres hydrotimétriques variaient entre 19°,60 et 28°,80. Belgrand a eu le droit d'en conclure que les galeries s'alimentaient à peu près exclusivement au moyen de la nappe souterraine.

Mêmes conclusions pour Nevers qui s'alimente dans un puisard creusé sur la rive gauche de la Loire, au milieu des alluvions de la plaine, et où M. Rozat de Mandres a trouvé des titres de 4°,96 dans l'eau de la Loire, de 20°,70 dans celle du puisard. Mêmes conclusions pour Blois où les chiffres ont été de 7°,76 dans l'eau du fleuve, de 14°,45 dans l'eau de la galerie.

Les différences diminuent. Elles diminuent encore plus pour Toulouse, où les chiffres ont été, dans une expérience, de 13°,31 dans le fleuve, de 15°,92 dans la galerie. Nous retrouverons cet exemple tout à l'heure. A Lyon, le 28 janvier 1860, M. Belgrand a trouvé pour les titres hydrotimétriques :

Eau puisée	dans	le Rhône	16°
—	—	la galerie filtrante	17°,94
—	—	un autre bassin de filtration.	18°,43
—	—	un puits du village	23°,77

Ici la différence est encore assez grande entre l'eau du fleuve et celle des galeries pour témoigner de l'intervention des eaux de la couche des puits. Dans une récente étude, MM. Clavenad et Bussy sont arrivés à la même conclusion. L'influence de la nappe souterraine apparaît partout évidente. C'est son *quantum* seulement qui reste indécis dans les divers cas. Mais ce *quantum* a en somme peu d'importance. Il suffirait à la rigueur que l'eau de lavage d'une seule fosse d'aisance s'écoulât dans les galeries pour que l'eau, je ne dis pas *devienne* dangereuse, mais *puisse devenir* dangereuse.

Ces variations positives ou négatives du titre hydrotimétrique pendant la filtration ont été souvent expliquées par un dépôt ou un emprunt de matériaux aux parois de la couche filtrante La chose est possible, mais c'est là encore une vérité sur laquelle on n'a pas le droit de tabler *a priori*, et qu'il faut accompagner d'une démonstration. D'une manière générale, on peut dire qu'elle n'a pas pour elle la vraisemblance qui résulte des faits acquis. Lorsqu'une eau est fortement chargée de bicarbonate de chaux, ce qui amène une élévation notable du titre hydrotimétrique, on sait que l'agitation au contact de l'air, ou bien encore une filtration au travers d'un amas de gravier suffit à lui retirer sa propriété d'être incrustante ou pétrifiante. Mais M. Belgrand a fait voir qu'on n'arrivait qu'avec la plus grande peine à abaisser ainsi le titre hydrotimétrique au-dessous de 18 à 20°, et que tant qu'une eau ne dépassait pas ce titre, sa composition restait stable. Les exemples qu'il a fournis de ce fait sont tellement nombreux et tellement variés qu'ils suffisent à emporter les convictions, de sorte qu'on peut admettre comme fait général, et sauf exceptions qui nécessitent une étude spéciale, que la filtration ne doit pas faire varier du tout le titre hydrotimétrique d'une eau.

On peut appuyer ces notions de l'exemple du puits Lefort, creusé à titre d'essai, à Nantes, pour savoir si on pouvait compter sur le fleuve pour l'alimentation d'eau. Ce puits est creusé dans une île dont le sol est presque uniquement formé d'un sable quartzeux et feldspathique à grains fins. Il est entouré, en outre, dans sa partie supérieure, d'un épais massif artificiel formé du même sable. Enfin, au contraire de ce qui se passe d'ordinaire, les parois sont étanches et percées seulement de barbacanes latérales placées à des niveaux différents, et qu'on peut ouvrir et fermer à son gré. Quand elles sont fermées, le puits ne reçoit pas d'eau. Il semble bien qu'on se soit ainsi mis en garde contre toute intervention possible d'une autre eau que celle du fleuve. L'étude de cette eau, conduite d'une façon tout à fait méthodique, a montré, en effet, qu'elle avait exactement la même composition chimique que celle de la Loire. Quant aux titres hydrotimétriques, ils se sont trouvés coïncider exactement aussi dans les limites des causes d'erreur de la méthode. Voici les chiffres :

	Eau de la Loire, au droit du puits	Eau du puits Lefort
Titre hydrotimétrique . . .	10°,0	10°,5
Résidu de filtration par litre.	0°,012	0°,000
— d'évaporation . . .	0°,152	0°,140

On voit que le titre hydrotimétrique est à très peu près le même, et aussi la teneur en matières solubles, la différence des deux chiffres de la dernière ligne étant égale au poids des matières qui restent en suspension et que le filtre de sable arrête, de sorte qu'il n'y a lieu de soupçonner aucune intervention de la nappe souterraine dans l'eau du puits Lefort. Cet exemple corrobore toutes nos déductions antérieures au sujet de l'intervention des nappes souterraines dans l'eau des galeries latérales aux fleuves toutes les fois que l'identité de composition des eaux n'apparaitra pas à l'analyse.

335. Température. — Nous en avons fini avec le titre hydrotimétrique, et nous rencontrons devant nous l'étude non moins nécessaire de la température. Généralement, les eaux des puits riverains et des galeries filtrantes sont plus fraîches l'été, plus chaudes l'hiver que l'eau des fleuves, et généralement aussi on met ces différences de température sur le compte des masses filtrantes, qui, conservant toujours à peu près la même température, les rafraîchiraient l'été, les réchaufferaient l'hiver.

Voilà encore une notion qui a beau être acceptée généralement, elle n'en est pas plus sûre. Elle est peut-être exacte dans quelques cas, elle est sûrement fausse dans d'autres, et ma conclusion est toujours la même : méfions-nous et regardons. On peut prévoir qu'à raison de son énorme chaleur spécifique, l'eau se réchauffe et se refroidit avec une lenteur extrême, et l'expérience industrielle donne raison à cette conclusion. Les eaux d'Arcueil, qui ont à parcourir de Rungis à Paris un trajet d'environ 13 kilomètres, et dont le volume en été ne dépasse pas 12 à 15 litres par seconde, se réchauffent pendant l'été et se refroidissent pendant l'hiver sur les maçonneries de l'aqueduc, qui participent largement aux variations de température extérieure : mais leur variation de température n'atteint que rarement 1°. Celle de l'eau de la Dhuis, qui parcourt un aqueduc de 130 kilomètres de longueur, est au maximum de 2° en été, de 1° en hiver. Les eaux ont eu dans le trajet le contact d'un volume énorme de sol ou de maçonnerie, mais se défendent bien, comme on voit, contre leur influence. Il en est de même dans les tuyaux de conduite. A Paris, au travers des trajets les plus longs de la distribution de la ville, la plus grande variation constatée n'a jamais dépassé 2°,6, et encore cette variation correspondait à une température extraordinaire de 28° au point de départ, au bassin de Chaillot ; en arrivant à la fontaine marchande de la Boule-Rouge, l'eau était tombée à 25°,4.

C'est que d'ordinaire, c'est l'eau qui impose sa température au milieu dans lequel elle coule, et non le milieu qui lui donne la sienne. On devine pourquoi. Sa chaleur spécifique est cinq ou six fois plus grande que celle des matériaux du sol ou des constructions. Au point de vue des échanges de chaleur, c'est absolument comme si le poids de l'eau était quintuplé par rapport à celui des corps en contact. Quant aux pertes ou aux gains de chaleur par conductibilité, on sait qu'ils se font heureusement avec une lenteur extrême, et il suffit souvent de mettre en rapport le volume du filtre avec celui du liquide qui le traverse pour voir combien est problématique l'influence du premier sur le second.

Voici par exemple l'eau de Lyon, puisée à Saint-Clair dans des galeries filtrantes de 500 mètres de longueur environ, creusées sur la rive droite du Rhône. L'épaisseur de la paroi filtrante est faible. « Lorsque le Rhône coule à pleins bords, elle est de 25 mètres en face de l'usine Saint-Clair ; de 2 à 3 mètres sous le pont du chemin de fer, d'une douzaine de mètres en amont, et même moins. » Donnons à l'ensemble, pour tenir compte des talus lorsque le fleuve baisse, une épaisseur moyenne de 25 mètres. Donnons à la couche filtrante une épaisseur de 4 mètres, ce qui est certainement exagéré ; cela nous donne 100 mètres cubes par mètre de longeur, ou 50.000 mètres cubes sur toute la longueur de la galerie. C'est précisément le cube d'eau extrait chaque jour. Ainsi le volume d'eau qui traverse le filtre chaque jour est approximativement égal au volume du filtre, s'il ne lui est pas supérieur. Il est évident que dans ces conditions la température du filtre ne saurait être différente de celle de l'eau qui le traverse.

Cette eau qui a pénétré dans les galeries y rencontre, il est vrai, une réserve des jours précédents, qui pourrait modifier sa température. Mais cette réserve a filtré dans les mêmes conditions, avait aussi la température du filtre, et ne l'a que très peu modifiée pendant le temps de son séjour. Les expériences de M. Belgrand sur les bassins de Ménilmontant, faites pendant le siège de Paris, à un moment où le bassin ne contenait qu'une réserve de 100.000 mètres cubes d'eau non renouvelée, l'aqueduc de la Dhuis ayant été coupé par l'ennemi le 15 septembre 1870, ont montré que la température n'avait pas varié de 3° depuis le milieu de septembre jusqu'au milieu de décembre. On ne peut donc pas compter sur le sol ni sur la couverture des réservoirs pour des échanges de chaleur, et l'eau qui pénètre dans les galeries y conserve au moins pendant quelques jours sa température.

D'un autre côté, les courbes dressées par le service des eaux montrent qu'entre la température de l'eau des galeries et celle du Rhône, il existe une différence moyenne de 8°. Il me semble qu'il n'en faut pas plus pour démontrer que l'eau des galeries provient en grande partie d'une autre source que le fleuve.

Nous arriverions à des conclusions analogues pour les eaux de Toulouse, dont la différence de température avec les eaux de la Garonne est pourtant un peu moindre, en moyenne, que pour Lyon, attendu qu'elle ne dépasse pas 6° d'après les chiffres publiés par M. Brunhes.

Enfin, comme exemple d'une coïncidence plus étroite entre la température du fleuve et celle des galeries de filtration, je citerai l'exemple d'une des galeries creusées par d'Aubuisson pour l'établissement des fontaines de Toulouse, galerie qui était trop près du fleuve, comme d'Aubuisson le devina lui-même en constatant que sa température diminuait l'hiver jusqu'à n'être que de 2°, et se relevait dans l'été au-dessus de 20. Tel serait en effet le sort des galeries qui ne recevraient que de l'eau des fleuves, et comme de pareilles variations seraient inacceptables, il faut conclure que les galeries existantes et acceptées reçoivent toutes une proportion notable d'eaux rafraîchies par un long parcours souterrain.

Telle est encore la conclusion à laquelle nous arriverions en étudiant le côté bactériologique du problème. Mais ici l'argumentation doit encore davantage tenir compte des temps et des lieux et n'a plus rien de général. Il est ordinaire que l'eau des galeries contienne moins de microbes que l'eau du fleuve, et c'est là l'argument majeur qui sert à les justifier. Cet argument est extrêmement médiocre. Il ne vaudrait quelque chose que si l'eau des galeries était absolument stérile, et c'est ce qui est impossible. L'eau filtrée contient toujours des germes, et dès lors l'essentiel est moins de connaître leur nombre que de savoir d'où ils sont venus. L'eau chargée de germes d'un fleuve vierge, qui n'aurait subi aucune souillure humaine, serait infiniment meilleure que l'eau relativement pure d'une galerie filtrante dans laquelle se ferait une infiltration, si minime qu'on voudra, d'une fosse d'aisances, et c'est précisément parce que l'on a trop peu fait attention jusqu'ici aux abords des galeries, aux nappes d'eau souterraines qui les parcourent, que nous sommes entrés dans la discussion qui précède.

BIBLIOGRAPHIE

M. BELGRAND. La Seine, *Paris*, 1872.

BRUNHES. Variation de la température de l'air et des eaux du fleuve à Toulouse. *Mém. de l'Ac. des Sc. de Toulouse*, 1883.

HOFFMANN. Nappe souterraine et humidité du sol, *Archiv. f. Hyg.* 1883.

SOYKA. Recherches expérimentales sur les oscillations du niveau de la nappe souterraine. *Prag. med.-Woch.*, 1885.

SOYKA. Le sol. *Handbuch d. Hyg.*

CLAVENAD et BUSSY. Mémoire sur la filtration. *Annales des ponts et chaussées*, mars 1890.

ARLOING. Sur le projet d'amélioration et d'extension du service des eaux de la ville de Lyon. *Revue d'hygiène et de police sanitaire*, t. XIII, 1891.

JOUON. L'eau filtrée à Nantes. *Id.*, p. 119.

CHAPITRE XXXVIII

PURIFICATION SPONTANÉE DES EAUX COURANTES

Si les microbes et les impuretés que ramasse l'eau d'un fleuve sur son parcours allaient en s'accumulant sans s'y détruire, il se passerait pour la matière organique, vivante ou morte, ce qui se passe pour les chlorures (**309**), et l'eau deviendrait de plus en plus impure. Ce n'est pas ce qui se passe d'ordinaire, et l'expérience montre que la population microbienne et la richesse en matière organique d'une eau passent par une série de maximums et de minimums successifs, maximums après passage par une agglomération humaine, minimums avant d'en rencontrer une seconde.

Nous avons déjà vu (**270**) une des causes qui concourent à produire cet effet ; mais il y en a d'autres qu'on a successivement fait intervenir : 1° l'influence du mouvement qui, d'après Horvath, gêne la multiplication des bactéries et même, d'après Wernich, tue les bactéries déjà existantes ; 2° l'influence des dépôts qui se forment toujours par le mélange de diverses eaux et amènent des collages ; 3° l'influence du soleil qui assainit les eaux superficielles. Examinons séparément ces diverses causes de purification.

336. Influence du mouvement. — Nous procéderons dans cette étude comme nous l'avons fait jusqu'ici, c'est-à-dire que nous étudierons, avec les notions que nous possédons, le phénomène et les moyens de le mettre en évidence, pour pouvoir faire une critique plus assurée, bien que toujours périlleuse, des travaux où il a été étudié.

Tout d'abord les mots *mouvement* et *choc* ont une signification mécanique que nous pouvons éliminer *à priori*. On ne voit pas bien ce que c'est qu'un choc pour un microbe contenu dans un liquide, et pesant un milliardième de milligramme. Quant au mouvement de la masse d'eau qui l'emporte, il lui est sans doute aussi indifférent que celui de la terre qui emporte la masse d'eau, et on ne voit pas comment il pourrait intervenir.

Ce mouvement, qui n'intervient pas mécaniquement, peut avoir des conséquences physiques ou chimiques. Prolongé, il amène l'échauffement du liquide. Mais son action essentielle, avec ce que nous savons, est de renouveler les surfaces de contact de l'eau avec le vase qui le contient, et de permettre ainsi aux adhésions moléculaires de se manifester entre tout le solide et un nombre de plus en plus grand de molécules de liquide.

On sait ce qui se passe dans ces conditions : les corps solides amenés au contact s'agglomèrent entre eux, se collent aux parois de façon à ne pouvoir être détachés ensuite. Le liquide se clarifie, s'il est trouble, et s'il contient des germes ou des bactéries, il peut s'en débarrasser en les collant sur les parois. M. Certes a montré, en 1884, qu'un bon moyen de recueillir les infusoires en suspension dans une eau était d'y faire tomber une lamelle de microscope bien propre, qui happe au passage tout ce qu'elle rencontre, et M. Haffkine a fait à ce sujet, dans un travail consacré à un tout autre objet, quelques expériences dont le récit trouve naturellement sa place ici.

337. Expériences de Haffkine. — Deux tubes à essai identiques, renfermant chacun de l'humeur aqueuse de lapin, l'un chauffé une heure à 55°, l'autre resté le même temps à l'étuve à 32°, ont été ensemencés avec une gouttelette de sang de cobaye charbonneux qui leur a communiqué une faible teinte rose, puis laissés en repos. L'examen d'une gouttelette de liquide, fait de temps en temps pendant les premières heures, montre que les bacilles restent en suspension dans l'humeur chauffée et disparaissent peu à peu dans l'autre, si bien qu'au bout de 4 heures on n'en trouve plus. Comme l'humeur non chauffée est alors moins rouge et moins trouble que l'autre, on pourrait croire que les bactéridies se sont déposées au fond avec les globules sanguins : une agitation détache du fond des globules rouges, mais ne fait pas reparaître les bactéridies dans le liquide. Elles ne sont pourtant pas mortes, mais elles adhèrent aux parois dans le tube que contient l'humeur chauffée, tandis qu'elles ne s'y collent pas dans l'autre.

Voici qui le démontre : Aspirons dans des tubes capillaires de l'humeur aqueuse, chauffée ou non chauffée, et ensemencée avec une petite gouttelette de sang charbonneux. De ces tubes, laissés en repos sur une table, faisons sortir de temps en temps une gouttelette pour l'observation microscopique, et nous verrons qu'avec l'humeur chauffée comme avec l'humeur non chauffée, le nombre des bactéridies qui sortent avec la gouttelette va en diminuant, et qu'il n'y en a plus après 30 minutes ou une heure. Mais alors, en vidant le tube, en le remplissant ensuite d'une solution de bleu de méthylène, puis en le vidant à nouveau, on en voit au microscope les parois tapissées par les bactéridies, qui y étaient restées adhérentes malgré les lavages réitérés du tube.

On peut faire la même expérience avec 2 anneaux de verre qu'on transforme en cuvettes en les collant sur un porte-objet. Ces cuvettes, stérilisées, et remplies d'humeur aqueuse chauffée et non chauffée, ensemencée comme plus haut avec de la bactéridie charbonneuse, ont été abandonnées au repos, couvertes par une lamelle, pendant 6 heures. On a pris alors, à la surface de chacune des deux, une gouttelette de liquide qu'on a étalée sur lamelle pour l'examen microscopique ; on a ensuite aspiré le reste du liquide, qu'on a bien agité avant d'en faire une préparation. Enfin, on a détaché les deux anneaux de verre du porte-objet, et on a laissé ce dernier se dessécher. Puis toutes ces préparations, colorées au bleu de méthylène, ont été étudiées au microscope. Nulle part la bactéridie n'avait perdu l'état de bâtonnets courts, ce qui est très favorable à l'observation. Or, tandis qu'il était facile de retrouver des bacilles dans les prises faites à la surface et dans l'épaisseur de l'humeur chauffée, il n'y en avait pas dans les préparations faites avec l'humeur non chauffée. En revanche le fond de la cuve qui l'avait contenue en montrait des couches serrées. Concluons que la bactéridie adhère moins aux molécules de l'humeur aqueuse chauffée et davantage aux parois de verre.

Avec le sérum, on ne retrouve plus les mêmes phénomènes. Humeur aqueuse chauffée, humeur aqueuse non chauffée, sérum sont donc très différents au point de vue des actions moléculaires du bacille charbonneux sur le liquide et sur le verre que ce liquide baigne. Nous avons même vu plus haut que, dans un même liquide, les bactéridies se collent à la paroi, tandis que les globules rouges se contentent de se déposer à sa surface, et peuvent en être séparés par l'agitation. Bref, nous retrouvons, dans tous ces phénomènes, la contingence que nous avons tant de fois signalée au sujet des phénomènes d'adhésion moléculaire, de teinture et de mordançage.

Que conclure de là? Que quand on agitera un liquide dans un vase de nature quelconque, il y aura toujours à prendre garde à la cause d'erreur que nous venons de signaler. On sera toujours exposé à considérer comme morts, parce qu'ils ne donnent pas de colonies dans une culture sur gélatine, les germes qui ont disparu du liquide, parce qu'ils se sont collés sur les parois en nombre d'autant plus grand que l'agitation aura été plus prolongée. Comme ce collage dépend de la nature du liquide, celle-ci pourra jouer un rôle. Un liquide plus nutritif pourra favoriser à la fois la multiplication et l'adhésion, ou bien l'un et pas l'autre, etc. De là une foule de contradictions dont il ne sera pas toujours facile de démêler les causes.

Enfin, l'agitation du liquide pourra agir par voie chimique en favorisant l'aération ou, en général, les échanges gazeux. De là aussi une source de contradictions. L'aération favorisera le développement des organismes aérobies ; M. Pasteur avait vu, en 1871, que l'on avait une plus abondante récolte de levure de bière en agitant d'une manière régulière le liquide de culture au contact de l'air. Par contre, l'aération sera défavorable, comme il l'a démontré lui-même, aux organismes anaérobies, comme le ferment butyrique et le vibrion septique. L'effet d'une même agitation, sur un même liquide dans un même vase, pourra donc être très différent, suivant la nature des êtres qui le peuplent.

338. Contradictions apparentes des savants sur ce sujet. — Toutes ces diverses causes d'illusion et d'incertitudes ont été très inégalement visées dans tous les travaux publiés sur la question, et il n'y a pas à s'étonner que leurs résultats soient tout à fait contradictoires. Horvath et P. Bert concluent à l'influence nuisible du mouvement. Nägeli critique les expériences de Horvath sans insister sur ce qui est, à mon avis, la véritable cause d'erreur. Hansen leur oppose les résultats d'une expérience en grand, analogue à celle de Pasteur sur la levure de bière. Reinke recommence à son tour une expérience de Dumas qui avait essayé de voir quelle action avaient les vibrations longitudinales d'un tube sur la fermentation du liquide qu'il contient. On ne voit pas bien ce que ces mouvements d'onde sonore ont de commun avec les mouvements d'Horvath, et on ne se représente pas comment ils pourraient influencer les propriétés protoplasmiques. Buchner trouve, au contraire d'Horvath, que l'agitation d'un liquide contenant des bacilles du foin ne les empêche pas de proliférer et de donner des spores; Tumas et Roser constatent même qu'une légère agitation est favorable.

Tous les mouvements dont nous venons de parler étaient irréguliers et accompagnés de chocs. On peut aussi soumettre les liquides à l'action de la force centrifuge. Celle-ci amène naturellement un classement des microbes, qui vont se coller contre la paroi du vase opposée à l'axe de rotation, et y restent fixés. Il faut alors, comme l'a fait Scheurlen, agiter à nouveau le vase pour détacher celles qui sont détachables, avant de faire une numération. Dans une expérience de centrifugation d'un liquide tenant en moyenne 50 bacilles tuberculeux par cc., Scheurlen en a trouvé, l'opération faite, 10 à 15 dans les couches supérieures du liquide, 20 à 25 au milieu et 1.000 et plus dans le fond, que l'agitation du liquide remettait en suspension. Si leur adhésion pour la paroi avait été plus forte, ou si on n'avait pas agité, on aurait pu croire à l'action nocive de la force centrifuge. C'est peut-être cette cause d'erreur qui explique les résultats de Pöhl, qui a vu une urine contenant originairement 9.118 microbes par cc., être réduite à 104 après 1 heure de centrifugation.

On pourrait de même opposer les uns aux autres les résultats de Cramer, qui trouve que le repos favorise la multiplication des germes, et ceux de Leone qui trouve que le repos et le mouvement sont indifférents. Gartner est le seul qui semble avoir eu l'idée de décomposer le problème pour le mieux résoudre. Au lieu de prendre pour matière des expériences les microbes si variés de l'eau, il la stérilisait et l'ensemençait avec des microbes bien connus. La plupart de ceux qui vivent dans l'eau étant aérobies, il ne faut pas s'étonner s'il a observé que dans l'eau agitée, même à des températures de 6 à 10°, il y a encore multiplication des germes. Mais comme il opérait dans un milieu médiocre, où les plus petites variations ont de l'influence, il ne faut pas s'étonner non plus s'il a trouvé que c'était tantôt le liquide agité, tantôt le liquide en repos qui se peuplait le plus vite. Il a aussi relevé des différences dans l'effet de la forme du vase, de son mode de fermeture, du mode d'agitation, mais des différences variables et sans intérêt. Enfin, il a vu aussi que tous les microbes ne se comportaient pas de la même façon, ce à quoi il fallait s'attendre. Il en a tiré la conclusion qu'il était à peu près indifférent, pour les analyses bactériologiques de l'eau, de l'étudier sur place ou de l'emporter au laboratoire, pourvu que l'examen en soit rapidement fait.

En résumé, on voit que la question est à reprendre en tenant compte des causes d'erreur ou d'illusion que nous avons signalées, et qui ne sont du reste pas les seules pouvant intervenir en pareille matière, mais elles suffisent à expliquer les principales contradictions des travaux publiés jusqu'ici.

339. Influence des coagulations et des dépôts. — On ajoutera évidemment à la puissance des actions d'adhésion moléculaire en agitant l'eau avec des poudres insolubles, ou en y produisant des coagulums qui font apparaître, en chaque point, une molécule solide sur laquelle les bacilles voisins vont se fixer. Etudions successivement ces deux modes d'épuration.

Avec le premier vont s'introduire d'abord des questions de nature des poudres. Tous les corps n'ont pas d'adhésion pour les bactéries, et nous savons déjà que le charbon vaut mieux que le sable. De plus, il y aura des questions de quantité et aussi des questions de surface pour le même poids, c'est-à-dire des questions de porosité, de finesse et de densité. Nous pouvons prévoir, en outre, que les bactéries étant simplement entraînées avec la poudre, et non détruites, elles vont se multiplier dans le dépôt qui se formera, à moins qu'il n'ait des propriétés antiseptiques. Enfin, elles se multiplieront aussi dans le reste du liquide, à moins qu'il n'ait été entièrement stérilisé, d'autant plus vite qu'elles seront moins nombreuses, de sorte que la purification réalisée à la surface risquera d'être temporaire.

Les études expérimentales sur ce sujet ont été commencées en 1884 par Percy-Frankland. Kruger a fait ensuite des expériences plus circonstanciées et plus voisines de la pratique. Percy-Frankland agitait son eau avec un centième de son poids de la poudre à étudier. Kruger n'a pas dépassé 2 millièmes. L'agitation faite, on versait l'eau dans un vase et, à intervalles variables, on allait puiser de l'eau à la surface (S), au milieu (M), et au fond (F) de ce vase, pour savoir ce qu'elle contenait de germes vivants. Quelques chiffres vont nous donner une idée de ce qui se produit. Voici ceux qui ont été obtenus après agitation avec un demi-millième et 2 millièmes d'argile de potier séchée, pulvérisée et stérilisée. L'eau comptait originairement environ 5.000 bactéries par cc. Voici ce qu'il y en avait à divers intervalles, après un repos complet à 7° :

	Sans rien			0 gr. 5 d'argile p. litre			2 gr. d'argile par litre		
	S.	M.	F.	S.	M.	F.	S.	M.	F.
Après 2 heures.	5.300	6.100	5.500	575	887	33.500	365	670	43.600
— 20 — .	6.000	6.700	6.200	521	155	43.600	121	53	150.000
— 50 — .	7.200	6.000	7.000	6.900	6.200	66.300	3.900	4.200	171.000

Le carbonate de chaux, la terre d'infusoires, l'alumine, la brique, le charbon végétal se comportent comme l'argile. On voit que celle-ci entraîne dans les profondeurs les microbes de l'eau, en quantités d'autant plus grandes qu'il y a plus de poudre ; mais il en reste toujours, et, au bout de 2 ou 3 jours, si les couches profondes sont plus peuplées, celles de la surface le sont à peu près autant que si l'eau n'avait été soumise à aucun traitement.

Le sable très fin et le coke pulvérisés se sont comportés autrement dans les expériences de Kruger. Ils ne changent presque rien à la loi de distribution des microbes, même pendant les premières heures. C'est ce dont témoignent les nombres suivants relatifs à du sable blanc pulvérisé et finement tamisé. L'eau contenait à l'origine environ 5 300 bactéries par cc.

	Sans rien			0 gr. 5 sable par litre			2 gr. sable par litre		
	S.	M.	F.	S.	M.	F.	S.	M.	F.
Après 1 heure..	5.300	5.000	6.000	4.800	4.700	5.100	3.200	5.000	6.100
— 6 — .	5.000	5.100	6.100	3.800	4.300	7.000	2.100	2.100	9.300

On voit qu'il n'y a plus qu'une légère trace de la purification produite par le même poids d'argile pulvérisée.

Quand on agite l'eau avec des substances solubles, sa constitution est changée, son action sur les bactéries présentes l'est en même temps, et suivant les cas, on aura ou une multiplication plus rapide des bactéries, ou, au contraire, des effets antiseptiques. De ces substances, la plus intéressante est la chaux, qui d'abord gêne la plupart des microbes en rendant le milieu alcalin, puis qui, lorsque l'eau contient du bicarbonate de chaux, amène un dépôt gélatineux qui produit un collage. Kruger l'a étudiée par les mêmes procédés que précédemment, et voici les nombres qu'il a obtenus. L'eau étudiée contenait 59.600 bactéries au cc. Après l'addition de 0 gr. 2 de chaux par litre, on y a trouvé, à 8° :

	Surface	Milieu	Fond
	—	—	—
Après l'opération	878	763	336
67 heures après......	630	1.684	153
546 —	2 700	836	1.170

On voit que c'est l'effet antiseptique qui l'emporte de beaucoup sur l'effet d'entraînement et de collage. La destruction des bactéries est immédiate, et ce n'est que lentement que se fait une multiplication nouvelle des bactéries les plus résistantes. Il y a à reprocher à cette expérience qu'elle sort des conditions de la pratique. La quantité de chaux ajoutée est trop considérable, et il vaut mieux revenir pour cette étude aux conditions expérimentales de Percy-Frankland dans son travail sur la méthode de Clark.

340. Méthodes de Clark, de Gaillet et Huet, etc. — Cette méthode consiste à ajouter à l'eau assez de chaux pour faire disparaître ce qu'on appelle sa *dureté temporaire*, celle qui disparaît par l'ébullition, et qui est due au bicarbonate de chaux. Il se forme du carbonate de chaux qui se précipite, et soit dans des essais de laboratoire, soit en grand, on trouve que l'eau abandonne au dépôt la presque totalité de ses bactéries. C'est ainsi qu'une eau calcaire est tombée, en deux jours, de 322 bactéries par cc. à 4, subissant ainsi une réduction de 99 0/0.

La méthode de Clark n'élimine que le bicarbonate de chaux, elle ne touche ni aux sulfates, ni aux chlorures de cette base. C'est pour modifier ces derniers que Gaillet et Huet ont imaginé d'ajouter à la chaux employée par Clark un peu de soude caustique qui décompose le sulfate de chaux et le chlorure de calcium en mettant de la chaux en liberté. Percy-Frankland a aussi étudié cette méthode et trouvé qu'elle réduisait à 4 bactéries par cc. l'eau d'un puits artésien de Londres qui en contenait 182.

341. Méthode Anderson. — Ces méthodes de purification de l'eau par précipitation ont l'inconvénient d'exiger un dosage préalable, toujours un peu incertain. Si on n'atteint pas la limite, l'effet d'épuration bactériologique ou chimique n'est pas complet : si on la dépasse, on risque de laisser dans l'eau un excédent de chaux ou de soude, tous deux nuisibles. La méthode Anderson enlève au contraire à peu près sûrement tout ce qu'elle ajoute. Elle consiste à faire d'abord passer l'eau à épurer sur des copeaux ou des rognures de fer, en agitant pour que l'oxygène intervienne. Dans ces conditions, il y a oxydation du métal et il se forme des sels ferreux solubles. On fait ensuite circuler à l'air l'eau chargée de ces sels, qui s'oxydent, deviennent des sels ferriques, et précipitent de l'oxyde de fer très divisé et gélatineux, qui colle et entraîne toutes les substances contenues. On voit que les sels de chaux n'ont aucun rôle à jouer, et que le titre hydrotimétrique peut ne pas être atteint. La matière organique est légèrement diminuée, probablement parce que le précipité d'hydrate de sesquioxyde de fer l'entraîne. Ce sont surtout les microbes qui s'éliminent avec le dépôt. Ce dépôt est séparé par le repos, ou retenu par des filtres qui fonctionnent très bien sur un précipité déjà cohérent.

Van Ermengen a trouvé à Anvers qu'une eau qui contenait 100.000 bactéries au cc. n'en gardait plus que 4 à 6 au sortir des fitres, avant tout séjour à l'air. A Boulogne, l'eau débitée par les filtres contient de 200 à 400 microbes par cc., c'est-à-dire environ un millième de ce qu'elle contenait à l'entrée.

Beaucoup d'autres méthodes de purification ont été publiées que nous ne décrirons pas, parce qu'elles ne nous apprendraient rien de nouveau. Partout il y a un mélange d'actions physiques ou chimiques qui aboutissent à une coagulation et à un entraînement mécanique des germes en suspension dans l'eau. Nous nous bornerons à ajouter en terminant que ces actions ne sont pas purement industrielles.

342. Actions naturelles du même ordre. — Des actions du

même ordre sont constamment en jeu dans la nature. Voici une rivière traversant des prairies tourbeuses : elle en sort chargée de matières organiques et d'acide carbonique. Si elle rencontre ensuite du carbonate de chaux sur les rives ou les cailloux de son lit, elle va le dissoudre pour le déposer un peu plus loin sous forme de masses demi-glaireuses, formées d'un feutrage minéral imprégné de matière organique : c'est de l'auto-épuration. Voici dans un fleuve chargé d'argile, des eaux de fond qui viennent sourdre avec des chlorures ou des sels ammoniacaux, ou encore, dans un fleuve contenant des matières organiques, des eaux ayant dissous, dans les couches terrestres qu'elles ont traversées, du bicarbonate de chaux ou des sels de fer : un dépôt va se former qui entraînera tout ou partie des éléments en suspension ou même en solution ; ce sera encore une épuration naturelle.

343. Actions vitales. — Ces précipitations par adhésion réciproque modifient simplement la distribution des microbes dans une eau sans en tuer aucun, et là-dessus on pourrait croire que le bénéfice est mince au point de vue de l'épuration totale et de la destruction des microbes. Ce serait oublier qu'on change ainsi le mécanisme des actions vitales qu'ils exercent les uns sur sur les autres, et les conditions de leur lutte pour la vie. Dans les couches purifiées de la surface, le champ est ouvert pour ceux qui y ont persisté, et nous avons vu en effet, dans les expériences de Kruger, qu'ils ne tardent pas à y pulluler à nouveau. Mais nous savons aussi que les circonstances qui ont amené cette pullulation sont favorables, car les microbes sont les plus grands ennemis des microbes, et il n'y a pas de précipitation chimique ni de filtration poreuse, si parfaite qu'elle soit, qui vaille une bonne invasion de germes et une impureté passagère. Une eau simplement purifiée, par filtrage ou par collage, conserve la plus grande partie, sinon la totalité, de la matière organique, et sera constamment exposée à recevoir et à nourrir des germes qui pourront être nocifs, tandis qu'une fois purifiée par des espèces banales, elle sera devenue un milieu résistant ou impropre à toute implantation nouvelle. Quand quelques générations de ferments y ont collaboré ou s'y sont succédé, la matière organique primitive a été brûlée et a pris des formes plus simples. Ce qu'on appelle l'azote albuminoïde a diminué ou a disparu, l'azote ammoniacal y a augmenté, et, si les ferments nitreux ou nitriques ont pu terminer ce travail, l'azote ammoniacal lui-même est remplacé plus ou moins par de l'azote nitreux ou nitrique. A ce moment l'eau, si elle est limpide et contient peu de germes, ce qui est d'ordinaire le cas, est une eau potable de premier ordre, et peut nourrir les diatomées, les algues vertes, les végétaux, microscopiques ou non, qui ont la faculté de créer leur matière vivante aux dépens de l'acide carbonique de l'air, de l'ammoniaque ou des nitrates des eaux. Les espèces qui la peuplent alors sont considérées comme salutaires, et les eaux assez pures pour nourrir des algues et des diatomées sont celles qu'on recherche partout.

Mais il ne faudrait pas en conclure que ce sont les algues et les diatomées qui purifient l'eau, comme l'ont fait Lœw, et à sa suite Pettenkofer. Divers savants ont montré, je le sais bien, que les végétaux chlorophylliens peuvent se nourrir aux dépens d'autres matériaux carbonés et azotés que l'acide carbonique et les nitrates, consommer des sucres, des combinaisons amidées, de l'asparagine, de l'urée, etc. Mais il a fallu, pour leur trouver ces propriétés, les mettre à l'abri de toute concurrence vitale. Dans la nature, ils sont en lutte avec des espèces microscopiques mieux outillées qu'eux-mêmes pour utiliser et détruire ces substances encore complexes, et leur part dans la purification de l'eau est bien réduite, si elle existe encore. Dans le cycle complet de microbes qui commence par les anaérobies et la fermentation à l'abri de l'air, qui se poursuit par les aérobies et les combustions vitales à l'aide de l'oxygène de l'air, ils n'arrivent que lorsque ces derniers ont à peu près terminé leur action. Qu'ils puissent les aider pour déblayer définitivement le terrain, cela est possible et même probable, car il n'y a pas de frontières entre les fonctions des espèces vivantes, mais au contraire, une imbrication compliquée des unes dans les autres. Dans l'ensemble, ces irrégularités de bordure disparaissent, et les groupes apparaissent bien nuancés. Les ferments anaérobies produisent des dislocations intérieures, et l'oxygène de l'acide carbonique qu'ils dégagent provient en presque totalité de la matière fermentescible ; les aérobies font des combustions à l'air libre, l'oxygène de leur acide carbonique provient en presque totalité de l'air extérieur. Les êtres microscopiques chlorophylliens reprennent cet acide carbonique, en dégagent de l'oxygène, et aèrent ainsi l'eau ambiante. Ils peuvent entrer en symbiose avec les aérobies : ils entrent rarement en concurrence vitale, parce qu'ils ont toutes chances d'y être écrasés.

Ce ne sont pas seulement ces notions théoriques solidement assises qui combattent la manière de voir de Lœw. Uffelmann lui oppose des expériences. En ensemençant dans de l'eau de la Warnow, à Rostock, des algues, des diatomées, et cette *Euglena viridis* (fig. 60), l'infusoire bien connu, auquel Lœw avait surtout attribué l'épuration des eaux superficielles, il n'a observé qu'une diminution insignifiante dans la quantité de matière organique, et qu'une décroissance très faible dans le nombre des bactéries, alors que le nombre des algues avait certainement augmenté, à en juger par la couche de matière verte qui recouvrait les parois des vases. A vrai dire, il n'y a pas grand'chose à tirer de cette expérience. Alors même qu'elle aurait réussi, c'est-à-dire qu'on aurait constaté la coexistence de la diminution de la matière organique et de l'augmentation de la matière verte, il aurait encore fallu se demander si les deux phénomènes dépendaient l'un de l'autre, et s'il n'y avait pas entre les deux un rouage intermédiaire : dans l'espèce, celui des microbes aérobies.

Un autre point visé par M. Uffelmann mérite une mention spéciale : c'est l'influence possible des gros infusoires flagellés et des amibes. De ces êtres, les uns englobent des fragments, parfois volumineux, de matières organiques encore complexes ; les autres sont carnivores, s'alimentent de proies vivantes, et absorbent et détruisent de grandes quantités de bactéries. Mais si on veut pour cela leur faire une place à part, il faut faire aussi une place zoologique à part aux brochets dans un vivier rempli de petits poissons. A envisager les choses en gros, comme on est obligé de le faire dans une étude générale, il n'y a aucune différence essentielle entre un kolpode qui absorbe et digère un fragment de matière organique, et un bataillon de bactéries qui le dissolvent avant de l'absorber. Ces gros infusoires sont en outre presque tous des aérobies, qui ne peuvent vivre dans un liquide fermentescible ou putréfiable que lorsque l'oxygène peut pénétrer avec eux dans les profondeurs. Aussi restent-ils cantonnés à la surface, pour peu que le liquide soit riche en matière organique et les expose à la concurrence vitale des ferments.

Dans une infusion végétale de foin, où leurs germes enkystés sont présents dès l'origine, ils ne se développent pas les premiers, et attendent que les bactéries aient, en pullulant, formé à la surface une couche grouillante de vie où les flagellés se promènent en animaux de proie. Ce n'est encore que dans les eaux très pures qu'on trouve des amibes à une certaine profondeur.

En somme, l'épuration de l'eau par les microbes est le procédé général de la nature, celui qu'elle emploie non seulement dans les eaux, mais partout, pour restituer au monde inorganique les éléments de la matière vivante. Grâce à l'ubiquité des germes, on peut admettre que toute substance, organisée ou organique, devient la proie des êtres les mieux faits pour en tirer parti. Nous n'avons à redouter, dans ce phénomène général, que les déviations qu'il subit parfois, absolument comme nous avons à craindre, dans le concours normal de cellules qui constitue l'état de santé, de voir s'introduire ce trouble qui constitue la maladie. Mais cela n'empêche pas que les microbes ne soient, dans les eaux comme ailleurs, l'agent vital de dépuration. Les actions physiques que nous avons signalées peuvent jouer un plus ou moins grand rôle : elles n'en sont pas moins l'exception. Les microbes sont la règle, et on a en principe tort de se plaindre quand on en trouve au fond des galeries filtrantes ou sur les parois des vases de filtration. C'est parce qu'il y en a là qu'on est moins exposé à en trouver dans l'eau qui circule, et presque toujours celle-ci ne devient potable qu'à la condition d'avoir été habitée et temporairement impotable.

344. Action de la pression. — Pour compléter la liste des actions physiques auxquelles on a demandé la destruction des germes, il faudrait encore citer la pression. Envisagé dans son sens purement physique, ce mot n'a qu'une signification très incertaine, quand on l'applique à des êtres vivants, dont les tissus, plus ou moins gorgés ou pénétrés d'eau, obéissent à la loi de la transmission des pressions. Quelque élevée que soit dès lors la pression extérieure, elle se fait équilibre à elle-même en tous les points, et on ne voit pas bien l'effet qu'elle peut produire. La diminution de volume subie par les éléments anatomiques comprimés est trop faible pour pouvoir produire un effet sensible. Le volume d'un élément anatomique ne joue, à notre connaissance, aucun rôle dans sa fonction.

Des variations brusques de pression doivent pourtant avoir une influence fâcheuse, surtout dans les organismes complexes, où le jeu des compressions et des dépressions n'est jamais instantané. Lorsqu'il y a des gaz, il peut même en résulter des désordres, ainsi qu'on le sait depuis longtemps par les précautions qu'exigent l'entrée et la sortie des ouvriers dans l'air comprimé. Peut-être la compression ou la détente de quelques cellules s'accompagnerait de même de l'entrée ou de la sortie des liquides, pouvant provoquer de ces coagulations protoplasmiques que nous savons être si faciles dans certains éléments anatomiques.

Mais la pression peut agir non seulement sur les dimensions et le volume de la cellule, mais aussi produire des effets physiologiques sur la respiration, ou plutôt sur la consommation d'oxygène. On sait que beaucoup de phénomènes chimiques changent avec la pression. Le phosphore, par exemple, qui brille à l'obscurité dans l'air ordinaire, n'est plus lumineux dans l'oxygène pur, ni dans l'air comprimé, d'après P. Bert, ni dans l'air trop dilué, d'après Joubert. Il pourrait se faire que certaines fonctions protoplasmiques se comportent de même.

C'est le sentiment vague de ces possibilités qui a fait accueillir avec tant de surprise la nouvelle que les plus grands fonds de la mer étaient habités. Mais dès qu'on a su qu'il y avait des êtres vivants à toutes les profondeurs, il a été évident qu'il y avait aussi des microbes, et M. Certes a constaté, en effet, qu'on n'empêchait pas la putréfaction d'un morceau de viande en le soumettant dans l'eau à une pression de 300 ou 400 atmosphères. Roger a pu de même exposer, sans les gêner beaucoup, des cultures de microbes à des pressions de 3000 atmosphères.

Ces expériences avaient été précédées d'autres expériences de P. Bert, qui semblaient conduire à une conclusion toute opposée. En soumettant à l'action de l'oxygène comprimé des liquides chargés de microbes, il les stérilisait. Cette action de l'oxygène comprimé a fait depuis l'objet de travaux assez contradictoires que le moment n'est pas venu d'étudier. Nous les retrouverons, en compagnie de ceux qui ont été faits sur l'acide carbonique comprimé, à propos des antiseptiques, où ils seront mieux à leur place. La pression n'est alors qu'un moyen d'exalter l'effet ou la puissance chimique du gaz, et sort ainsi de notre cadre.

BIBLIOGRAPHIE

Mouvement des liquides

HORVATH. *Pfluger's Archiv.*, 1878, p. 125 et 129.

NÆGELI. Théorie de la fermentation ; Munich, 1879.

E. CH. HANSEN, *Meddelelser d. Carlsberg Labor*, 1879 et *Just's J. botanischer Jahresbericht*, 1879, p. 553.

REINKE. *Pfluger's Archiv.*, 1880, t. XXIII, p. 434.

BUCHNER. *Sitzungsber. d. k. bay. Akad. d. Wiss*, 1880, II. 3, p. 382 et 406.

WERNICH, Desinfections lehre ; Vienne-Leipzig, 1880.

HOPPE-SEYLER. Action de l'oxygène sur les fermentations, *Festschrift*, Strasbourg, 1880.

TUMAS. *St-Pétersb. med. Woch.*, n°18.

ROSER. Beitrage z. Biol. d. niederster Organismen, Marbourg, 1881.

POEHL. Recherches chimiques et bactériologiques sur l'alimentation d'eaux de St-Pétersbourg, St-Pétersbourg, 1884, p. 24.

LEONE. *Att. d. R. Accad. d. Lincei*, Rome, 1885.

WOLFHUGEL et RIEDEL. *Arb. a. d. k. Gesund*, 1886, p. 463.

CRAMER. Etude de l'eau dans *Tiemann-Gärtner*, 1889, p. 536.

SCHEURLEN. Action de la force centrifuge sur les bactéries en suspension, surtout sur la distribution des bactéries dans le lait ; *Arb. a. d. k. Gesundh.* t. VII, 1890.

B. SCHMIDT. Influence du mouvement sur la croissance et la virulence des microbes. *Archiv. f. Hyg.*, t. XIII, 1891, p. 247.

Action des poudres et des coagulums.

PERCY-FRANKLAND. Elimination des microorganismes de l'eau ; *Proceed. of Institution of civil Engineers*, 1886.

KRUGER. Action physique des dépôts sur les microbes de l'eau. *Zeitschr. f. Hyg.*, t. VII, p. 86, 1889.

PERCY-FRANKLAND. Purification de l'eau par la sédimentation. *Centralbl. f. Bakt.*, t. XIII, p. 122, 1893.

V. et A. BABES. Stérilisation de l'eau par la limaille de fer. *Bull. acad. de médecine*, juillet 1892.

BURLUREAUX. Epuration de l'eau de boisson. *Arch. de méd. expérimentale*, t. IV, p. 581, 1892.

M. SCHIPILOFF. Stérilisation de l'eau par le permanganate de potasse. *Revue méd. de la Suisse romande*, 1892.

V. et A. BABES. Eau exempte de germes. *Centralbl. f. Bakt.*, 30 juillet 1892.

KARLINSKI. Sur la sédimentation des bactéries dans les grands bassins. *Centralbl f. Bakt.*, 18 août 1892.

MAX TEICH. Le procédé de Babes pour obtenir de l'eau pure de germes. *Archiv. f. Hyg.* XIX p. 62, 1893.

LŒW. Sur la question de l'autodépuration des fleuves. *Arch. f. Hyg.*, t. XVII, p. 259, 1892.

UFFELMANN. La purification spontanée des fleuves. *Berl. klin. Wochens.* 1892, p. 423.

Action de la pression.

PAUL BERT. Influence de l'air comprimé sur les fermentations. *Comptes-rendus*, t. LXXVI, p. 351.

REGNARD. Sur la putréfaction sous les hautes pressions. *C. R. de la Soc. de biologie*, 1889, p. 126.

A. CERTES. De l'action de hautes pressions sur les phénomènes de la putréfaction et sur la vitalité des microorganismes de l'eau douce et de l'eau de mer. *Comptes-rendus*, 1884, t. XCIX, s, 385.

H. ROGER. Action des hautes pressions sur quelques bactéries. *Comptes-rendus*, t. CXIX, p. 963.

CHAPITRE XXXIX

LA PURIFICATION OLAIRE DES EAUX DE FLEUVES

345. Résumé des faits acquis. — Un très intéressant travail de MM. P. Frankland et Marshall Ward va nous remémorer les faits consignés au chapitre précédent, et nous servir de transition avec les actions que je voudrais étudier dans celui-ci.

Ces savants ont cherché ce que devenait le *B. anthracis* introduit artificiellement, soit à l'état de bâtonnets, soit sous forme de spores, dans des eaux potables comme celle de la Tamise qui alimente Londres, ou du lac Katrine qui alimente Glasgow. C'est avec les spores qu'ils ont obtenu les résultats les plus nets. On sait combien ces spores sont résistantes. En les introduisant d'abord dans de l'eau stérilisée, soit par ébullition, soit à la bougie, de façon à supprimer toute concurrence vitale avec les bactéries étrangères, ils ont vu ces spores conserver pendant plusieurs mois leur vitalité et leur virulence, quelle que fût l'eau employée, quel que fût son mode de stérilisation. Il importait également peu que la température fût celle de l'hiver ou celle de l'été, et que la conservation eût lieu à l'obscurité ou à la lumière diffuse. Dans ces eaux maintenues en repos, les spores tombaient certainement au fond du vase, comme cela avait lieu dans les expériences faites autrefois par MM. Pasteur et Joubert. Il y avait donc dans les couches superficielles une purification par dépôt, en vertu d'actions physiques, dont on aurait pu augmenter la puissance par un *collage* minéral ou organique. C'est la première des actions purificatrices, que nous avons étudiée plus haut.

Mettons maintenant en jeu des questions de concurrence vitale, en introduisant nos spores dans de l'eau non stérilisée. Nous verrons, dans l'ensemble, ces spores diminuer peu à peu de nombre et de virulence, si bien qu'il sera bientôt impossible de les découvrir au milieu des colonies liquéfiantes des bacilles de l'eau. Pour les mettre en évidence, il est alors nécessaire d'additionner l'eau contaminée d'un tiers environ de son volume de bouillon stérile, et de la chauffer pendant deux à trois minutes à 50°, puis à 70°, puis à 90°, après quoi on soumet le mélange à une culture sur plaques. Les bacilles liquéfiants sont presque tous tués, et les colonies de bacilles charbonneux ont le temps de former leurs colonies, si faciles à reconnaître. On trouve ainsi que, bien que le nombre des spores vivantes décroisse avec le temps, il en reste encore après des mois. En outre, ainsi qu'on pouvait s'y attendre, puisqu'il s'agit de concurrence vitale, les eaux de Londres et celles de Glasgow ne se comportent plus de la même façon, comme elles le faisaient tout à l'heure lorsqu'elles étaient stériles.

Dans les eaux de la Tamise, la diminution du nombre des spores a suivi à peu près la même marche, que l'eau fût conservée à 4-9°, ou à 18-20°. Mais pour celles du lac Katrine, il n'y avait plus, au bout de trois mois de conservation à la température de l'été, de colonies charbonneuses dans la culture d'une eau qui en avait donné à l'origine 5.000 par centimètre cube, tandis qu'on en trouvait encore beaucoup dans l'eau conservée à la température de l'hiver. Mêmes différences pour la virulence. Une souris inoculée avec une petite quantité de l'eau refroidie mourait, tandis qu'elle résistait avec une quantité égale de l'eau maintenue à 18-20°. Toutefois, il n'y avait, à proprement parler, de diminution que dans le nombre des éléments virulents, et non dans leur virulence propre, car, en faisant une culture en bouillon des derniers bacilles charbonneux survivant dans l'eau conservée à la température de l'été, on les retrouvait aussi virulents qu'au début.

Quoi qu'il en soit, la conservation à froid était plus dangereuse avec l'eau du lac Katrine que la conservation à chaud, et on ne peut attribuer cette différence singulière qu'à ceci : c'est que les bactéries de l'eau s'étaient infiniment plus développées à chaud qu'à froid, à raison de la richesse en matière organique des eaux du lac, et avaient pu exercer vis-à-vis des bacilles du charbon une concurrence vitale plus énergique.

Et c'est ainsi que, comme nous l'avons montré si souvent, il y a eau et eau, et qu'on ne doit jamais conclure de l'une à l'autre. S'il fallait un nouvel exemple de l'exactitude de cette loi, nous le trouverions dans la comparaison de l'eau de Londres et de celle de Glasgow. Nous venons d'accuser entre elles des différences dans la matière organique. Il faudrait ajouter que ce sont des différences de qualité, plutôt que des différences de quantité, qui est à peu près la même dans les deux. Mais celle du lac Katrine est plus voisine de son état organisé, moins oxydée que celle de la Tamise. Elle est donc plus nutritive, et nous retrouvons là les considérations développées à la fin de notre dernier chapitre : les eaux les plus stables, celles qui craignent le moins la contamination, sont celles qui l'ont subi à fond. Il y a aussi pour les eaux des vaccinations préservatrices.

346. Action de la lumière. — Voici maintenant qui nous amène sur un terrain nouveau. Tous les résultats qui précèdent restent les mêmes, que les eaux, stérilisées ou non, restent à l'obscurité ou à la lumière du jour. Mais si on les expose au rayonnement direct du soleil, les spores disparaissent très vite, et plus vite encore dans les eaux non stérilisées que dans les autres.

Cette spore charbonneuse a presque toujours servi de *test-objet* pour les expériences d'atténuation et de destruction solaire. On ne voit pas bien pourquoi elle a été choisie. La bactéridie charbonneuse est rare ou absente dans le sol et dans les eaux. Nous n'avons aucun intérêt pratique à savoir comment elle se comporte, et quelles sont les lois de sa résistance dans ces milieux qui ne lui conviennent pas, et où elle est soumise, comme nous venons de le voir, à la concurrence victorieuse des bactéridies banales. Comme elle est très résistante, nous sommes exposés, en jugeant d'après elle, à considérer comme inefficaces des actions qui peuvent être très puissantes au contraire vis-à-vis de germes de maladie nous venant de préférence par l'eau, comme ceux de la fièvre typhoïde ou du choléra. Par contre, il est vrai, nous pourrons avoir confiance dans la puissance des actions qui auront raison des spores charbonneuses.

Sous ce point de vue nous trouvons, dans le mémoire de MM. P. Frankland et Marshall Ward, des faits très intéressants. Une de leurs expériences va nous mettre au courant de leur méthode de travail, et nous donner une idée de leurs résultats.

Une cuvette plate de Petri, contenant une mince couche de gélatine ensemencée avec des spores charbonneuses, repose sur un disque de papier noir dans lequel est découpée, en large majuscule, une lettre de l'alphabet (197). Le tout est placé, le 30 novembre, à 9 h. 30 du matin, sur un support annulaire, et exposé à la lumière, réfléchie par une glace, du faible soleil de la journée, jusqu'à 3 h. 30 du soir, ce qui fait en somme une exposition de six heures à la lumière réfléchie. La boîte de Petri, rapportée à l'étuve, a donné, au bout de quarante-huit heures, la majuscule découpée comme à l'emporte-pièce dans la gélatine, et se détachant par sa transparence sur le fond grisâtre que formaient les colonies de bactéridies charbonneuses, nées en rangs serrés partout où la lumière, en traversant la gélatine, ne l'avait pas stérilisée sur son passage.

Il était impossible de songer à attribuer cette stérilisation à l'action de la chaleur solaire : c'était en automne, la lumière employée était de la lumière réfléchie, et d'ailleurs la gélatine, qui fondait à 20°, était restée ferme. Des rayons d'hiver sont donc capables de tuer rapidement des spores, et, dans la lumière, ce n'est pas la chaleur qui agit, c'est le rayonnement chimique.

Quelques précautions sont nécessaires pour bien réussir cette expérience. La bactéridie charbonneuse liquéfie la gélatine, et comme il faut ensemencer largement, on risque d'introduire, avec la semence, assez de spores non mûres ou de diastases pour que la gélatine insolée devienne prompte à la liquéfaction. Il faut d'abord porter les spores dans de l'eau stérilisée qu'on laisse vingt-quatre heures à 56°. Les spores non mûres mûrissent ou périssent, la diastase est détruite, et l'on a comme résidu des spores virulentes qui se prêtent bien à l'expérience.

L'action du soleil peut donc tuer même la spore charbonneuse, et cela assez vite pour qu'on soit autorisé à croire que la lumière joue un rôle important dans la purification des eaux transparentes qui coulent à la surface du sol. Nous pouvons mettre en effet, en regard de cette expérience de laboratoire, les résultats d'une étude très intéressante, faite par Prausnitz sur les eaux de l'Isar, à Munich.

L'Isar est un fleuve à cours rapide, qui, en traversant Munich, se divise en plusieurs bras, et reçoit à gauche et à droite plusieurs égouts, dont le dernier vient aboutir à Unterföhring. En ce point, à 7 kilomètres au-dessous de Munich, le fleuve, qui est entré en ville avec 305 germes par cc., en contient 12.600 environ, en moyenne. Ce nombre tombe à 9.100 environ à Ismanning, à 13 kilomètres de Munich. Il est de 4.800 à Erching, à 22 kilomètres et de 2.400 à Freising, à 33 kilomètres de Munich. Le fleuve ne met que 8 heures à parcourir cette distance, et ce temps lui suffit, comme on voit, à se dépouiller des 5/6 de ses germes vivants. Aucune des actions que nous avons étudiées dans cette revue ne peut nous rendre compte de cette destruction rapide. L'action solaire est-elle en mesure de nous l'expliquer ? C'est là une question sur laquelle on pouvait conserver quelques doutes, mais à laquelle il faut répondre affirmativement aujourd'hui.

347. Expériences de Buchner. — Voici en effet des résultats de M. Buchner qui sont probants. Ce savant opérait en comptant, par la méthode des plaques de gélatine, le nombre des colonies d'une eau insolée et de la même eau conservée le même temps à l'obscurité, autant que possible à la même température, laquelle, du reste, ne s'est jamais assez élevée pour qu'on puisse lui attribuer une part sensible dans le phénomène. Dès ses premières expériences, M. Buchner a vu que le nombre des germes subissait une décroissance rapide dans l'eau insolée, une décroissance plus lente dans l'eau conservée à l'obscurité. Attribuant ce dernier effet à ce que l'eau dont il se servait n'était pas assez nutritive, il eut ensuite la précaution d'y ajouter une petite quantité de bouillon, et alors il voyait l'eau insolée se dépeupler, tandis que l'autre se peuplait davantage pendant son séjour dans l'obscurité. L'expérience devient ainsi plus frappante, mais en perdant un peu de sa valeur pratique.

Quoi qu'il en soit, elle reste probante. Pour détruire des germes des *Bac. typhi*, *coli*, et *pyocyaneus*, semés en grande abondance dans l'eau, il a suffi, pendant les mois de mai et juin 1892, à Munich, de durées d'exposition qui ont varié de trois jours à la lumière diffuse à une heure à la lumière du soleil. Pour donner une idée de la marche rapide de cette destruction au soleil, je citerai une expérience dans laquelle on a introduit le *B. pyocyaneus*, plus résistant que les autres, dans un demi-litre d'eau des conduites de Munich, non stérilisée, et contenue dans un cylindre de verre. Cette eau avait été chauffée au préalable à 25°. La température a monté jusqu'à 30°,3 dans l'échantillon insolé, jusqu'à 27°8 dans l'autre. Je mets à côté les nombres déjà obtenus par Pansini, avec une culture en bouillon des bacilles charbonneux sans spores, exposée au soleil de Naples le 12 mai, à une température de 32°-40°.

	Bac. charbonneux au soleil	Bac. pyocyaneus Soleil	Obscurité
Nombre initial	2.520 col.	142.000	135.000
après 10 minutes.	360	98.400	—
— — 20 —	130	54.400	—
— — 30 —	4	42.600	—
— — 45 —	»	8.400	—
— — 60 —	5	0	150.000
— — 70 —	0	»	

On voit que la destruction est rapide, et que quelques germes seuls se montrent plus résistants. En somme, dans toutes ces expériences faites sur de l'eau en petite épaisseur, et suffisamment transparente pour se pénétrer de lumière, on peut dire qu'une heure d'insolation suffit à détruire les germes étudiés.

Quand on augmente l'épaisseur, ou quand, au lieu de vases de verre, on emploie des vases opaques ouverts seulement par le haut, il faut naturellement plus de temps pour la stérilisation solaire. Quand, avec cela, l'eau est légèrement trouble et arrête la lumière dans ses couches superficielles au lieu de s'en imbiber également dans toute son épaisseur, il faut encore plus longtemps. Mais, même dans ces cas défavorables, la stérilisation est moins longue qu'on ne pourrait le croire. C'est ce que montrent les expériences dans lesquelles M. Procaccini s'est proposé de rechercher combien de temps durait la stérilisation solaire d'une eau d'égout de Naples, puisée à Chiatamone. Cette eau contenait à ce moment de 298.000 à 420.000 bactéries au centimètre cube. Les eaux d'égout étant toujours diluées, soit qu'elles arrivent dans un fleuve, soit qu'elles débouchent dans la mer, M. Procaccini diluait la sienne de façon à n'y laisser que quelques milliers de colonies par centimètre cube et exposait la dilution au soleil dans des vases de 30 litres, en verre, l'un transparent, l'autre entièrement recouvert d'une enveloppe opaque et laissé à côté du premier. Une journée de soleil a d'ordinaire raison, dans ces conditions assez voisines de celles de la pratique, de tous les germes présents dans l'eau isolée. Il est vrai qu'il s'agit du soleil de Naples, mais nous allons trouver des résultats du même ordre à Munich.

Là, le procédé expérimental était différent. On a enfoncé à des profondeurs différentes, dans le lac de Starnberg, des boîtes de Pétri contenant une couche de gélatine ensemencée, munies d'un couvercle découpé, et protégées par une bande circulaire de caoutchouc contre la pénétration de l'eau. Après quatre heures et demie d'exposition par une belle journée de septembre, on les a rapportées au laboratoire et on a constaté que, jusqu'à $1^{m},60$ de profondeur, la partie éclairée de la plaque de gélatine ne donnait aucune colonie, alors qu'il y en avait beaucoup sur la partie qu'on avait laissée dans l'obscurité. Jusqu'à 3 mètres, il y avait encore une différence entre la partie illuminée et l'autre. Il faut ajouter que l'eau du lac n'était pas parfaitement claire, remuée qu'elle était superficiellement par le passage continuel des bateaux à vapeur au voisinage de la station où avait été installée l'expérience, qu'il eût évidemment mieux valu faire sur une barque, au milieu du lac. Quoi qu'il en soit, on voit que l'action solaire s'étend jusqu'à une certaine profondeur. M. Procaccini n'a pas constaté qu'elle descendît aussi bas, mais il opérait sans doute avec des eaux plus troubles ou plus chargées de matières organiques.

Enfin Buchner a tenu à étendre ces observations aux eaux de fleuves. Si quelques heures d'insolation, s'est-il dit, suffisent à stériliser jusque dans les profondeurs une eau chargée de germes, en prélevant de l'eau en un point convenablement choisi d'un fleuve à débit régulier, on doit y trouver un minimum de germes vivants à la fin de la journée, un maximum à la fin de la nuit. L'expérience a été faite sur les eaux de l'Isar, prises à 10 kilomètres en amont de Munich, pour éviter l'influence de la variabilité dans les heures de déversement des eaux d'égout : elle a donné, en septembre, par une température moyenne, de 7 à 8° R., les nombres suivants :

Heures de la prise d'essai	Colonies par cc.
6 h. 30 du soir	160
8 h. 45 —	5
11 h. » —	8
12 h. » —	107
1 h. 45 du matin	380
3 h. » —	460
4 h. » —	520
5 h. » —	510
7 h. 15 —	2

D'autres expériences, faites dans les mêmes conditions, ont donné des résultats analogues, et tout cela témoigne, comme on voit, d'une intervention active de la lumière solaire pour la purification des eaux qui courent ou qui séjournent à la surface du globe.

348. Atténuation des microbes virulents par la lumière. — Nul doute que cette destruction continue des germes ne s'accompagne de l'atténuation de ceux qui sont virulents. M. le Dr Palermo a précisément étudié l'action de la lumière solaire sur la virulence des bacilles du choléra, en exposant au soleil des cultures de ces bacilles, après les avoir protégées par un bain d'eau courante contre une élévation trop forte de température. Il a ainsi constaté que tous les cobayes inoculés avec les cultures laissées à l'obscurité, ou exposées au soleil moins de trois heures, mouraient dans le même temps, tandis qu'ils survivaient quand la culture avait subi une exposition de 3 h. 30, 4 heures et 4 h. 30. A ce moment-là, les bacilles n'étaient pas encore morts, et même ne semblaient pas diminués comme nombre, mais leur virulence avait baissé d'une façon évidente. Rappelons-nous d'ailleurs que les toxines, qui rendent redoutables tant de microbes, sont d'ordinaire des substances oxydables, craignant le contact de l'air et de la lumière lorsqu'elles sont isolées, et nous en conclurons que l'action de la lumière solaire, à laquelle on est en droit d'attribuer une influence hygiénique si considérable dans le monde vivant, nous apparaît comme de premier ordre pour la question que nous étudions, de l'autodépuration des eaux de fleuve ou de rivière. Sans doute, elle ne fait pas tout, et ne s'exerce pas indifféremment sur toutes les espèces de microbes. Il y en a même qu'elle favorise. Telles sont les bactéries purpurines étudiées par Engelmann, les *beggiatoa roseopersicina* de MM. Lankester et Zopf. Peut-être même y a-t-il des espèces photophobes qui peuvent, dans certaines conditions devenir photophiles en se pliant aux conditions d'existence qu'on leur fait. Ce qui semblerait l'indiquer, ce sont précisément quelques expériences de Buchner sur le *B. pyocyaneus*, dans lesquelles on voit que ce bacille, après avoir diminué de nombre dans une eau exposée au soleil, peut s'y multiplier à nouveau quand l'insolation continue. C'est ainsi qu'on trouve dans le mémoire de

M. Buchner, une expérience dans laquelle, sur 46.600 germes de *B. pyocyaneus* par c. c., il n'en restait que 4 après un jour d'insolation ; mais on en trouvait 20 après deux jours, et 1.800 après trois jours. L'insolation avait été directe, mais faite dans une chambre et devant une fenêtre close. Il y avait évidemment adaptation à la lumière dans cette expérience, et beaucoup de bactéries colorées ou de bactéries sécrétant des matières oxydables, et par là protectrices, doivent se trouver dans le même cas.

349. Mécanisme de la stérilisation. — Le mécanisme de la stérilisation solaire mériterait, en effet, d'être étudié de près. Nous savons par M. Richardson que la lumière stérilise parfois les liquides en y amenant la formation d'un peu d'eau oxygénée, dont les pouvoirs antiseptiques sont bien connus. Cette suroxydation de l'eau n'est pas un phénomène général ; elle dépend de la constitution du liquide, de la *qualité* de sa matière organique, et peut-être pourrait-on trouver là une explication de ces faits, contradictoires seulement en apparence, dans lesquels on voit l'action stérilisante de la lumière du soleil s'adresser tantôt à la spore, tantôt au milieu de culture. La question est encore trop obscure pour que je songe à l'aborder ici. Je me contente de faire remarquer en terminant l'infinie complication du mécanisme qui préside à la destruction des germes dans l'économie générale du monde : actions physiques, actions chimiques, quantité et qualité des germes et de la matière organique, température, degré d'aération, actions de diastases, de toxines, concurrences vitales, tout entre en jeu. A chaque instant autour de nous, dans la plus petite parcelle de terre comme dans la moindre goutte d'eau, la mort et la vie sont aux prises, chacune avec un ensemble de moyens auprès desquels l'outillage de nos armées et de nos flottes est chose grossière ; c'est par millions que meurent ou naissent en quelques heures des êtres qui peuvent nous être bienveillants ou hostiles, et vis-à-vis de ces batailles invisibles, qui peuvent avoir sur notre destinée une influence plus grande que la plus éclatante de nos défaites et de nos victoires, nous sommes restés jusqu'ici ignorants et indifférents. Il est temps que la science prenne possession de ces domaines inexplorés, riches en forces naturelles que nous avons jusqu'ici laissées agir à leur guise, et dont un peu d'ordre et de discipline centuplera facilement la puissance.

BIBLIOGRAPHIE

PERCY-FRANKLAND et MARSHALL WARD. Vitalité et virulence du *bacillus anthracis* et de ses spores dans les eaux potables. *Proc. of the Royal Society*, t. LIII.

PRAUSNITZ. Influence des égouts de Munich sur l'Isar. Munich, 1889.

PROCACCINI. Influence de la lumière solaire sur les eaux d'égout. *Annali dell' Istituto d'Igiene sperimentale*, t. III, 1893.

RICHARDSON. L'action antiseptique de la lumière par formation d'eau oxygénée. *Journal of the chem. Soc.*, sept. 1893.

CHAPITRE XL

CONCLUSIONS GÉNÉRALES

Les notions que nous avons développées dans ce livre gagneront à être résumées et précisées. La bactériologie a eu une croissance si rapide, et s'enrichit tous les jours d'une telle multitude de faits, que l'infini du détail masque souvent l'ensemble de la science : les arbres empêchent de voir la forêt. Celle-ci ne nous est pas connue dans toutes ses profondeurs. Il y a encore des régions inexplorées, et des coins sombres dans celles qu'on a abordées. C'est une raison de plus pour essayer de s'orienter dans ce que nous en avons découvert.

Les savants ont longtemps erré autour d'elle, et le court historique dont j'ai fait précéder l'exposé des principales questions, montre bien, je l'espère, le contraste entre les tâtonnements séculaires des travailleurs autour de ce monde qu'ils pressentaient sans le connaître, et leur marche rapide dès que leur armée confuse a trouvé un chef. Le mémoire de Pasteur sur la fermentation lactique, qui a ouvert les voies, n'a pas quarante ans.

350. Marche des idées dans le domaine de la fermentation. — Ainsi qu'il arrive d'ordinaire, on n'a pas rencontré de suite les larges avenues qu'on connaît aujourd'hui. C'est la fermentation alcoolique qui s'est imposée la première à l'étude, à cause de son importance industrielle. Il a été heureux, à divers points de vue, que la levure de bière ait été le premier *ferment* étudié. C'est une cellule volumineuse, accessible aux microscopes médiocres qu'on avait alors : elle manifeste encore mieux qu'aucune autre ce *caractère ferment* que nous traduisons aujourd'hui par la disproportion entre le poids de sucre transformé et le poids de plante active ; la transformation qu'elle provoque était simple et se résumait en apparence dans un simple dédoublement. Quand on est entré dans le détail, cette levure nous a donné la première notion de ces *diastases digestives*, à l'aide desquelles le microbe se rend assimilable l'aliment qui lui est offert. Tout récemment, c'est encore la levure qui nous a fourni le premier exemple des ces *diastases fermentives*, capables de produire à elles seules, en dehors de la cellule, la dislocation que nous supposions jusqu'ici être l'apanage de la cellule vivante. C'est une nouvelle branche de la science qui apparaît, et que nous retrouverons dans la Conclusion générale du second volume, où nous aurons à faire parallèlement l'étude des diastases, des venins et des toxines microbiennes.

Dans un autre ordre d'idées, Pasteur a tiré de cette mine inépuisable, une nouvelle notion que la levure fournit encore mieux qu'aucune autre espèce vivante, celle de la vie aérobie et anaérobie et de leurs relations avec le caractère ferment. Mais à côté de ces dons précieux, la levure a laissé s'introduire dans la science une idée qui, après avoir porté ses fruits, est devenue dangereuse, et que voici.

La levure est un végétal *fixé*. Sa forme, son mode de bourgeonnement sont des caractères presque immuables, ou du moins apparaissaient tels dans les premières levures connues. Quant à ses fonctions protoplasmiques, elles apparaissaient aussi comme très stables. La levure semblait faite uniquement pour présider à la fermentation alcoolique, et elle y préside en effet toujours de la même façon, donnant à très peu près les mêmes proportions d'acide carbonique, d'alcool, de glycérine et d'acide succinique. Est-ce cette stabilité, cette constance d'action, qui l'a recommandée à l'homme ? L'homme la lui a-t-il communiquée au contraire, au degré où elle la possède, en la faisant constamment, dans la suite des siècles, servir aux mêmes usages ? Toujours est-il que la levure semble très bien caractérisée par sa forme et sa fonction, et Pasteur a pu dire, sans soulever de critiques, que pas une goutte d'alcool n'existait dans la nature en dehors d'elle.

Cette notion, fournie par la levure, a été naturellement et instinctivement généralisée : on a cru de même à la spécificité de la forme et de la fonction des autres espèces microscopiques qu'on découvrait peu à peu. C'est cette idée *a priori* qui, d'abord utile, est devenue ensuite nuisible.

Utile, elle l'a été au début. Il a été bon que la science ait pu incarner pendant quelque temps, dans des phénomènes visibles ou saisissables de forme ou de fonction chimique, la notion d'*espèce* que lui fournissait l'étude des autres végétaux ou des animaux. Il a été bon qu'elle crut à l'existence d'*un* ferment alcoolique, d'*un* ferment lactique, d'*un* ferment butyrique, etc. Cela a surtout été profitable lorsque, de la chimie, l'étude des ferments a débordé sur la pathologie.

351. Marche des idées dans le domaine de la pathologie. — Chose singulière ! sur ces deux domaines en apparence si différents, l'histoire du progrès scientifique a été et devait en effet être à peu près la même. Liebig attribuait les fermentations à des forces ou à des matières sur lesquelles il ne disait rien, si ce n'est qu'elles n'étaient pas spécifiques, et que chacune d'elles était capable de tout, à la condition d'un changement dans les circonstances ou les matières de son action. Les théories médicales régnantes il y a quarante ans auraient pu se servir des mêmes termes que Liebig pour expliquer l'origine et l'évolution des maladies, et la médecine scientifique, telle qu'elle ressortait alors des travaux sur la pathologie cellulaire, était non moins hostile à l'idée de spécificité.

Il y avait bien, cependant, les maladies virulentes, la rougeole, la variole, la syphilis qui parlaient en sens contraire, et dont il semblait difficile de contester le caractère spécifique. Mais les virus n'étaient pas alors ce que nous en faisons aujourd'hui. S'ils agissent sur l'organisme, c'était, croyait-on, non pas parce qu'ils y apportaient des forces nouvelles, mais parce qu'ils faisaient dévier, tourner à mal celles qu'ils y trouvaient, et c'est dans l'être qu'ils envahissaient, plus qu'en eux-mêmes, qu'ils puisaient leur spécificité. Quant à admettre qu'un microbe pouvait terrasser un animal avec ses propres forces, dont la seule bien connue alors était sa puissance de multiplication, et imprimer par lui-même à la maladie son caractère spécifique, tout le monde, sauf Davaine, était à ce moment opposé à cette idée.

Les premières recherches de Pasteur sur les maladies des vers à soie n'étaient pas faites pour servir d'argument et d'appui à cette conception nouvelle. Dans la maladie de la flacherie, qui semble si spécifique, les microbes agissants semblent au contraire ne pas l'être. Dans la maladie de la pébrine, très spécifique aussi, ils n'étaient pas cultivables en dehors de l'organisme, et on pouvait leur constester leur nature de microbes pour les rapprocher des virus. Il fallait des exemples plus nets pour emporter les convictions. Et voilà pourquoi il a été heureux qu'on soit tombé dès l'origine sur l'étude de la *maladie du charbon.* Elle est au moins aussi spécifique dans son genre que la fermentation alcoolique dans le sien ; elle est produite par un microbe volumineux et presque aussi facile à voir et à manier que la levure. Enfin, de même encore que la levure, ce microbe est *fixé*, stable dans sa forme et dans sa physiologie. On ne pouvait souhaiter d'exemple meilleur pour incarner la spécificité d'une maladie dans la spécificité du microbe, et cette conception simpliste a été pour beaucoup dans le crédit qu'ont rencontré ces idées et le mouvement scientifique qu'elles ont fait naître.

352. Réaction contre l'idée de spécificité et de constance de l'action microbienne. — Mais de même qu'on avait cru que tous les ferments se modelaient sur la levure de bière, on a cru aussi que tous les microbes pathogènes devaient ressembler au bacille charbonneux, et avoir sa régularité et sa constance d'action. Quand on ne la retrouvait pas, quand, par exemple, divers animaux d'une même race ou d'une même espèce réagissaient diversement vis-à-vis d'une même inoculation, on était inquiet, et on se demandait qu'elle invisible cause d'erreur avait pu se glisser dans les expériences.

C'est précisément en cherchant dans cette direction que Pasteur a commencé à ébranler cette idée absolue de la spécificité et de la constance d'action du microbe, qu'il avait contribué à introduire dans la science, et qui, en y persistant, en eut entravé les progrès. Ce sont les différences d'action de différentes cultures du vibrion septique qui lui ont révélé pour la première fois cette variabilité des propriétés du microbe, à laquelle il ne croyait pas. Suivant son habitude, il a commencé par résister à cette notion nouvelle, et par lui demander de faire ses preuves. Puis, le filon bien découvert, il en a tiré à la fois l'*atténuation du microbe* et la *vaccination de l'animal*, ce qui revenait à prouver que cette variabilité de propriétés, qu'on croyait hostile à l'idée de spécificité, existe non seulement chez le microbe, mais encore chez l'animal supérieur, puisque ce dernier ne se comporte pas toujours de même vis-à-vis du même microbe.

Une fois cette démonstration faite, la science pouvait changer d'horizons. Elle vit alors, ce qu'elle n'avait pas compris jusque-là, que la levure de bière et le bacille charbonneux sont en quelque sorte des exceptions; qu'un même microbe ne donne pas toujours la même maladie, et qu'un même ferment ne donne pas toujours la même fermentation. Jusque-là, quand on avait rencontré de pareils faits, on les avait mis sur le compte d'une impureté dans la semence ou dans la culture. Depuis que la culture sur milieux solides, inaugurée par Koch, donnait toute sécurité sur ce point, on pouvait être plus affirmatif, et rapporter tous ces faits aberrants à leur véritable origine : la variation naturelle de la fonction protoplasmique du microbe.

M. Perdrix le premier, M. Grimbert ensuite, dans mon laboratoire, démontrèrent de plus que cette variabilité se manifeste même dans le courant d'une même fermentation, totalement accomplie à l'abri de l'air, c'est-à-dire, en dehors de toute influence perturbatrice de l'oxygène.

A ces variations de fonction viennent se superposer des variations de formes au sujet desquelles les savants avaient fort discuté, les uns soutenant qu'elles étaient assez constantes pour entrer dans la diagnose de l'espèce, les autres qu'elles étaient indéfinies. On voyait bien maintenant que cette question n'en était pas une, ou plutôt qu'elle disparaissait derrière la question plus grosse et plus profonde des variations de la fonction protoplasmique. C'est le contenu d'un sac qui importe, et non sa forme ou son étiquette.

Bref, à l'idée de spécificité, encore dominante il y a dix ans, à l'époque où j'ai publié mon *Traité de microbiologie*, s'en est substituée une autre, que développe mon livre d'aujourd'hui, celle de *la plasticité de la fonction protoplasmique.*

353. Adaptation. — Qui dit plasticité, en physiologie, dit d'ordinaire adaptation, ou au moins acclimatation, accoutumance. Les microbes s'habituent en effet d'une façon remarquable aux diverses conditions d'existence qu'on leur fait, aux changements de nourriture, à l'action de la chaleur, du froid, de la lumière qui leur est pourtant si funeste, des antiseptiques, etc. Après une période d'hésitation et de faiblesse, pendant laquelle les moins bien armés périssent, des générations nouvelles se forment, mieux adaptées au milieu qu'on leur a imposé. Or, dans le courant d'une même fermentation, les conditions du milieu deviennent de plus en plus hostiles au microbe qui la produit : il y fait disparaître sa matière alimentaire, et la remplace par des matériaux qu'il a éliminés et dont il ne veut plus. Concluons que les générations qui se sont succédé dans un même vase ne sont pas identiques, et que la poussière vivante qu'on trouve au fond doit, malgré son homogénéité apparente, être composée parfois d'éléments très différents de propriétés, d'autant plus différents qu'ils appartiennent à une espèce encore plus plastique et moins fixée. C'est ainsi que du sable fin pourrait être formé de grains colorés de toutes les couleurs de l'arc-en-ciel, et paraître uniformément gris ou blanc dans son ensemble. Seulement, avec les microbes, les différences individuelles sont plus difficiles à saisir et à mettre en évidence.

354. Sensibilité. — La science les a pourtant découvertes, en mettant à profit une autre propriété curieuse, et qui semble au premier abord exclusive de la première, c'est une extrême sensibilité du microbe vis-à-vis des influences extérieures. Cette sensibilité, obscurément pressentie par Pasteur, a apparu pour la première fois nettement dans le classique travail de Raulin, une des plus belles œuvres du commencement de la microbiologie. Ce que ce travail révélait, c'était le rôle de l'infiniment petit dans la physiologie des infiniments petits, qui traduisent par une vie exubérante, ou par un état de souffrance qui peut aller jusqu'à la mort, la présence en quantités infinitésimales d'un élément utile ou nuisible.

Cette sensibilité exquise n'est pas exclusive de la plasticité et et de l'adaptation : elle en étend au contraire le champ et le domaine. Elle nous dit que le moindre changement de milieu, un simple transport d'une eau dans une autre à peine différente, exigeront une période d'accoutumance, que des influences auxquelles nous sommes à peine sensibles pourront être puissantes sur les microbes. De sorte qu'en résumé le monde de ces êtres nous apparaît comme un monde trépidant, à l'état de mutation continue.

355. Conclusions relatives à la notion d'espèce. — Cette mutation se fait-elle sur une échelle assez large pour entamer la notion d'espèce ? On ne peut méconnaître qu'elle en entame au moins la définition. Si les propriétés protoplasmiques sont variables, si, comme il est naturel de le prévoir, ces changements de fond, qui peuvent être persistants tant que de certaines conditions durent, s'accompagnent de changements de forme aussi longtemps persistants, on ne voit pas bien de quels caractères pourrait être faite la diagnose d'une espèce microbienne. Mais la variabilité est un caractère comme un autre, bien que plus difficile à inscrire dans une classification, et une espèce est tout aussi bien définie par les divers cycles d'existence qu'elle peut parcourir, par la façon dont elle y entre ou en sort, par ce qu'elle y fait, par les sensibilités diverses qu'elle manifeste, que par la petite liste de mots ou de propriétés dans laquelle on croyait autrefois pouvoir enfermer toute son histoire. Il faut prendre un microbe comme un être à générations alternantes multiples et variées, se succédant, non suivant une formule régulière, mais suivant les conditions de l'ensemencement. Le lien de l'espèce, c'est la loi qui préside à chacun de ces changements, et la variété des formes et des fonctions n'est pas du tout en contradiction avec l'unité de l'espèce.

Au fond, du reste, cette question est secondaire, étant née surtout de l'infirmité de notre esprit, qui aime les catégorisations, et s'étonne toujours que la nature garde ses coudées franches. L'important est que cette plasticité, si malencontreuse au point de vue de la classification, nous explique à la fois la prodigieuse diffusion et la prodigieuse ubiquité des microbes. Des êtres dont les eaux et les vents disséminent constamment les germes, qui, comme les autres végétaux, ont parfois leurs graines résistantes, leurs *spores*, mais qui ont, à un plus haut degré que les autres êtres de la création, la faculté de s'accommoder de conditions d'existence très variées, des êtres aussi bien doués doivent s'introduire partout à cause de leur petitesse, y prendre racine parce qu'ils se plient à tout, y durer parce qu'ils savent jeûner ou dormir quand c'est nécessaire, et lors même qu'ils entrent en lutte les uns avec les autres, il est facile de deviner que la concurrence vitale entre des êtres aussi souples n'aboutira que rarement à l'extermination de l'un d'eux.

356. Hygiène microbienne.— Cette conclusion nous amène

à l'hygiène, puisqu'elle nous dit que nous pouvons trouver *toujours et partout toutes les espèces de microbes*. Cela est un peu inquiétant quand il s'agit des microbes pathogènes. Sans doute l'extinction sur un point donné des microbes de la peste, du choléra, de la fièvre typhoïde, etc.., n'est pas chose impossible, et se fait parfois. Mais la science nous apprend que ce n'est pas un fait naturel, normal, et qu'il ne faut le faire entrer dans aucune prévision hygiénique. En revanche, elle nous dit que ce microbe si difficile à déraciner ne conserve pas partout et toujours ses propriétés pathogènes, qu'il peut s'atténuer, devenir même si inoffensif qu'il en est méconnaissable, et il faudra alors des circonstances nouvelles de temps et de lieu pour lui restituer sa puissance pathogène. Par là se réconcilient peut-être les deux grandes théories hygiéniques de la transmission de la maladie par les eaux potables, la *Trinkwassertheorie*, qui ne voit et ne cherche que le microbe dangereux, et la *Grundwassertheorie* qui, délaissant le microbe, n'accuse et ne poursuit que l'influence des conditions extérieures.

357. Hygiène individuelle.— Un mélange sans cesse trituré d'une multitude d'espèces dont chacune présente une multitude d'états transitoires, voilà donc comment nous pouvons et devons, en ce moment, nous représenter la population microbienne en chaque point. Arrivés à cette conception, c'est le cas de revenir à deux enseignements fournis par le travail de Raulin sur l'*Aspergillus niger*. Nous savons par lui, que cultivé dans certaines conditions artificielles qui lui assurent comme température, comme degré d'humidité ou d'aération, comme milieu organique et minéral, *tout* ce dont il a besoin, ce végétal pousse plus vite et plus abondamment, devient plus résistant à la maladie que sur le milieu naturel le mieux approprié. Depuis l'origine du globe et sa création, cette moisissure n'avait peut-être jamais rencontré des conditions d'existence aussi parfaites que celles que lui a faites Raulin. Cela ne l'empêchait pas de vivre. Cela n'a pas empêché l'espèce de se perpétuer, et même de rester robuste et envahissante. Une espèce peut donc durer sans que les séries de générations qui la représentent aient *tout* ce qu'il leur faut. Peut-être que si c'était le même élément utile qui lui avait régulièrement manqué dans la suite des âges, elle aurait fini par s'abâtardir, disparaître, ou même, car tout est possible, changer de formes et de propriétés. Mais c'est tantôt un élément, tantôt un autre qui a fait défaut, et un état moyen s'est établi, tant au point de vue des besoins nutritifs qu'au point de vue de la rapidité de croissance, de la taille, et de la santé. Il doit en être évidemment de même pour les végétaux, pour les animaux qui nous entourent, et aussi pour nous-mêmes. Nous faisons partie d'un *monde moyen*, où ni les espèces ni les individus ne donnent leur pleine mesure, sauf parfois et accidentellement, et nous sommes conduits à nous représenter un monde où, sans cesser d'être nous-mêmes, nous serions autres, plus grands, plus forts, plus résistants à la maladie. C'est à l'hygiène à le préparer, c'est à la science à le fournir en profitant des enseignements qu'elle recueille.

358. **Hygiène sociale.** — Le travail de Raulin nous a dit autre chose. L'aspergillus niger, et des microbes aérobies, qui vivent dans les mêmes milieux et ont les mêmes besoins, sont individuellement plus forts, plus nombreux, et plus prospères, pour une même quantité d'aliments, quand on les cultive sur deux cuvettes égales séparées, que lorsqu'on les réunit dans une même cuvette de surface double. Ici, ils entrent en lutte, se nuisent ; là, la paix existe dans chaque communauté.

A côté de cela, Pasteur nous a appris, par ses recherches sur les êtres aérobies et anaérobies, que des espèces ayant des besoins différents peuvent parfaitement habiter dans le même milieu, non seulement sans s'y nuire, mais en s'y rendant de mutuels services. Nous trouvons donc dans le monde des infiniments petits l'individualisme et l'esprit d'association, c'est-à-dire les deux forces sans cesse en lutte dans la nature vivante, et nécessaires toutes deux. Mais plus heureuse qu'ailleurs, la science apprend à les discipliner et à les maintenir en balance, en même temps qu'elle les exalte l'une et l'autre.

De même que nous rêvions plus haut une humanité plus forte, nous pouvons donc en rêver maintenant une plus humaine, fondée qu'elle serait sur l'accord des intérêts et non plus sur leur antagonisme.

FIN

TABLE DES MATIÈRES

Chapitre III. — Morphologie et structure des microbes.

Chapitre IV. — Génération spontanée.

Chapitre V. — Méthodes de culture.

Chapitre VI. — Méthodes de coloration.

Chapitre VII. — Structure des microbes.

Chapitre VIII. — Composition des bactéries.

Chapitre IX. — Nutrition minérale des microbes.

Chapitre X. — Alimentation hydrocarbonée.

Chapitre XI. — Vie aérobie et anaérobie.

Chapitre XII. — Alimentation des microbes.

Chapitre XIII. — Variations physiologiques dans une même fermentation.

Chapitre XIV. — Réaction sur le microbe des produits de la vie cellulaire.

Chapitre XV. — Changements morphologiques sous l'influence du milieu.

Chapitre XVI. — Action de la chaleur.

Chapitre XVII. — Changements physiologiques et pathologiques sous l'action de la chaleur.

Chapitre XVIII. — Action de l'électricité sur les microbes.

Chapitre XIX. — Influence de la lumière sur les hyphomycètes.

Chapitre XX. — Action de la lumière sur les bactéries colorées.

Chapitre XXI. — Action de la lumière sur les bactéries non colorées.

Chapitre XXII. — Etude détaillée de l'influence de la lumière sur les microbes.

Chapitre XXIII. — Durée de conservation des microbes.

Chapitre XXIV. — Etude microbienne du sol.

Chapitre XXV. — Distribution des microbes dans le sol.

Chapitre XXVI. — Microbes de l'air.

Chapitre XXVII. — Distribution des germes dans l'air.

Chapitre XXVIII. — Etude microbienne des eaux.

Chapitre XXIX. — Microbes dans les eaux.

Chapitre XXX. — Multiplication des bacilles dans l'eau.

Chapitre XXXI. — Action de l'eau sur les microbes.

Chapitre XXXII. — Action de l'eau sur les bactéries pathogènes.

Chapitre XXXIII. — Etude de l'épuration des eaux d'égout.

Chapitre XXXIV. — Epuration des eaux d'égout par les fleuves.

Chapitre XXXV. — Epuration des eaux d'égout par le sol.

Chapitre XXXVI. — Purification des eaux potables.

Chapitre XXXVII. — Filtration des eaux pluviales.

Chapitre XXXVIII. — Purification spontanée des eaux courantes.

Chapitre XXXIX. — La purification solaire des eaux de fleuves.

Chapitre XL. — Conclusions générales.

TABLE ANALYTIQUE

A

D

E

N

O

ERRATA

Page 196, ligne 12, *au lieu de* 15 grammes, *lire* 150 grammes.

Page 217, ligne 29, rectifier ainsi la ligne supérieure de la formule du *d*-glucose

H H OH H

Laval. — Imprimerie Parisienne L. BARNÉOUD et Cie, 8, rue Ricordaine.

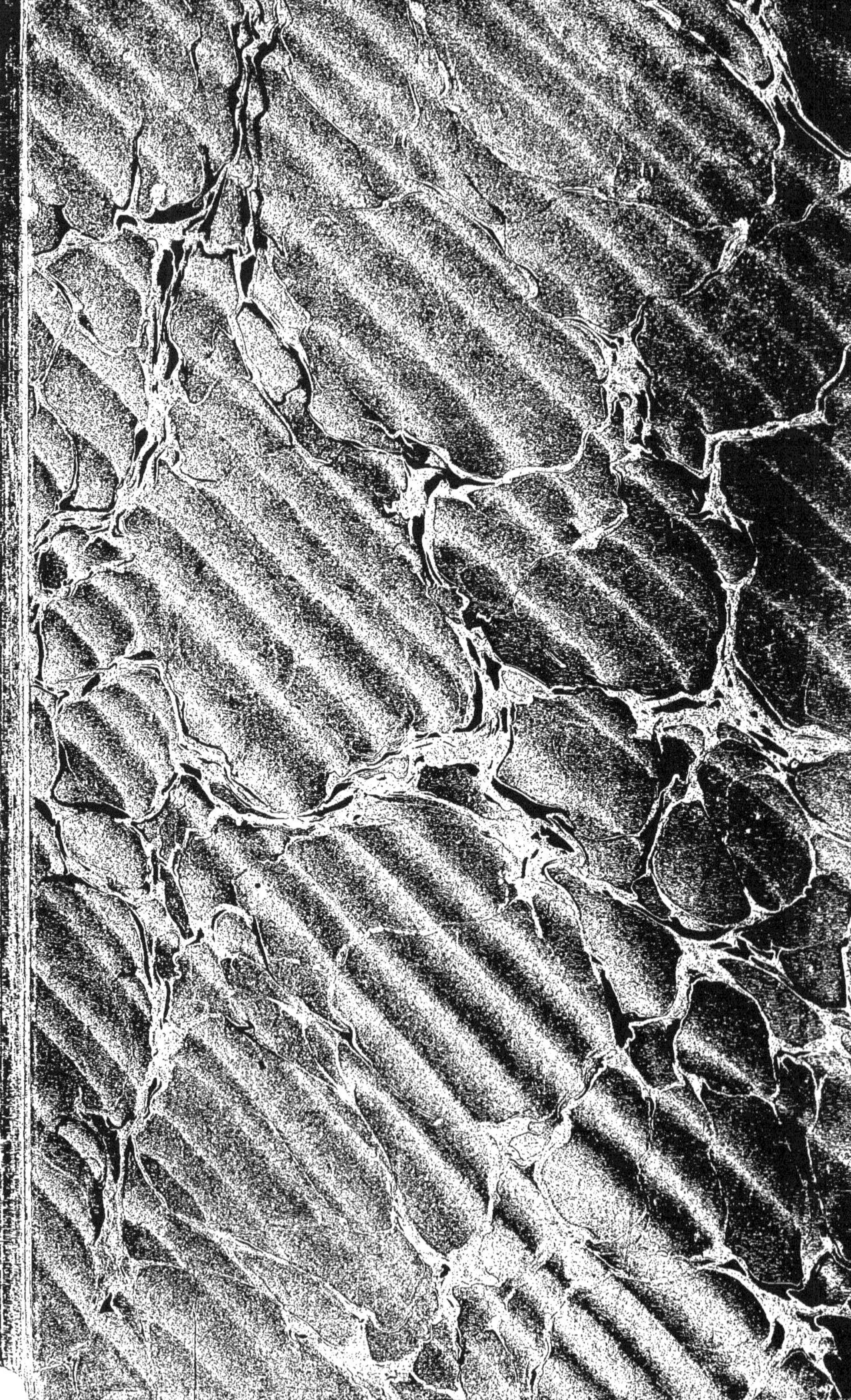

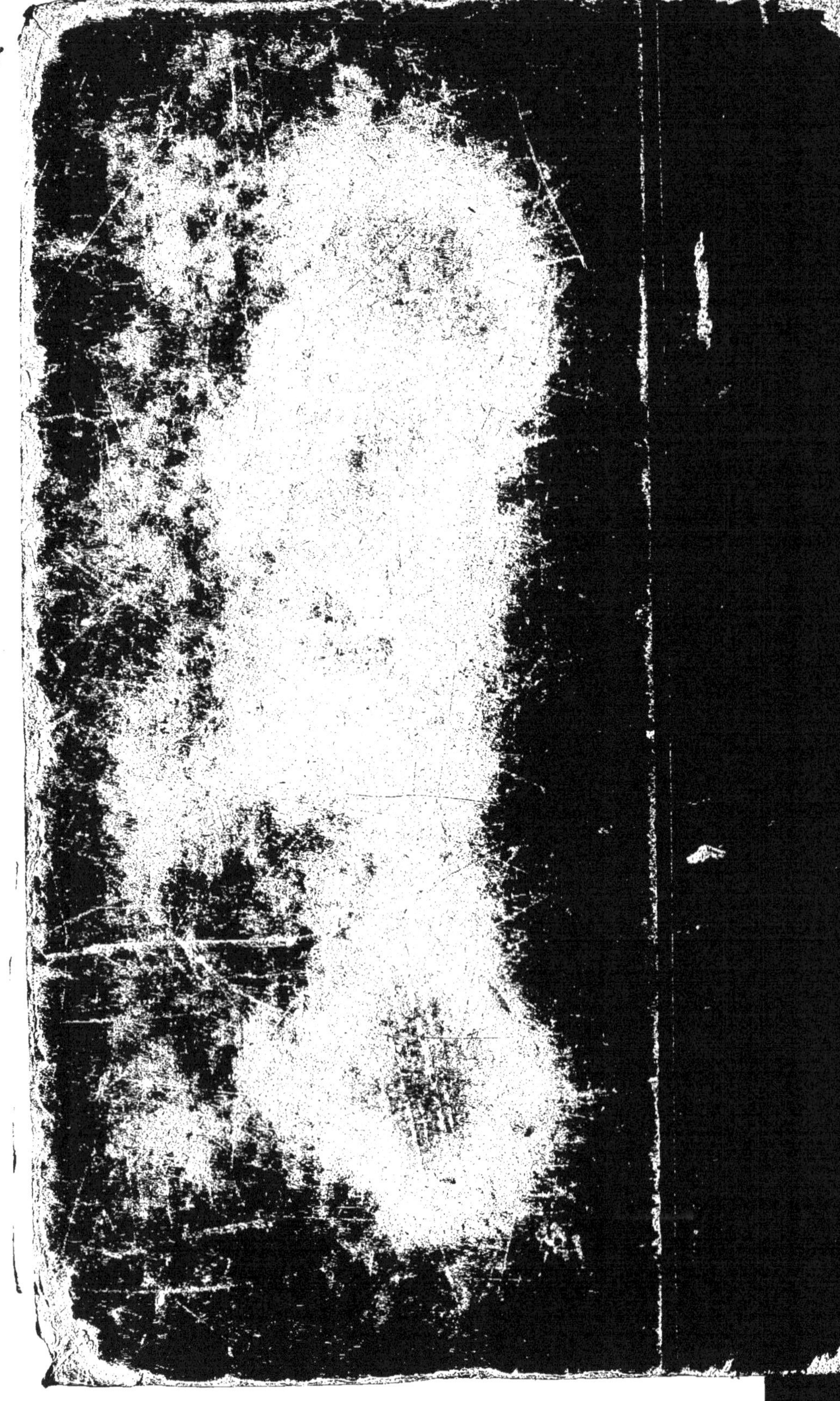

www.ingramcontent.com/pod-product-compliance
Ingram Content Group UK Ltd.
Pitfield, Milton Keynes, MK11 3LW, UK
UKHW020303200726
13857UKWH00001B/76